解 剖 実 習 マ ニ ュ ア ル

解剖実習マニュアル

東海大学医学部准教授　長戸康和　著

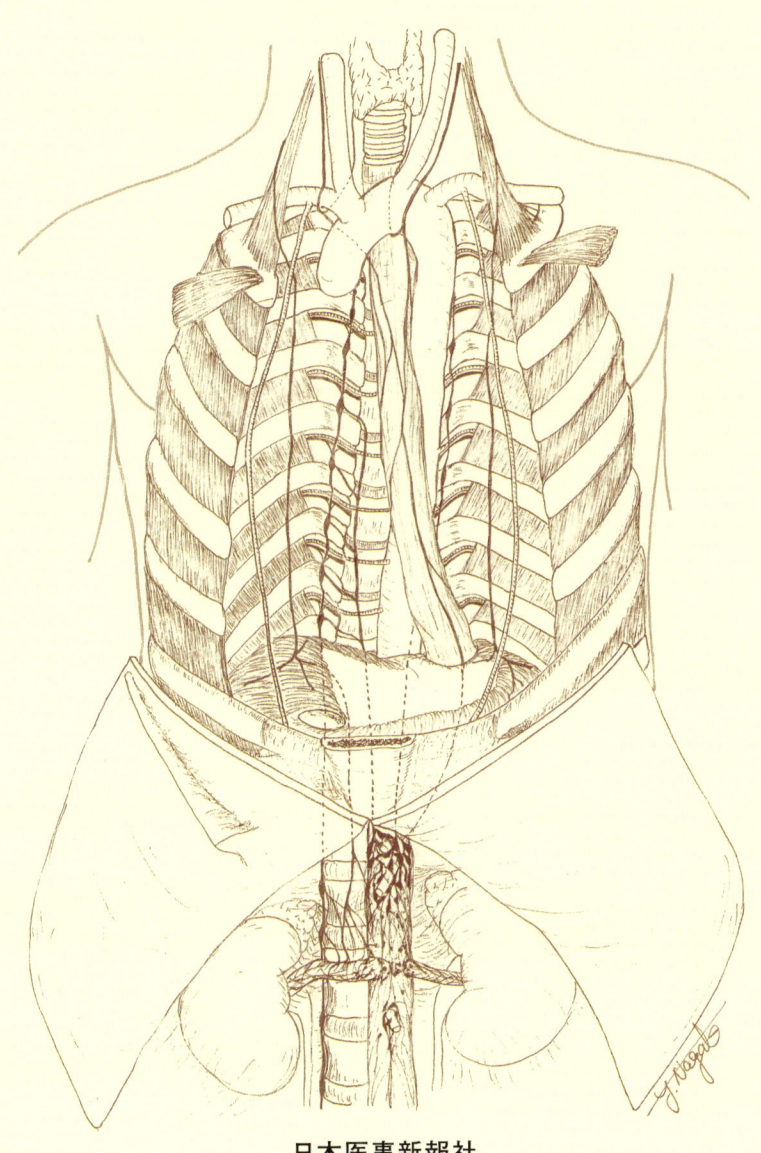

日本医事新報社

「解剖」とは，「切り分ける」ことを意味する。「ヒトとは何か」「ヒトは何からつくられているのか」を実証するため，先人達は人体を「切り分け」てきた。人体解剖学はその上に構築された学問であり，膨大な知識と名称（解剖学用語）が集積された。その結果，初学者は用語の濁流に押し流され，解剖学は「暗記もの」にされる傾向がある。

　これを避けるために解剖実習がある。つまり，自らの手で人体を「切り分ける」ことによって，人体の構造を観察・理解し，「ヒトとは何か」を学ぶ場が解剖実習である。したがって，解剖実習はまず対象を的確に剖出することから始まる。これが不十分であると実習の意義は崩壊する。また，せっかく剖出しても，解剖学用語や図との照合作業に終始するだけでは台無しとなる。

　本書は，初学者が対象を的確に剖出し，その上で観察・理解し，考察するという，実習の本来の目的に近づくことができるよう試みた。そのため，図の多くは実際に解剖を進める過程で作成したスケッチを基にしている。さらに，発生学的な背景を含め，その構造の概念が理解できるような図を加えた。また，剖出を確実にし，考察の手助けとするために，各項目にチェックリストを設けた。臨床的な解説も取り入れ，人体の構造の理解が臨床医学へと発展することを実感できるように配慮した。

　解剖実習の方法は各大学で様々に工夫され，それぞれに特徴があり，独自の実習書（マニュアル）が作成されている。本書の基となったのは，東海大学医学部で1999年から2003年まで使用していた「解剖実習書」である（その一部は同学部のホームページに公開）。その間，榎本知郎准教授，春木康男講師，花本秀子助教をはじめ，多くの学生諸君からも有益な助言をいただきました。厚く御礼申し上げます。本書がこれまでのマニュアルを補い，解剖実習を有意義に進めるために活用されることを願っています。

　最後に，本書の企画から刊行まで，日本医事新報社の編集部には多大な尽力をいただきました。深く感謝いたします。

長戸康和

I 体幹と四肢の解剖

はじめに 2
皮膚の切開と剥離方法 3
皮神経と皮静脈の剖出 4
筋を確実に剖出するために 5

A. 背部浅層の解剖

1. 皮膚の剥離と皮神経の剖出 6
   1.1 皮膚の剥離 6
   1.2 脊髄神経後枝の剖出 8
   1.3 大後頭神経の剖出 8
2. 浅層筋の剖出と観察 11
   2.1 筋膜の剥離 11
   2.2 浅層筋の剖出と起始部の切断 12
      1) 僧帽筋の解剖 12
      2) 広背筋の解剖 12
      3) 大・小菱形筋の解剖と肩甲挙筋の観察 14

B. 頚部と胸腹壁の解剖

1. 頚部の解剖 17
   1.1 浅層筋と皮神経の剖出 17
      1) 頚部の皮膚剥離 17
      2) 広頚筋の剖出 17
      3) 鎖骨上神経と頚横神経の剖出 17
      4) 皮神経と皮静脈の剖出（続き） 18
   1.2 頚部の筋の剖出 19
      1) 舌骨筋群の剖出 19
      2) 胸鎖乳突筋の剖出 19
      3) 胸鎖乳突筋の解剖と頚神経ワナの剖出 22
      4) 舌骨上筋群の剖出と顎下三角の観察 23

2. 胸腹壁の解剖 24
   2.1 胸腹壁の皮神経と皮静脈の剖出 24
      1) 乳頭・乳房の観察 24
      2) 肋間神経の前皮枝と外側皮枝，胸腹壁静脈・浅腹壁静脈の剖出 24
   2.2 胸壁の筋の解剖 26
      1) 大胸筋と前鋸筋の剖出 26
      2) 大胸筋・小胸筋の切断と支配神経の剖出 28
   2.3 腹壁の筋の解剖 30
      1) 腹直筋と外腹斜筋の剖出 30
      2) 側腹筋の剖出と支配神経の観察 32

C. 腋窩の解剖

1. 鎖骨下部の腕神経叢の剖出 35
   1.1 鎖骨の切断と胸鎖関節の分離 35
   1.2 鎖骨下部の腕神経叢の剖出 39
2. 鎖骨上部の腕神経叢の剖出 41
   2.1 後神経束の剖出とその枝の追跡 41
3. 腋窩の動脈系の剖出 43
   3.1 鎖骨下動脈・腋窩動脈とその枝の剖出 43
腋窩の内容のまとめ 44

D. 上肢の解剖

1. 仰臥位での解剖 45
   1.1 皮膚の剥離と皮神経・皮静脈の剖出 45
      1) 皮膚の剥離 45
      2) 皮神経と皮静脈の剖出 45
   1.2 上腕屈側の解剖 47
      1) 上腕二頭筋と上腕筋の剖出 47
      2) 肘と上腕屈側深層の解剖 49

1.3 前腕伸側と手背の解剖	51	
1) 手背の皮膚の剥離と皮神経・皮静脈の剖出	51	
2) 前腕伸筋群の剖出	52	
2. 伏臥位での解剖	56	
2.1 上肢帯と上腕伸側の解剖	56	
1) 皮膚の剥離	56	
2) 上肢帯の筋と上腕三頭筋の解剖	57	
2.2 前腕屈側と手掌の解剖	61	
1) 皮膚の剥離と皮下脂肪の切除	61	
2) 前腕浅層の筋の剖出,手掌の解剖	62	
3) 前腕深層の解剖	67	
4) 手の固有筋と尺骨神経深枝の剖出	67	
5) 母指球筋と小指球筋の剖出	69	

E. 下肢の解剖

1. 仰臥位での解剖	70
1.1 皮膚の剥離と皮神経・皮静脈の剖出	70
1) 皮膚の剥離	70
2) 皮神経と皮静脈の剖出	70
1.2 大腿三角の観察	72
1) 大腿四頭筋,縫工筋および腸脛靭帯の剖出	72
2) 大腿三角の観察	73
1.3 大腿四頭筋と内転筋の剖出	74
1.4 下腿前面と足背の解剖	77
1) 足背の皮神経・皮静脈の剖出	77
2) 下腿伸筋群と深腓骨神経,前脛骨動脈の剖出	78
3) 足背の神経と血管の剖出	79

2. 伏臥位での解剖	81
2.1 大殿筋の剖出	81
2.2 殿部深層と大腿後面の解剖	82
1) 殿部深層の解剖	82
2) 大腿屈筋群の剖出	83
3) 坐骨神経の剖出	84
4) 膝窩の解剖	85
2.3 下腿後面の解剖	87
1) 下腿後面の皮神経・皮静脈の剖出	87
2) 下腿屈筋群の剖出	88
3) 腓骨筋群の剖出	91
4) 足底の皮膚剥離と足底腱膜の剖出	92
2.4 足底の解剖	94
1) 足底浅層の解剖	94
2) 足底深層の解剖	96

F. 外陰部の解剖

1. 皮膚の剥離と皮下脂肪の切除	99
2. 鼡径部の解剖	100
2.1 男性の鼡径部	100
2.2 女性の鼡径部	101
3. 会陰の解剖	103
3.1 会陰の筋と神経・血管の剖出	104
3.2 内陰部動・静脈と陰部神経の追跡	106
3.3 外生殖器の観察	109

G. 背部深層の解剖

1. 固有背筋の剖出と観察	110
1.1 後頚部深層の解剖	111
1.2 後頭下の解剖	112
1.3 脊柱起立筋と横突棘筋の剖出	113

II 関節の解剖

はじめに 118
関節とは 119
関節の補強装置 121

A. 肩関節の解剖
1. 肩周囲の解剖 123
2. 靱帯の剖出 123
3. 回旋筋腱板の剖出と関節包の観察 125
4. 関節包の切開と観察 126

B. 肘関節の解剖
1. 肘周囲の筋の剥離 129
2. 内側上顆付近の解剖と内側側副靱帯の剖出 130
3. 外側上顆付近の解剖と外側側副靱帯の剖出 131
4. 橈骨輪状靱帯の観察 131
5. 関節包の解剖 133

C. 手の関節の解剖
1. 手掌の靱帯の剖出 134
2. 手背の靱帯の剖出 135
3. 手の関節 136
   3.1 橈骨手根関節 136
   3.2 手根中手関節(CM関節) 137
   3.3 中手指節関節(MP関節) 137
   3.4 指節間関節(IP関節) 137

D. 股関節の解剖
1. 股関節後面の解剖 138
2. 股関節前面の解剖 141
3. 内閉鎖筋・外閉鎖筋の剖出と除去 141
4. 靱帯と関節包の解剖 142

E. 膝関節の解剖
1. 内側面と外側面の解剖 145
2. 側副靱帯の剖出と後面の解剖 146
3. 前面の解剖 148
4. 関節内靱帯と軟骨(半月)の観察 149

F. 足の関節の解剖
1. 足背部外側面の解剖 153
2. 内側面の解剖 154
3. 足底部の解剖 154
4. 後面の解剖 156

III 胸腹部内臓の解剖

はじめに 160
植物性器官とは 160
内臓と血管系 160
   1) 臓側枝と壁側枝 160
   2) 栄養血管と機能血管 161
内臓と神経系 161
腹膜と内臓 161

A. 胸部内臓の解剖
1. 開胸 162
   1.1 肋間筋の観察と内胸動・静脈の剖出 163
   1.2 胸骨と肋軟骨の除去 166
   1.3 胸腔入口付近の解剖 168

- 2. 心臓の摘出と解剖, 縦隔の解剖　172
  - 2.1 心膜とその周辺の観察　172
  - 2.2 心膜横洞・心膜斜洞の確認　175
  - 2.3 心臓の摘出　176
  - 2.4 心臓の解剖　177
    - 1) 冠状動・静脈の剖出　177
    - 2) 心房・心室の解剖　178
    - 3) 心房と心室の分離　181
  - 2.5 心膜腔の観察　183
  - 2.6 壁側心膜の除去と縦隔の解剖　184
- 3. 肺の摘出と解剖　189
  - 3.1 肺の摘出　189
  - 3.2 肺の外観　191
  - 3.3 肺の解剖　192

B. 腹部内臓の解剖

- 1. 開腹と腹膜の観察　195
  - 1.1 開腹　195
  - 1.2 大網・小網および前腹壁のヒダの観察　196
    - 1) 大網・小網の観察　196
    - 2) 前腹壁のヒダの観察　197
  - 1.3 腸間膜・結腸間膜の観察　198
- 2. 上および下腸間膜動・静脈の剖出　202
  - 2.1 上腸間膜動・静脈の剖出　203
  - 2.2 下腸間膜動・静脈の剖出　204
- 3. 腸管の摘出と解剖　208
  - 3.1 腸管の摘出　208
  - 3.2 腸管の解剖　210
- 4. 腹腔動脈と門脈の剖出　212
  - 4.1 腹腔動脈と門脈の剖出　213
  - 4.2 脾動脈・脾静脈の剖出　214
- 5. 上腹部内臓の摘出と解剖　216
  - 5.1 上腹部内臓の摘出　216
  - 5.2 上腹部内臓の解剖　218

C. 後胸壁・後腹壁と横隔膜の解剖

- 1. 後腹膜器官とは　223
- 2. 縦隔後部の解剖　224
  - 2.1 脈管系の剖出　224
  - 2.2 神経系の剖出　227
- 3. 横隔膜の解剖　230
- 4. 腹大動脈と下大静脈周囲の解剖　232
  - 4.1 腹部の交感神経幹・神経叢の剖出　232
  - 4.2 腹大動脈の臓側枝の剖出　234
  - 4.3 下大静脈に入る静脈の剖出　234
- 5. 腎臓・副腎の摘出と解剖　236
  - 5.1 腎臓の解剖　236
  - 5.2 副腎の解剖　238
- 6. 腹部の交感神経系と腰神経叢の剖出　239
  - 6.1 腹部の交感神経幹・神経叢の剖出　239
  - 6.2 腰神経叢とその枝の剖出　240

D. 骨盤腔の解剖

- 1. 骨盤内臓の観察　242
- 2. 内腸骨動脈とその枝の剖出　244
- 3. 骨盤内臓の摘出と観察　249
  - 3.1 精索(子宮円索)の解剖　249
    - 1) 精索と陰嚢・陰茎の解剖　249
    - 2) 子宮円索の解剖　252
  - 3.2 骨盤内臓の摘出　252
  - 3.3 男性骨盤内臓の解剖　254
  - 3.4 女性骨盤内臓の解剖　259

3.5 直腸の解剖	262	
4. 骨盤壁の解剖	265	
4.1 内腸骨動脈の壁側枝の剖出	265	
4.2 仙骨神経叢の剖出	266	
4.3 骨盤壁の筋の観察	267	

E. 腹膜の解剖

腹膜腔の発生	268

IV 頭頚部の解剖

はじめに	276

A. 頭蓋底の観察と眼窩の解剖

1. 脳硬膜の観察と脳神経の確認	277
1.1 頭蓋冠の除去	277
1.2 脳硬膜の剥離	280
1.3 海綿静脈洞の観察	281
2. 眼窩の解剖	283
2.1 眼窩の観察	283
2.2 眼窩の上壁(前頭蓋窩)の除去	284
2.3 眼神経・滑車神経の剖出	285
2.4 動眼神経・外転神経と眼筋，涙腺の剖出	286
2.5 眼窩の血管系	289

B. 頭頚部浅層の解剖

1. 顔面の浅層	291
1.1 顔面の皮膚剥離	291
1.2 表情筋とその支配神経の剖出	292
1.3 顔面動脈の追跡	293
1.4 耳下腺と耳下腺管の剖出	294
2. 頚部の浅層	295
2.1 耳下腺神経叢の剖出	296
2.2 副神経と頚神経(C3・C4)の剖出	299
2.3 外頚動脈の剖出と追跡	300
2.4 甲状腺の観察	300

C. 頭頚部深層の解剖

1. 頭頚部の離断と咽頭後壁の解剖	304
1.1 頭頚部の離断	304
1) 体幹と頭頚部を結ぶ器官を切断する	304
2) 環椎後頭関節を離断する	306
1.2 咽頭後壁の解剖	308
1.3 上皮小体の観察	308
2. 咽頭と喉頭の解剖	310
2.1 咽頭後壁の切開	310
2.2 喉頭の解剖；披裂筋の剖出	312
3. 鼻腔・副鼻腔・咽頭・喉頭の観察	316
3.1 頭頚部の正中断	316
3.2 鼻腔・副鼻腔の観察	317
3.3 咽頭粘膜の観察	320
3.4 喉頭の観察	322
1) 喉頭腔の観察	322
2) 喉頭筋と喉頭軟骨の観察	323
4. 咀嚼筋の剖出と側頭下窩の解剖	325
4.1 咀嚼筋とその支配神経の剖出	326
1) 側頭筋膜の除去，咬筋の剖出と頬骨弓の切断	326
2) 側頭筋と咬筋神経の剖出	327
3) 側頭筋の反転，翼突筋と顎動脈の剖出	328

  4.2 下顎神経と顎動脈の剖出   328
  4.3 鼓索神経の剖出   330
 5. 口腔の解剖   331
  5.1 舌の観察と解剖   331
  5.2 口蓋の観察と解剖   332
  5.3 唾液腺の解剖   334

D. 副交感神経節の剖出

1. 毛様体神経節の剖出   337
 1.1 眼球の摘出   337
 1.2 毛様体神経節の剖出   338
2. 翼口蓋神経節の剖出   339
 2.1 翼口蓋神経節の剖出   339
 2.2 翼突管神経の剖出   340
 2.3 大口蓋神経の剖出   340
3. 顎下神経節の剖出   341

E. 三叉神経の知覚枝

1. 眼神経   342
2. 上顎神経   342
3. 下顎神経   342

F. 頭頸部の血管系

頭頸部の動脈   344
頭頸部の静脈   345

G. 頭蓋骨の観察

1. 内頭蓋底   346
2. 外頭蓋底   348
3. 頭蓋冠   349
4. 顔面頭蓋   349

H. 脳神経のまとめ

1. 脳神経核の分化   351
2. 脳神経の分布   354
3. 脳神経の構成要素   356

V 感覚器の解剖

A. 眼球の摘出と解剖

1. 眼瞼付近の観察   360
2. 眼球とその付属物の摘出   362
3. 眼球内部の観察   363
 3.1 眼球の切断   363
 3.2 眼球線維膜(角膜・強膜)の観察   365
 3.3 毛様体・虹彩・瞳孔の観察   366
 3.4 眼球血管膜(脈絡膜)と網膜の観察   368

B. 平衡聴覚器の解剖

1. 側頭骨の切り出し   371
2. 外耳の観察   372
 2.1 耳介の観察   372
 2.2 外耳道の観察   373
3. 内耳道底の解剖   373
4. 中耳の解剖   374
 4.1 鼓室蓋の除去   375
 4.2 鼓室の分割   375
5. 内耳の解剖   378

I 体幹と四肢の解剖

A. 背部浅層の解剖
1. 皮膚の剥離と皮神経の剖出　　6
2. 浅層筋の剖出と観察　　11

B. 頚部と胸腹壁の解剖
1. 頚部の解剖　　17
2. 胸腹壁の解剖　　24

C. 腋窩の解剖
1. 鎖骨下部の腕神経叢の剖出　　35
2. 鎖骨上部の腕神経叢の剖出　　41
3. 腋窩の動脈系の剖出　　43

D. 上肢の解剖
1. 仰臥位での解剖　　45
2. 伏臥位での解剖　　56

E. 下肢の解剖
1. 仰臥位での解剖　　70
2. 伏臥位での解剖　　81

F. 外陰部の解剖
1. 皮膚の剥離と皮下脂肪の切除　　99
2. 鼡径部の解剖　　100
3. 会陰の解剖　　103

G. 背部深層の解剖
固有背筋の剖出と観察　　110

はじめに

　ヒトは進化の道筋で「直立二足歩行」という独自の移動形式を採用した。このことによって他の霊長類とは異なり，下肢は歩行のための専門器官としての役割を担うようになった。上肢は歩行から開放され，独自の器用な運動能力を獲得するとともに，繊細な知覚を発達させた。

　これらの機能は，**骨格筋**（ここでは単に筋と呼ぶ）と**脊髄神経**（ここでは単に神経と呼ぶ）の相互関係によって成り立っている。つまり，ヒトの運動能力は筋の形態によって規定され，またそれは脳とオンラインで結んでいる神経の働きがなければ成立しない。このことは，特定の神経の傷害によって特定の運動障害が発生することからも，容易に想像できる。

　そこで，人体の構造の中で，ヒトの運動能力を規定している筋と神経について，その形態を中心に観察するのがここでの解剖である。

◆ 表層解剖の進め方

　筋は，**筋膜**で包まれ，脂肪を含む**結合組織**で囲まれている。筋の形態を明らかにするため，これらの組織は丹念に取り除く。ただし，結合組織中には**支配神経**や**栄養血管**が埋まっている。支配神経は筋収縮を制御し，栄養血管は筋に栄養と酸素を供給し老廃物を回収する。いずれも筋の円滑な活動に欠くことのできない器官であり，その走行と分布を明らかにしなければならない。

　つまり表層解剖実習では，結合組織や皮下脂肪を取り除き，筋の形態，神経や血管の走行と分布を明らかにする。作業は根気よく丹念に行う。慣れるに従い，メスやピンセットの使い方が上達し，筋の外形や起始・停止，支配神経，栄養血管などが自らの手で次々と明らかになる。これらの目で見える事実を教科書で確かめると，完全に同じではないこともわかるだろう。さらに，ひとつひとつの事実を相互に関連させることによって，全体のつながりが理解できる。

　<u>何を観察するのかという目的意識を持つこと。そのための剖出に努力を惜しまないこと。対象を識別する能力を身につけ，そこから全体像を再構成することも忘れてはならない。</u>

皮膚の切開と剥離方法 01

①円刃刀（えんじんとう）を使い，メスの腹の部分を皮膚に当てて**切開線**を入れる。切開線を入れる位置は，各部位でそれぞれ図示してある。

②切開線を入れ終わったら，これに沿って皮膚を剥離する。皮膚の剥離は，切開線の交差するところから始める。剥離した皮膚をピンセットあるいは手で持ち上げながら，メスの腹を真皮と皮下組織の間に入れていく。最初に切開線を入れる際に，メスを深く入れすぎないことが重要である。

③剥離した皮膚の一部を体につけておき，毎回実習の終了後に皮膚を元の位置にもどす。これは，剖出器官の乾燥を防ぐのに役立つ。解剖の進行に伴って皮膚を完全に切り離す場合があるが，この場合も乾燥を防ぐため，皮膚を元の位置に置いたり，防腐液を浸した布で被うことが必要である。

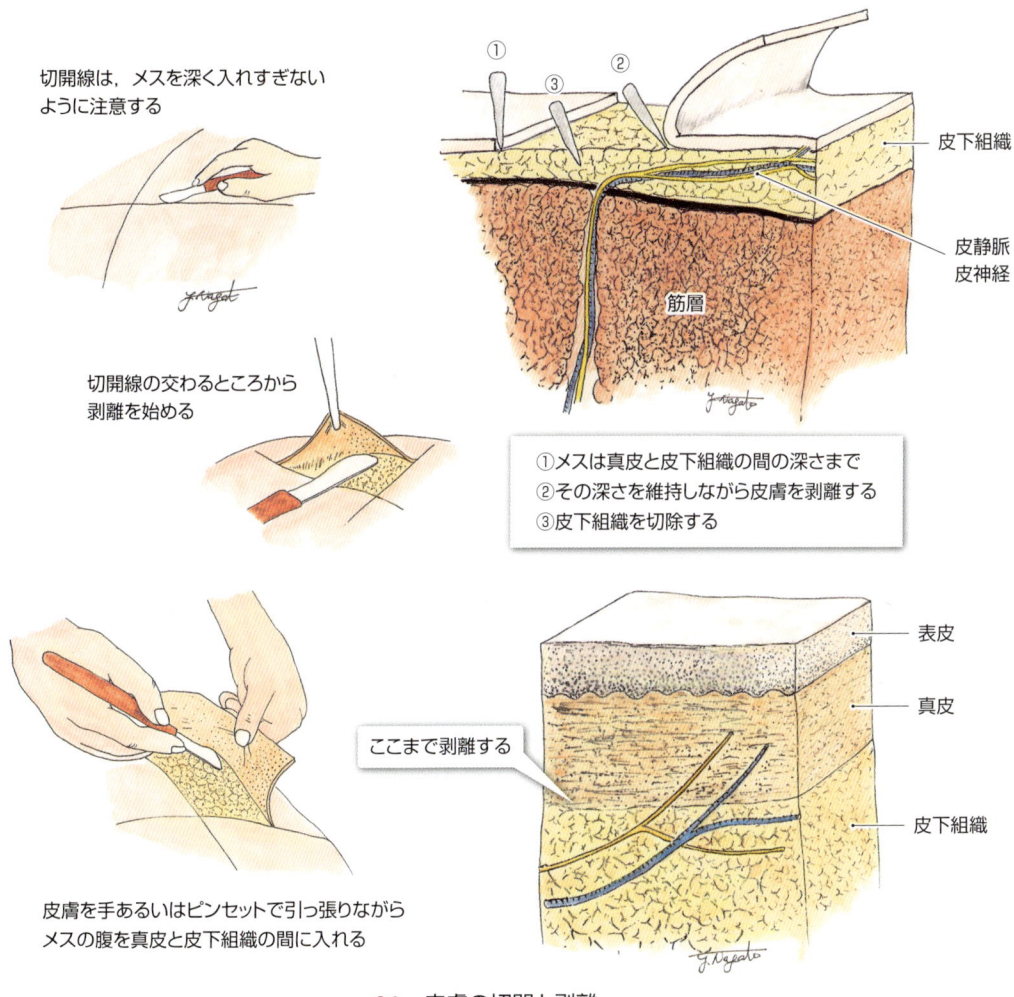

切開線は，メスを深く入れすぎないように注意する

切開線の交わるところから剥離を始める

①メスは真皮と皮下組織の間の深さまで
②その深さを維持しながら皮膚を剥離する
③皮下組織を切除する

皮下組織
皮静脈
皮神経
筋層

皮膚を手あるいはピンセットで引っ張りながらメスの腹を真皮と皮下組織の間に入れる

ここまで剥離する

表皮
真皮
皮下組織

01　皮膚の切開と剥離

皮神経と皮静脈の剖出 02

①皮膚の剥離が終了したら，皮下脂肪を切除しながら，皮下脂肪内に埋没している**皮神経**と**皮静脈**を剖出する。

②そのためには，<u>メスの背を当てながら皮下脂肪を少しずつ切り取っていく</u>。

③皮下脂肪層が薄い場合には，その中を走る皮神経や皮静脈が見える。

④皮静脈や皮神経の一端が剖出できたら，その走行に沿って周囲の組織を取り除いていく。この際，表面だけでなく裏側に付着する組織も取り除き，周囲から浮き上がらせる。

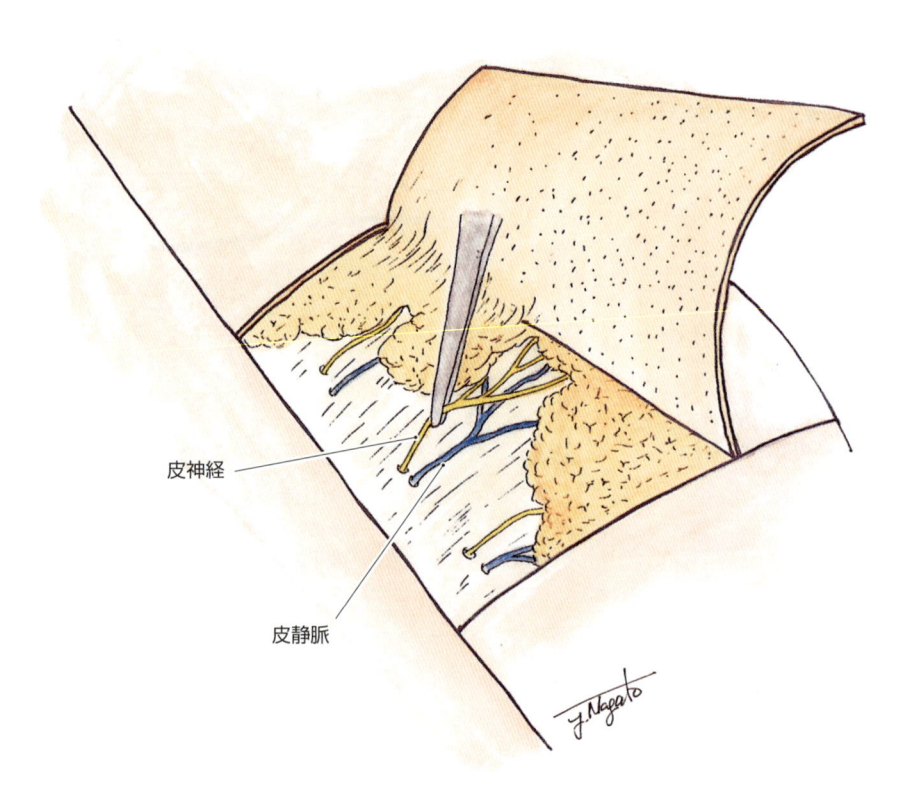

02 皮神経と皮静脈の剖出

◆ 神経と血管の見分け方 03

体幹と四肢の解剖では，筋肉とともに神経・血管を剖出していく．神経，動脈，静脈は細い枝になると一見同じような形態であるが，それぞれの特徴を知って確実に見分けてほしい．

神経：白く線維状で扁平．分岐は鋭角的で，引っ張っても容易には切れない．

動脈：白く管状で弾力性がある．分岐は鈍角で蛇行する．引っ張る力にはやや弱い．

静脈：青紫色で扁平．内部に血液が充満している．壁は薄くもろい．簡単に切れる．静脈弁のところでは膨らんでいる．

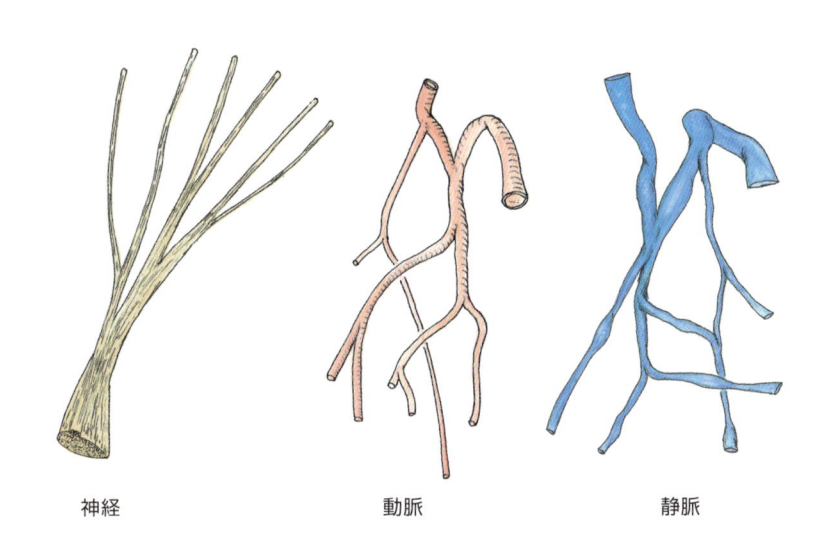

神経　　　動脈　　　静脈

03　神経と血管の見分け方

筋を確実に剖出するために

①側面の脂肪までよく取り除き，筋の境界をはっきりさせる．
②筋束を傷つけずに脂肪を取り除くため，<u>筋束の方向に沿ってメスを動かす</u>．
③皮下脂肪が少なく筋も萎縮している場合は，特に筋束の確認を忘らないこと．
④筋束や腱膜（筋束の付着部にある白い光沢がある膜）は，決められた部位で切断する．

A. 背部浅層の解剖

　　背部は全体として凹凸がなく，頚部・胸部・腹部・腰部といった境界が不明瞭である。背部の骨格は，①椎骨が連なって構成する脊柱とそれに関節する肋骨，②上腕骨と関節する肩甲骨で構成される。

　　ヒトでは本来，体の側面にあった肩甲骨が背部に移動している。この傾向は，類人猿など上肢の運動性が豊かな動物に認められる。肩甲骨の移動に伴って，脊柱と肩甲骨を結ぶ筋（**浅層筋**）も背部に限局された。ここでは，上肢の運動に関わる浅層筋を中心に観察する。その前に体表観察を行い，次に背部の皮膚知覚に関わる**皮神経**の分布を確認する。

◆ 背部の体表観察 A-01

　　皮膚剝離の前に，伏臥位（うつぶせ）の状態で，後頭部の**外後頭隆起**，正中線上の**第7頚椎棘突起**，肩甲骨の**肩甲棘**・**肩峰**，肋骨および**腸骨稜**を確認する。これらは体表に現れた骨格構造で，指標となる。

　　次に，肩甲骨内側縁の下方で**聴診三角**を確認する。ここは僧帽筋，広背筋および肩甲骨で囲まれた領域であり（**A-03**），体表から肋骨に触れることができる。このため，打診・聴診部位として利用される。

1. 皮膚の剝離と皮神経の剖出

　　背部の皮膚の剝離と皮下脂肪の切除を行い，脊髄神経の後枝を剖出する。さらに，浅層筋の筋膜を取り除いていく。

1.1 皮膚の剝離 A-02

①切開線に従って皮膚を切開し，皮膚を剝離する。この際，外側に向かって剝離していくと皮膚が厚くなりやすい。これを防ぐため，**真皮と皮下組織の間を剝離する**よう慎重に作業を進め，皮下脂肪層を体に残すようにする。

②頚部の皮膚を剝離する場合，木製の枕を胸に入れると頭部が下がって剝離しやすい。また，後頭部では耳介の後方まで確実に剝離する。

I 体幹・四肢

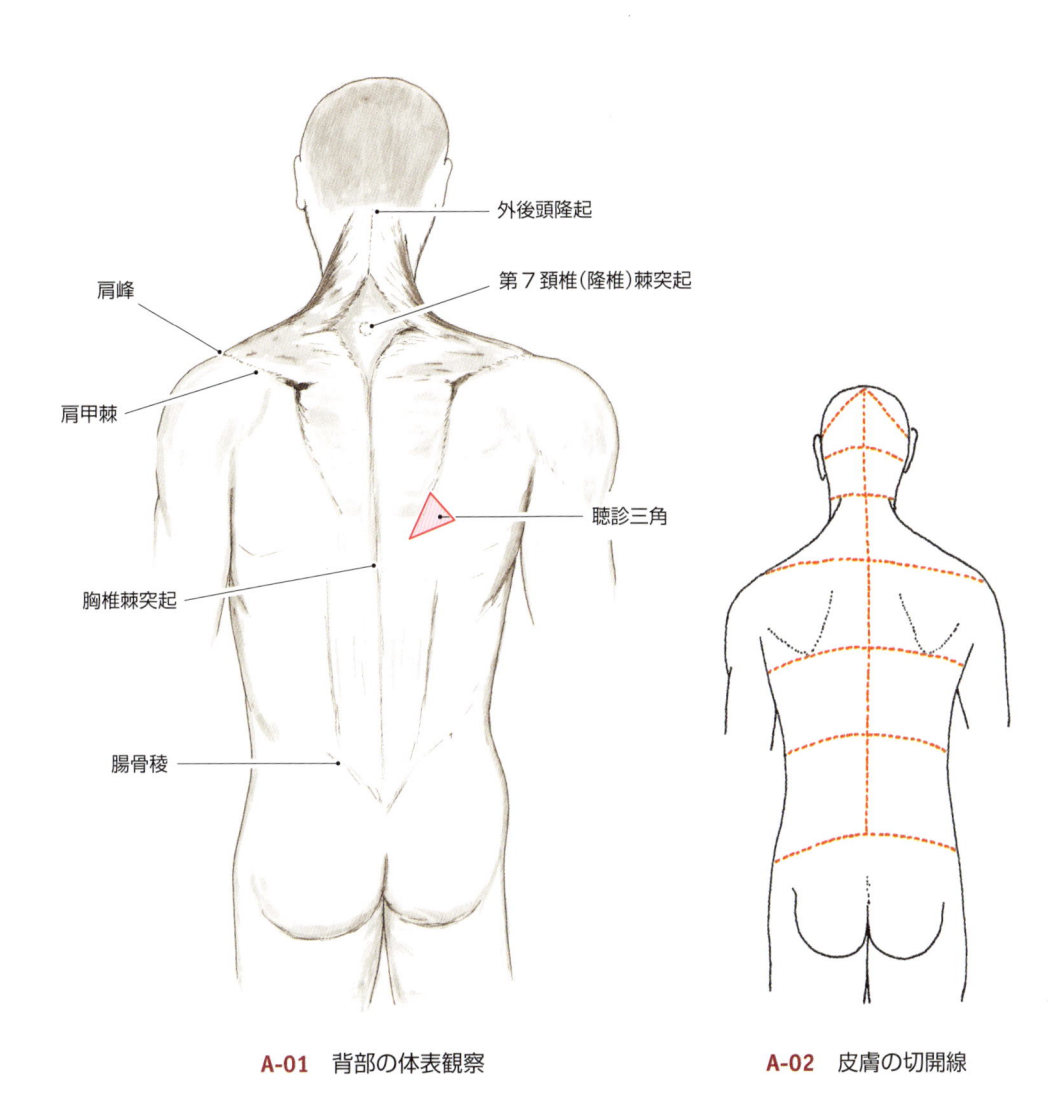

A 背部浅層

図中ラベル（A-01 背部の体表観察）:
- 外後頭隆起
- 第7頸椎（隆椎）棘突起
- 肩峰
- 肩甲棘
- 聴診三角
- 胸椎棘突起
- 腸骨稜

A-01　背部の体表観察

A-02　皮膚の切開線

【皮下脂肪物語その1】　哺乳類の中で皮下脂肪が発達している動物は，クジラやイルカなどの海獣類や家畜などであり，少数派である。海獣類の皮下脂肪には断熱材としての役割があり，ウシやブタなどの家畜の皮下脂肪は食用としてヒトが改良したものであろう。ヒトも皮下脂肪が発達している仲間に入る。ヒトが皮下脂肪を蓄えるようになった理由として，飢餓状態に対する適応説や，脂肪の断熱効果を利用する寒冷地適応説，あるいは脂質を生体材料として利用する臓器（脳など）の発達と関連があるという説などがある。いずれにせよ，体幹と四肢の解剖では，大量の皮下脂肪との格闘が続く。

1.2 脊髄神経後枝の剖出 A-03

①皮下脂肪を切除しながら，脊髄神経の後枝である**内側皮枝**と**外側皮枝**を剖出する。

②肩甲骨の後方にある頚神経や胸神経の後枝（第7頚神経〜第2胸神経）は，長くて太いので比較的容易に見つけやすい。腰部の**上殿皮神経**は，厚い皮下脂肪層の下から出てくるので無理をしなくてもよい。

◆ 脊髄神経後枝の見分け方

①皮下脂肪層の中や筋膜の下にある白い線維状の構造物に注意する。

②それが細いヒモ状になり，水平に走っているかどうかを確認する。

③メスの背を使って周囲の組織を取り除き，脊髄（中枢側）に向かってこの作業を続ける。

④このヒモが太くなったら（直径1mm程度），ピンセットで引っ張ってみる。切らないように注意しながら周囲の組織を切除し，筋束の中に入っていることを確認する。

1.3 大後頭神経の剖出 A-03

①脊髄神経後枝の中で最も太いのは，後頭部にある**大後頭神経**である。後頭部の皮膚を A-02 のように剥離し，並走する**後頭動脈**とともに剖出する。

②この神経は**上項線**（外後頭隆起から横走する隆起線）付近から皮下に出るので，僧帽筋が後頭骨に付着する部位を解剖すると見つかりやすい。

剖出器官 　脊髄神経後枝
　❏ 大後頭神経　　❏ 内側皮枝　　❏ 外側皮枝　　❏ 上殿皮神経
　浅層筋（体幹と上肢をつなぐ筋）
　❏ 僧帽筋　　　❏ 腱鏡（僧帽筋の起始部にある腱膜）
　❏ 広背筋　　　❏ 腰背腱膜（広背筋の起始部，胸腰筋膜の肥厚部分）

学習課題 　○ 脊髄神経の前枝と後枝の違いは何か？
　○ 脊髄神経後枝の皮膚知覚支配領域を図に描いてみる。

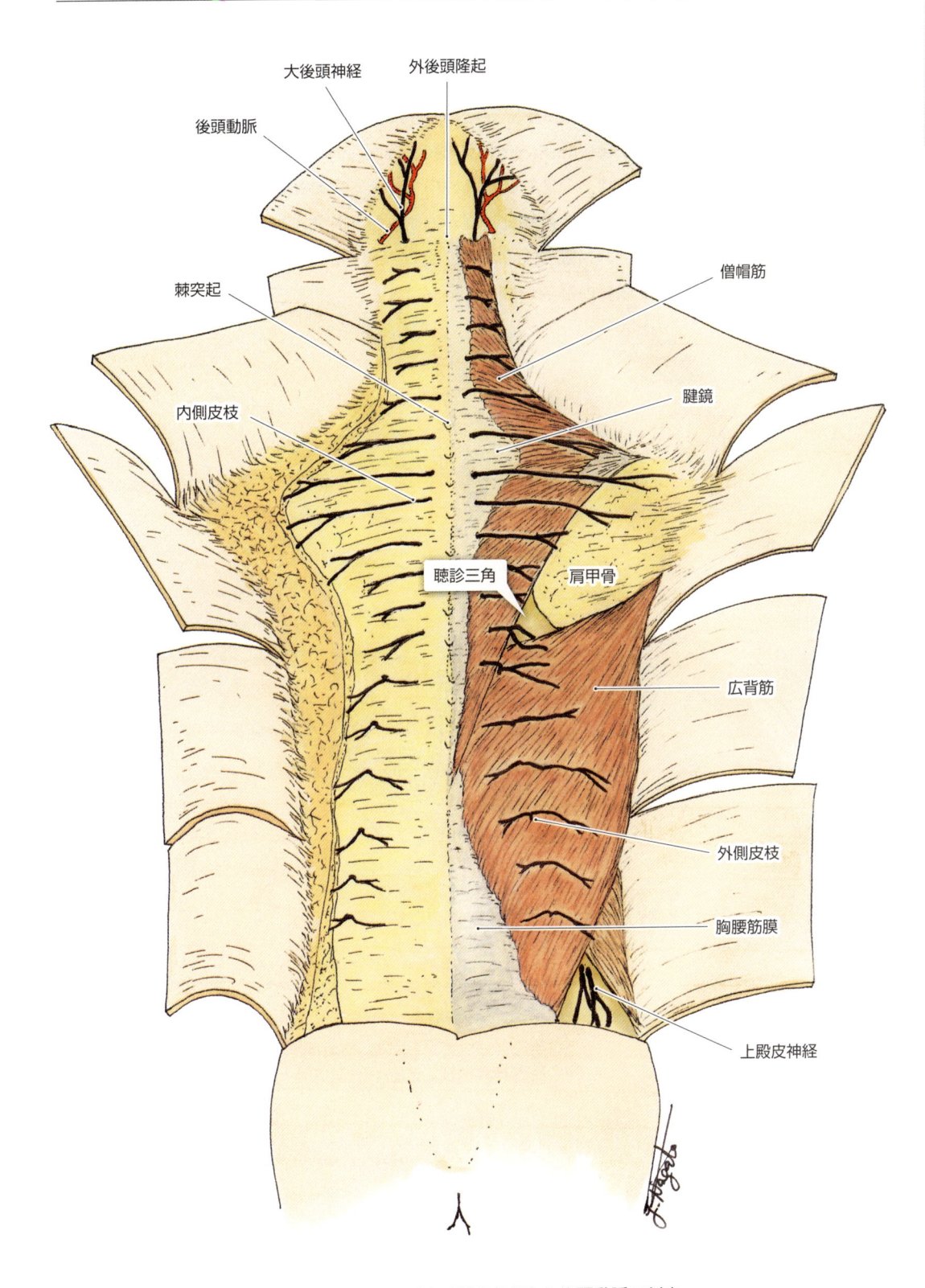

A-03　背部の皮神経（脊髄神経後枝）と後頭動脈の剖出

◆ 脊髄神経後枝の構成 A-04

　脊髄神経は，前根からの運動性神経線維（運動神経）と，後根へ向かう知覚性神経線維（知覚神経）で構成される。これらの神経線維はいったん合流した後，腹側へ向かう**前枝**と背側に向かう**後枝**に分かれる。ここで観察するのは，脊髄神経後枝の中で皮膚からの知覚刺激を伝える知覚性神経線維である。この知覚神経が**内側皮枝**と**外側皮枝**を構成する。なお，後枝の運動神経は**筋枝**となって，背部深層の筋（固有背筋）を支配する。これらは，体幹の解剖の最後に観察できる。

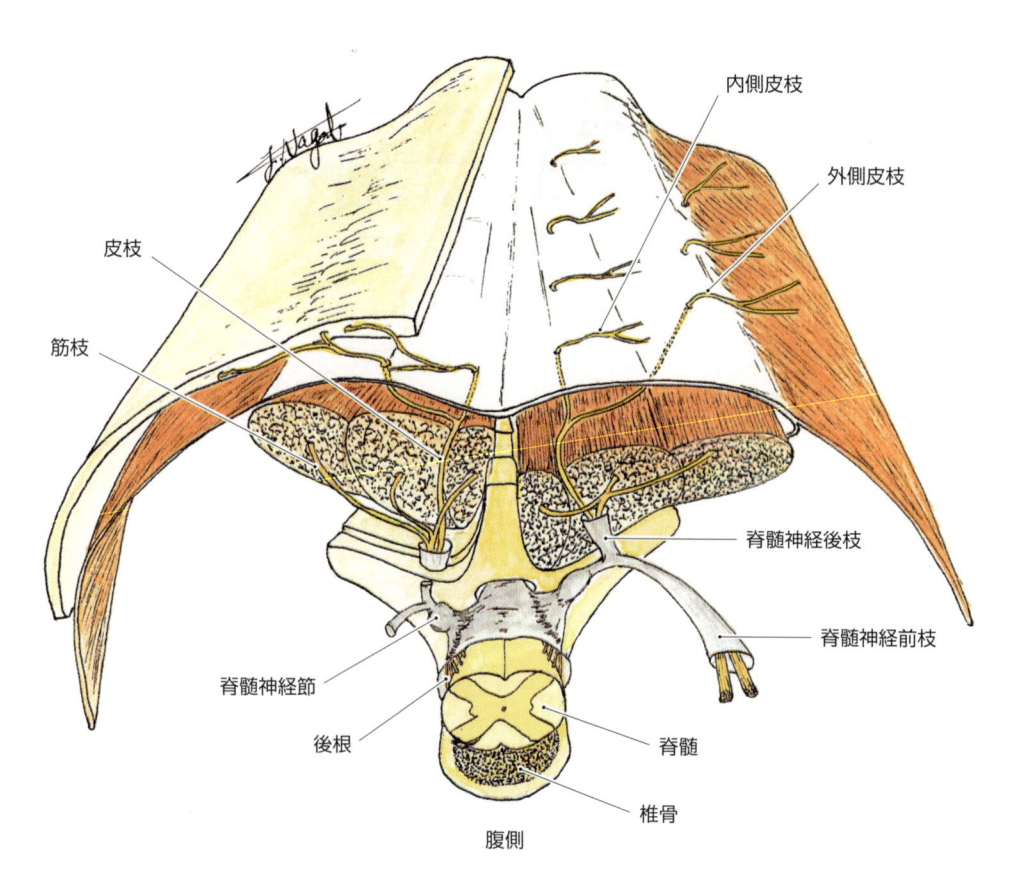

A-04　脊髄神経後枝（皮枝と筋枝）の走行

2. 浅層筋の剖出と観察

2.1 筋膜の剝離

皮下脂肪を切除すると，僧帽筋と広背筋の外形が現れてくるが，筋束は半透明の膜（筋膜）で被われている。皮神経は，この筋膜を貫いて飛び出している。皮神経を傷つけないようにして筋膜を取り除き，僧帽筋と広背筋の筋束を明らかにする（**A-03**）。

◆ **筋膜とは**

筋膜（fascia）とは，筋束（筋線維の束）を包む膜のことである。その一部は，筋束の間に入り込み筋束同士を硬く結び付けている一方，筋周囲の結合組織とも連続している。したがって，肉眼的には周囲の結合組織との境界がはっきりしていることは少なく，厚さも一定していない。ここでいう筋膜とは，筋束を包む膜様構造物の全体を指している。

◆ **起始と停止**

骨格筋は骨の突起部（粗面・隆起・果・突起・棘など）に付着し，その収縮方向は原則的に一方向であり，末梢側から中枢側に向かう。この際，末梢側の付着部を**停止**，中枢側の付着部を**起始**と呼ぶ。

⚠ 皮下脂肪が少なく筋も萎縮している遺体では，皮下脂肪のつもりで筋束も取り除いてしまうおそれがある。広背筋や僧帽筋の起始部では，筋束が白い光沢をもつ膜状（腱膜）になっており，ここを**腱鏡**あるいは**胸背腱膜**と呼ぶ。これらの腱膜は胸椎や腰椎に付着し，筋の起始部を構成しているので切断しない。

Ⅰ 体幹・四肢　A 背部浅層

2.2 浅層筋の剖出と起始部の切断

　　　　浅層の筋を覆う筋膜や皮下脂肪を取り除いた後，これらの筋束を切断し，深層の筋を剖出する。

1) 僧帽筋（そうぼう）の解剖 A-05

①**僧帽筋**の筋束を被う筋膜を除去する。僧帽筋の上部（頚部から後頭部）は，筋束が薄くなっているので筋束を取り除かないよう十分注意する。

②僧帽筋の起始部を切断し，裏返す（反転する）。この操作によって僧帽筋は，停止部（肩甲骨）に付着した状態で起始部（後頭骨と椎骨〔頚椎・胸椎〕）から離れる。この際，筋束周囲の脂肪や結合組織をよく取り除くこと。

③僧帽筋を貫いている皮神経は，引き抜いて保存する。

④僧帽筋の裏側で，筋膜を剥がし注意深く脂肪を取り除いていく。筋束に沿ってこの筋に分布する血管と支配神経，すなわち**頚横動・静脈**と**副神経**，**頚神経**（けいおう）（第3・4頚神経）を剖出する。これらの神経と血管は，僧帽筋の下で豊富な脂肪層の中に埋もれている。

2) 広背筋（こうはい）の解剖 A-05

①**広背筋**の起始部を切断する。広背筋の腰部では，起始部が薄い腱膜（**胸腰筋膜**（きょうよう））となり，すぐ下にある**下後鋸筋**（こうきょ）と一緒になっている。下後鋸筋を観察するため，腰部の切線は胸腰筋膜を避け，正中線から斜め外側に入れる。

②下後鋸筋を一緒に切らないよう注意する。広背筋の筋束を浮かしてから切断するとよい。

③広背筋の外側部の側腹壁の付近は，**外腹斜筋**の筋束と見分けがつけにくい。筋束の方向から両者を区別して，外腹斜筋を傷つけないようにする。

④広背筋の支配神経は胸背神経である。この神経は腋窩領域から胸背動・静脈を伴って広背筋の裏側に進入する。腋窩の解剖で詳しく観察するので，ここでは無理に剖出しない。

⚠️ 筋の周囲（表面）に付着している**筋膜や脂肪はよく取り除く**。この作業によって，筋と皮下脂肪や結合組織とを見分けられ，筋の形状や大きさ，付着部を正確に観察できる。

13

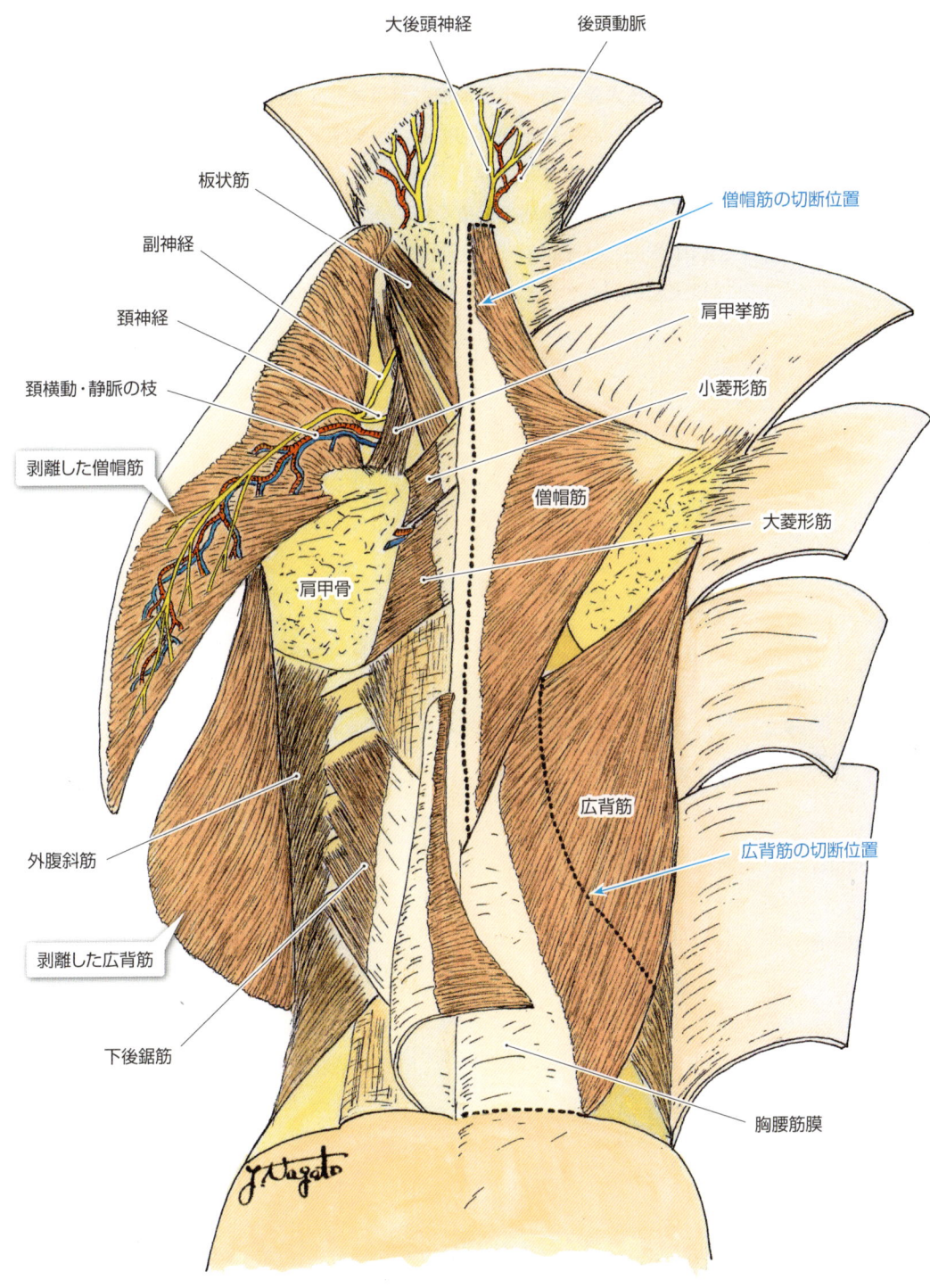

I 体幹・四肢

A 背部浅層

点線に沿って僧帽筋と広背筋にメスを入れ切断し，反転する。剥離した広背筋の裏側の筋膜を除くと支配神経や血管が剖出できるが，これらの詳細は腋窩の解剖で観察する。

A-05 僧帽筋と広背筋の切断

3) 大・小菱形筋の解剖と肩甲挙筋の観察 A-06

①僧帽筋の下層にある結合組織（筋膜）を取り除き，肩甲骨の内側縁付近に停止する**大菱形筋**と**小菱形筋**，**肩甲挙筋**を確認する。
②大・小菱形筋の起始部を切断して反転する。
③この状態で肩甲骨と体幹とを結ぶ筋は肩甲挙筋だけである。肩甲骨を大きく外転して肩甲挙筋の筋束を明らかにする。
④肩甲挙筋の筋束に沿って起始部に向かい指を入れ，起始部（第1〜4頚椎横突起）を確認する。

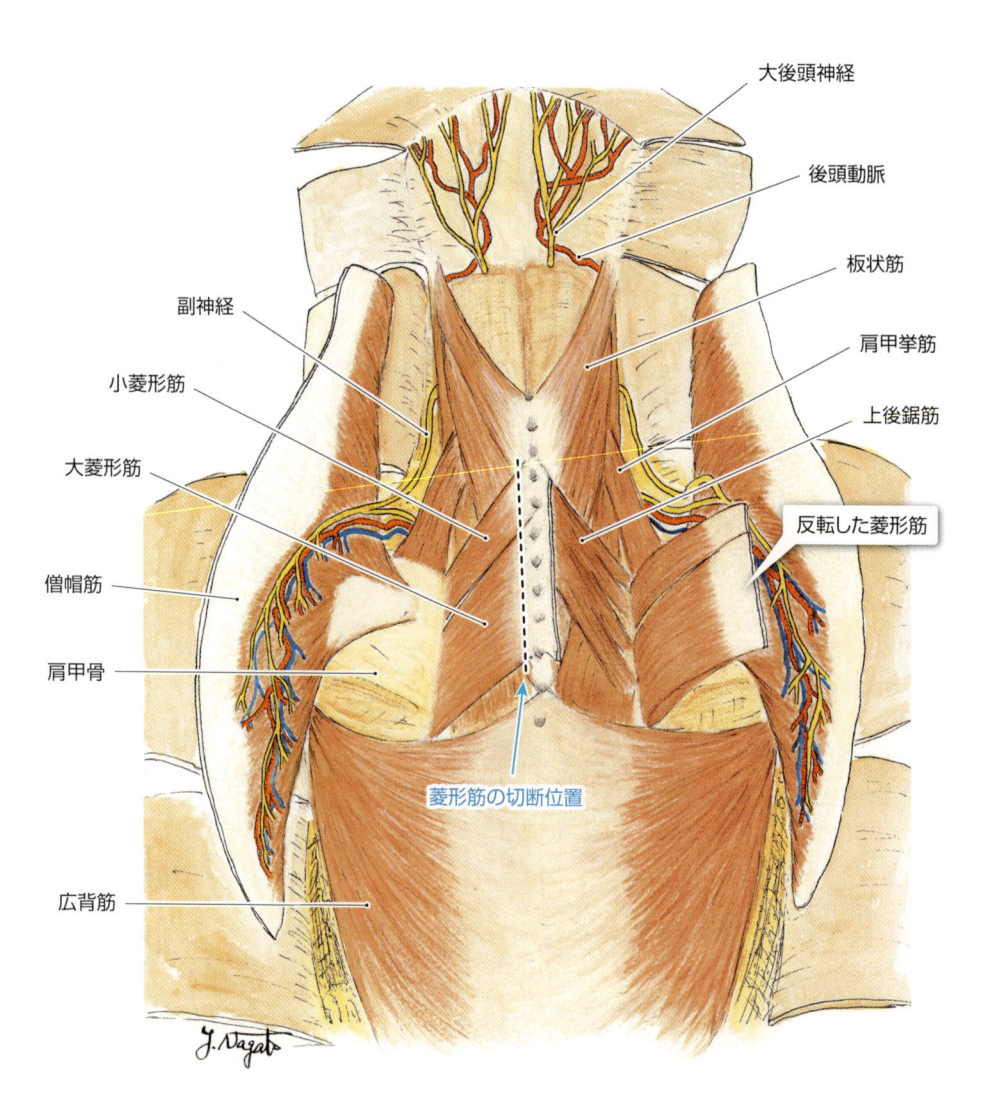

A-06 菱形筋の切断と副神経の剖出

⚠ 走行が平行している筋を一緒に切断しない（僧帽筋と菱形筋・上後鋸筋，広背筋と下後鋸筋）。このような場合，筋の下にピンセットや手を入れてみる。起始部が同じでも，停止部が異なるので，筋束の方向の違いが確認できる。**筋を切断する際は，必ず1種類ずつ行う。**

⚠ ここでの剖出は僧帽筋と広背筋が被う範囲に限定し，**肩甲骨の背面の結合組織や筋膜を傷つけないようにする。**肩甲骨の背面には上肢帯の筋群があるが，これらの解剖は上肢の解剖で改めて行う。

剖出器官
浅層筋（体幹と上肢をつなぐ筋）
☐ 僧帽筋　☐ 広背筋　☐ 大菱形筋　☐ 小菱形筋　☐ 肩甲挙筋

神経と血管（僧帽筋支配について）
☐ 副神経　☐ 頚神経（第3・4）　☐ 頚横動・静脈

学習課題
○ 体幹と肩甲骨をつなぐ筋をまとめる（名称，起始と停止，支配神経）。
○ 僧帽筋と広背筋の作用について調べる。
○ 副神経が支配する筋はどれか？
○ 大・小菱形筋と肩甲挙筋は支配神経も同じで共通点が多いので，一緒にして理解しよう。
○ 僧帽筋の深部に静脈が発達していることが多いのはなぜだろうか？

B. 頚部と胸腹壁の解剖

遺体を仰臥位（あお向け）にして解剖を進める。ここでは①頚の運動と開口に関わる筋，②上肢の運動に関わる胸壁の筋，および③腹壁を被う筋の剖出を中心に解剖を進める。

◆ 前面の体表観察 B-01

指標となる構造：皮膚を剥離する前に，体表から触れることのできる構造を確認する。下顎縁，鎖骨，頚切痕，肩峰，胸骨，肋骨，肋骨弓および胸骨下角などである。

肋骨の確認：胸骨柄と胸骨体の結合部は少し盛り上がっており，**胸骨角**という。ここから水平方向に指をずらすと，肋軟骨と胸骨の関節を触れる。これが第2肋骨である。通常，ここを基準として肋骨の番号を数える。

乳頭・乳房の観察：乳頭の位置（どの肋間にあるのか）を確認する。また，女性の乳房の大部分は皮下脂肪であるが，遺体は高齢者が多いため皮下脂肪が乏しい。

正中線・乳頭線・鎖骨中央線・前腋窩線：胸壁を垂直方向に走るこれらの垂線の位置を想定する。

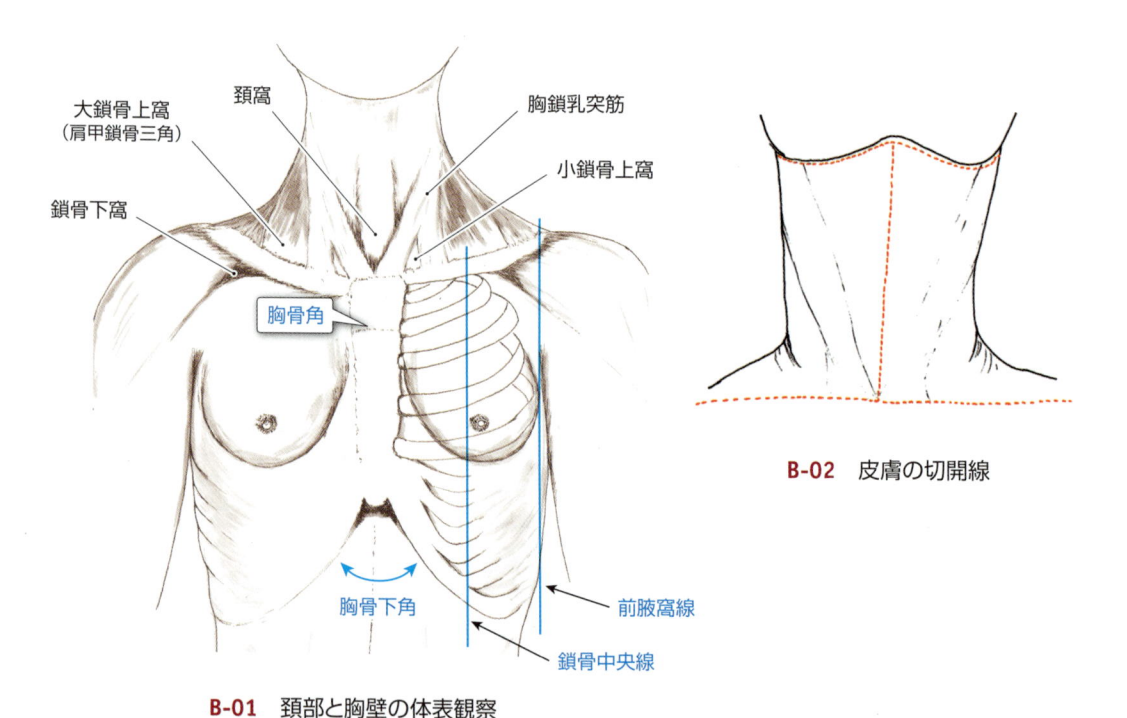

B-01　頚部と胸壁の体表観察

B-02　皮膚の切開線

1. 頚部の解剖

1.1 浅層筋と皮神経の剖出

1) 頚部の皮膚剥離 B-02

　　図に示した切開線に従って皮膚に切開を入れる。背部の皮膚よりも薄いので，メスの深さには十分注意する。頚部から鎖骨部にかけては，皮膚が特に薄い。また，<u>皮膚に密着して広頚筋が存在しているので</u>，この筋を傷つけないよう剥離には細心の注意を払う。

2) 広頚筋の剖出 B-03

　　皮膚を剥離するとその下層に，薄い結合組織層（筋膜）に被われた非常に薄い筋束が下顎縁から鎖骨に向かって放散している。注意深く筋膜を取り除いて，筋束を明らかにする。

　　広頚筋は，通常の骨格筋とは異なり皮膚に停止する。このような筋を**皮筋**といい，皮膚を収縮させるために発達した筋である。広頚筋と同様の筋は爬虫類にも認められ，皮筋の原型と考えられる。

3) 鎖骨上神経と頚横神経の剖出 B-03

　　鎖骨付近で広頚筋の下から3方向に分かれて胸壁を下行する細い神経線維の集団を見つける。おおよその位置の見当をつけて，その場所の皮下組織を取り除いてみる。頚横神経は，前頚部で広頚筋の筋束を貫く。

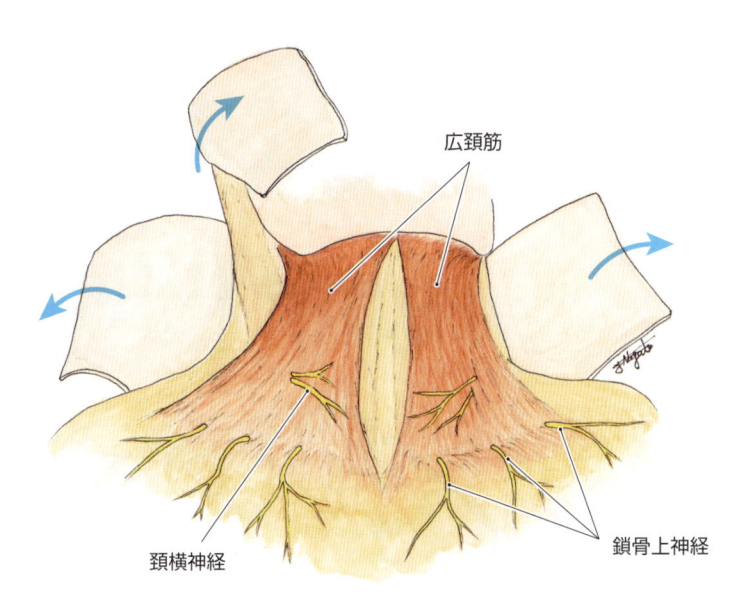

B-03　広頚筋と皮神経の剖出

4）皮神経と皮静脈の剖出（続き） B-04

①広頚筋を鎖骨部から剥がし，反転して下顎骨側に持ち上げる。

②広頚筋の下の結合組織中には，頚神経から分岐した皮神経や皮静脈が走る。背部で観察した皮神経は脊髄神経後枝の枝であったが，ここで観察する皮神経はすべて脊髄神経**前枝**の枝である。

③すでに剖出した鎖骨上神経や頚横神経を，中枢側に胸鎖乳突筋の後縁まで追跡する。そこから分岐して後頭部や側頭部に向かう**小後頭神経**や**大耳介神経**を確認し，末梢まで追跡する。

④前頚部の**前頚静脈**と側頚部の**外頚静脈**を明らかにし，これらの交通枝を剖出する。

⑤左右の前頚静脈は下方で交通する（頚静脈弓）。

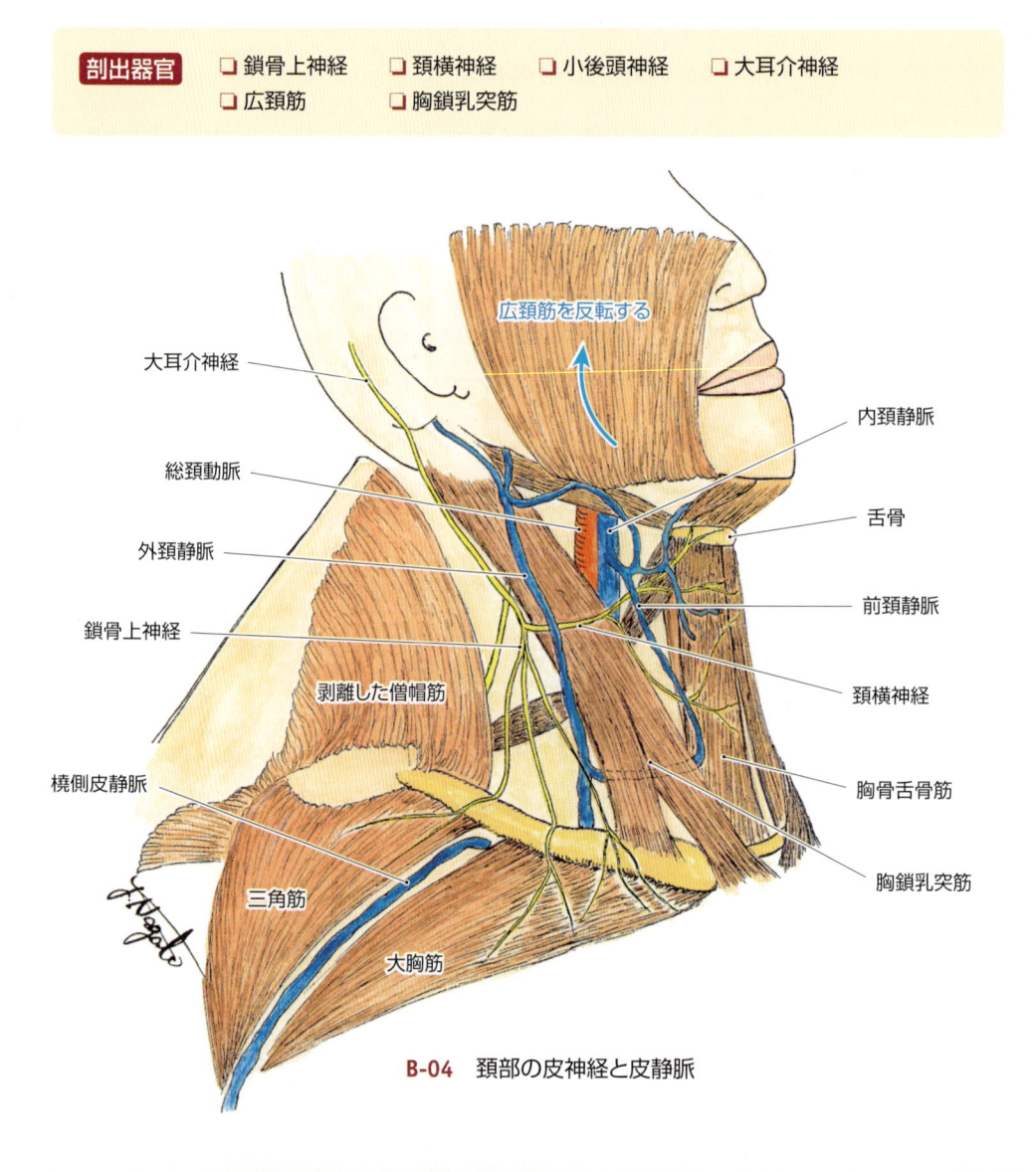

剖出器官 ❏ 鎖骨上神経 ❏ 頚横神経 ❏ 小後頭神経 ❏ 大耳介神経
❏ 広頚筋 ❏ 胸鎖乳突筋

B-04 頚部の皮神経と皮静脈

1.2 頚部の筋の剖出 B-05

頚があることによって頭を自由に動かせるのであるが、同時に頭を支える頑丈な構造が要求される。そのため、後頚部に強力な筋（固有背筋など）を配置して頭を支え、側頚部に頭を動かすための筋（胸鎖乳突筋）を備え、前頚部には口を開くための筋（舌骨筋）が発達した。

1) 舌骨筋群の剖出

まず舌骨の位置を確認する。次いで胸骨舌骨筋と肩甲舌骨筋（**舌骨下筋群**）、顎二腹筋の後腹（**舌骨上筋群**）を確認し、筋膜を取り除く。

2) 胸鎖乳突筋の剖出

胸鎖乳突筋は、側頭骨の乳様突起と胸骨・鎖骨を結ぶ頚部最大の筋である。周囲の結合組織や筋膜を取り除き、停止部を明らかにする（起始部は明らかにできない）。

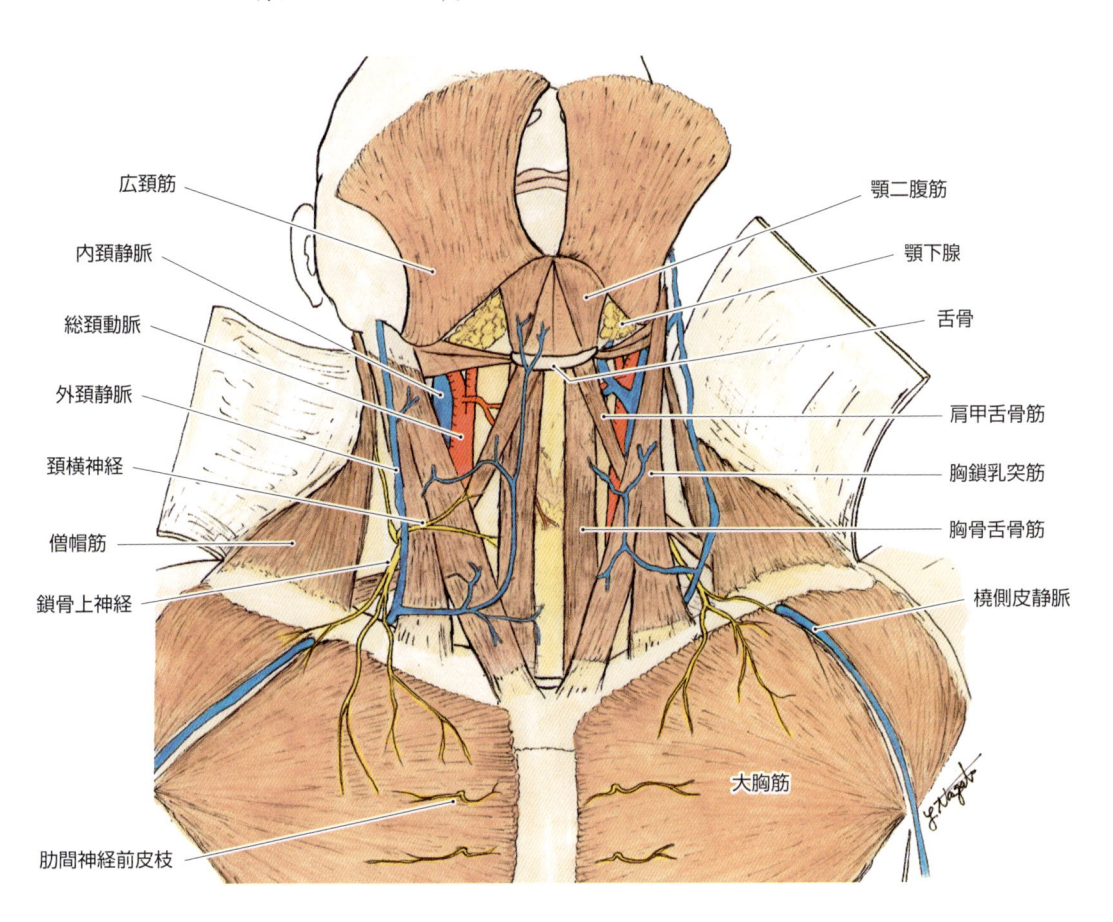

B-05 舌骨筋群と胸鎖乳突筋の剖出

◆ 頚部の筋で構成される区画 B-06

肩甲鎖骨三角：鎖骨・胸鎖乳突筋・肩甲舌骨筋で囲まれ，深部には鎖骨下動静脈と腕神経叢があり，これらの後方には斜角筋群が位置する。

頚動脈三角：胸鎖乳突筋・肩甲舌骨筋・顎二腹筋後腹で囲まれ，深部には総頚動脈，内頚静脈および迷走神経がある。

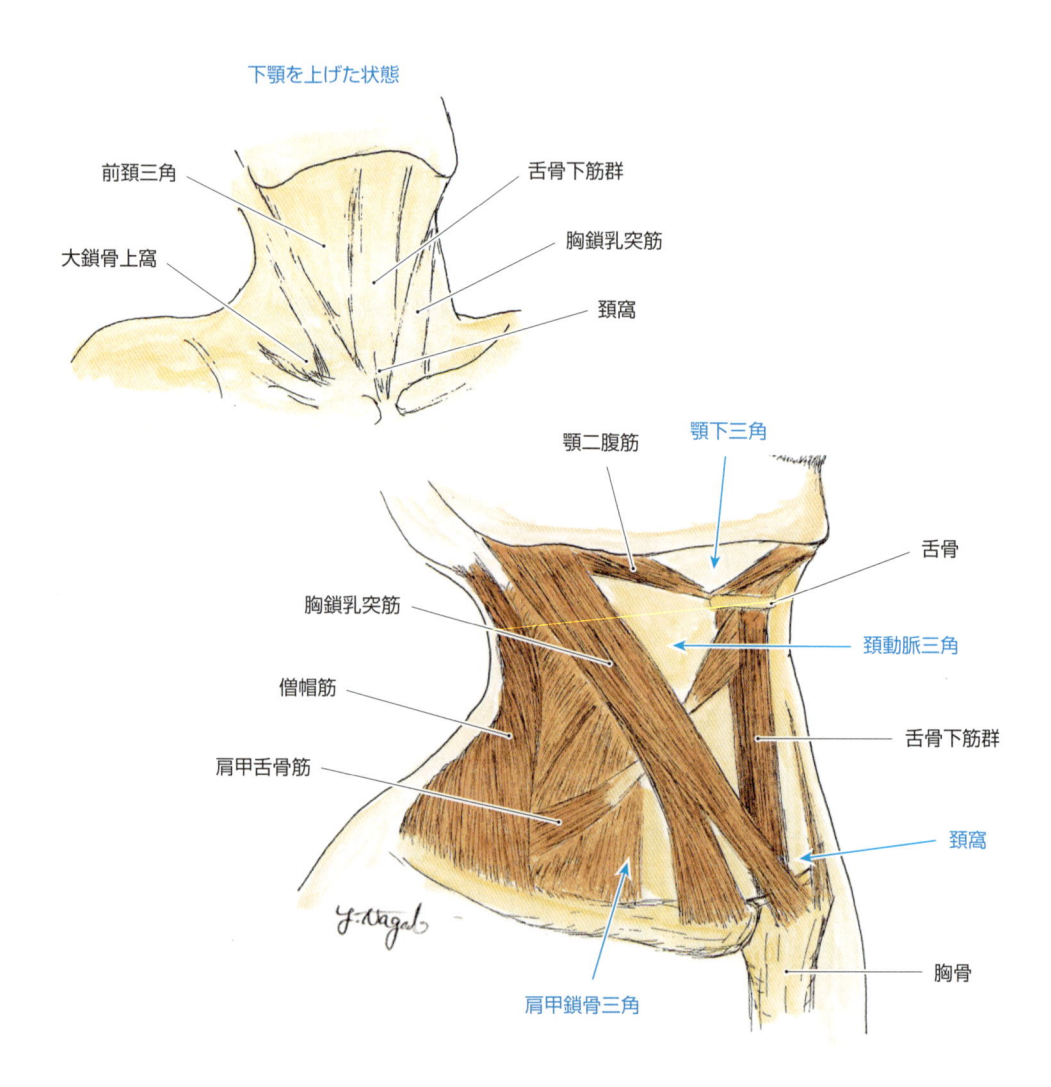

B-06 頚部の区画

◆ 頚神経叢 B-07

　頚神経 C1〜4 の前枝は，胸鎖乳突筋の深部で頚神経叢をつくる。ここから出る神経は知覚性または運動性の神経に分かれる。腕神経叢のような混合性の神経はないことに注意。

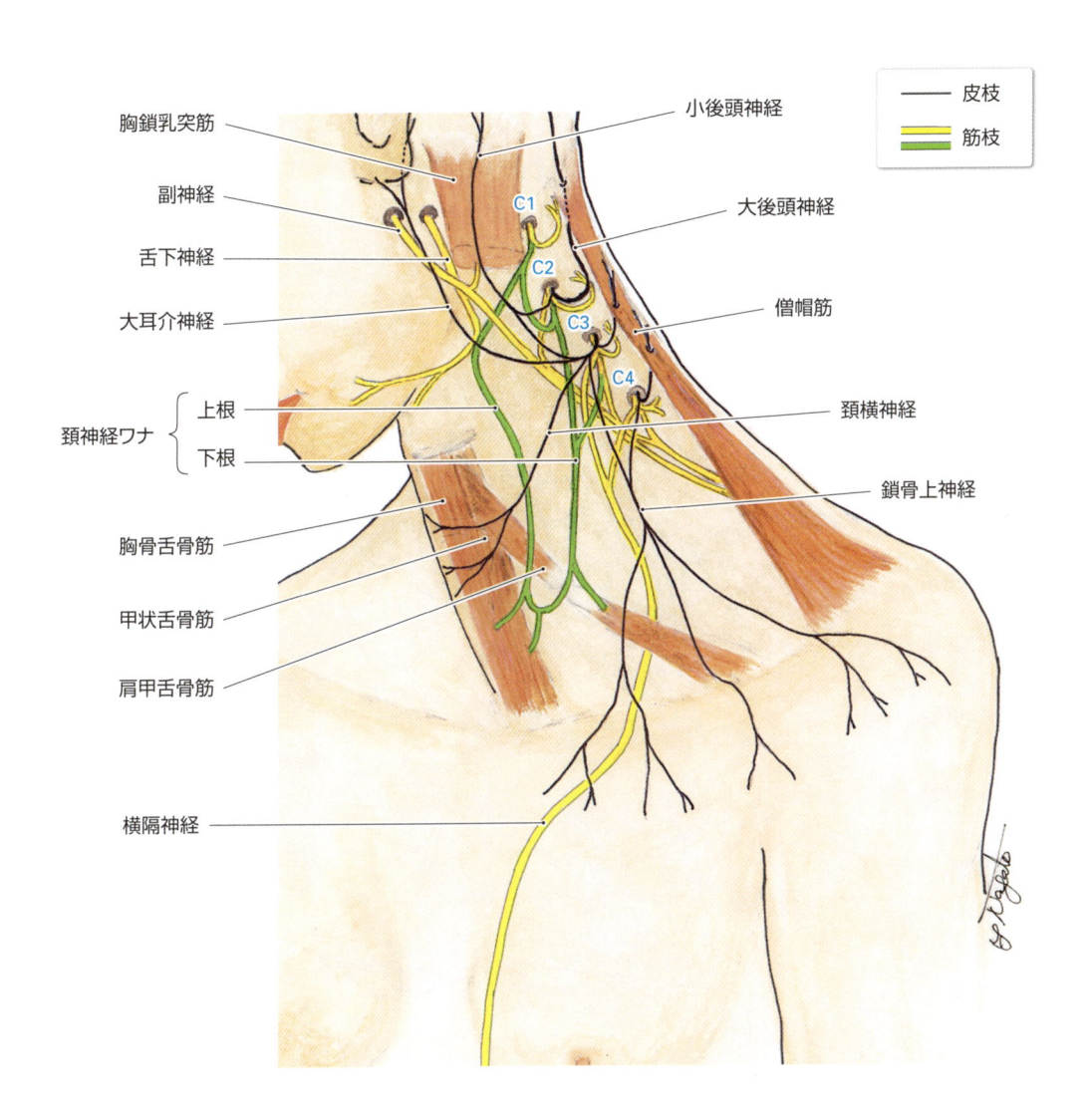

凡例：
— 皮枝
═ 筋枝

ラベル：
- 胸鎖乳突筋
- 副神経
- 舌下神経
- 大耳介神経
- 頚神経ワナ（上根／下根）
- 胸骨舌骨筋
- 甲状舌骨筋
- 肩甲舌骨筋
- 横隔神経
- 小後頭神経
- 大後頭神経
- 僧帽筋
- 頚横神経
- 鎖骨上神経
- C1, C2, C3, C4

B-07　頚神経叢の構成

3) 胸鎖乳突筋の解剖と頚神経ワナの剖出 B-08

ここでは，**副神経**（第XI脳神経）と**頚神経ワナ**（C1〜3）が支配する筋を観察する。頚神経叢の領域では，胎生期に近位部で皮枝と筋枝に分かれる。その後の筋の移動に伴ってC1〜3の筋枝が合流し，ループ状になったものが頚神経ワナである（B-07）。

①胸鎖乳突筋を反転し，裏側に進入する副神経を剖出する。
②内頚静脈の後壁を包む結合組織をかき分け，頚神経ワナの**下根**を探す。
③総頚動脈と内頚静脈の間で，頚神経ワナの**上根**を探す。
④それぞれ末梢部に追跡し，そのループ状の構成と筋枝（**胸骨舌骨筋，胸骨甲状筋，肩甲舌骨筋**など）を確認する。

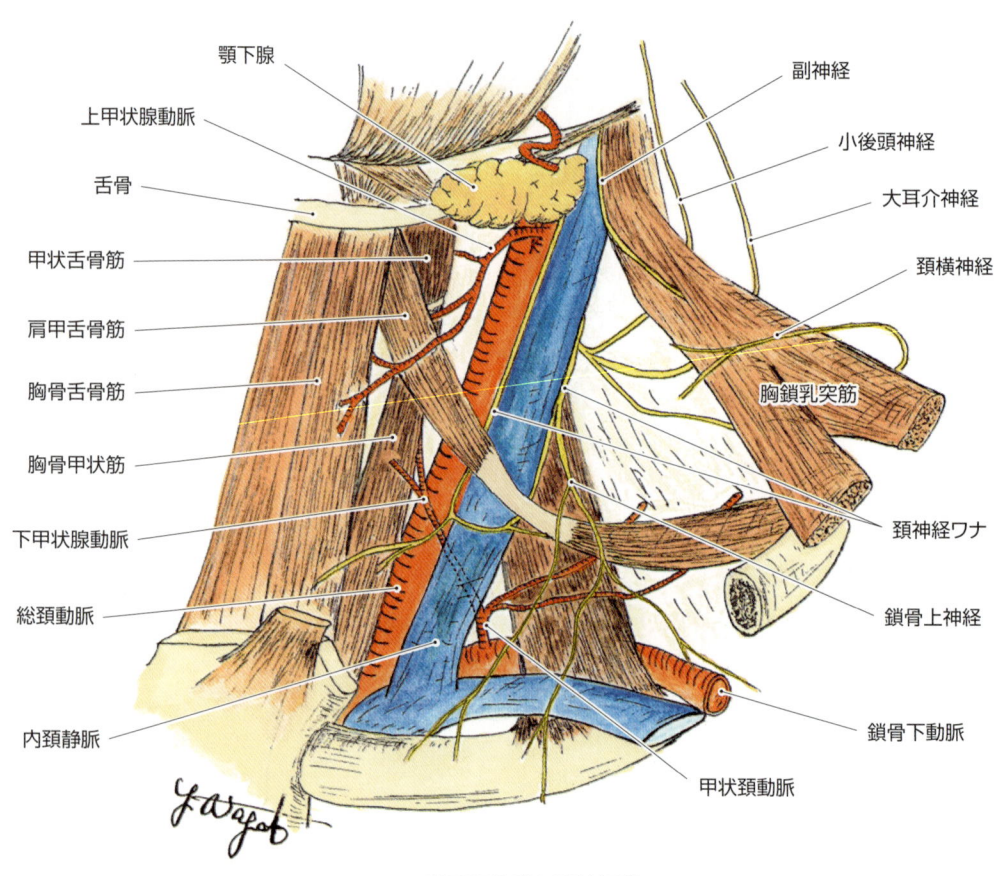

B-08 舌骨下筋群と頚神経叢

剖出器官	❏ 副神経　　　❏ 頚神経ワナ（上根・下根） ❏ 胸骨舌骨筋　❏ 胸骨甲状筋　❏ 肩甲舌骨筋（上腹・下腹）
学習課題	○ 舌骨下筋群とは？　その支配神経は？ ○ 頚神経叢を構成する神経は？

4）舌骨上筋群の剖出と顎下三角の観察 B-09

①舌骨と下顎縁の間で皮下組織を切除し，**顎二腹筋，茎突舌骨筋**および**顎舌骨筋**を剖出し，顎下三角で顎下腺を観察する。

②頸神経ワナの上根を中枢側に追跡し，舌下神経との分岐部を探す。

③そこから**舌下神経**の走行を追う。

④総頸動脈の末梢側で内頸動脈と外頸動脈の分岐部を確認する。

⑤外頸動脈から分岐する**上甲状腺動脈**を剖出し追跡する。

⑥総頸動脈の周囲の結合組織（**頸動脈鞘**）を切除し，迷走神経を剖出する。

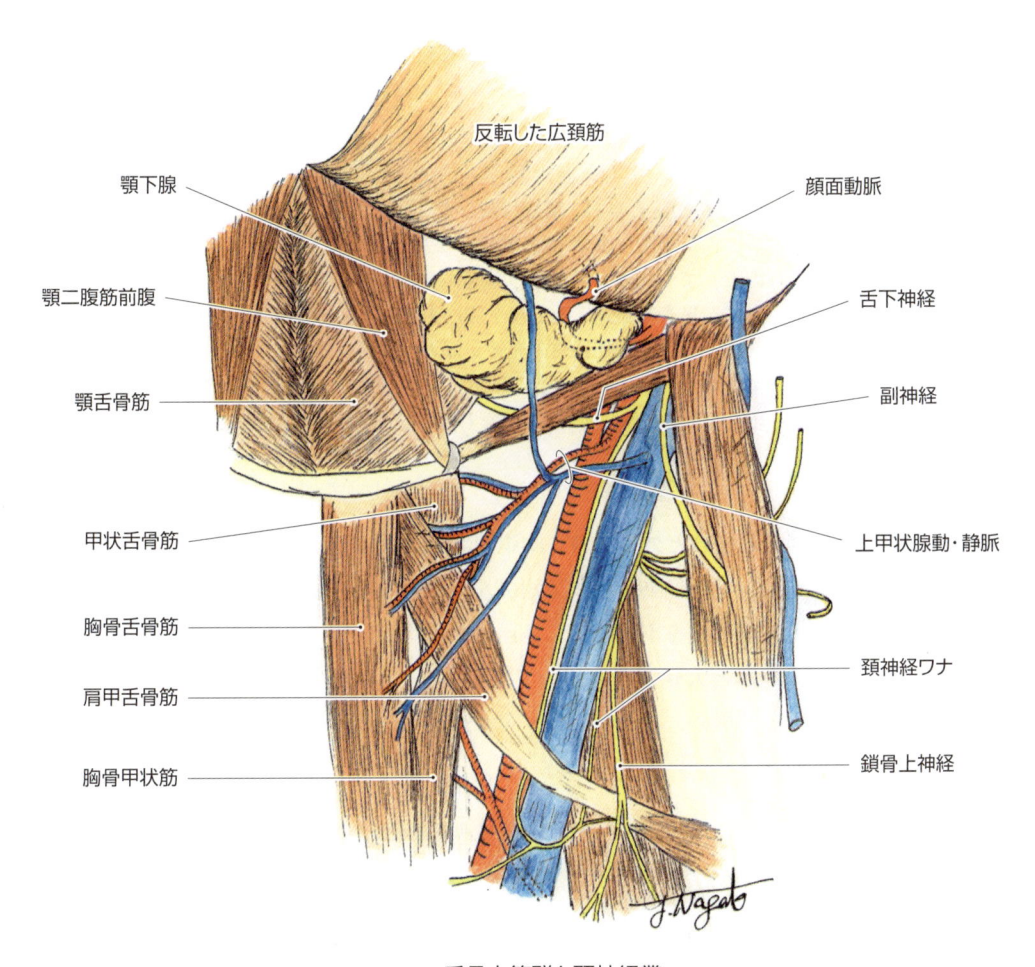

B-09　舌骨上筋群と頸神経叢

剖出器官	❏ 顎二腹筋（前腹・後腹）　❏ 顎舌骨筋　❏ 茎突舌骨筋 顎下三角〔❏ 顎下腺　❏ 舌下神経〕 頸動脈三角〔❏ 総頸動脈　❏ 内頸静脈　❏ 迷走神経〕
学習課題	○ 舌骨上筋群とは？　その支配神経は？ ○ 頸神経ワナと舌下神経の関係はどうなっているか。

2. 胸腹壁の解剖

2.1 胸腹壁の皮神経と皮静脈の剖出

1) 乳頭・乳房の観察

胸腹壁では乳頭と臍を残して皮膚を剥離する（**B-10**）。皮下組織を剥離する際，乳頭の位置（どの肋間にあるのか）を確認して取り除く。また，女性の乳房の大部分は皮下脂肪である。これを取り除き乳腺を観察する。高齢者の遺体では，乳腺は萎縮して結合組織化し白い塊となっている。これらは観察した後，取り除く。

【皮下脂肪物語その2】 乳房に限らず，女性は男性に比べると皮下脂肪が多い（腰・殿部，大腿部など）。その理由として，妊娠・出産との関連性が指摘されている。女性が思春期を迎えると皮下脂肪が増加し，それが引き金となって生殖器官の発達が促され，月経周期が維持されるというのである。体脂肪率が17％で初潮を迎え，22％になると周期性が生まれるという。

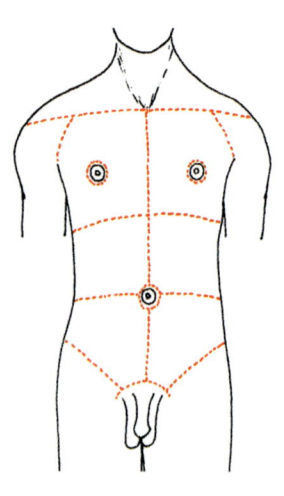

B-10 皮膚の切開線

2) 肋間神経の前皮枝と外側皮枝，胸腹壁静脈・浅腹壁静脈の剖出 B-11

前胸壁と側胸壁で皮下組織を除去しながら，各肋間隙から皮下に出る**肋間神経**の枝を剖出する。側腹壁の皮下脂肪層の中には，体幹部の皮静脈が腋窩部と大腿部を連絡している。これが**胸腹壁静脈**と**浅腹壁静脈**である。この静脈の一部を見つけ，それに沿って皮下脂肪を切除し，分布領域を観察する。

【メドゥサの頭】 胸腹壁静脈と浅腹壁静脈は，体幹の皮下で上大静脈と下大静脈を連絡するとともに，門脈系のバイパスにもなっている。肝臓の血行障害（肝硬変など）が起こると門脈血が多量に流入し，浅腹壁静脈から大腿静脈へ還流する。その際，浅腹壁静脈が怒張する様子はギリシャ神話に登場するメドゥサの頭に例えられる。

剖出器官	❏ 鎖骨上神経　❏ 肋間神経の皮枝（前皮枝・外側皮枝） ❏ 胸腹壁静脈　❏ 浅腹壁静脈　❏ 乳腺（女性）
学習課題	○ 剖出した皮神経の支配領域を調べ，脊髄神経前枝の分布を考える。 ○ 胸腹壁の静脈系の構成とその意義について考える。 ○ 乳房から出るリンパと血液のルートを調べる。

⚠️ 前腹壁の皮下組織の下層には，白い光沢のある厚い結合組織が存在する。これは**腹直筋鞘**と呼ばれ，腹直筋を包む腱膜であり側腹筋の起始腱となっている。不用意に傷つけないように注意する。

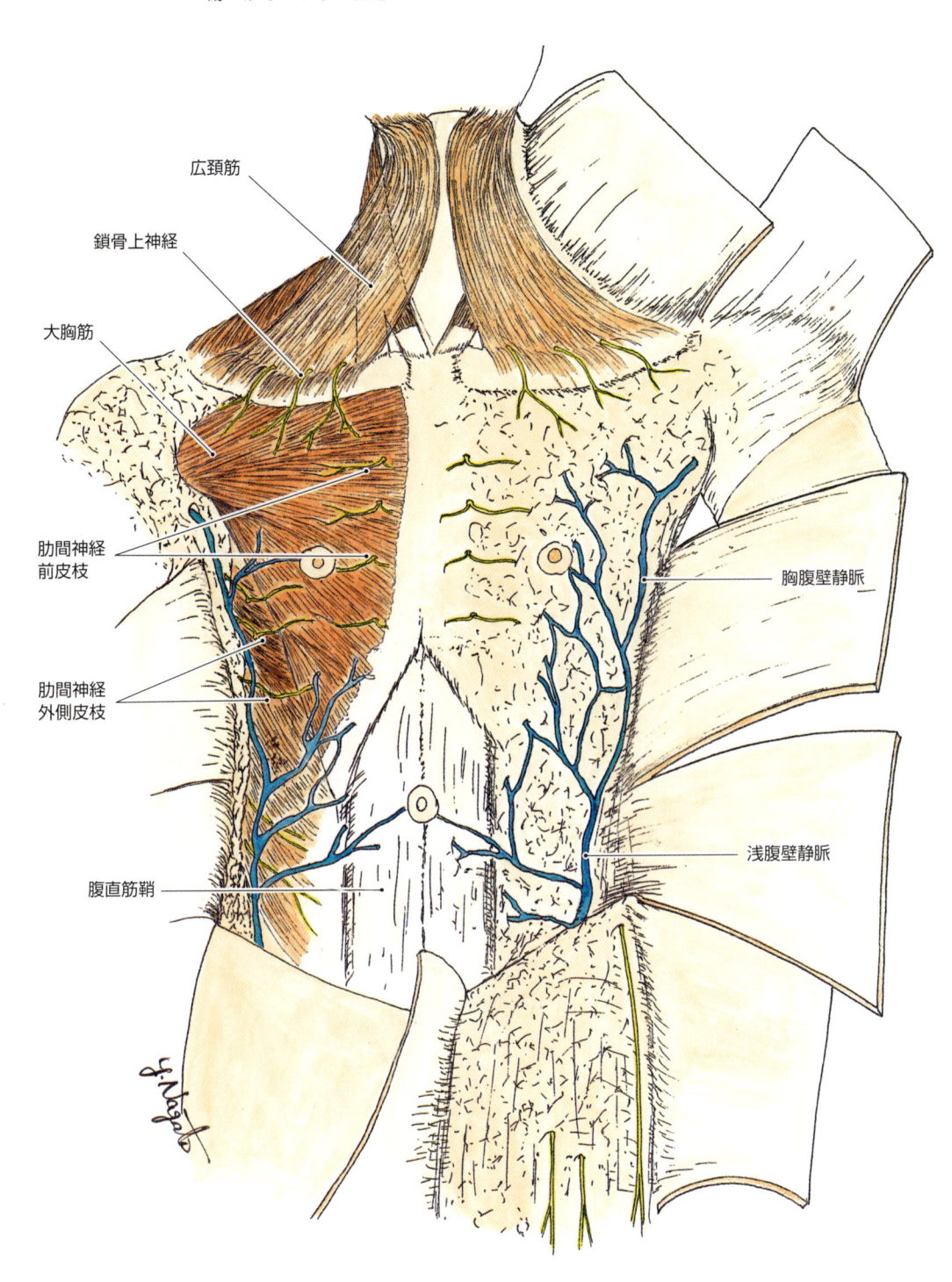

B-11　胸腹壁の皮神経と皮静脈

2.2 胸壁の筋の解剖

1) 大胸筋と前鋸筋の剖出 B-13

① B-12 のように切開を入れ，腋窩の皮膚を剥離する。この際，上肢を大きく外転させる。外転した状態で固定するため，自分の身体を上肢と体幹の間に入れたり，上肢をヒモで引っ張るとよい。

② 胸筋筋膜を剥離し，**大胸筋**の筋束を明らかにする。筋束を起始部と停止部まで追跡する。

③ 大胸筋の扇形に広がった起始部は，鎖骨部・胸肋部・腹部に分かれる。鎖骨部上縁では三角筋と接し，その間（**三角筋胸筋溝**）に橈側皮静脈が走る。

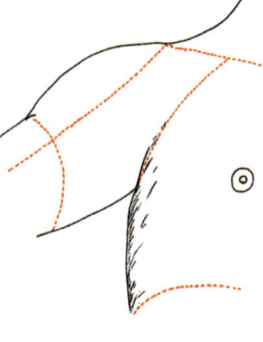

B-12 皮膚の切開線

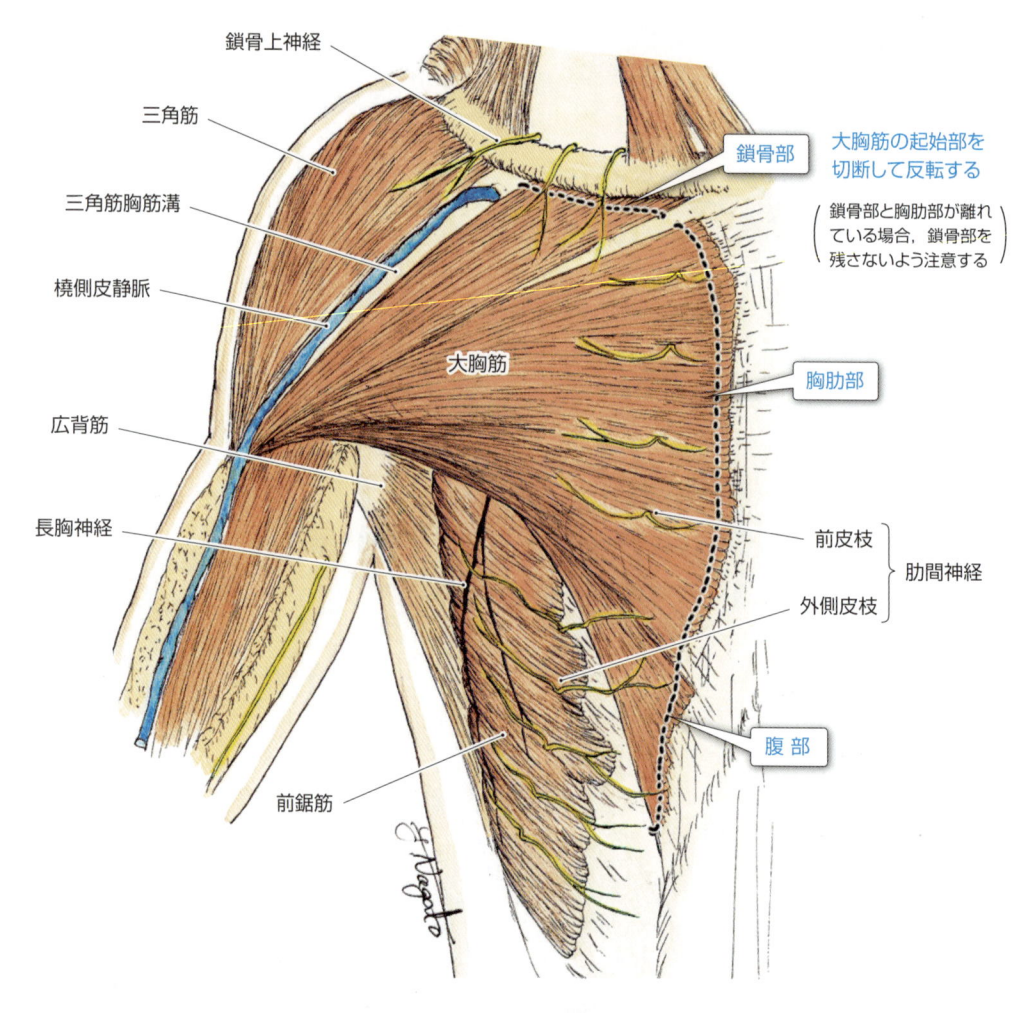

B-13 大胸筋と前鋸筋の剖出

また，腹部の起始腱は腹直筋鞘から起こることを確認する。
④腹壁の皮下組織を除去し，**前鋸筋**を剖出する。特に起始部で筋束が外腹斜筋と交叉していることに注意する。

◆ 胸壁の筋膜

大胸筋を包む**胸筋筋膜**は，三角筋筋膜から上腕筋膜，腋窩筋膜へと連続している。また，深部で鎖骨胸筋筋膜となって小胸筋を被うとともに，外側部で厚くなり烏口鎖骨筋膜という（烏口突起と鎖骨に付着する）。

◆ VAN の確認 B-14

三角筋胸筋溝は，上方が広くなり，底辺を上にした三角形を呈する（三角筋胸筋三角）。生体では **B-01** に示した鎖骨下窩に相当する。溝の浅層には橈側皮静脈が走り，深層には**鎖骨下静脈**（V），**鎖骨下動脈**（A），**腕神経叢**（N）が走っている。

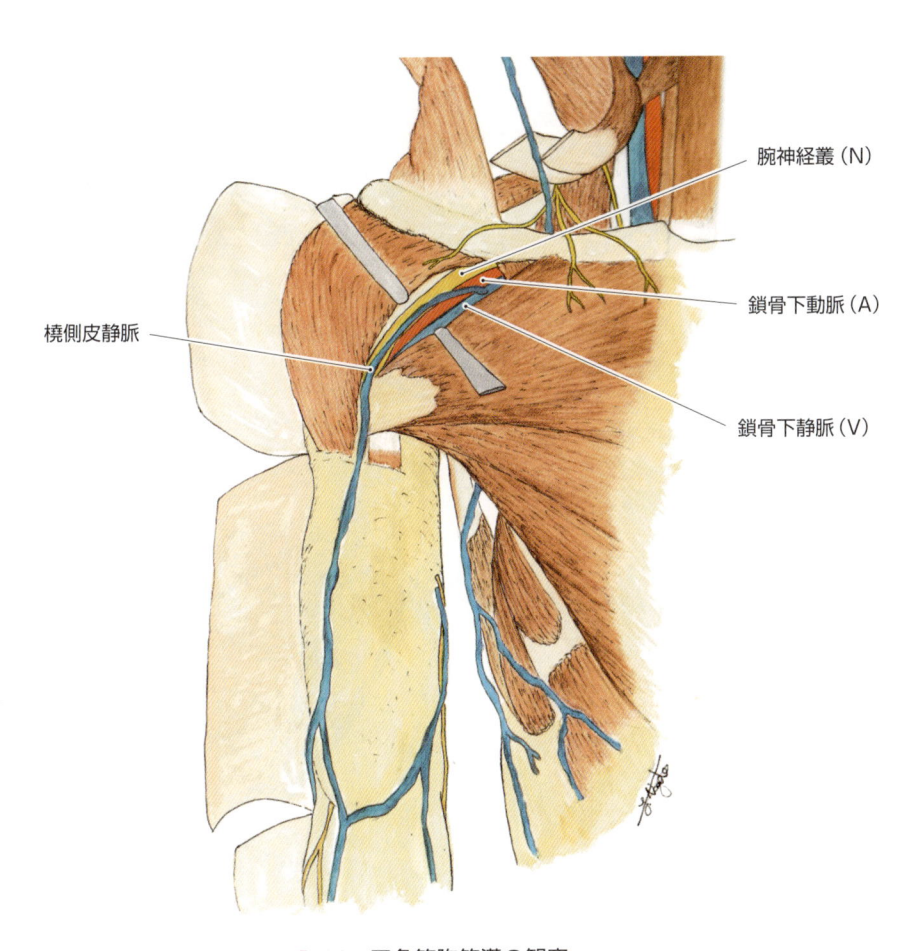

B-14　三角筋胸筋溝の観察

2）大胸筋・小胸筋の切断と支配神経の剖出

① **B-13** に示した位置で大胸筋の起始部（鎖骨・胸骨・肋骨）を切断する。

②大胸筋の筋束を手で持ち上げ，停止部に向かって反転する。筋の後面に付着する脂肪を取り除き，その中を走る支配神経（**内側・外側胸筋神経**）と動脈（**胸筋枝**）を剖出する（**B-15**）。これらの神経・血管は切断しないように注意する。

③**小胸筋**の起始部（第2～5肋骨）を剥離し，大胸筋と同じ作業を繰り返す。

④腋窩の皮下組織中に埋没する豆粒状の**腋窩リンパ節**を観察する。

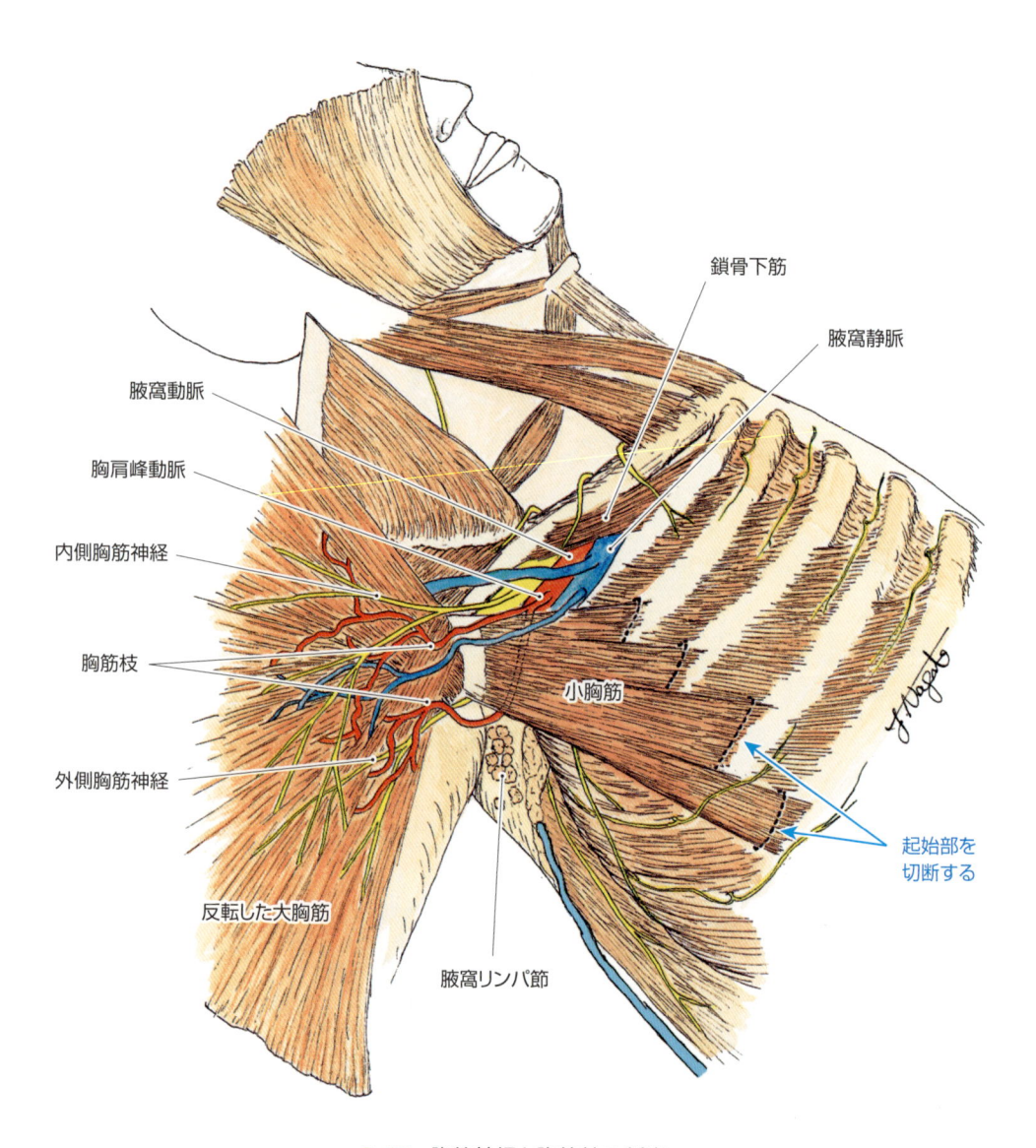

B-15 胸筋神経と胸筋枝の剖出

⑤リンパ節と残った脂肪を取り除き，前鋸筋と広背筋の筋束を明らかにする。前鋸筋の前面の筋膜を取り除き，**長胸神経**（前鋸筋の支配神経），肋間神経外側皮枝，胸腹壁静脈などを確認する（**B-16**）。

⑥**肋間上腕神経**（第2肋間神経の外側皮枝が腋窩から上腕の皮下に向かう）を剖出する。

【乳癌の転移が腋窩リンパ節に多い理由】　乳房からの血液やリンパは，乳房上部外側から腋窩に向かうルートと，乳房内側から前胸壁の肋間隙を通り胸腔内に向かうルートがある。リンパの場合，腋窩リンパ節または胸腔内のリンパ節に入る。乳癌の発生率は上部外側が圧倒的に多い（約60％）ため，乳癌は腋窩リンパ節へ転移することが多くなる。

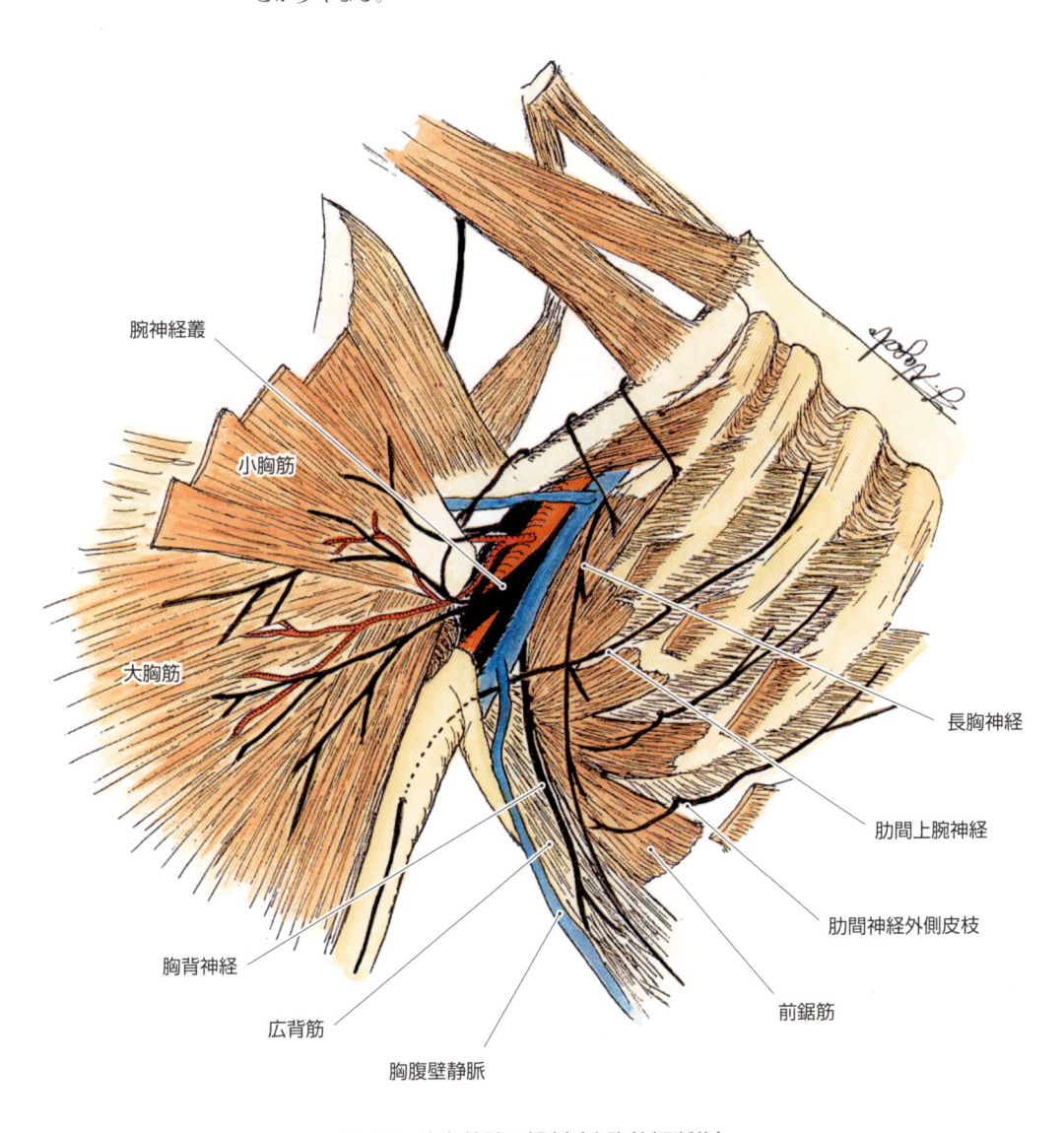

B-16　腋窩前壁の解剖（小胸筋切断後）

2.3 腹壁の筋の解剖

1) 腹直筋と外腹斜筋の剖出 B-17

① 前腹壁で**腹直筋鞘**を明らかにし，これが胸骨・肋骨と恥骨を結び前腹壁のコルセットとなっていることを理解する。
② 腹壁の筋膜を除去し，**外腹斜筋**の筋束を明らかにする。
③ **B-17** に示した位置（白線の両側）で腹直筋鞘の前葉を切開し，**腱画**との間をメスで剥がしながら持ち上げる。
④ 腹直筋鞘は，腹直筋の外側縁の付近まで剥離する。
⑤ 男性の場合，鼠径部で精索を確認し，剖出する。精索には，精巣動静脈と精管が含まれる。また，精索を被う散在性の筋束は，内腹斜筋から分かれた精巣挙筋である（詳しくは F. 外陰部の解剖を参照）。

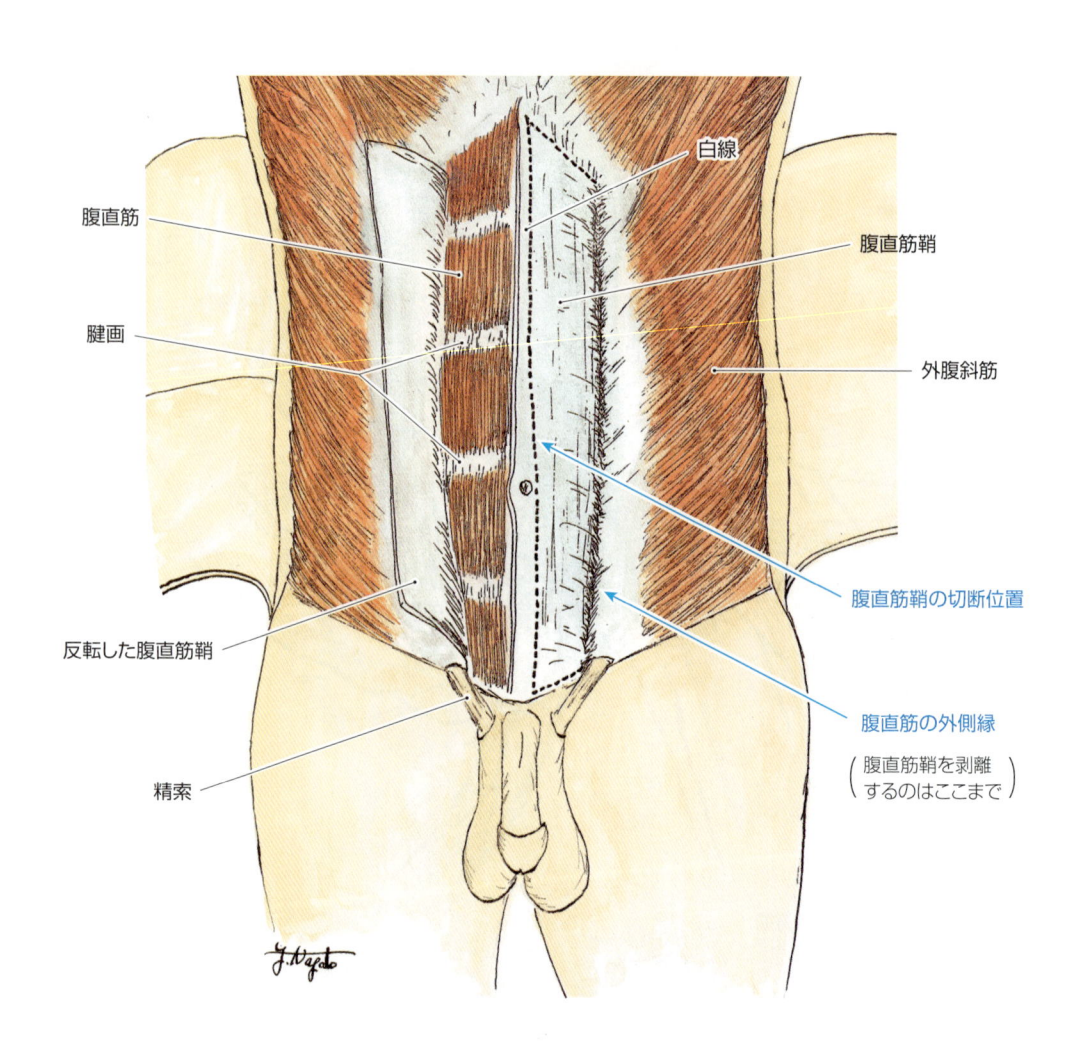

B-17 腹直筋と外腹斜筋の剖出

31

I 体幹・四肢

B 頚部と胸腹壁

【腹直筋の作用】 仰臥位で上体を持ち上げる。あるいは逆に下肢を持ち上げる。また，側腹壁の筋と協調して腹圧を上昇させ，呼吸・排便・排尿・分娩などの運動に関わる。脊柱の過剰な前弯や腰椎の伸展に拮抗して，腰椎部の脊柱カーブの維持に働く。

◆ 腹直筋鞘 B-18

腹直筋を被う腱膜。腹直筋の前面（**前葉**）と後面（**後葉**）を包んで，胸骨と恥骨に付着する。左右の腹直筋鞘は，正中で結合する。この結合ラインを**白線**と呼ぶ。外側縁は側腹壁の筋の腱膜に続く。

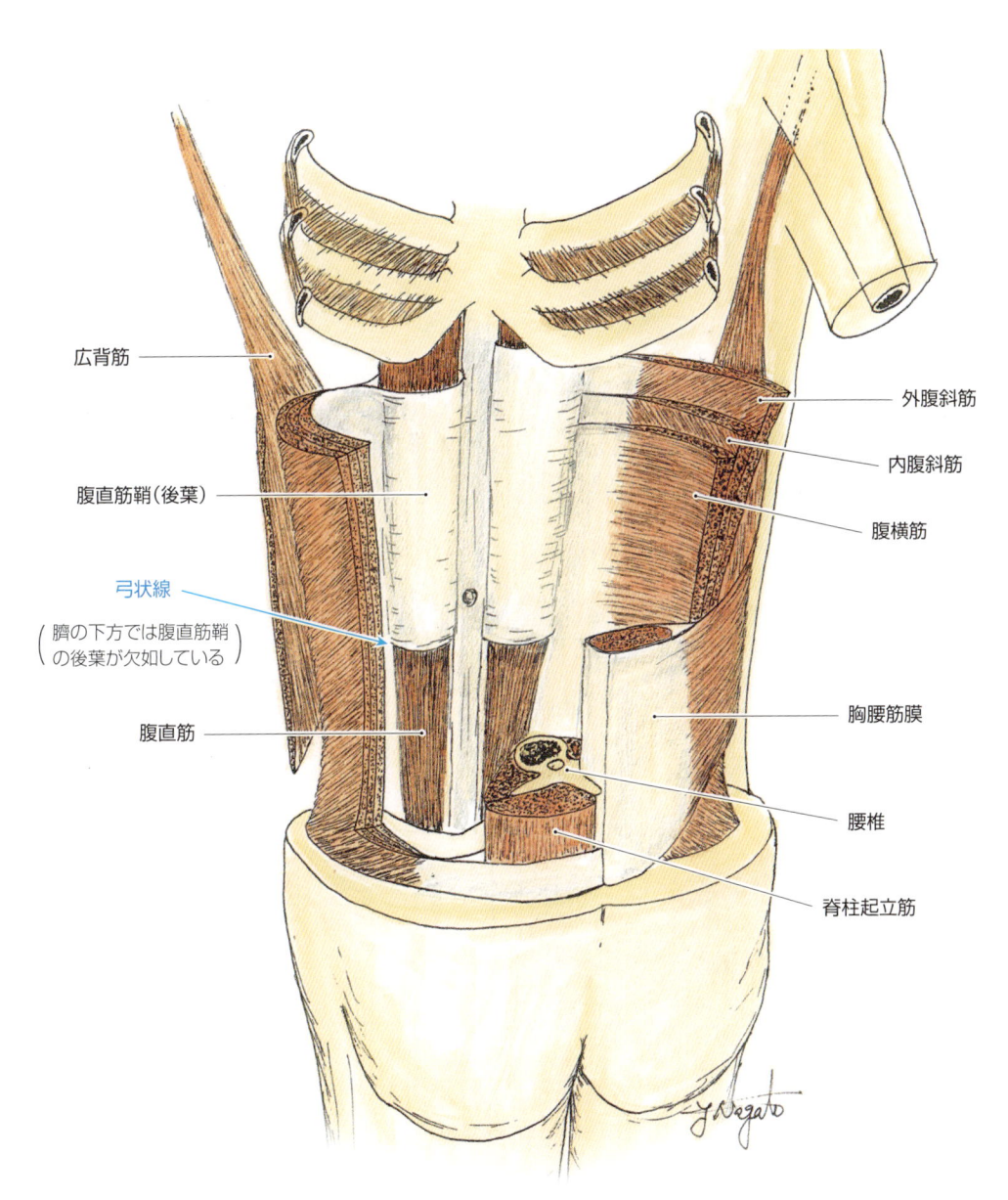

広背筋
腹直筋鞘（後葉）
弓状線
（臍の下方では腹直筋鞘の後葉が欠如している）
腹直筋
外腹斜筋
内腹斜筋
腹横筋
胸腰筋膜
腰椎
脊柱起立筋

B-18 腹直筋鞘

2) 側腹筋の剖出と支配神経の観察

①腹直筋鞘を剥がし腹直筋を明らかにした後，**外腹斜筋**の筋束を **B-19** の位置で切断し，筋束を深部の結合組織から剥離しながら反転する。

②外腹斜筋の筋束を反転し，残った結合組織を取り除いて**内腹斜筋**を観察する。内腹斜筋の筋束が外腹斜筋と直交する方向に走ることを確認する。

③内腹斜筋の筋束を **B-20** の位置で切断し，反転する。

④残った結合組織を取り除き，**腹横筋**とその上を斜走する**肋間神経**を剖出する（**B-21**）。

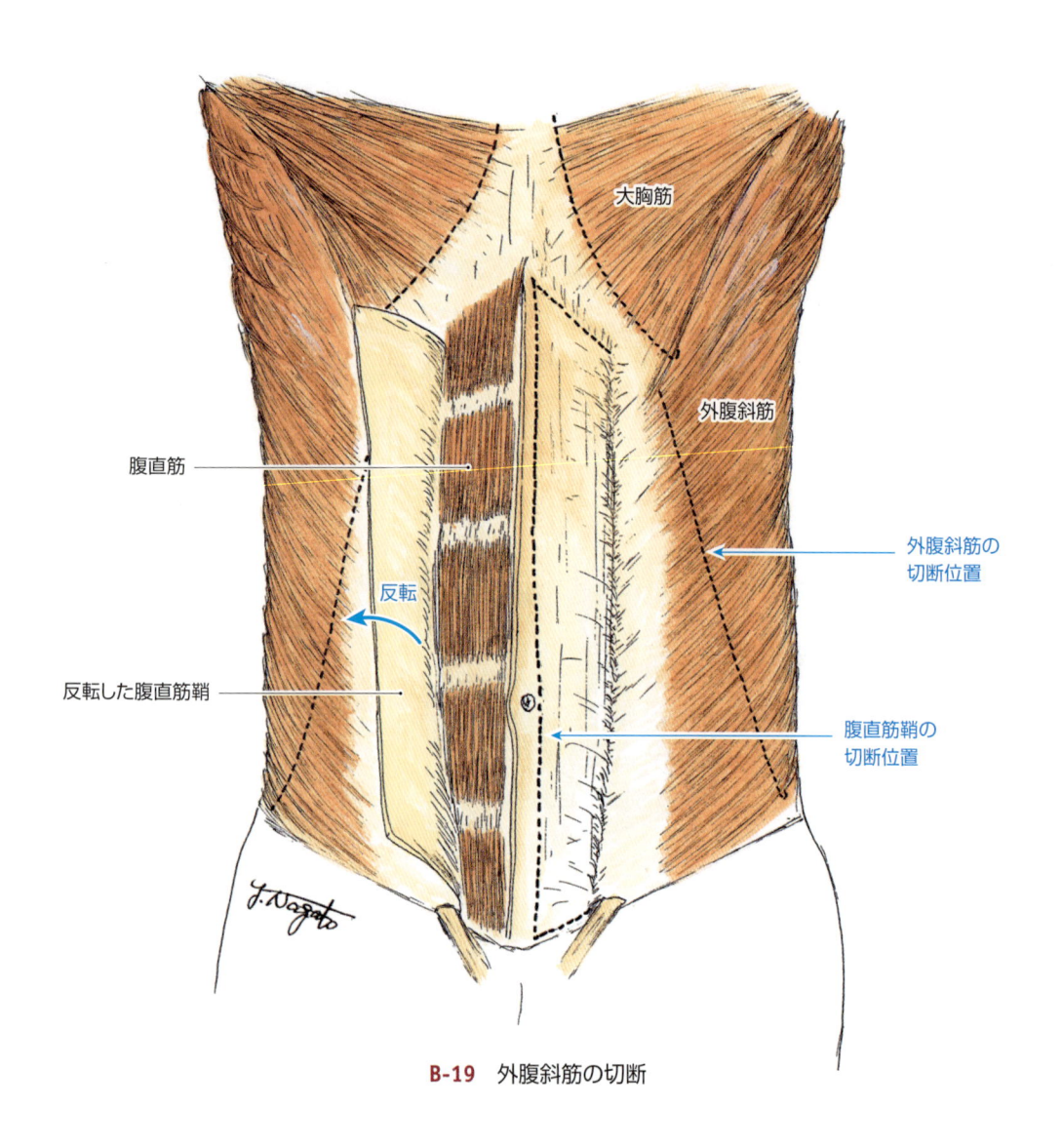

B-19 外腹斜筋の切断

剖出器官	❏ 大胸筋　　❏ 小胸筋　　❏ 前鋸筋
	❏ 内側・外側胸筋神経　❏ 胸筋枝　❏ 長胸神経　❏ 肋間上腕神経
	❏ 腹直筋　❏ 腹直筋鞘　❏ 腱画
	❏ 外腹斜筋　❏ 内腹斜筋　❏ 腹横筋　❏ 肋間神経
学習課題	○ 大胸筋・小胸筋・前鋸筋の支配神経と作用を整理する。
	○ 前鋸筋の停止を調べる。
	○ 前鋸筋の運動が障害された場合，どのような状態が考えられるか？
	○ 腹直筋鞘と胸背腱膜との関係は？
	○ 腹壁の筋を支配する神経は？

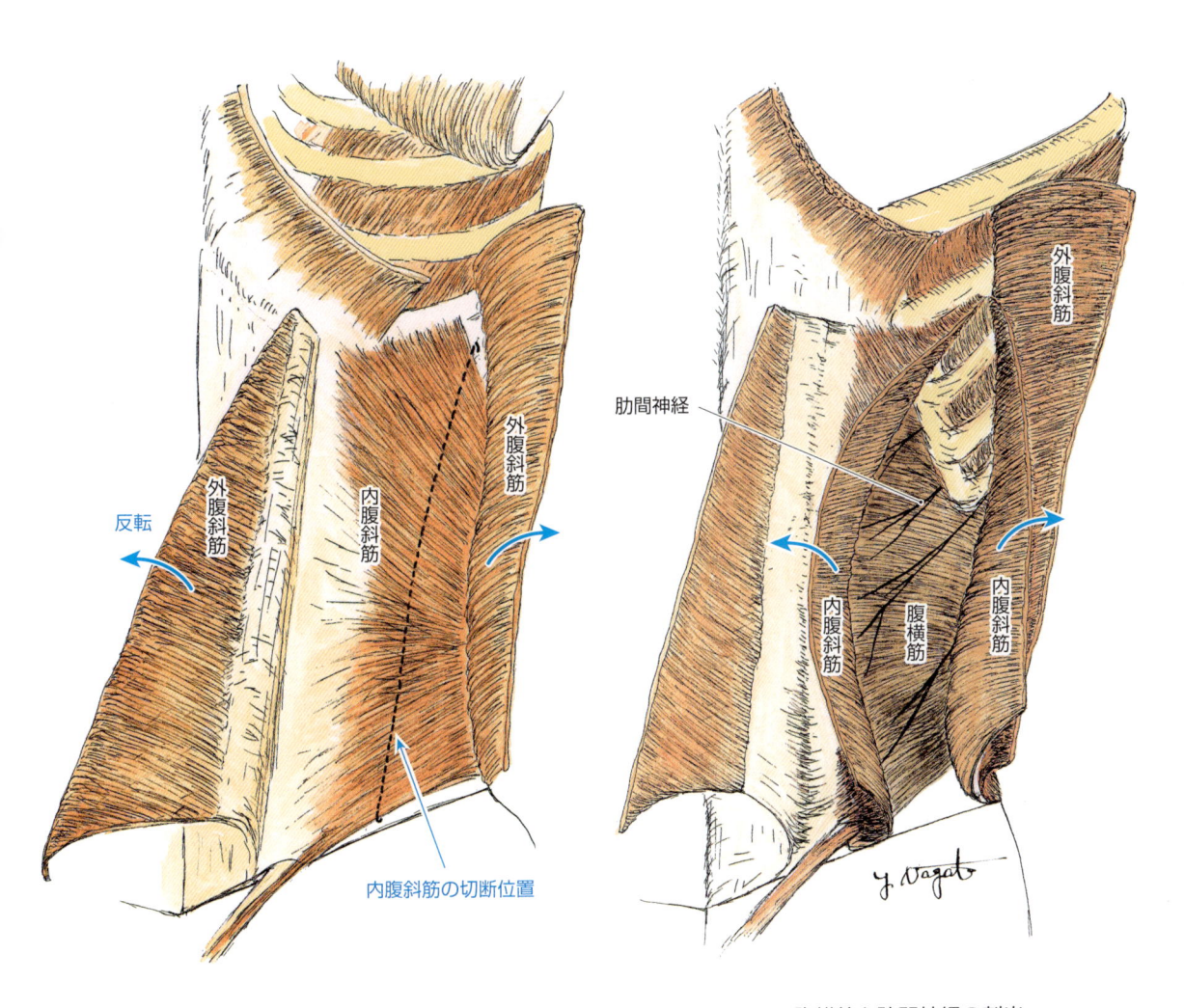

B-20　内腹斜筋の切断

B-21　腹横筋と肋間神経の剖出

C. 腋窩の解剖

　腋窩は，体幹と上肢とが連絡する部位である。上肢や胸壁に分布する神経・血管は，ここで複雑に分岐する。したがって，神経・血管の剖出には十分な知識と高度な解剖技術が要求される部位であり，細心の注意を払って解剖する。また，腋窩を解剖するには，あらかじめ頸部浅層と胸壁の解剖が終了している必要がある。

◆ 腋窩を囲むもの C-01

　腋窩は，肋骨，肩甲骨および鎖骨で囲まれた空間であり，体幹と上肢を連絡する神経・血管の通路である。腋窩は4つの壁（前・後・内側・外側）で囲まれる。これらの壁を構成する筋は次のとおりである。

　前壁：大胸筋，小胸筋
　後壁：広背筋，大円筋，肩甲下筋
　内側壁：前鋸筋
　外側壁：烏口腕筋，上腕二頭筋

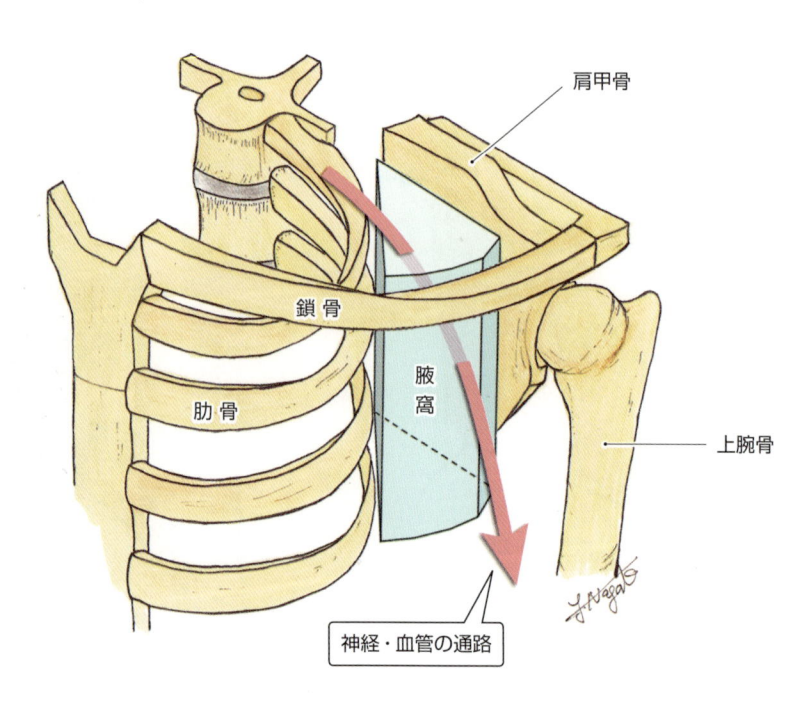

C-01　腋　窩

1. 鎖骨下部の腕神経叢の剖出

1.1 鎖骨の切断と胸鎖関節の分離 C-02

①鎖骨の位置を確認し，周囲の結合組織を取り除く。鎖骨の下に指を入れ，鎖骨を浮かす。このとき，鎖骨の下面に膜状に広がって密着する**鎖骨下静脈**を鎖骨から分離しておく。

②鎖骨の下面と第1肋骨を結ぶ**鎖骨下筋**を剖出する。鎖骨下筋を包む筋膜を剥がして筋束を確認する。

③鎖骨下筋を鎖骨側で切断する。

④**胸鎖乳突筋**の停止部（胸骨端と鎖骨端）を切断する。

⑤鎖骨の外側1/3（僧帽筋と三角筋の付着部の前方）付近の骨膜を剥がして切断する。

⑥**胸鎖関節**にメスを入れ，関節円板を取り除いて関節をはずす（C-03）。

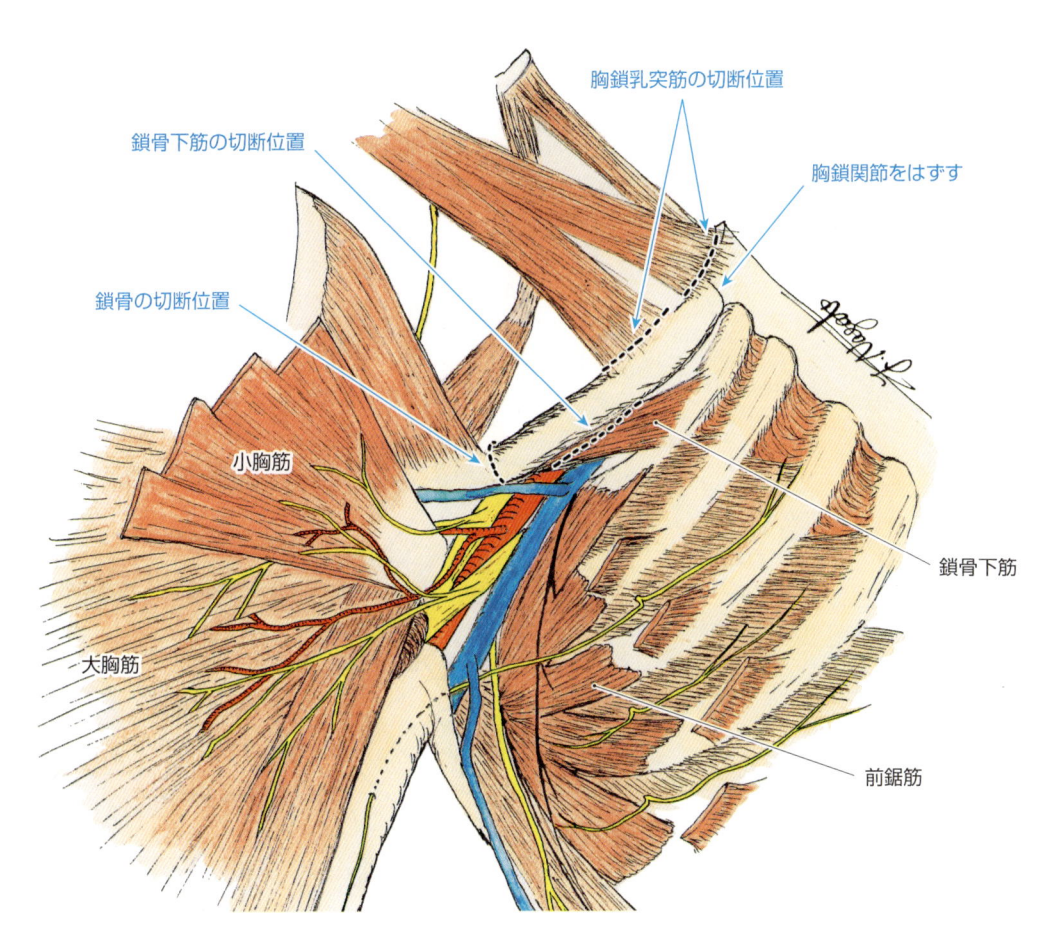

C-02　鎖骨，鎖骨下筋，胸鎖乳突筋の切断

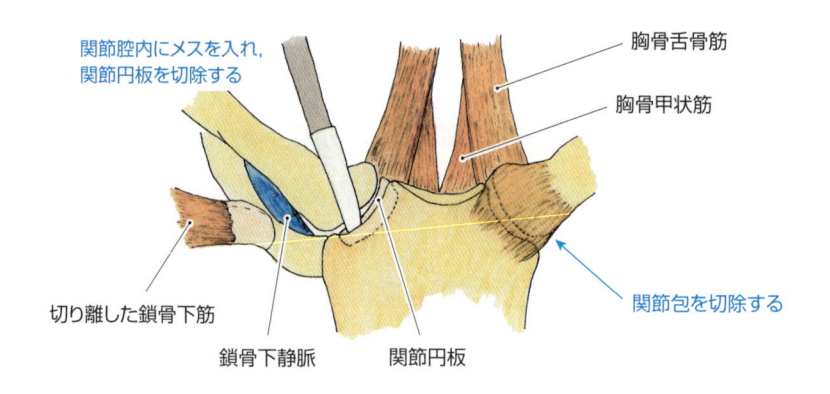

C-03　胸鎖関節の分離

◆ 腋窩を通る血管と神経 C-04

　　腋窩に入るのは鎖骨下動脈，鎖骨下静脈および腕神経叢である。鎖骨下動脈と腕神経叢は，**前斜角筋**と**中斜角筋**の間（**斜角筋隙**という）から腋窩に進入する。鎖骨下静脈は，前斜角筋の前方を通過して腕頭静脈に注ぐ。
　　前斜角筋は第4～6頸椎横突起から起こり，第1肋骨に停止する。この筋の後方には腕神経叢と鎖骨下動脈が，前方には鎖骨下静脈が位置する。また，横隔神経がこの筋に沿って胸腔に向かう。前斜角筋の変化によって腕神経叢が障害されることがあり，斜角筋症候群という。

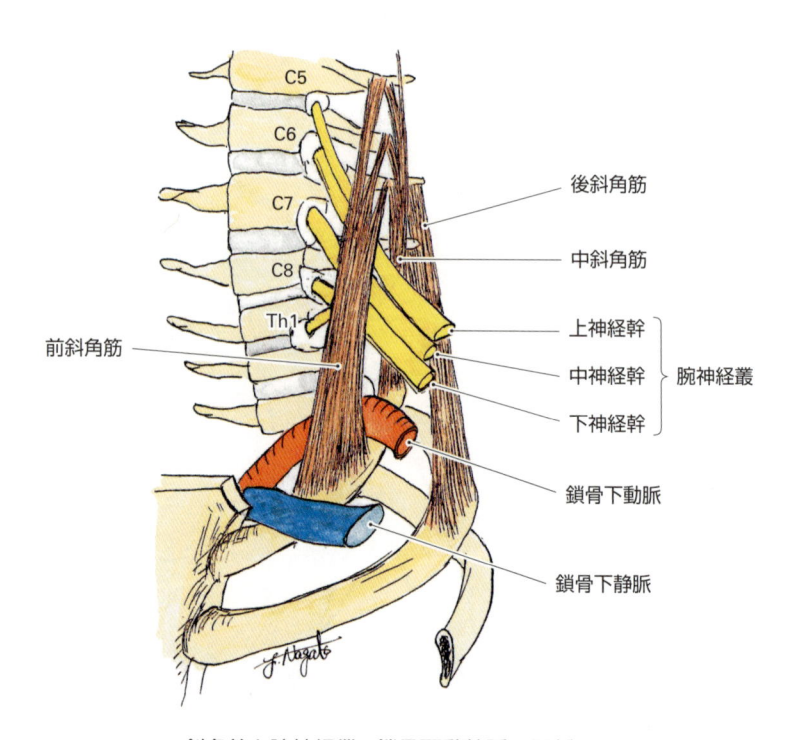

C-04　斜角筋と腕神経叢，鎖骨下動静脈の関係

◆ 腕神経叢の構成 C-05

　腕神経叢とは，体幹と上肢に分布する脊髄神経の前枝（C5～Th1）がいったん合流した後，屈側に分布するものと伸側に分布するものとに分割されたものである。最初の合流が C5 と C6 の**上神経幹**，C8 と Th1 の**下神経幹**であり，C7 は独立した**中神経幹**である。

　3本の神経幹は屈側・伸側の両方の神経を含んでいるが，次の分割で屈側に分布する神経は**内側神経束**と**外側神経束**に，伸側に分布する神経は**後神経束**にまとまる。その後，各神経束からそれぞれの領域に神経が分岐する。個々の神経を丸暗記するのではなく，この原則を頭に入れて理解するとよい。

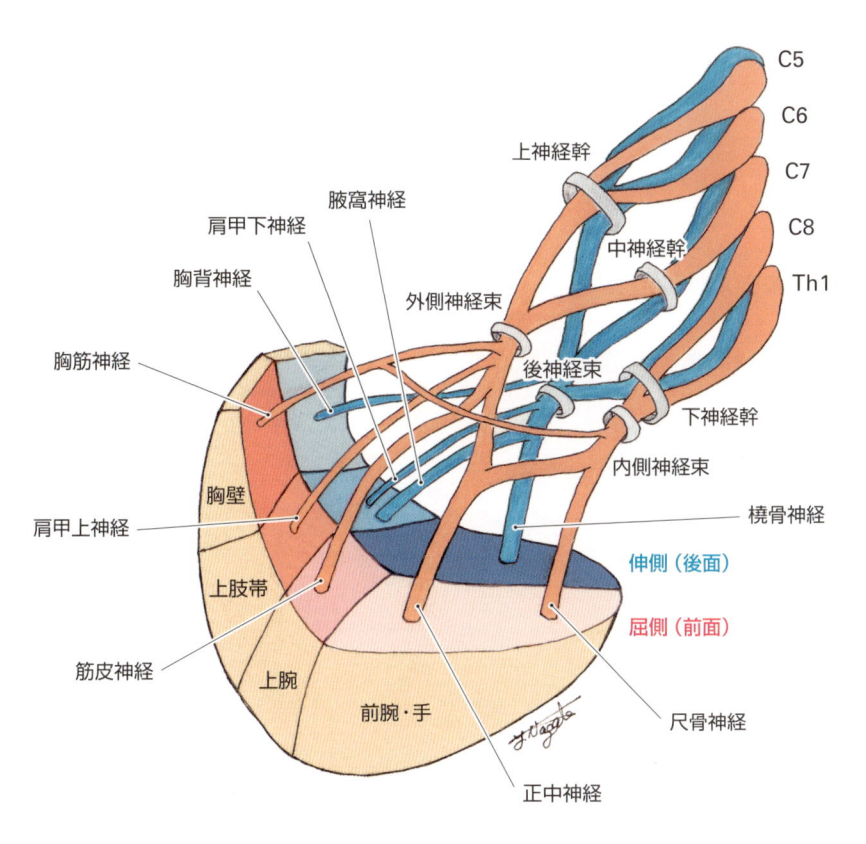

C-05　腕神経叢の構成

【**神経叢とは**】　脊髄神経の前枝は，互いに合流して神経の束を形成した後，独立した神経に分岐する。この神経の束を神経叢と呼ぶ。腕神経叢のほか，頚神経叢，腰神経叢，仙骨神経叢がある。なお，肋間神経は例外であり，神経叢をつくらない。神経叢から分岐した神経は，複数の脊髄神経で構成されている。たとえば，筋皮神経は第5～7頚神経から構成され，橈骨神経は第5頚神経～第1胸神経が合流している。

◆ 腕神経叢の鎖骨上部と鎖骨下部 C-06

腕神経叢のうち，上・中・下神経幹を中心とした部位は鎖骨の上方に位置し，**鎖骨上部**と呼ばれる。ここから起こる神経は鎖骨上枝と総称され，主として上肢帯の筋に分布する。一方，外側・内側・後神経束とその枝（鎖骨下枝）は鎖骨の下方に位置し，**鎖骨下部**を構成する。腕神経叢の解剖は，鎖骨下部から始め，鎖骨上部へと進める。

⚠️ 腋窩は上肢へ向かう神経・血管の通路であり，神経線維と血管は多量の脂肪組織の中で互いに絡み合って埋まっている。そのため，下記の剖出法を忠実に守り，細心の注意を払いながら解剖を進める。
①血管・神経の周囲にある脂肪をよく取り除く。
②剖出したものが神経か動脈か静脈かを判断する。
③末梢と中枢に向かって脂肪を取り除き，分岐点や分布先を確認する。

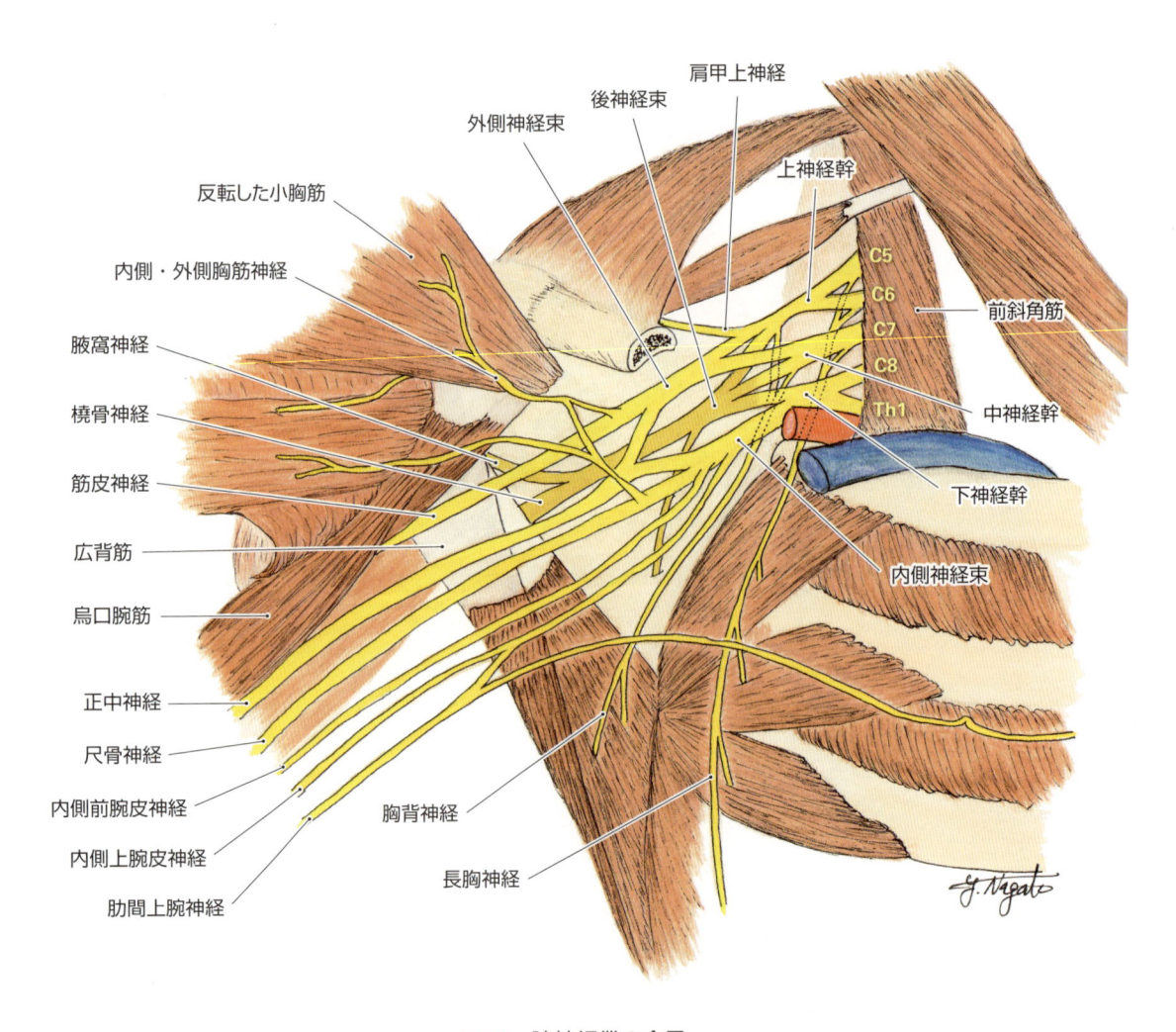

C-06 腕神経叢の全景

1.2 鎖骨下部の腕神経叢の剖出 C-07・08

①上肢を大きく外転して作業を進める。
②内側および外側神経束を剖出し，神経束周囲の結合組織を取り除く。
③内側神経束から出る**内側上腕皮神経**，**内側前腕皮神経**，**尺骨神経**を剖出する。
④外側神経束を末梢側に追跡し，**筋皮神経**を剖出する。
⑤腋窩動脈の前方で外側神経束と内側神経束が合流することを確認する。
⑥すでに剖出した**胸筋神経**を中枢側に追跡し，内側および外側神経束から分岐していることを確かめる。

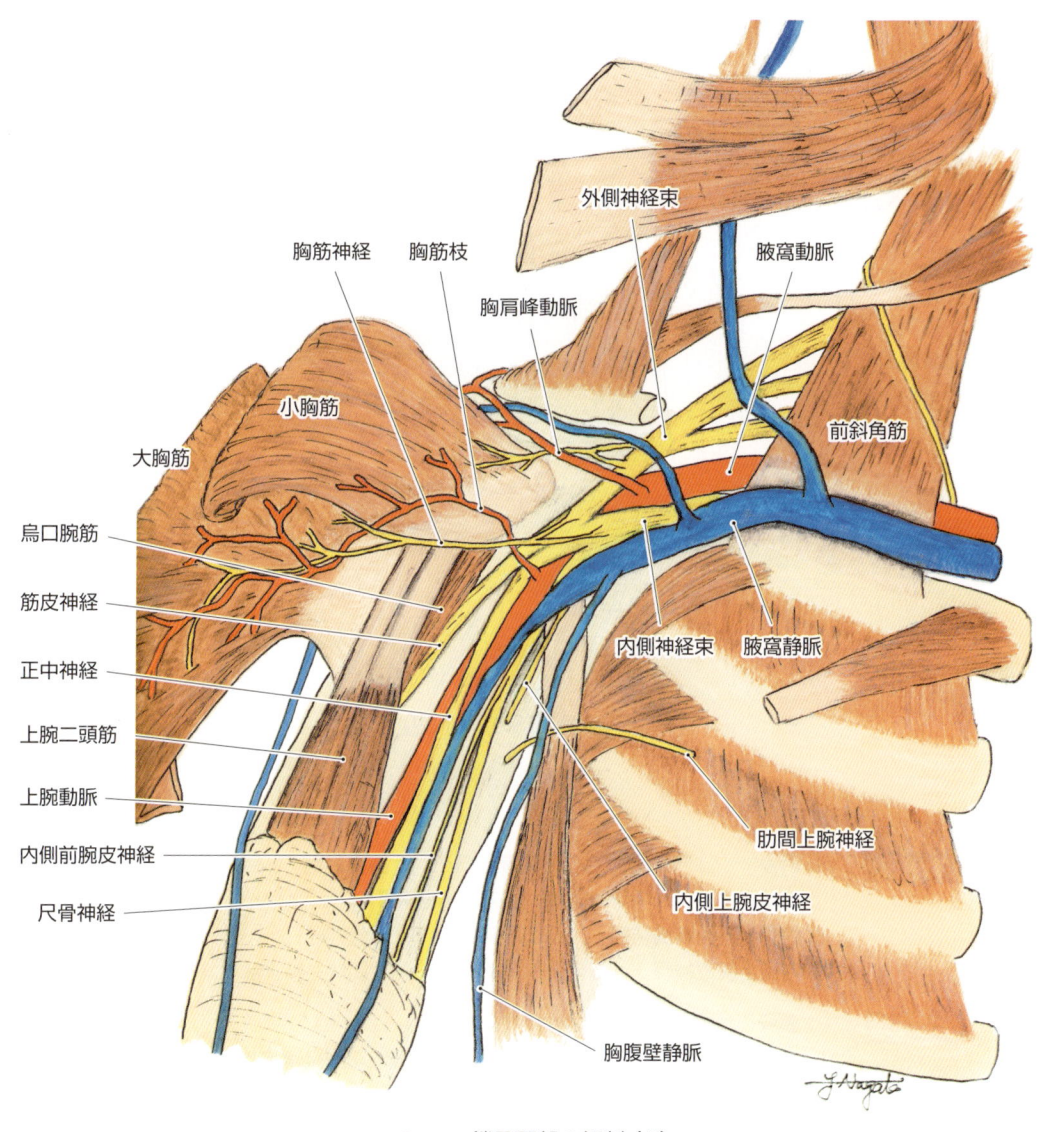

C-07 鎖骨下部の解剖（1）

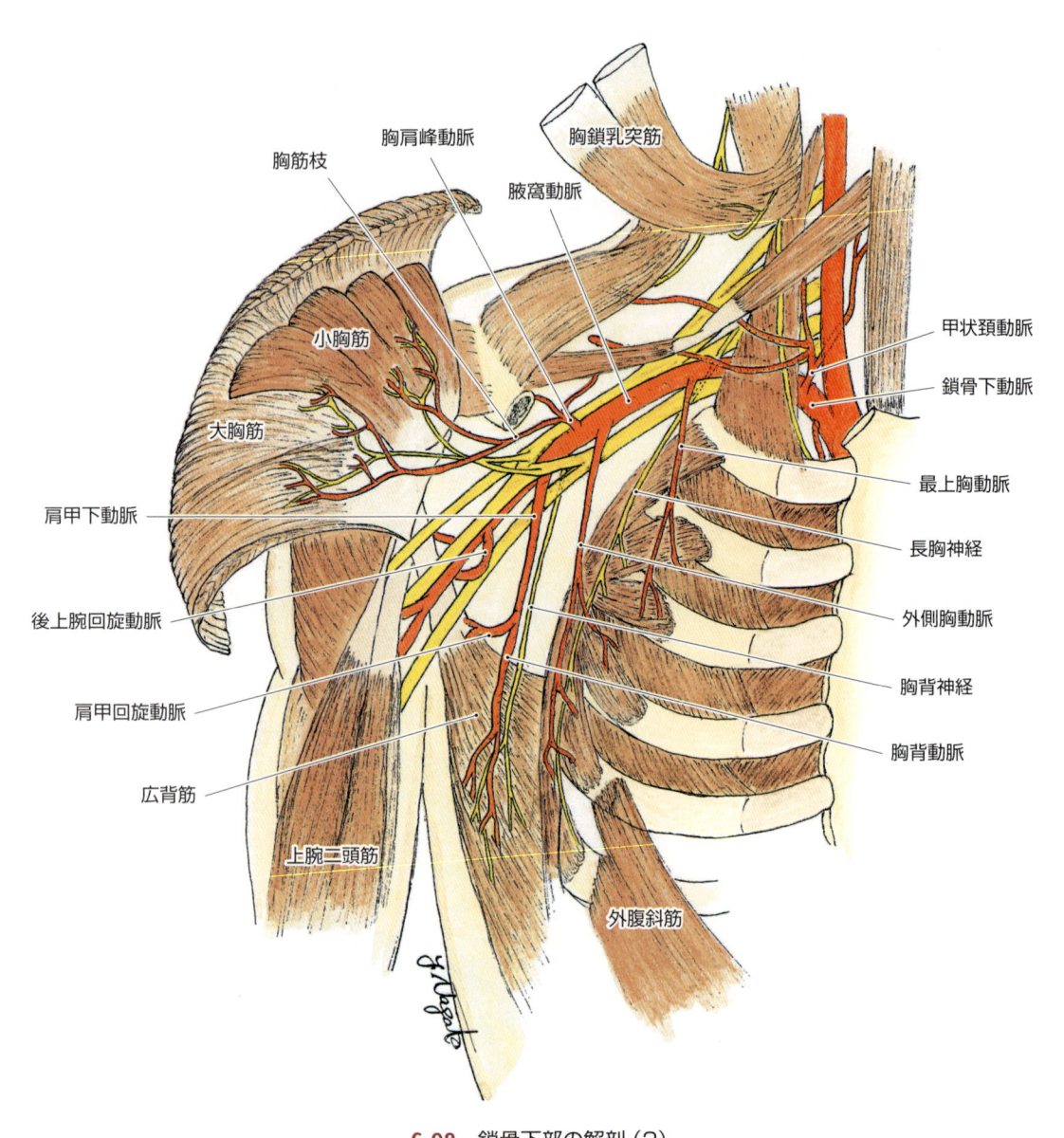

C-08　鎖骨下部の解剖（2）

剖出器官	❏鎖骨　❏胸鎖関節　❏鎖骨下筋　❏腋窩静脈　❏腋窩動脈 ❏腕神経叢　〔❏内側神経束　❏外側神経束〕 ❏内側・外側胸筋神経　❏筋皮神経　❏尺骨神経 ❏内側上腕皮神経　❏内側前腕皮神経　❏肋間上腕神経
学習課題	○鎖骨に付着する筋とその作用をまとめる。 ○鎖骨の骨折は外側1/3付近に多発する。その理由を解剖学的に説明しよう。 ○腕神経叢の内側および外側神経束から分岐する神経の名称と分布。

2. 鎖骨上部の腕神経叢の剖出

2.1 後神経束の剖出とその枝の追跡 C-9・10

①前斜角筋の位置を確かめ，その筋膜を取り除く．この際，筋膜に沿って胸腔内に入る**横隔神経**を傷つけないように注意して剖出する．

②前斜角筋の前方を横切る動脈（鎖骨下動脈の枝）にも注意して，これらを傷つけないようにする．

③腕神経叢を鎖骨下部から中枢側に向かって解剖し，前斜角筋の外側縁で3本の神経幹（上・中・下神経幹）を確認する．

④腋窩動脈を持ち上げ，その深部で後神経束を剖出し，その枝（**腋窩神経，橈骨神経，胸背神経**）を追跡する（**C-10**）．

⑤広背筋の筋膜を取り除き，胸背神経がこの筋に分布することを確かめる．

⑥**長胸神経**を中枢側に追跡し，分岐部を確かめる．

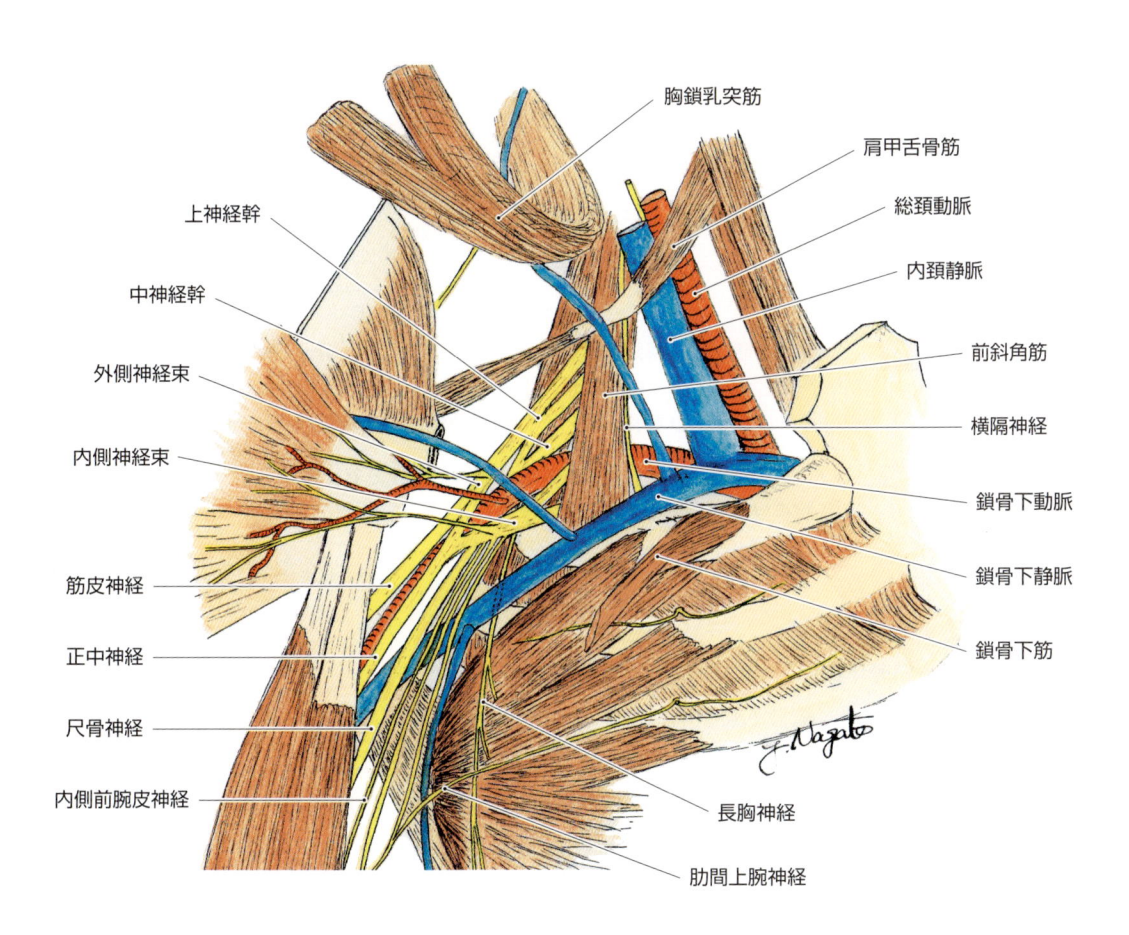

C-09　鎖骨上部の解剖

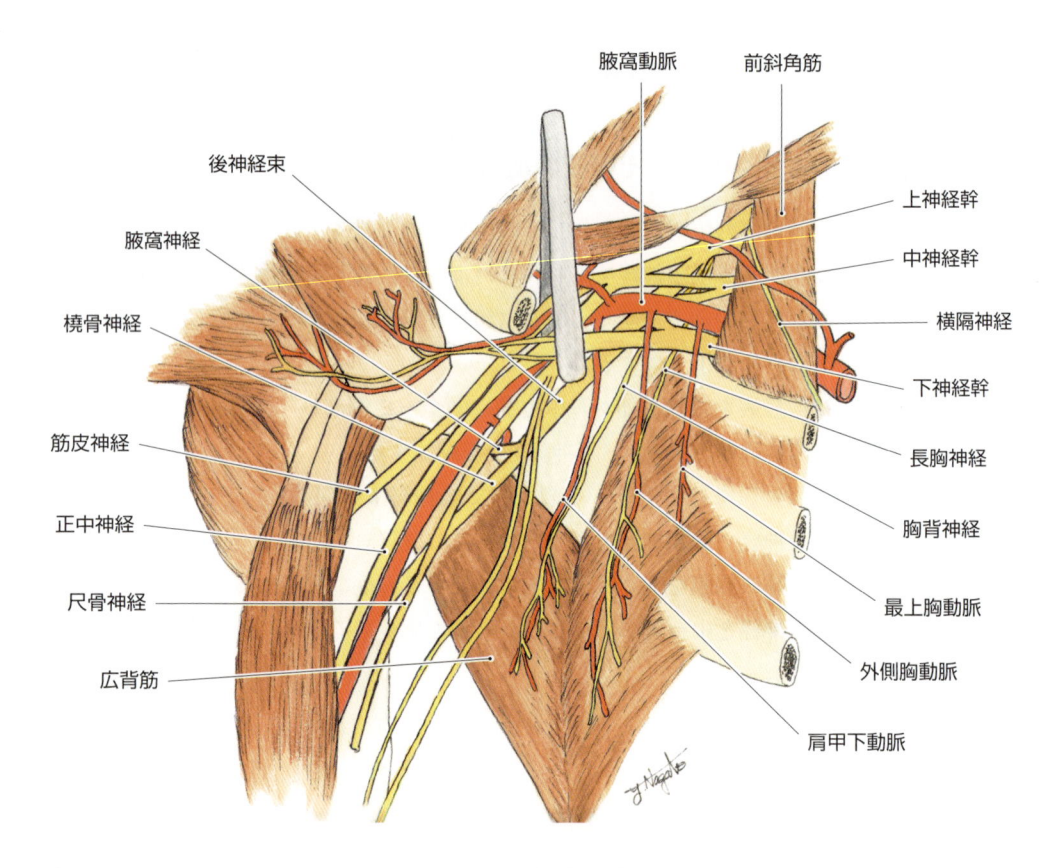

C-10　後神経束の剖出

剖出器官	❏ 前斜角筋　❏ 横隔神経　❏ 鎖骨下動脈　❏ 鎖骨下静脈 ❏ 腕神経叢〔❏ 上神経幹　❏ 中神経幹　❏ 下神経幹〕 ❏ 後神経束　❏ 橈骨神経　❏ 腋窩神経　❏ 胸背神経　❏ 長胸神経
学習課題	○ 3本の神経幹とそれを構成する脊髄神経を確認できたか？ ○ 腕神経叢の後神経束から分岐する神経の名称と分布。

◆ **鎖骨下動脈と他の動脈との交通**

　　　　　　　鎖骨下動脈の枝のうち，次のものは末梢部で他の動脈と交通する。
　　　　椎骨動脈：内頚動脈と交通し，脳に分布する。
　　　　下甲状腺動脈：上甲状腺動脈と交通し，甲状腺に分布する。
　　　　内胸動脈：上腹壁動脈および肋間動脈と交通し，胸腹壁では胸大動脈のバイパスとなる。

3. 腋窩の動脈系の剖出

3.1 鎖骨下動脈・腋窩動脈とその枝の剖出

　　　　　鎖骨下動脈は，右は腕頭動脈，左は大動脈弓から分岐し，肺尖部に接しながら斜角筋隙を通って腋窩に入り，第1肋骨外側縁で腋窩動脈になる。
①前斜角筋の後方で鎖骨下動脈を確認する。
②鎖骨下動脈を前斜角筋の内側縁から中枢側に胸腔内に入る手前まで追跡し，次の枝を剖出する（C-11）。ⓐ**甲状頚動脈**とそこから分岐する**下甲状腺動脈・上行頚動脈・肩甲上動脈・頚横動脈**，ⓑ**椎骨動脈**。これらの枝をできるだけ末梢部まで追跡する。
③鎖骨下動脈を末梢側に追跡し，内側神経束と外側神経束で囲まれた腋窩動脈を確認する。
④腋窩動脈から分岐する次の枝を剖出し，追跡する（C-08）。ⓐ**胸肩峰動脈**，ⓑ**外側胸動脈**，ⓒ**肩甲下動脈**，ⓓ**胸背動脈**，ⓔ**肩甲回旋動脈**。胸筋枝を中枢側にたどっていくと分岐部に到達する。ここが胸肩峰動脈の分岐部である。ⓒ～ⓔの動脈は，腋窩深部にある豊富な脂肪層を除去して確認する。

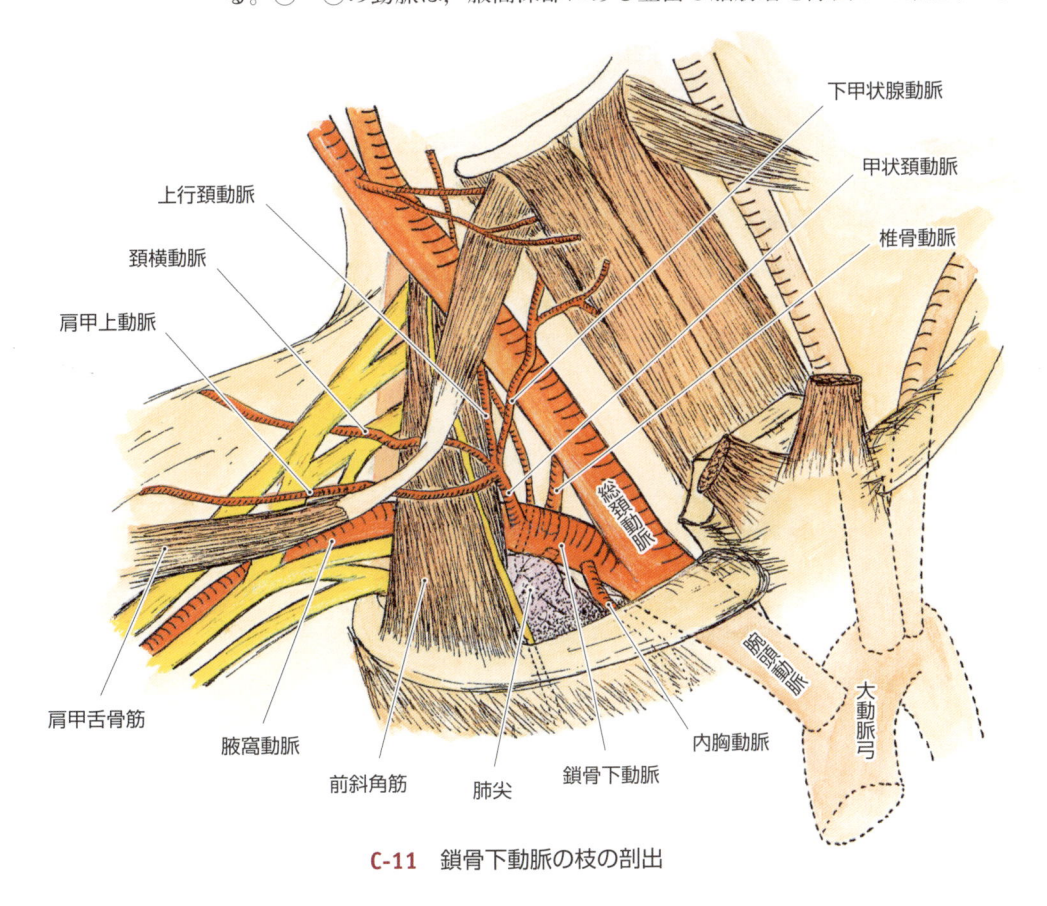

C-11　鎖骨下動脈の枝の剖出

腋窩の内容のまとめ

◆ 鎖骨上部の腕神経叢を構成する 3 つの神経幹とその枝

- ❏ 上神経幹　　❏ 中神経幹　　❏ 下神経幹
- ❏ 肩甲背神経 …… 肩甲挙筋と大・小菱形筋へ
- ❏ 肩甲上神経 …… 棘上筋と棘下筋へ
- ❏ 長胸神経 ……… 前鋸筋へ

◆ 鎖骨下部の腕神経叢を構成する 3 つの神経束（腋窩動脈を囲む）

- ❏ 外側神経束 …… 筋皮神経や正中神経へ
- ❏ 内側神経束 …… 尺骨神経，正中神経，内側上腕皮神経，内側前腕皮神経へ
- ❏ 後神経束 ……… 腋窩神経，橈骨神経，胸背神経へ

◆ 鎖骨下部からの枝（下線は混合性の神経）

- ❏ <u>筋皮神経</u> ……… 筋枝：上腕屈筋群，皮枝：外側前腕皮神経
- ❏ 内側・外側胸筋神経 … 内側・外側神経束から分岐，大・小胸筋へ
- ❏ <u>正中神経</u> ……… 筋枝：前腕の屈筋と手掌の筋，皮枝：手掌と指
- ❏ <u>尺骨神経</u> ……… 筋枝：尺側手根屈筋や母指内転筋など，皮枝：手掌と指
- ❏ 内側上腕皮神経 … 上腕内側部の皮膚
- ❏ 内側前腕皮神経 … 前腕内側部の皮膚，尺側皮静脈と平行して走る
- ❏ 胸背神経 ……… 広背筋へ
- ❏ 肩甲下神経 …… 肩甲下筋と大円筋へ
- ❏ <u>橈骨神経</u> ……… 筋枝：上腕三頭筋と前腕の伸筋，皮枝：上腕前腕の伸側と手背
- ❏ <u>腋窩神経</u> ……… 筋枝：小円筋と三角筋，皮枝：肩後面

◆ 鎖骨下動脈とその枝（枝の分岐は変異が多い）

- ❏ 甲状頸動脈　〔❏ 下甲状腺動脈　❏ 上行頸動脈〕
- ❏ 肩甲上動脈 …… 前斜角筋前面を横切り，肩甲横靱帯を通過して肩甲骨後面へ
- ❏ 頸横動脈 ……… 前斜角筋前面を横切り，腕神経叢と交叉して浅枝と深枝に
- ❏ 椎骨動脈

◆ 腋窩動脈とその枝

- ❏ 胸肩峰動脈 …… 肩峰枝，三角筋枝，鎖骨枝など
- ❏ 肩甲下動脈 …… 走行や枝の分岐には変異が多い
  - ❏ 胸背動脈 …… 広背筋と前鋸筋へ
  - ❏ 肩甲回旋動脈 … 内側腋窩隙を通過して棘下筋などへ
- ❏ 外側胸動脈 …… 小胸筋と前鋸筋へ

◆ 静脈

- ❏ 鎖骨下静脈 …… 胸腹壁静脈や橈側皮静脈などが合流し，鎖骨下静脈へ
- ❏ 腋窩静脈 ……… 腋窩動脈と伴行

D. 上肢の解剖

　ここでは，上肢の運動（肩関節，肘関節および手と指の関節）に関わる筋について学習する。上肢の運動は，屈曲・伸展，外転・内転，回外・回内などの運動が複合している。このことを念頭において筋の作用を考える。また，筋と支配神経の関係についても十分理解する。

　解剖の進行に伴い，適時，遺体を仰臥位（仰向け）あるいは伏臥位として解剖を進める。まず，仰臥位で上腕の屈側，前腕の伸側および手背の解剖を進める。これは，多くの遺体では前腕が<u>回内位</u>であるためであり，<u>回外位</u>であれば前腕屈側と手掌の解剖を行う。

1. 仰臥位での解剖

1.1 皮膚の剥離と皮神経・皮静脈の剖出

1) 皮膚の剥離 D-01

　上肢の皮膚は体幹よりも薄いので，切開線を深くしない。また，主要な皮神経・皮静脈は縦方向に走っているので，<u>横方向に切開を入れる際には深くならないよう特に注意する</u>。上肢の位置や方向は遺体によって様々なので，切開線は上肢の状態に合わせ，できるだけ広範囲に皮膚を剥離する。

2) 皮神経と皮静脈の剖出 D-02

　上肢の皮膚（手を残して）を剥離した後，鎖骨部付近や肘部で**橈側皮静脈**を見つけ，周囲の結合組織を除きながら，これに流入する静脈系を明らかにし，上肢の皮静脈の分布を確認する。

　前腕の外側部から母指側の皮膚に分布する**外側前腕皮神経**と，内側部から小指側に分布する**内側前腕皮神経**を剖出する。その際，これらの皮神経が走っている場所を予測しながら皮下脂肪を切除する。特に，筋膜を貫いて出るところを注意深く探ってみるとよい。

　D-02では**内側上腕皮神経**が描かれているが，この神経を剖出するには上肢を大きく外転させて解剖する必要がある。

D-01　皮膚の切開線

> **皮下組織を上手に切除するために**
> 皮神経や皮静脈を剖出した後，これらを傷つけないように皮下組織，筋膜などを切除する。上肢と下肢では縦方向に神経・血管が走るので，メスも縦方向に動かすとよい。メスの背を神経・血管に沿って縦に動かすと，皮下組織から分離しやすい。

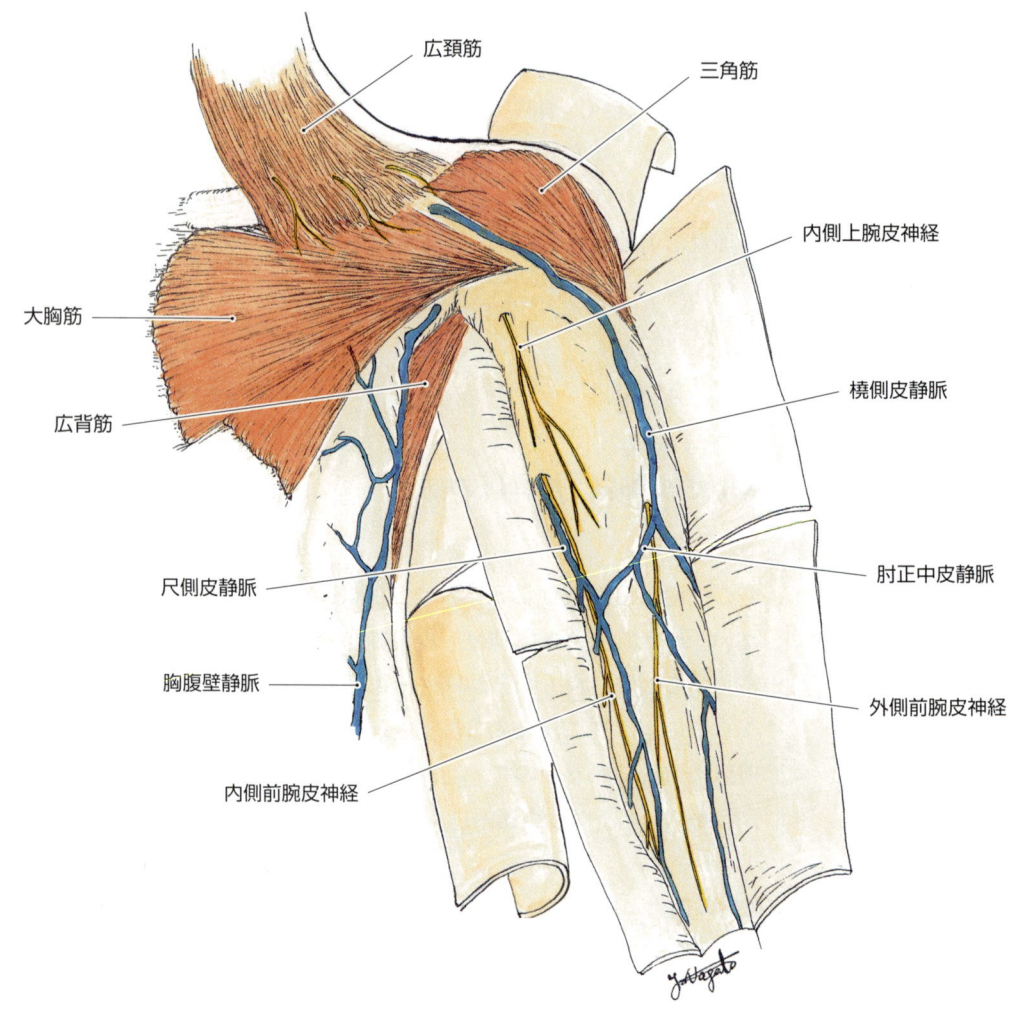

- 広頸筋
- 三角筋
- 大胸筋
- 内側上腕皮神経
- 広背筋
- 橈側皮静脈
- 尺側皮静脈
- 肘正中皮静脈
- 胸腹壁静脈
- 外側前腕皮神経
- 内側前腕皮神経

D-02　上腕および前腕の皮神経と皮静脈

剖出器官
- ☐ 鎖骨上神経
- ☐ 外側前腕皮神経
- ☐ 内側前腕皮神経
- ☐ 橈側皮静脈
- ☐ 尺側皮静脈
- ☐ 肘正中皮静脈

学習課題
- ○ 静脈弁の位置を確認する。皮静脈に静脈弁が発達している理由は？
- ○ 剖出した皮神経の支配領域を調べる。
- ○ 橈側皮静脈と肘の皮静脈は，臨床でどのように利用されるか？

1.2 上腕屈側の解剖

大胸筋・小胸筋を反転した状態で解剖する。

1) 上腕二頭筋と上腕筋の剖出 D-03

橈側皮静脈，尺側皮静脈，および内側・外側前腕皮神経などを剖出した後，上腕筋膜を取り除き，**上腕二頭筋**の筋束を明らかにする。

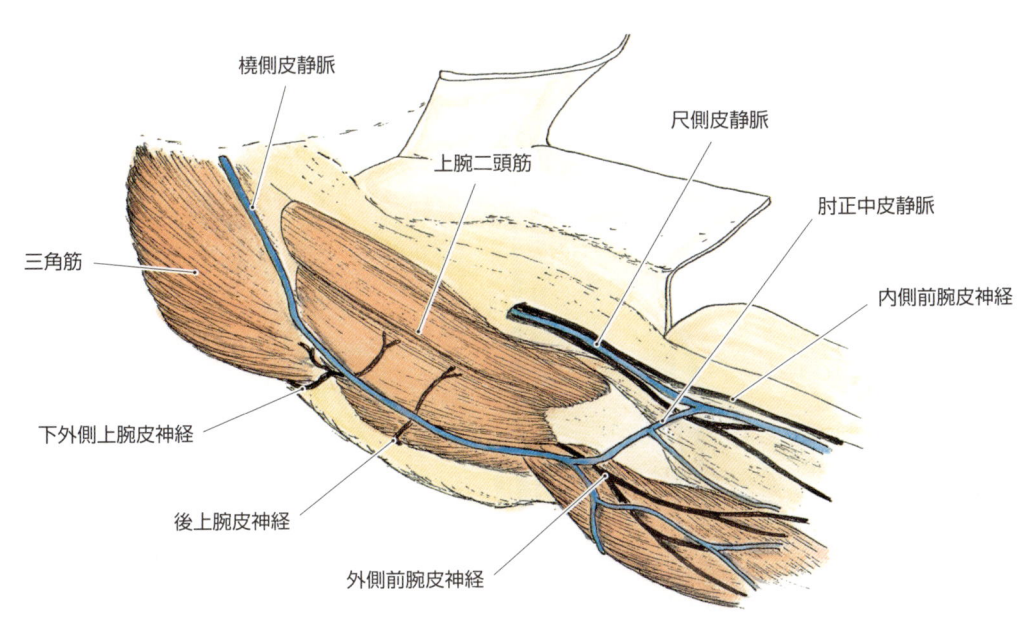

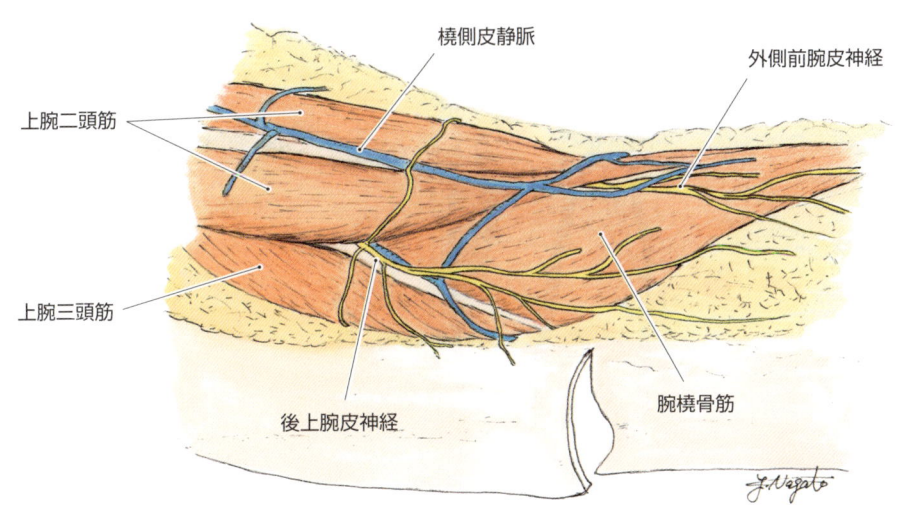

D-03 上腕二頭筋の剖出

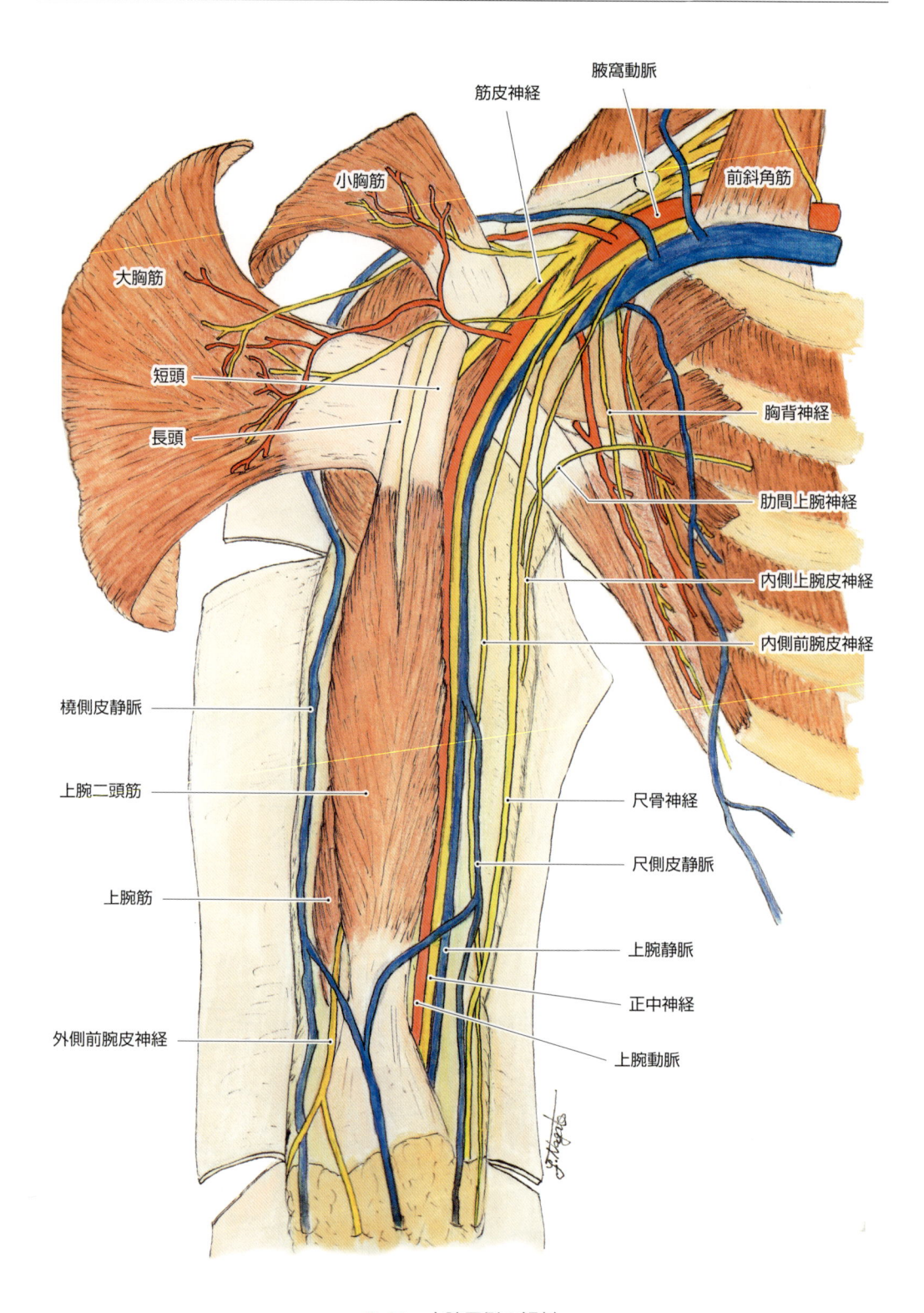

D-04　上腕屈側の解剖

2）肘と上腕屈側深層の解剖 D-04・05

①腋窩の皮下脂肪を取り除きながら，上腕二頭筋の起始腱を明らかにし，**短頭**の起始部（**烏口突起**）を確認する（長頭と短頭を間違えやすい）。

②上腕二頭筋の筋腹を持ち上げ，**筋皮神経**を探し，その枝が上腕二頭筋・上腕筋・烏口腕筋に入るまで追跡する。

③筋皮神経を追跡し，皮枝が外側前腕皮神経として前腕皮下に分布することを観察する。

④肘の前面を解剖し，上腕二頭筋の停止腱を確認する。さらに，**上腕動脈**と伴行する**正中神経**，その付近の皮神経・皮静脈についても剖出を終える。

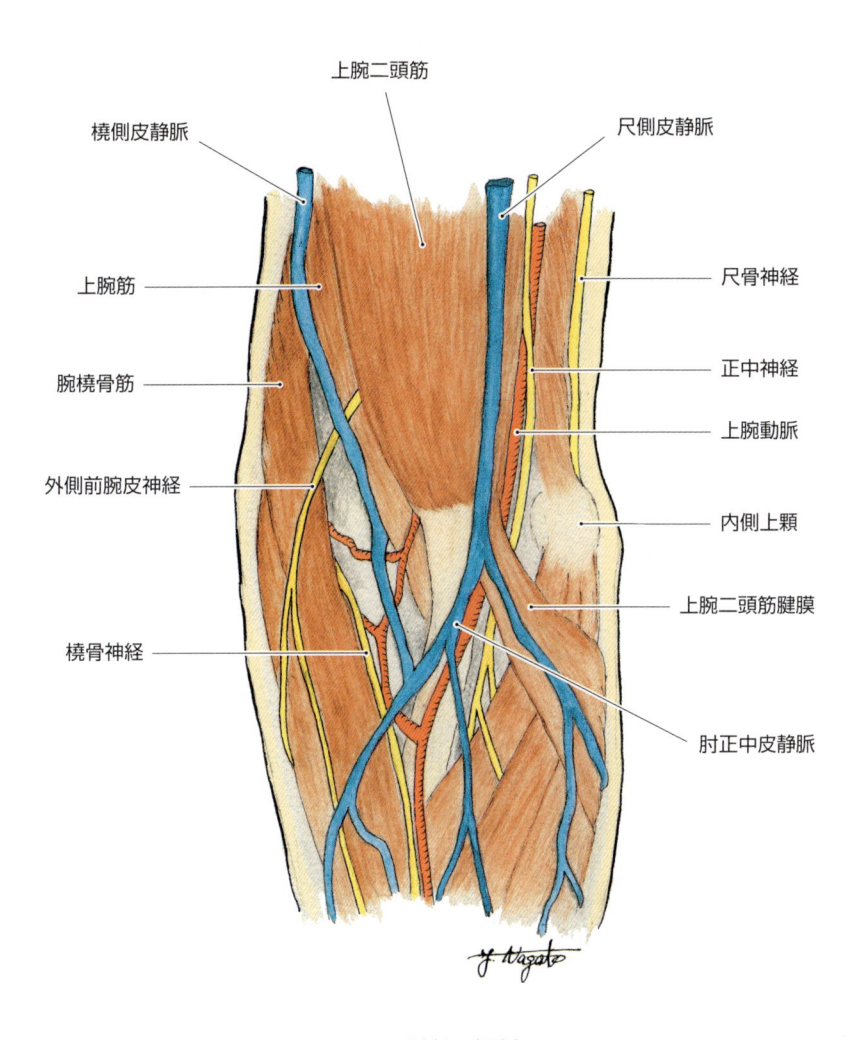

D-05　肘部の解剖

◆ 上腕屈筋群の構成 D-06

上腕の屈筋群は，主として肘の屈曲に関与する①**上腕二頭筋**，②**上腕筋**と，肩関節の屈曲に関与する③**烏口腕筋**で構成される。これらは筋皮神経支配であり，1つのグループとして学習する。

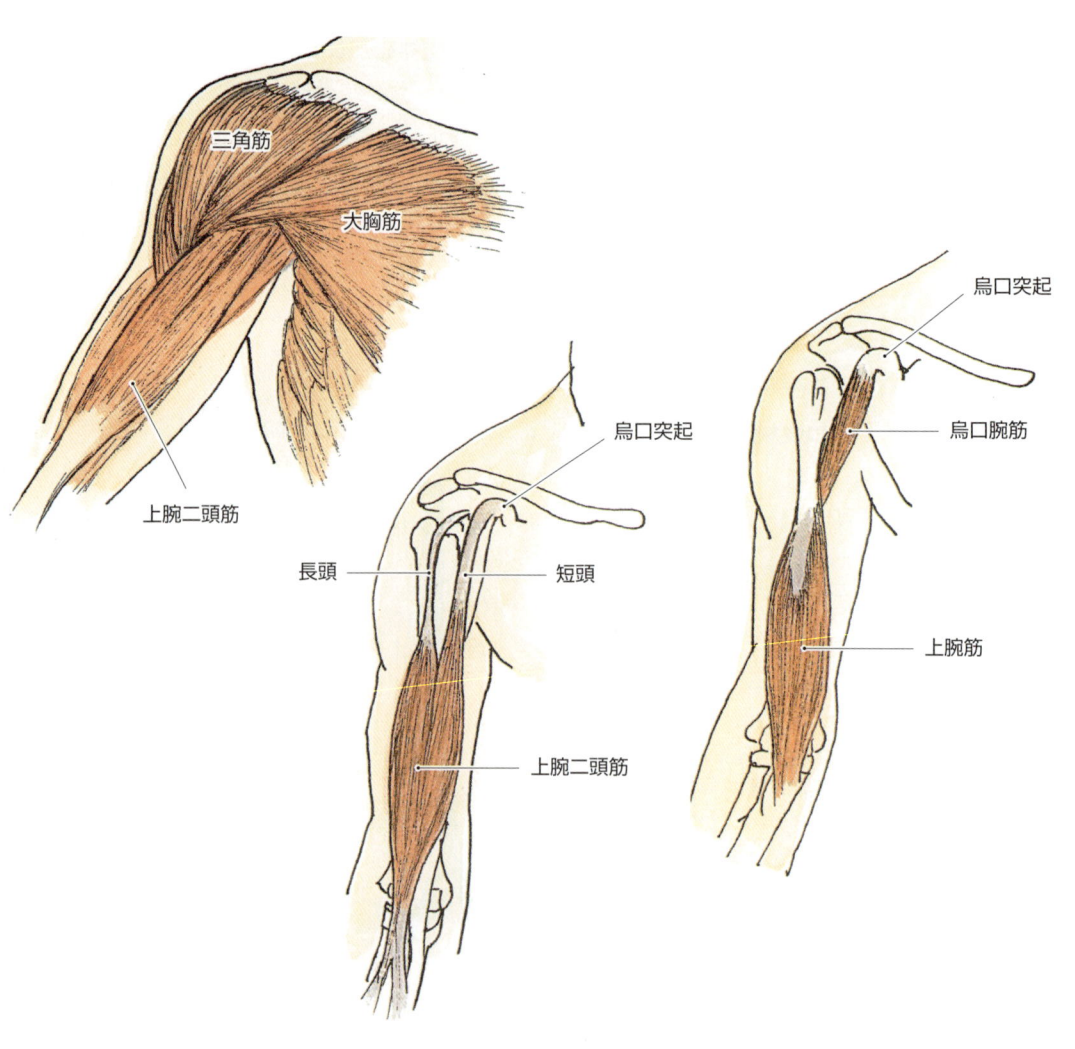

D-06 上腕屈筋群の構成

剖出器官	❏ 上腕二頭筋　❏ 上腕筋　❏ 烏口腕筋
	❏ 筋皮神経　❏ 外側前腕皮神経　❏ 上腕動脈
学習課題	○ 上腕の屈筋の作用を調べる。回内位，回外位で作用する筋はどれか？

1.3 前腕伸側と手背の解剖

1) 手背の皮膚の剥離と皮神経・皮静脈の剖出

切開線（D-07）に従って手背の皮膚を剥離し，手背の静脈網，皮神経の分布を明らかにする（D-08）。

◆ 手背の知覚神経の支配領域 D-09

手背の皮膚の知覚は，第3指を分岐点として小指側が**尺骨神経**，母指側が**橈骨神経**支配である。ただし，第1指から第4指の母指側の末節は**正中神経**支配である。これは，**背側指神経**（尺骨神経・橈骨神経）が中節で終わり，掌側の指神経が末節に分布しているためである。

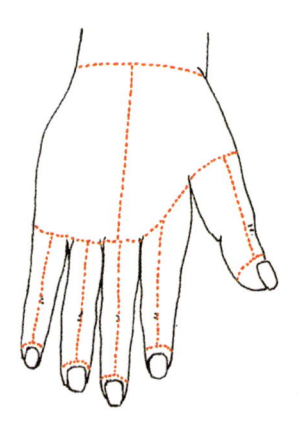

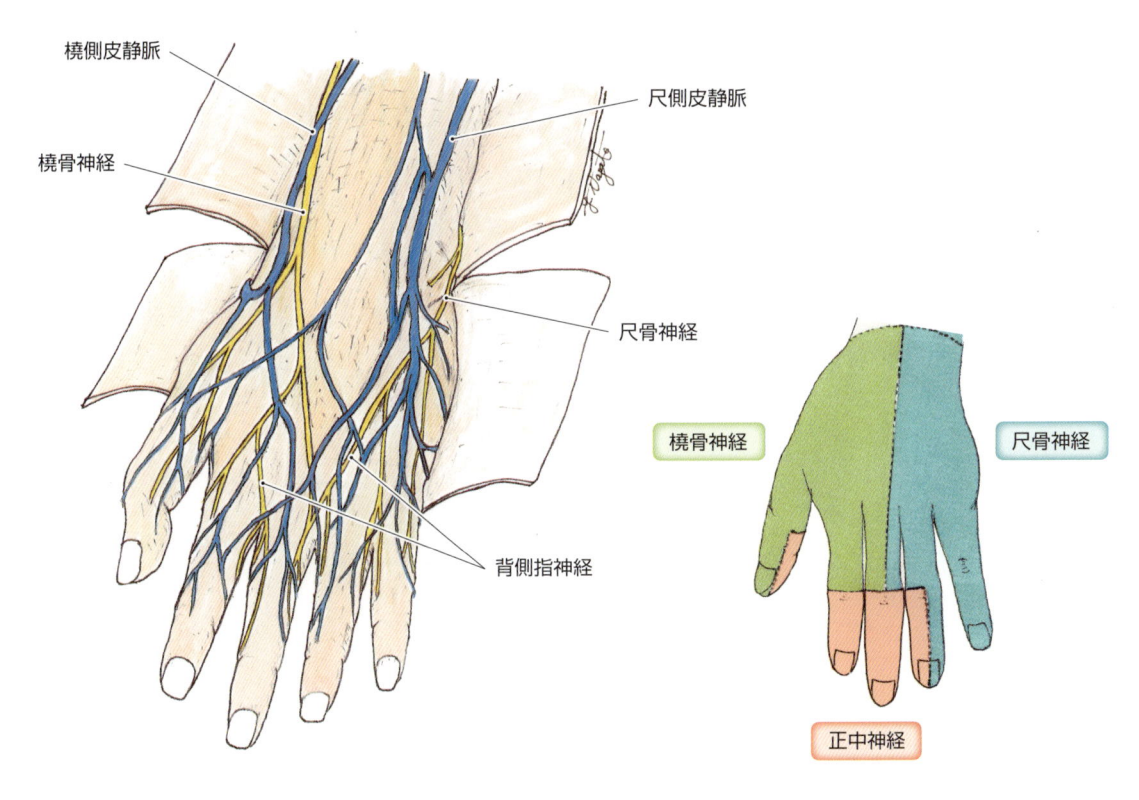

D-07 皮膚の切開線

D-08 手背の皮神経と皮静脈

D-09 手背の皮膚知覚領域

2）前腕伸筋群の剖出 D-10・11

①前腕伸筋群は，手根部で伸筋支帯の下を通過して手背に向かう。前腕筋膜を剥がし，これらの筋を剖出する。外側上顆付近では肥厚し，筋束が密着しているので無理に剥がさない。

②メスは，筋束に沿って縦方向に動かす。こうすると筋束や神経を不必要に傷つけない。

③前腕筋膜は手根部で肥厚して**伸筋支帯**となる。伸筋群は，この下を通過して手背に入る。伸筋支帯を残して伸筋の腱を停止部に向かって剖出する。

④指伸筋を起始部で持ち上げ，**橈骨神経の深枝**を確認する（**D-12**）。

⑤前腕伸筋腱を末梢まで追跡し，停止部を明らかにする（**D-13**）。

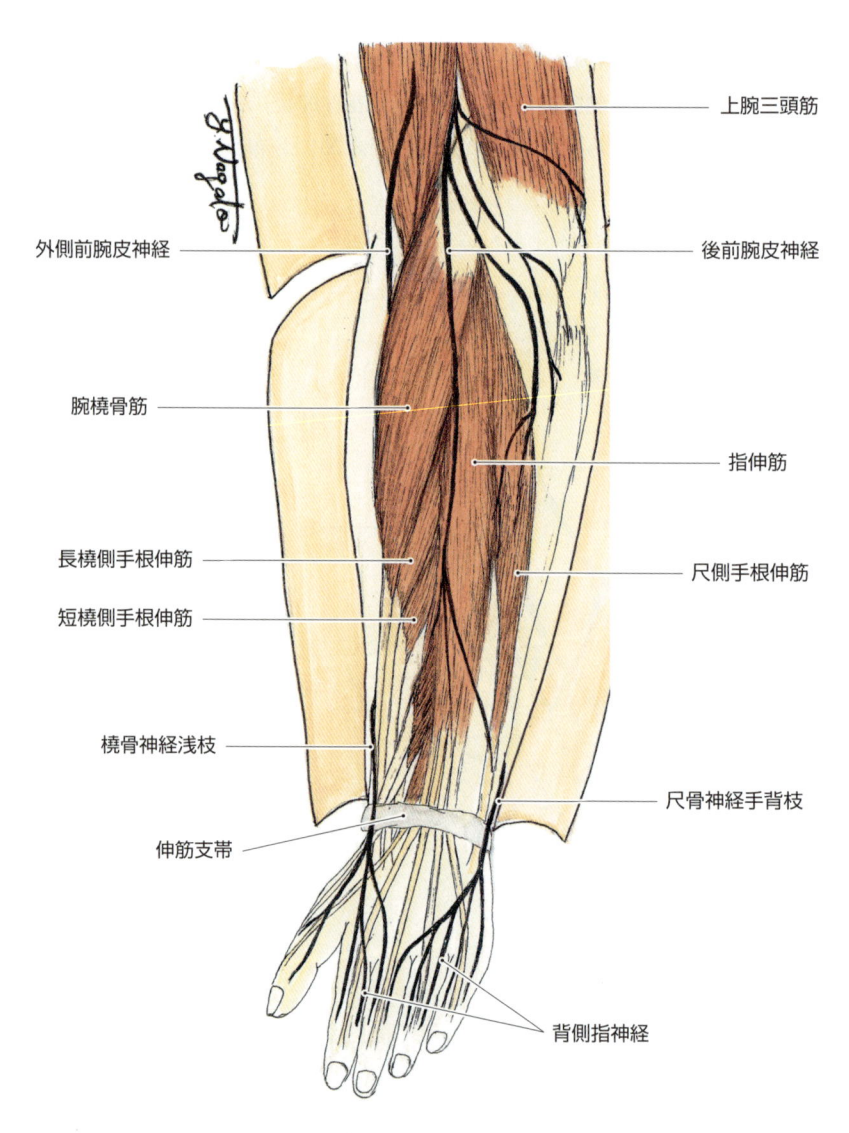

D-10 前腕伸側の解剖

53

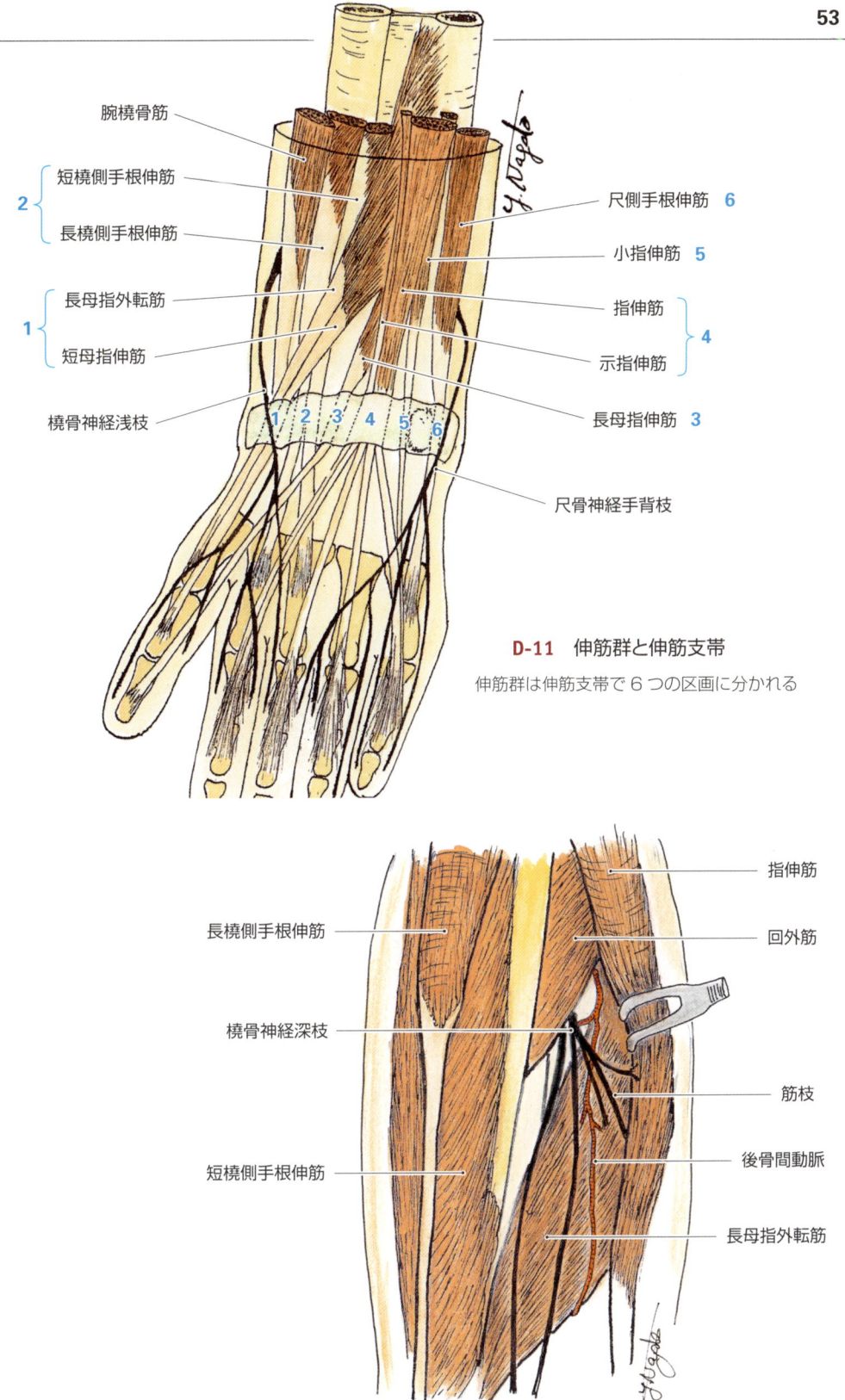

I 体幹・四肢

D 上肢

D-11 伸筋群と伸筋支帯
伸筋群は伸筋支帯で6つの区画に分かれる

- 腕橈骨筋
- 2 { 短橈側手根伸筋 / 長橈側手根伸筋 }
- 1 { 長母指外転筋 / 短母指伸筋 }
- 橈骨神経浅枝
- 尺側手根伸筋 6
- 小指伸筋 5
- 4 { 指伸筋 / 示指伸筋 }
- 長母指伸筋 3
- 尺骨神経手背枝

D-12 橈骨神経の剖出

- 長橈側手根伸筋
- 橈骨神経深枝
- 短橈側手根伸筋
- 指伸筋
- 回外筋
- 筋枝
- 後骨間動脈
- 長母指外転筋

◆ 前腕伸筋群の構成

前腕の伸筋は，大きく2つのグループからなる。①上腕骨**外側上顆**付近から起こり手背に向かう筋群と，②前腕中央部（**前腕骨間膜**）付近から起こり母指背側部に向かう筋群である。

①は手根部を伸展する**長・短橈側手根伸筋，尺側手根伸筋**，第2〜5指を伸展する**示指伸筋，指伸筋，小指伸筋**，さらに**腕橈骨筋**で構成される。

②は母指の伸展と外転のための**長・短母指伸筋**と**長母指外転筋**である。

これらの構成は，体表からも確認することができる（D-14）。

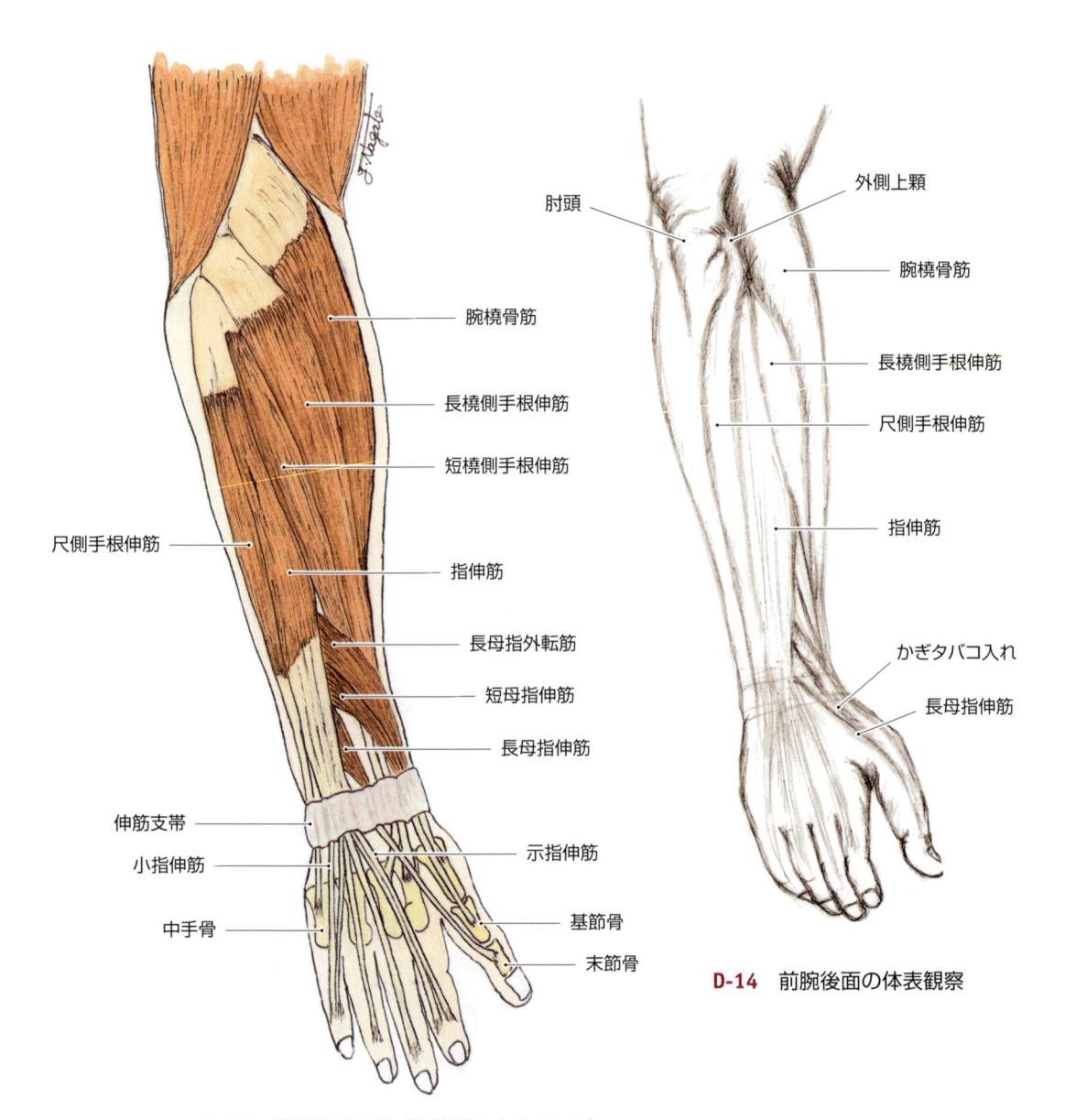

D-13 前腕後面の筋（伸筋群を中心として）

D-14 前腕後面の体表観察

◆ **解剖学的かぎタバコ入れ D-15**

母指を伸展し，大きく外転すると，母指の基部に大きな窪みができる。この窪みの両側で盛り上がっているのは，長母指伸筋（内側）と短母指伸筋・長母指外転筋（外側）である。触れてみるとよい。炭坑で坑夫がここに「嗅ぎタバコ」を入れていたのでこの名前がある。

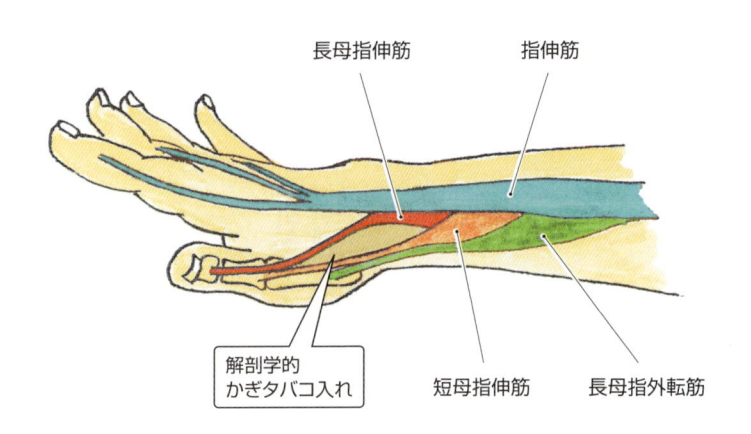

D-15　母指の伸筋とかぎタバコ入れ

剖出器官
- ☐ 腕橈骨筋 …………………… 停止：橈骨茎状突起
- ☐ 長・短橈側手根伸筋 ……… 停止：第2中手骨／第3中手骨
- ☐ 長母指外転筋 ……………… 停止：第1中手骨
- ☐ 長・短母指伸筋 …………… 停止：母指末節骨／基節骨
- ☐ 指伸筋 ……………………… 停止：指背腱膜
- ☐ 示指伸筋 …………………… 停止：指伸筋腱
- ☐ 小指伸筋 …………………… 停止：指背腱膜
- ☐ 尺側手根伸筋 ……………… 停止：第5中手骨
- ☐ 橈骨神経浅枝と背側指神経（知覚性）
- ☐ 尺骨神経手背枝と背側指神経（知覚性）
- ☐ 手背静脈網

学習課題
- ○ 前腕伸筋群の停止部を確かめ，手首や指を伸ばして伸筋の作用を調べる。
- ○ 橈骨神経が障害されたときの症状を考える。

2. 伏臥位での解剖

2.1 上肢帯と上腕伸側の解剖

1) 皮膚の剥離

　　伏臥位にして解剖を進める。切開線（D-16）に従って上肢帯，上腕および前腕の皮膚を剥離する。

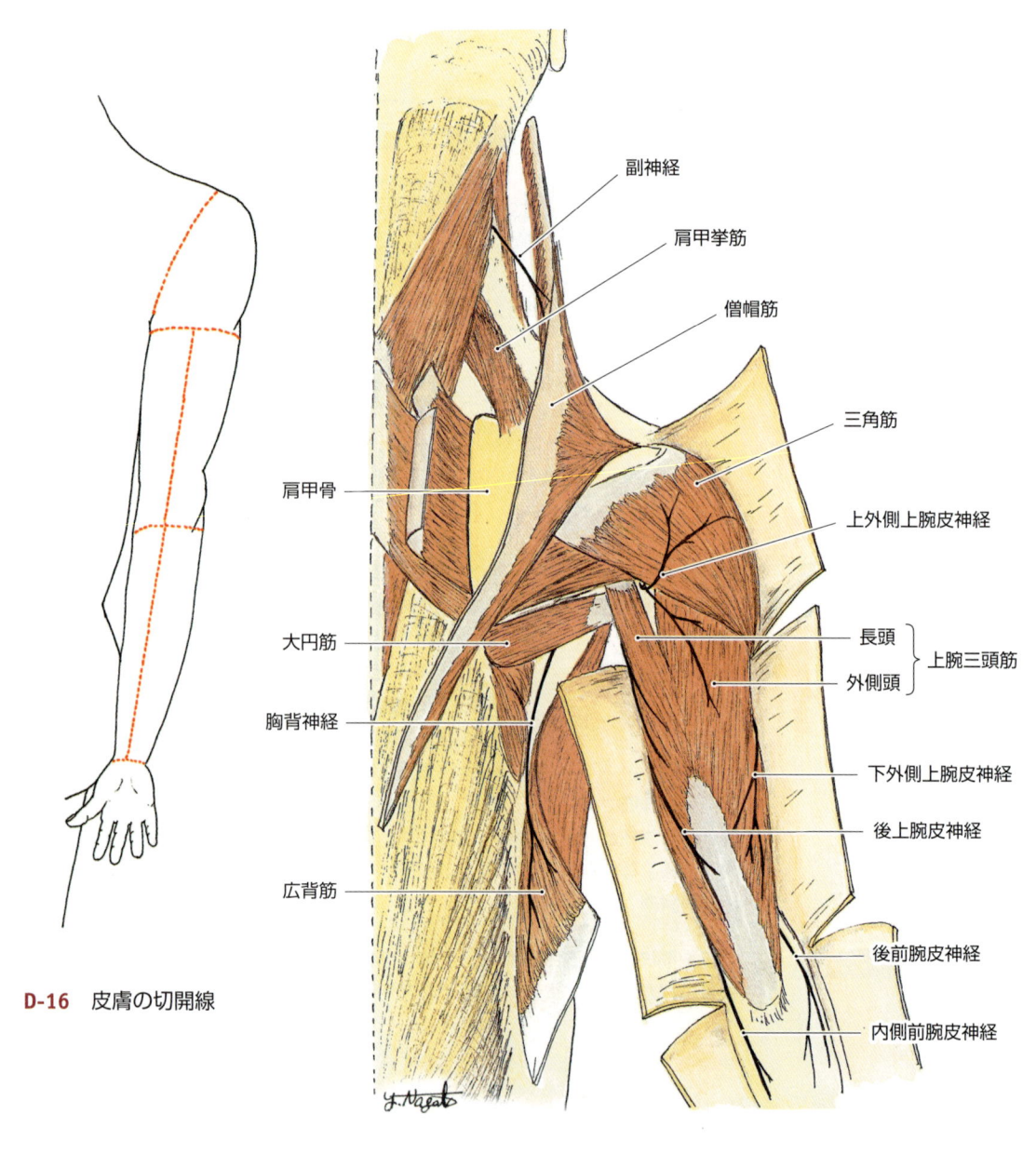

D-16　皮膚の切開線

D-17　肩甲骨後面と上腕伸側の解剖

2) 上肢帯の筋と上腕三頭筋の解剖

肩甲骨後面と上腕伸側を解剖し，肩関節と肘関節の運動に関わる筋を剖出する。

①皮下脂肪を取り除いて，上外側上腕皮神経（腋窩神経の枝）と橈骨神経の枝である下外側上腕皮神経，後上腕皮神経および後前腕皮神経の分布を明らかにしながら，上肢帯の筋と**上腕三頭筋**を剖出する（**D-17**）。

②**三角筋**の停止部を上腕骨（三角筋粗面）から切り離す（**D-18**）。

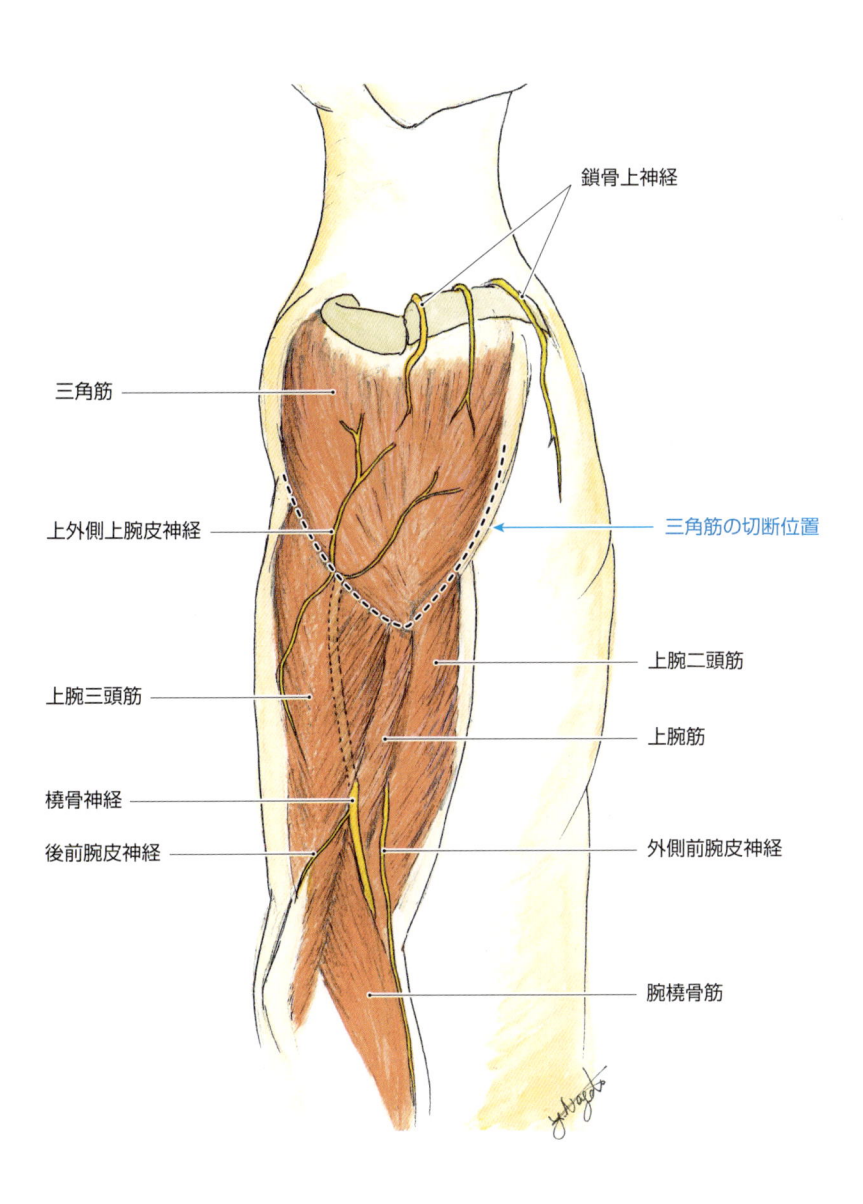

D-18 三角筋の剖出と切断

③切り離した三角筋を上方に持ち上げ，この筋に入る**腋窩神経**と**後上腕回旋動脈**を剖出する（**D-19**）。
④この状態で**内側・外側腋窩隙**（**D-20**）の中を通る器官を剖出する。
⑤**棘下筋**，**小円筋**を停止部まで剖出し，上腕骨頭で**腱板**を確認する。腱板の構造は，肩関節の解剖（第Ⅱ章A）で詳しく観察する。

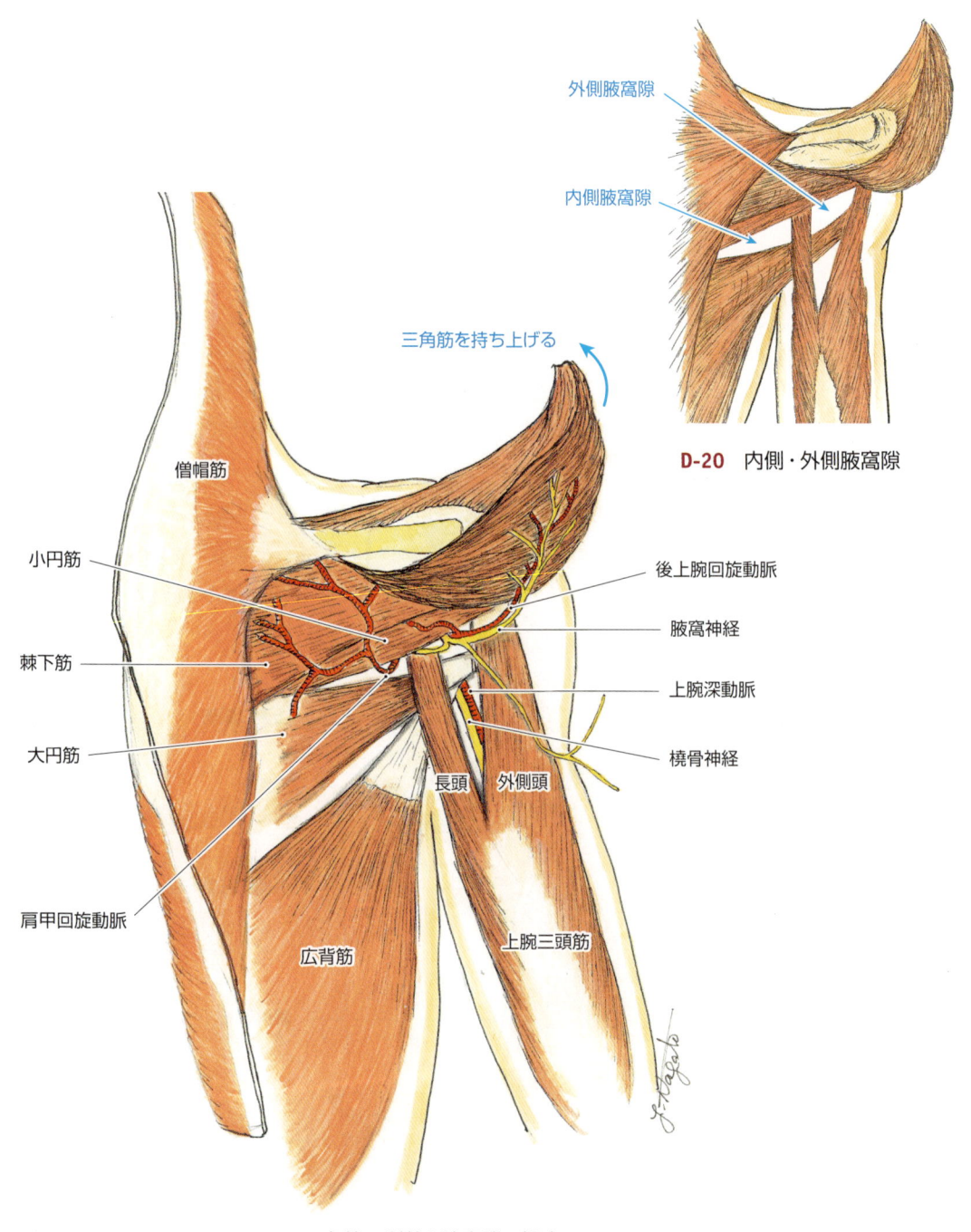

D-20 内側・外側腋窩隙

D-19 三角筋の剥離と腋窩隙の観察

◆ 肩甲骨に付着する筋

　　　　肩甲骨に付着する 16 種類の筋の付着部を **D-21** に示す。これらの筋は，①体幹と上肢帯を結ぶ筋，②体幹と上腕を結ぶ筋，③上肢帯と上腕を結ぶ筋に分類できる。これらの中で肩関節の運動に関わる主な筋を **D-22** に示した。腹側と背側から肩甲骨を経て上腕骨近位部に集まっていることがわかる。

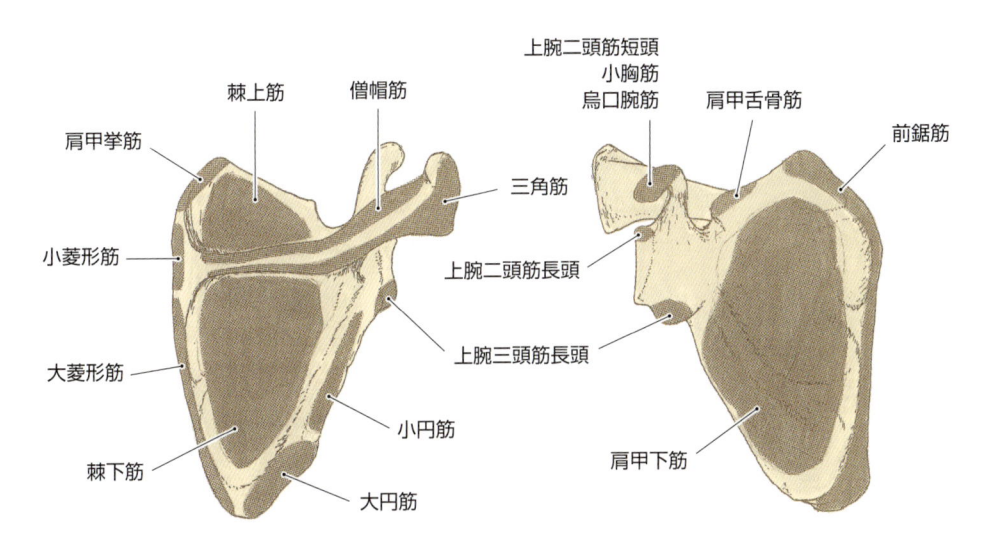

D-21 肩甲骨に付着する筋

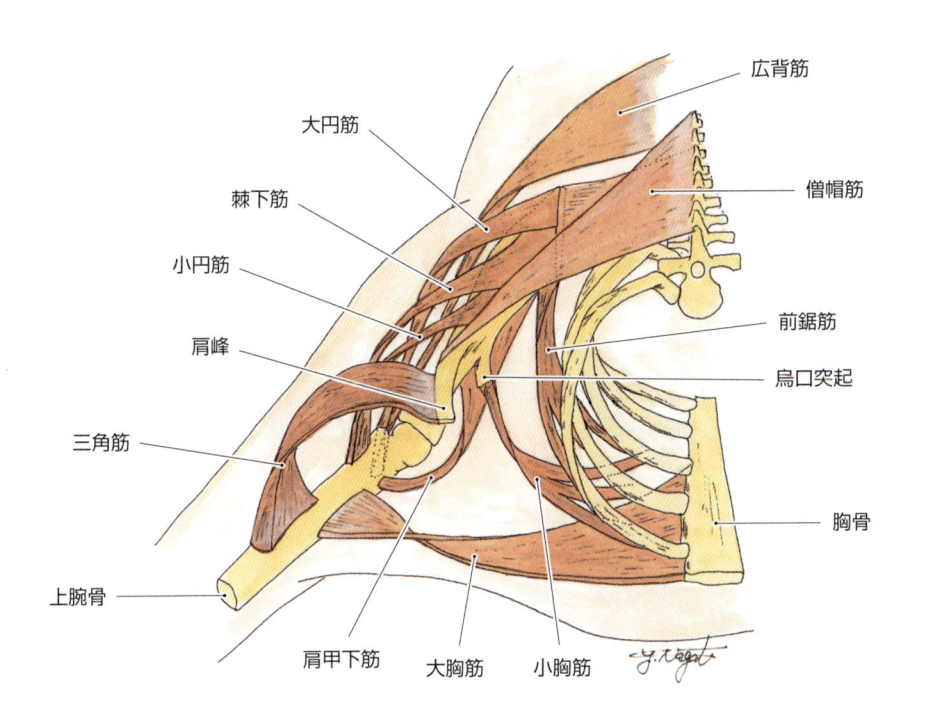

D-22 肩関節の運動に関わる筋（上から見た図）

◆ 回旋筋腱板

上腕骨頭の2/3は，肩関節の関節窩の中におさまらない。この部分は**棘上筋，棘下筋，小円筋**および**肩甲下筋**の停止腱からなる腱板で被われる。腱板を構成する4つの筋は上腕の回旋に働く筋群であり，その頭文字をとって SITS（supraspinatus, infraspinatus, teres minor, subscapularis）とも呼ばれる。腱板は肩関節の補強と運動に欠くことができない（第Ⅱ章A参照）。

◆ 橈骨神経

腕神経叢から出る最大の神経である。後神経束から起こり，上腕の伸筋と伸側（後面）の皮膚知覚を支配する。上腕三頭筋の中ほどを上腕骨の後面に向かって圧迫すると，橈骨神経の圧迫によって鈍痛を感じる。

剖出器官			
体幹と上肢帯を結ぶ筋	☐ 僧帽筋	…………………	副神経
	☐ 大菱形筋・小菱形筋	…………	肩甲背神経
上肢帯と上腕を結ぶ筋	☐ 三角筋・小円筋	………………	腋窩神経
	☐ 棘上筋・棘下筋	………………	肩甲上神経
	☐ 大円筋	……………………	肩甲下神経
腋窩隙を通過するもの	☐ 肩甲回旋動脈	……………………	肩甲下動脈の枝
	☐ 後上腕回旋動脈	………………	腋窩動脈の枝
	☐ 腋窩神経	…………………	三角筋と小円筋へ
肩周囲の皮神経	☐ 上外側上腕皮神経（腋窩神経の枝）		
	☐ 鎖骨上神経（頸神経叢）など		
上腕伸側の筋と神経			
	☐ 上腕三頭筋（長頭・外側頭・内側頭）		
	☐ 橈骨神経とその筋枝，皮枝（後上腕皮神経・後前腕皮神経）		
	☐ 橈骨神経溝　☐ 肘頭　☐ 外側上顆　☐ 内側上顆		

学習課題
○ 肩甲骨後面で肩関節の運動に関与する筋とその支配神経を挙げなさい。
○ 内側腋窩隙と外側腋窩隙で血管と神経を確認できたか？
○ 三角筋の筋肉内注射で避けなければいけない部位はどこか？

2.2 前腕屈側と手掌の解剖

1) 皮膚の剥離と皮下脂肪の切除 D-23・24

①切開線に従って手掌の皮膚を取り除き，皮神経と皮静脈を剖出する。指先や手掌では皮下組織が厚くなっていることが多い。この場合，皮下組織までを切除するとよい。また，神経と血管は指の側面を走っているので，指先の手掌面を削り取っても支障はない。

②手掌部の皮膚は切開した後，切除して**手掌腱膜**を剖出する。その後，手掌腱膜の間から各指に分布する神経（固有指神経）と動脈（固有指動脈）を追跡する。

③手根部で**屈筋支帯**を確認する。

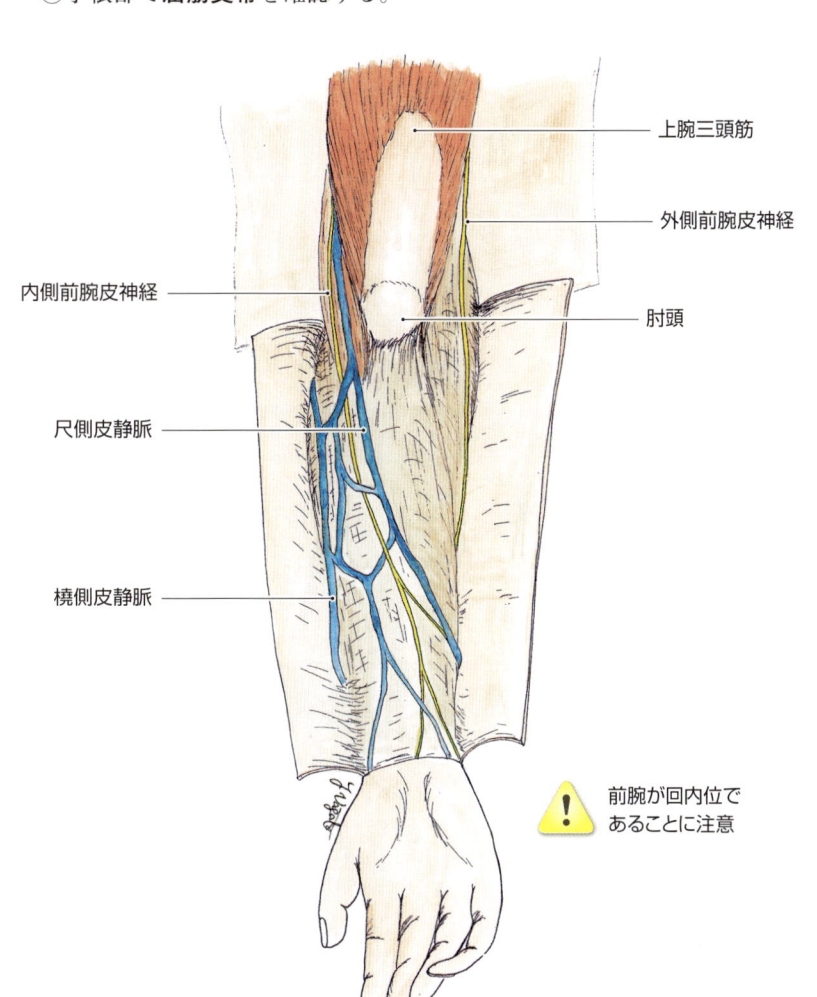

D-23 皮膚の切開線

D-24 前腕屈側の皮神経と皮静脈

⚠ 前腕が回内位であることに注意

2) 前腕浅層の筋の剖出，手掌の解剖 D-25・26・27

①手掌腱膜が屈筋支帯の上を通過する**長掌筋**の停止腱であることを観察した後，手掌腱膜を剥がす。

②前腕筋膜を内側上顆に向かって剥ぎ，手根管を通って手掌に入る**橈側手根屈筋，浅指屈筋，深指屈筋，尺側手根屈筋**および**長母指屈筋**を確認する。

③屈筋支帯を切断して**手根管**を露出する。

④前腕で**尺骨動脈**および**橈骨動脈**を剖出し，手掌内で**浅掌動脈弓**とそこから各指に向かう**固有掌側指動脈**を剖出する。

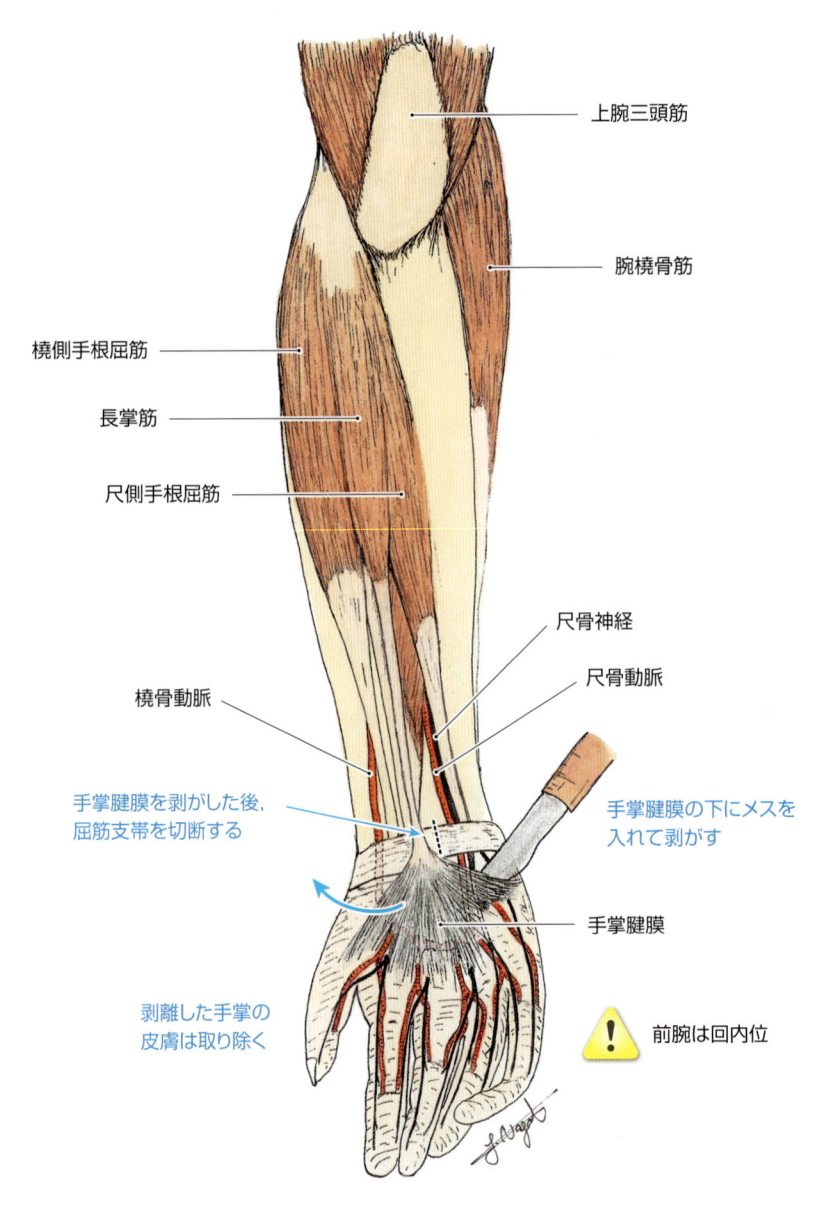

D-25 前腕屈筋群の剖出

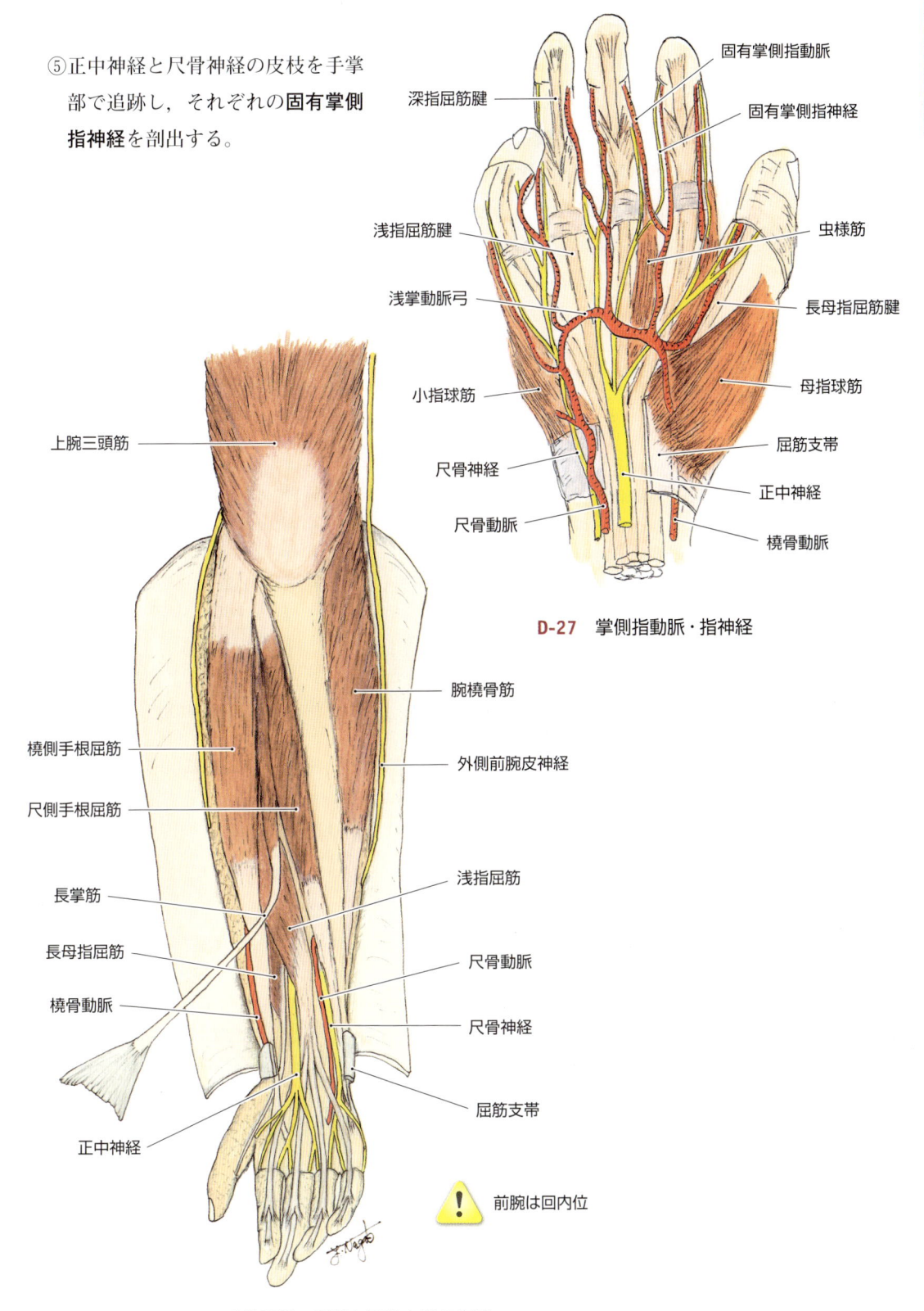

⑤正中神経と尺骨神経の皮枝を手掌部で追跡し，それぞれの**固有掌側指神経**を剖出する。

D-27 掌側指動脈・指神経

D-26 手掌腱膜の剥離と屈筋支帯の切断

⚠ 前腕は回内位

◆ 前腕屈筋群の構成 D-28

　手根屈筋や長掌筋などの浅層の筋群は，**内側上顆**付近から起こる。中層の浅指屈筋および深層の深指屈筋・長母指屈筋は，浅層の筋群よりも遠位部から起こり，遠位部に停止する。

　指を強く屈曲して拳をつくり手根を屈曲すると，浅層筋の腱が浮き上がり，体表から触れることができる（D-29）。

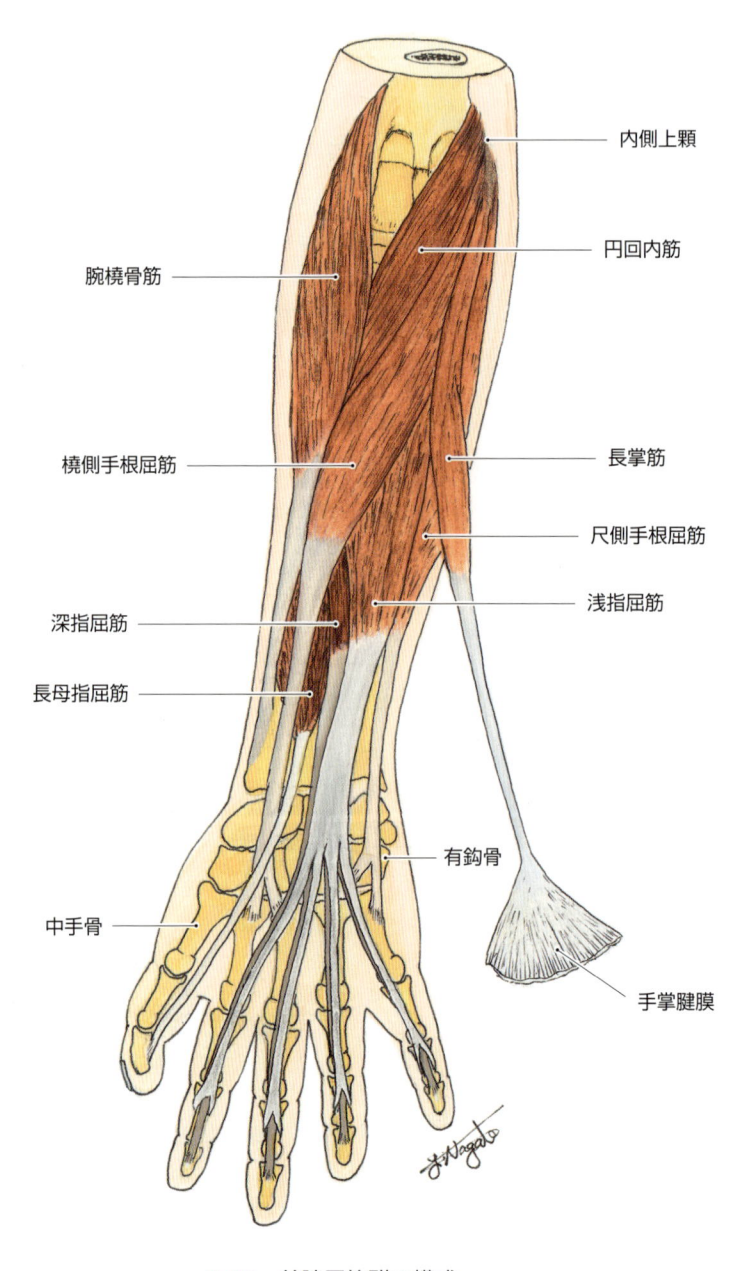

D-28　前腕屈筋群の構成

◆ 屈筋支帯と手根管

　手根骨の近位列と遠位列の掌側は，小指側（豆状骨，有鈎骨）と母指側（大菱形骨，舟状骨）が突出し，中央部が凹んでいる。ここを**手根溝**と呼び，上面を塞ぐ靱帯が**屈筋支帯**であり，トンネルが**手根管**である。手根管の中を屈筋腱と正中神経が通る。

◆ 正中神経

　腕神経叢の内側神経束と外側神経束が合流して形成される。上腕部で上腕動脈と伴行し，前腕に入る。筋枝と皮枝を含む混合性の神経であり，筋枝は前腕と手掌の屈筋群のうち浅層あるいは母指側の筋に分布し，皮枝は手掌部の母指側の知覚を支配する。前腕を軽く伸ばした状態で，上腕の中ほどから少し上の上腕二頭筋の筋腹をつまんで母指を上腕骨に押し付けると，この神経を圧迫し鈍痛を感じる。

◆ 尺骨神経

　腕神経叢の内側神経束から起こる神経である。筋枝は，前腕の屈筋群のうち，小指側あるいは深層の筋（尺側手根屈筋と深指屈筋の小指側），手掌の深層筋（骨間筋，母指内転筋）に分布する。皮枝は手掌の小指側に分布する。この神経は，上腕骨内側上顆の内側の窪んでいるところ（**尺骨神経溝**）を通過する。ここを圧迫すると小指側に鋭い痛みを感じる。

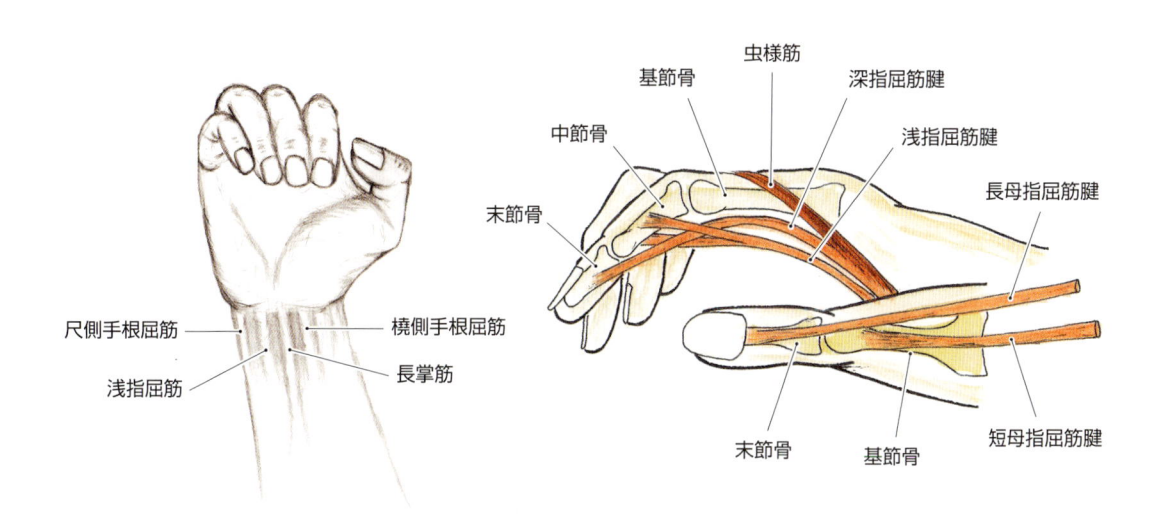

D-29　手根部に現れる屈筋腱

D-30　屈筋腱の停止部位

剖出器官	❏ 腕橈骨筋　　❏ 橈側手根屈筋（腱）　　❏ 尺側手根屈筋（腱） ❏ 長掌筋と手掌腱膜　　❏ 浅指屈筋（腱）　　❏ 円回内筋 ❏ 正中神経とその筋枝（橈側手根屈筋や浅指屈筋など） ❏ 尺骨神経とその筋枝（尺側手根屈筋） ❏ 手根管と屈筋支帯 ❏ 浅掌動脈弓と固有掌側指動脈（橈骨動脈と尺骨動脈の枝） ❏ 固有掌側指神経（正中神経と尺骨神経の皮枝）
学習課題	○ 手根管を通過する筋は？ ○ 手根部で橈骨動脈の位置を確認し，拍動を触れる。 ○ 尺骨神経の運動麻痺の症状は？ ○ 正中神経の運動麻痺の症状は？ ○ 手掌の皮膚知覚について正中神経と尺骨神経の支配領域を調べる。

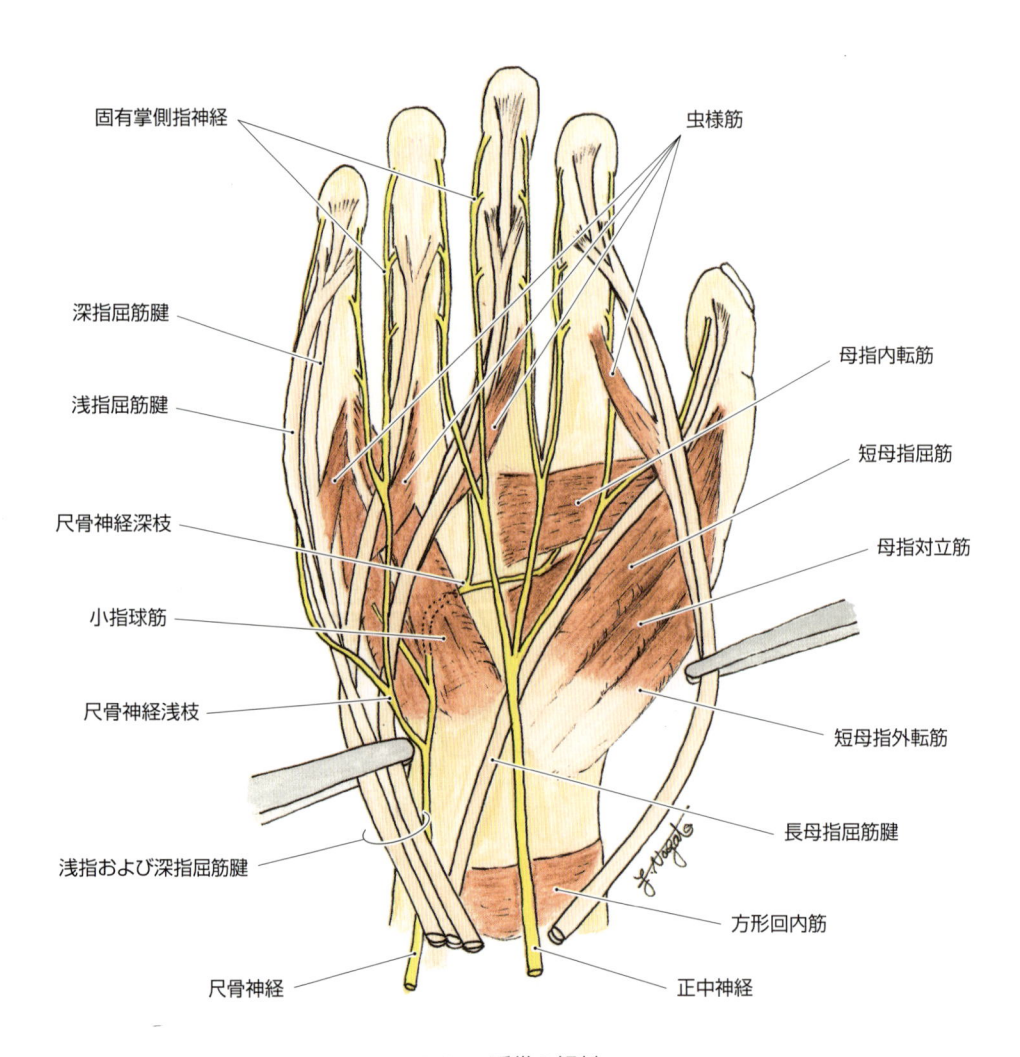

D-31　手掌の解剖

3) 前腕深層の解剖 D-31
　①前腕浅層の筋を分け，その間から深層の筋を観察する。
　②すべての屈筋群の腱を持ち上げ，橈骨と尺骨の遠位部で**方形回内筋**（ほうけい）を観察する。
　③手掌内の結合組織を取り除き，これらの腱を停止部まで追跡する。

4) 手の固有筋と尺骨神経深枝の剖出 D-32
　①深指屈筋腱から起こる**虫様筋**（ちゅうよう）を確認する。
　②浅指屈筋と深指屈筋の腱の間から**母指内転筋**を観察する。
　③浅指屈筋と深指屈筋の腱の間から**骨間筋**を観察する。
　④**尺骨神経の深枝**を追跡し，この枝が骨間筋と母指内転筋に入るのを確認する。

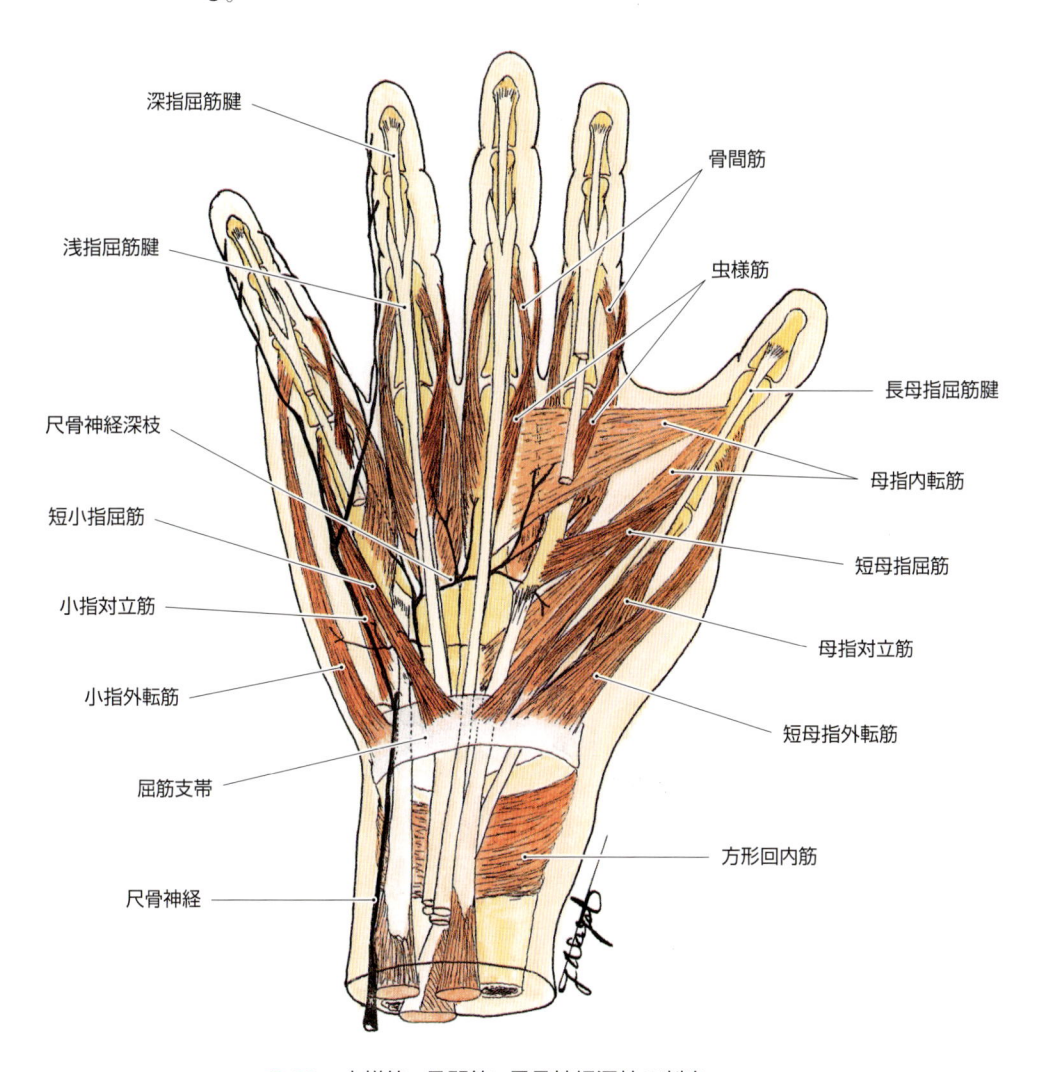

D-32 虫様筋，骨間筋，尺骨神経深枝の剖出

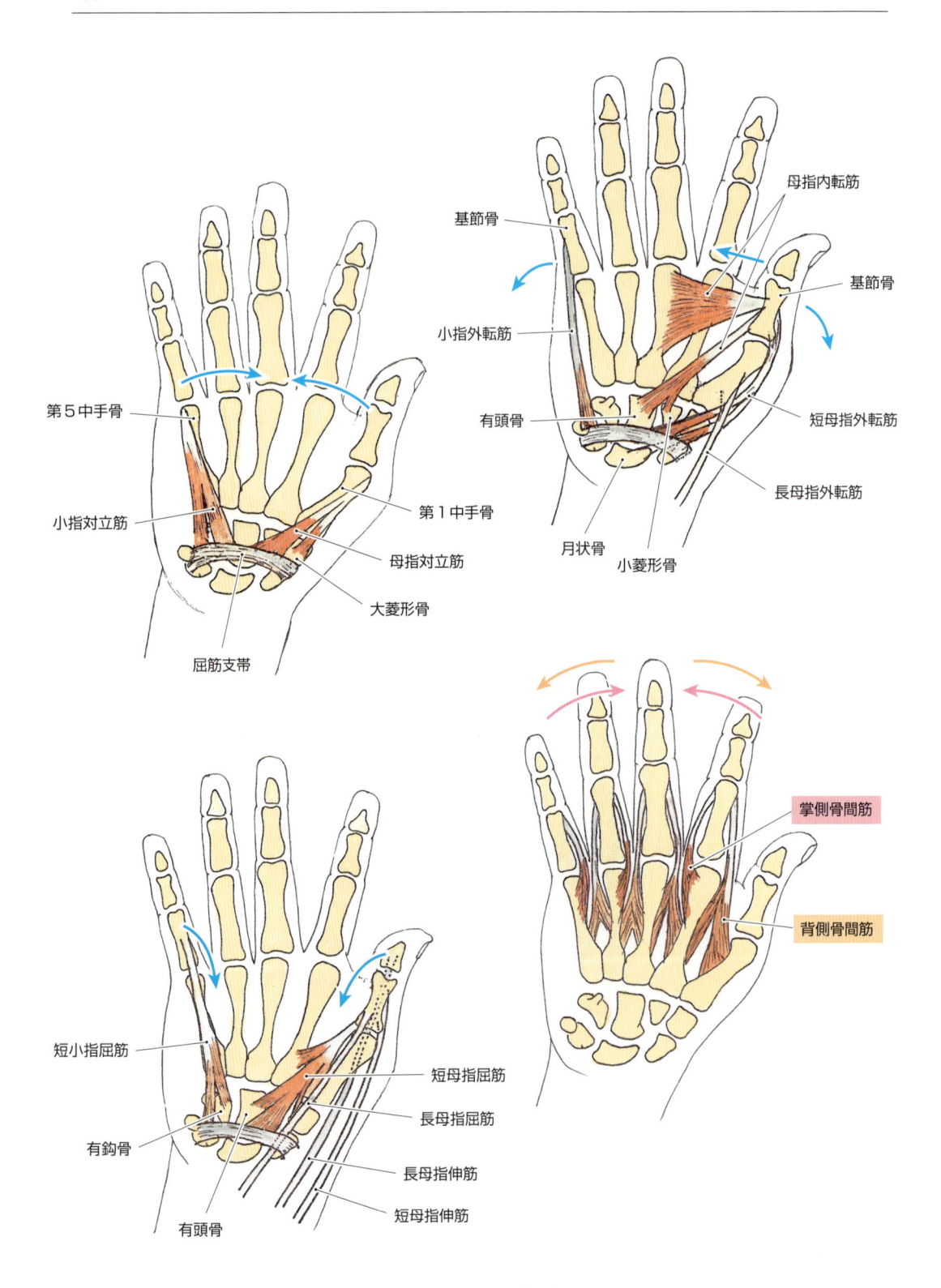

D-33 手の固有筋

5）母指球筋と小指球筋の剖出 D-33

①母指側で母指球を構成する筋を確認する。ここには、屈筋支帯や手根骨から起こる**短母指外転筋、母指対立筋、短母指屈筋**がある。

②小指側の小指球筋（**小指外転筋、短小指屈筋**）を剖出する。

剖出器官	❏ 方形回内筋
	❏ 浅指屈筋（腱）と腱交叉
	❏ 深指屈筋（腱）と虫様筋
	❏ 長母指屈筋（腱）
	❏ 掌側および背側骨間筋

母指球筋　❏ 短母指外転筋　❏ 短母指屈筋　❏ 母指対立筋　❏ 母指内転筋
小指球筋　❏ 小指外転筋　　❏ 短小指屈筋　❏ 小指対立筋

学習課題	○ 浅指屈筋・深指屈筋・虫様筋の作用は？
	○ 次の指の運動に関与する筋はどれか？

　　母指の屈曲，母指の内転，母指と小指の対向
　　第2〜5指の屈曲（基節，中節＋基節，末節＋中節＋基節）
　　指を開く，指を閉じる

E. 下肢の解剖

　ここでは，下肢の運動（股関節，膝関節および足と指の関節）に関わる筋について学習する。下肢の運動は，直立二足歩行を基本として，屈曲・伸展・外転・内転・外旋・内旋などの運動が複合している。このことを念頭において筋の作用を考える。

　遺体を仰臥位（仰向け），あるいは伏臥位にして，殿部と大腿〜足の解剖を進める。解剖を進めるにつれ，脊髄神経の運動神経の支配領域が明らかになってくる。筋とその支配神経を自らの手で剖出することにより，両者の関係を理解する。

1. 仰臥位での解剖

1.1 皮膚の剥離と皮神経・皮静脈の剖出

1) **皮膚の剥離 E-01**

　　下肢の皮膚は体幹の皮膚よりも薄いので，切開線を深くしない。また，主要な皮神経・皮静脈は縦方向に走っているので，横方向に切線を入れる際には深くならないよう特に注意する。これらの注意点は，上肢の場合と同様である。

　　大腿および下腿の前面の皮膚を剥離した後，皮神経と皮静脈を確認する。<u>足の皮膚は残しておく</u>。

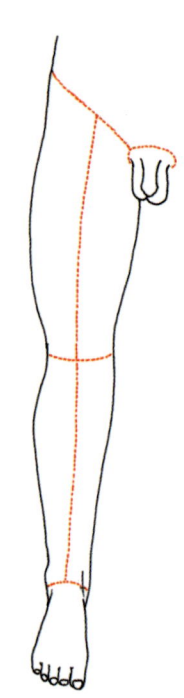

E-01　皮膚の切開線

2) **皮神経と皮静脈の剖出 E-02・03**

①大腿内側部で**大伏在静脈**(ふくざい)を見つける。この静脈をたどり，それが深部に入る入口（**伏在裂孔**）を確認する。伏在裂孔の付近にはリンパ節の集団（**浅鼠径リンパ節**(そけい)）が見つかる。

②大腿前面と外側部で，大腿神経の前皮枝や外側大腿皮神経を剖出する。

③下腿では，大伏在静脈付近を走る**伏在神経**や，足背の皮神経となる**浅腓骨神経**を剖出する。

⚠️ 皮神経や皮静脈を剖出した後，これらを傷つけないように皮下組織や筋膜を切除する。四肢では縦方向に神経・血管が走るので，メスも縦方向に動かすとよい。

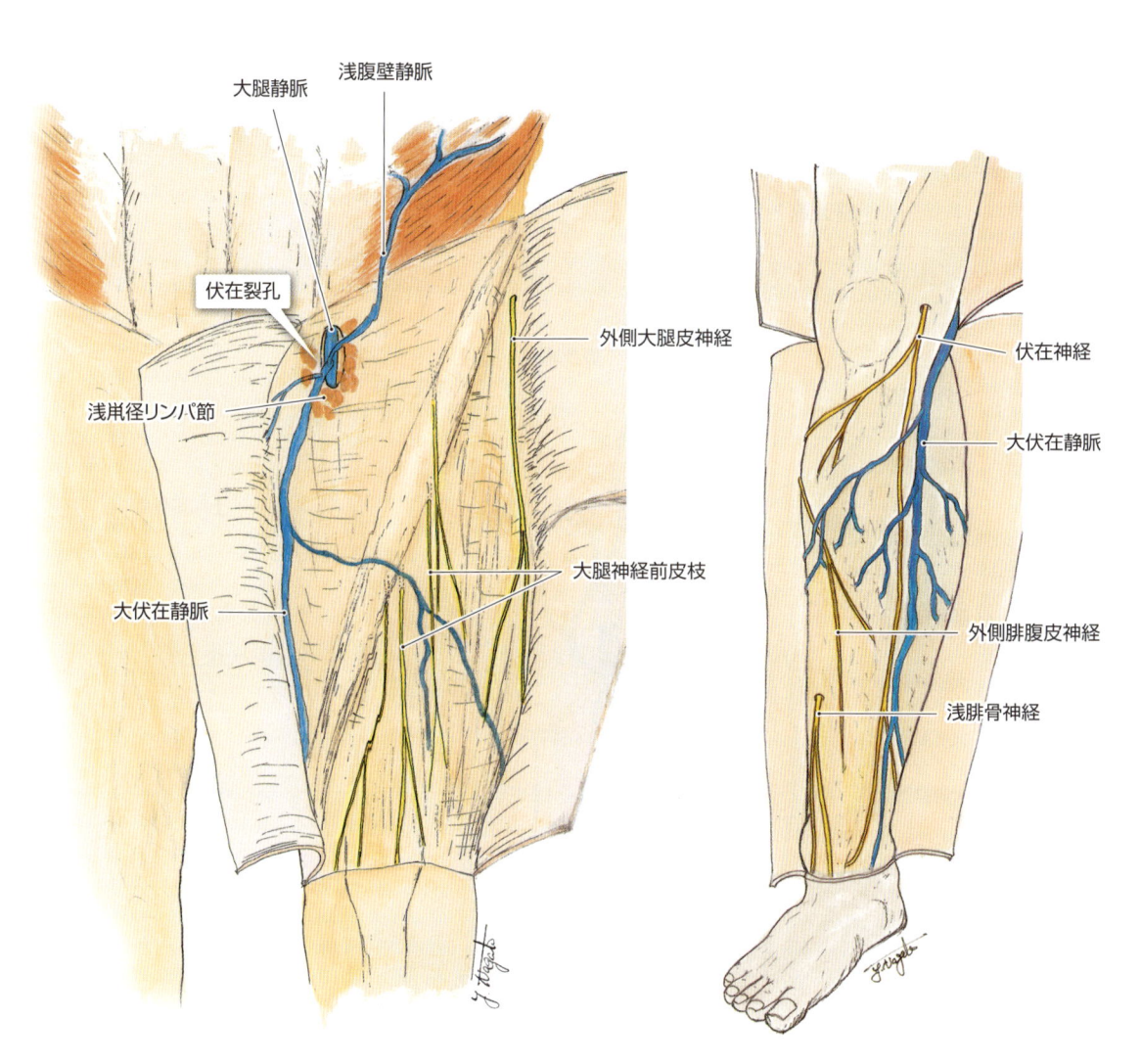

E-02 大腿前面の皮神経・皮静脈

ラベル：大腿静脈、浅腹壁静脈、伏在裂孔、浅鼠径リンパ節、大伏在静脈、外側大腿皮神経、大腿神経前皮枝

E-03 下腿前面の皮神経・皮静脈

ラベル：伏在神経、大伏在静脈、外側腓腹皮神経、浅腓骨神経

剖出器官	☐ 大伏在静脈	☐ 伏在裂孔	☐ 浅鼠径リンパ節
	☐ 大腿神経前皮枝	☐ 外側大腿皮神経	☐ 伏在神経

学習課題
- ○ 浅鼠径リンパ節の形態を確認できたか？
- ○ リンパ管は確認できたか？

1.2 大腿三角の観察

1) **大腿四頭筋**，**縫工筋**および**腸脛靱帯**の剖出 E-04

①厚い皮下脂肪層を取り除きながら，**大腿筋膜**を明らかにする。この筋膜は外側で肥厚し，**腸脛靱帯**となって腓骨まで達する。腸脛靱帯を残して大腿筋膜を除去する。

②大腿筋膜とともに浅鼠径リンパ節も取り除く。伏在裂孔周囲の筋膜も除く。これにより伏在裂孔は消滅する。

③**縫工筋**と**大腿四頭筋**の筋束を明らかにする。

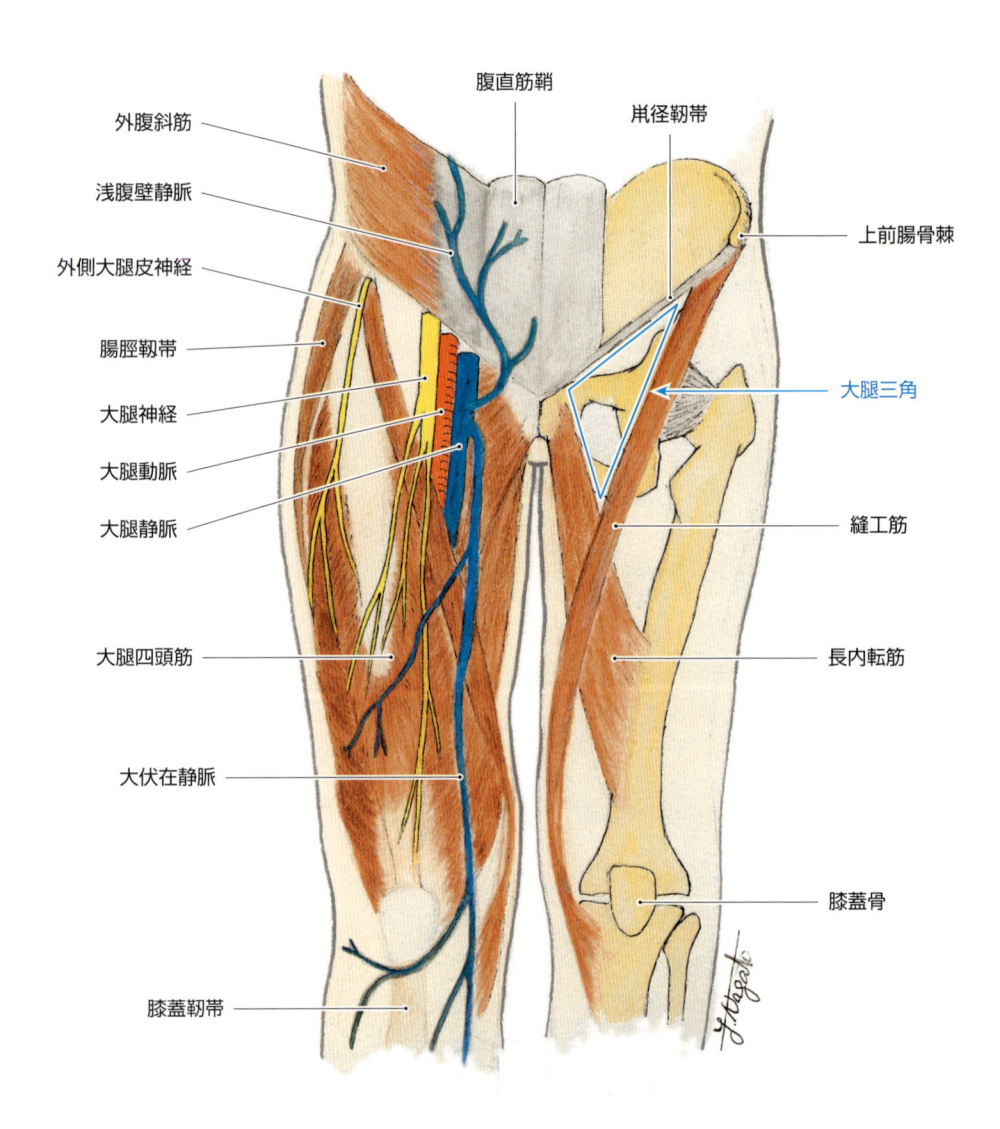

E-04　大腿前面の筋と大腿三角

2) 大腿三角の観察 E-04

鼠径靱帯，縫工筋，長内転筋で囲まれた部位を**大腿三角**という。その中に，内側から**大腿静脈** (V)，**大腿動脈** (A)，**大腿神経** (N) が存在することを確認する。大腿三角は皮下に大血管が現れる代表的な場所であり，カテーテルの挿入部位として使われる。

剖出器官	❏ 大腿筋膜　❏ 腸脛靱帯　❏ 大腿四頭筋　❏ 縫工筋 ❏ 大腿三角（❏ 大腿静脈　❏ 大腿動脈　❏ 大腿神経）
学習課題	○ 大腿三角を構成する筋と VAN を確認できたか？ ○ 臨床において大腿三角を利用するのはどんなときか？

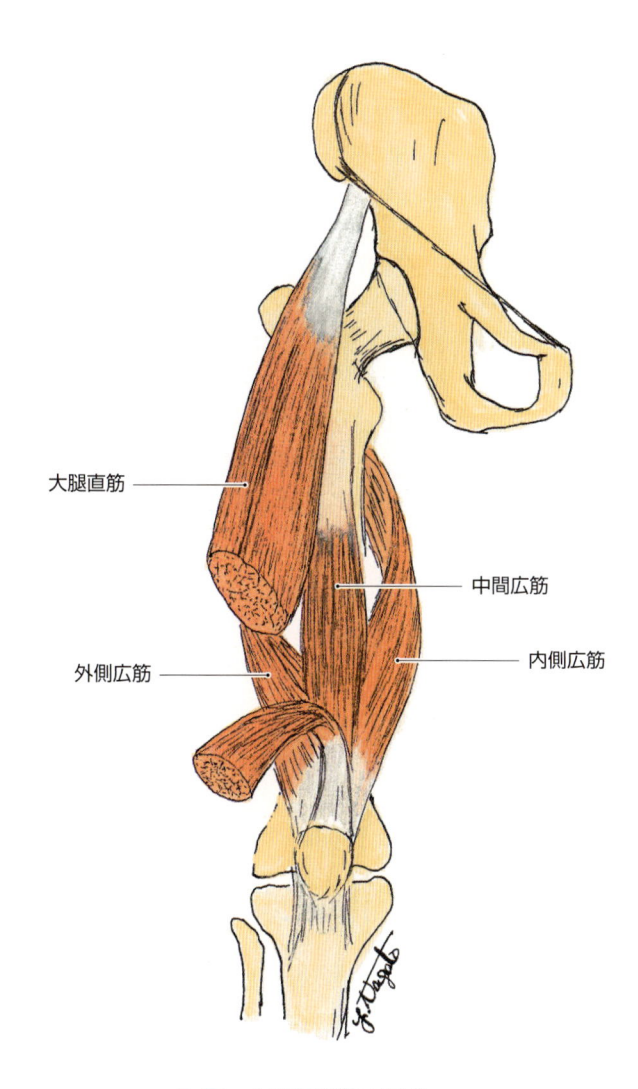

E-05　大腿四頭筋の構成

1.3 大腿四頭筋と内転筋の剖出 E-05・06

　　大腿四頭筋を構成する4つの筋（**E-05**）と支配神経（大腿神経），内転筋群を構成する筋と支配神経（閉鎖神経）を剖出する。

①**大腿直筋**の筋腹を横断し，大腿神経の筋枝と深部にある**中間広筋**を剖出する。

②**恥骨筋**と**長内転筋**の筋腹を横断し，深部にある**大内転筋・短内転筋**を確認する。

③**閉鎖神経**の筋枝を剖出し，その支配領域を観察する。

④大腿動脈を末梢側に追跡し，**内転筋管**の中に入ることを確認する。

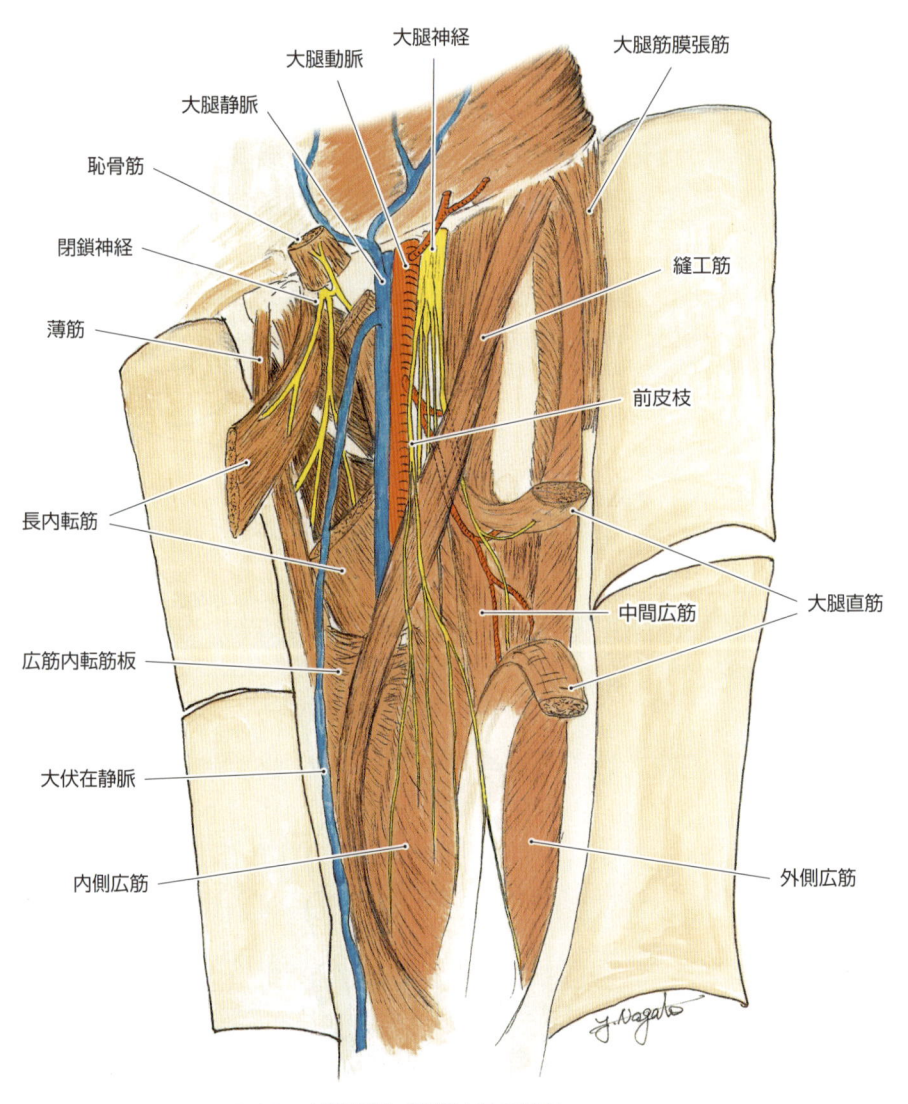

E-06　大腿神経，閉鎖神経の剖出

◆ **血管裂孔と筋裂孔** E-07

鼠径靭帯と恥骨上枝・腸骨との間に空間がある。この空間は**腸恥筋膜弓**で分割され，①腸腰筋と大腿神経が通過する**筋裂孔**と，②大腿動・静脈が通過する**血管裂孔**に分かれる。血管裂孔の内側には**大腿輪**と呼ばれる部位がある。ここはリンパ節が存在し，腹膜で塞がれているだけなので，腸管が脱出することがある（大腿ヘルニア）。

◆ **内転筋管** E-07

大腿動・静脈と伏在神経が通過する空間。内側広筋，**広筋内転筋板**（前壁），大内転筋（後壁）で囲まれ，膝窩に連絡する。

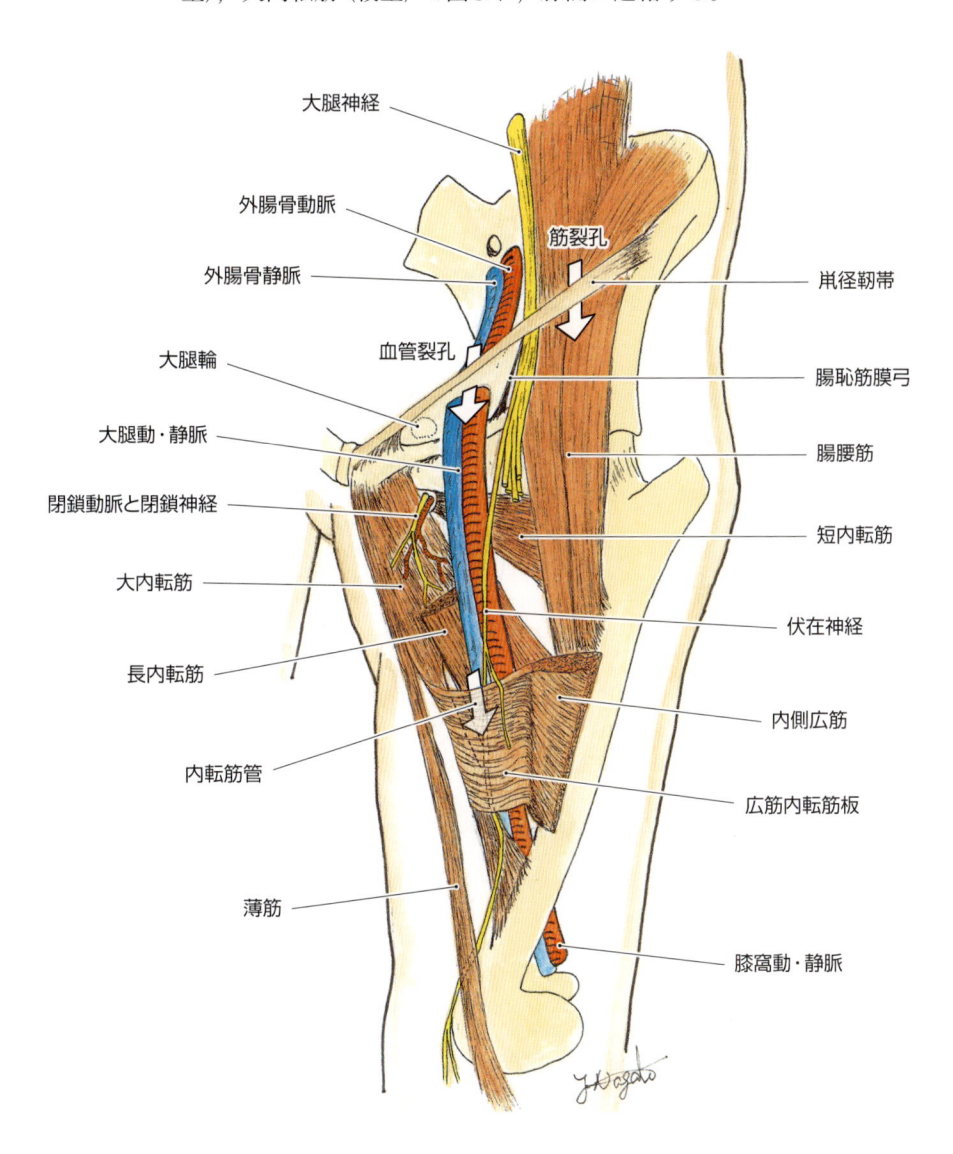

E-07　内転筋管，血管裂孔，筋裂孔

◆ 大腿動脈の分岐 E-08

　大腿動脈は，股関節周囲から膝関節までの領域に分布する。主な枝として，①**内側・外側大腿回旋動脈**：大腿骨頭付近，②**貫通動脈**：大腿後面の筋，③**下行膝動脈**：膝関節付近で動脈網を形成，などがある。なお，閉鎖動脈の枝が股関節にも分布する（寛骨臼枝）ことにも注意する。

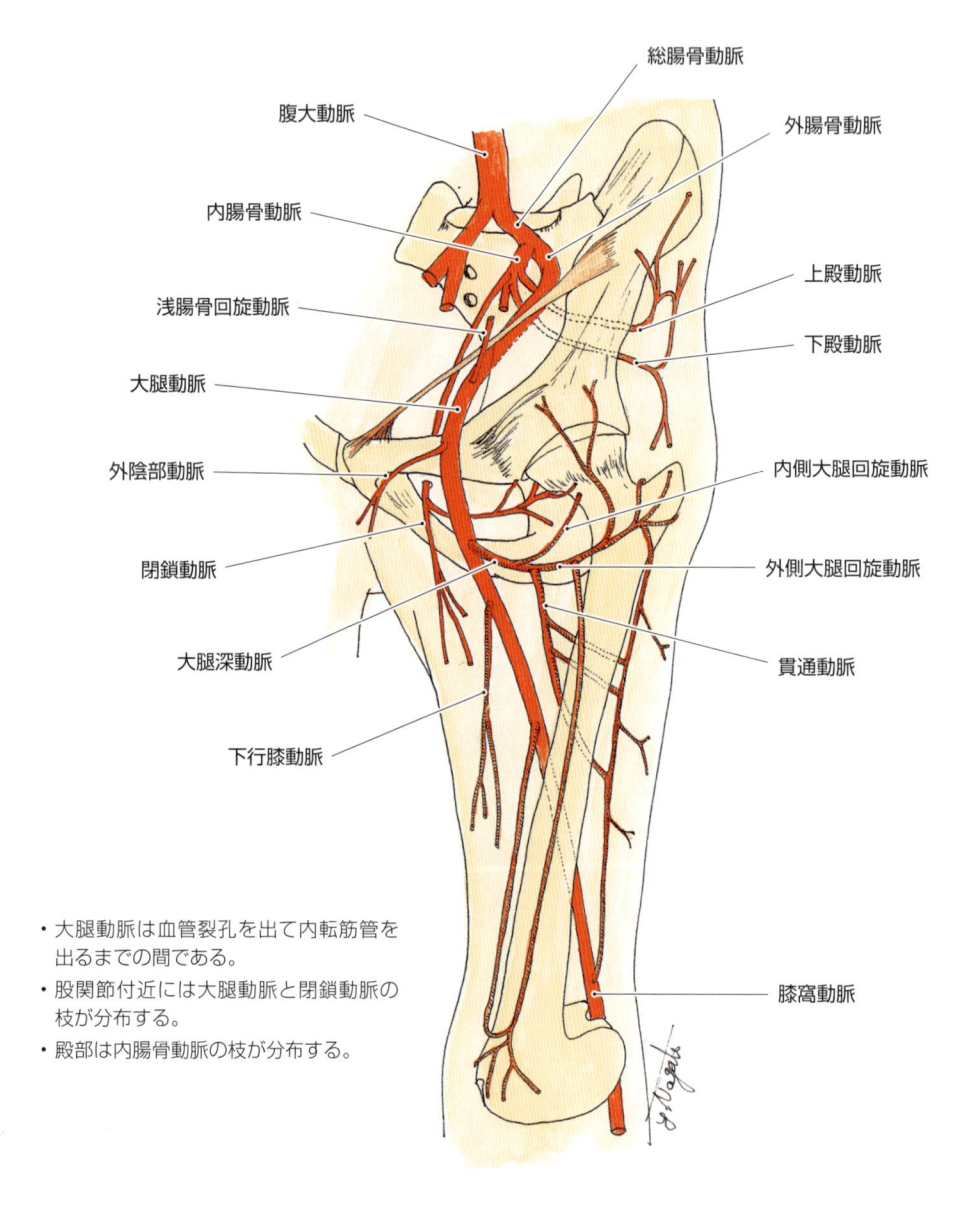

- 大腿動脈は血管裂孔を出て内転筋管を出るまでの間である。
- 股関節付近には大腿動脈と閉鎖動脈の枝が分布する。
- 殿部は内腸骨動脈の枝が分布する。

E-08　大腿動脈の枝とその分布

剖出器官	大腿四頭筋　□大腿直筋　□内側広筋　□外側広筋　□中間広筋
	内転筋群　　□薄筋　□恥骨筋　□長内転筋　□大内転筋　□短内転筋
	大腿動脈の枝　□大腿深動脈　□内側・外側大腿回旋動脈　□下行膝動脈
	□内転筋管　□広筋内転筋板　□血管裂孔と筋裂孔
学習課題	○大腿四頭筋の作用は？（大腿直筋は他の3筋と起始が異なることに注意）
	○大腿四頭筋，内転筋群の支配神経は？
	○大腿ヘルニアが発生する形態的な根拠は？
	○股関節，大腿後面，膝関節の支配動脈は？

1.4 下腿前面と足背の解剖

1) 足背の皮神経・皮静脈の剖出

① **E-09** の要領で足背の皮膚を剥離する。

②足背の静脈網，皮神経の分布を明らかにする（**E-10**）。

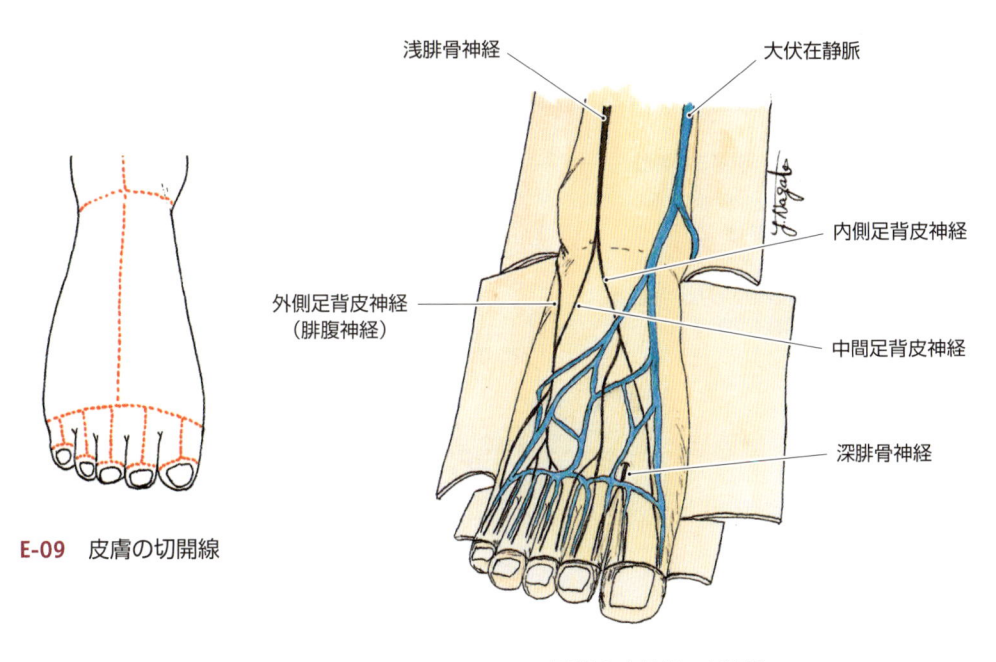

E-09 皮膚の切開線

E-10 足背の皮神経・皮静脈

2) 下腿伸筋群と深腓骨神経, 前脛骨動脈の剖出 E-11・12

①下腿筋膜を剥がし, 伸筋群と**伸筋支帯**を剖出する。
②伸筋支帯と**長指伸筋**腱を切断する。長指伸筋は 4 本の腱に分かれて第 2 〜 5 指の末節骨に向かうが, 一部の筋束は独立して第 5 中足骨底に停止する。この筋束を**第三腓骨筋**と呼ぶ。
③<u>前脛骨筋</u>と**長母指伸筋**の間を分け, 前脛骨筋を浮かせて反転する。
④<u>深腓骨神経</u>と**前脛骨動脈**を剖出する。

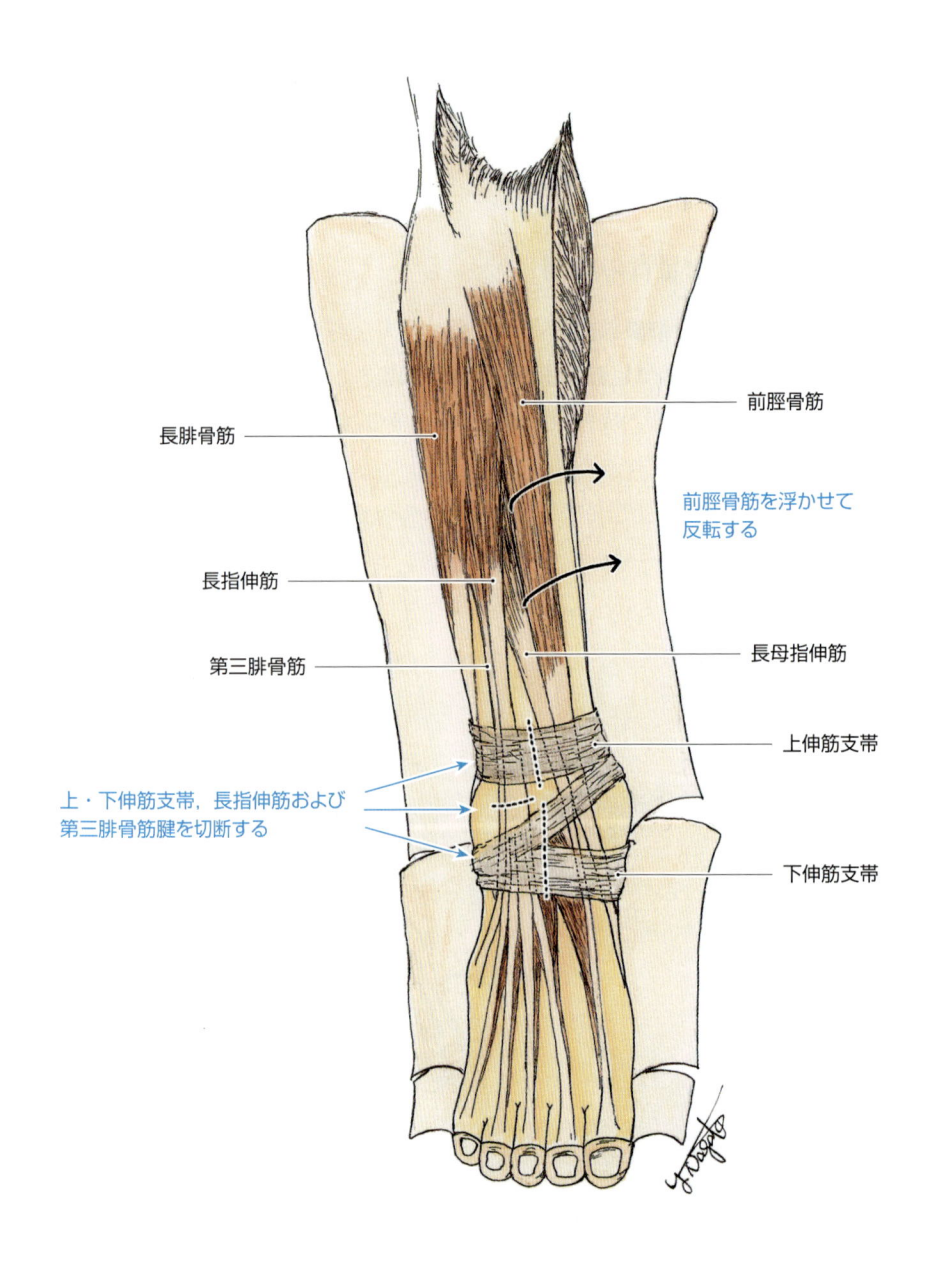

E-11 下腿伸筋群と伸筋支帯

3) 足背の神経と血管の剖出 E-13

①**足背静脈網**から出て大伏在静脈へ入る静脈血のルートを剖出する。
②遠位部の長指伸筋腱を反転し，**短指伸筋**と**短母指伸筋**を剖出した後，これらの筋腹を切断して遠位側を反転する。**浅腓骨神経**と深腓骨神経を末梢まで追跡する。前脛骨動脈を追跡し，**足背動脈**の分岐を確認する。
③足背で浅腓骨神経の皮枝（**内側・中間足背皮神経**）を剖出する。
④母指と第2指の間で深腓骨神経の皮枝（**背側指神経**）を剖出する。

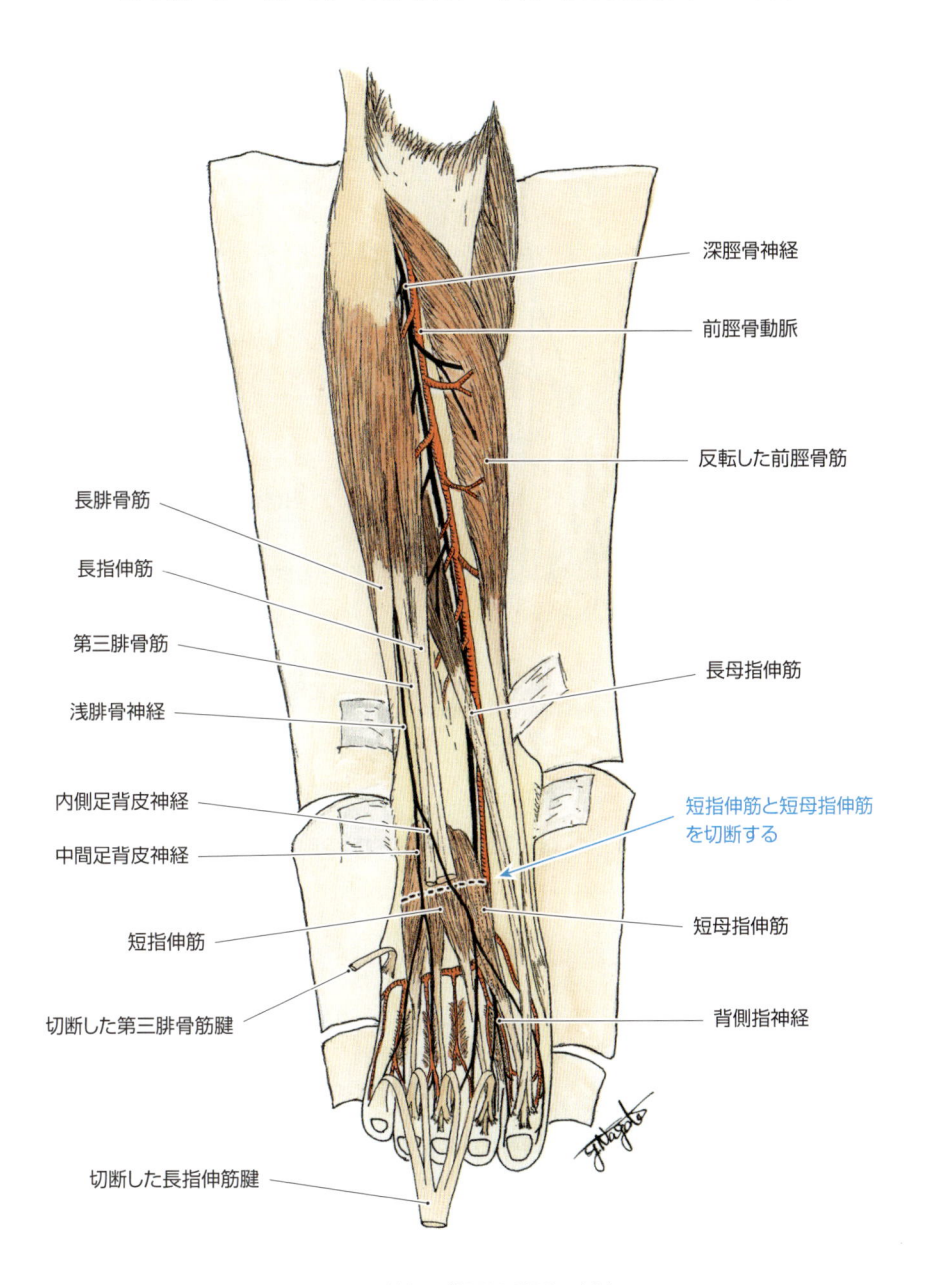

E-12 深腓骨神経，前脛骨動脈の剖出

◆ 足背動脈の生体観察

足指を伸ばして長母指伸筋と長指伸筋の腱を浮き上がらせる。その間にできた窪みを圧迫すると拍動を触れる。これが足背動脈である。

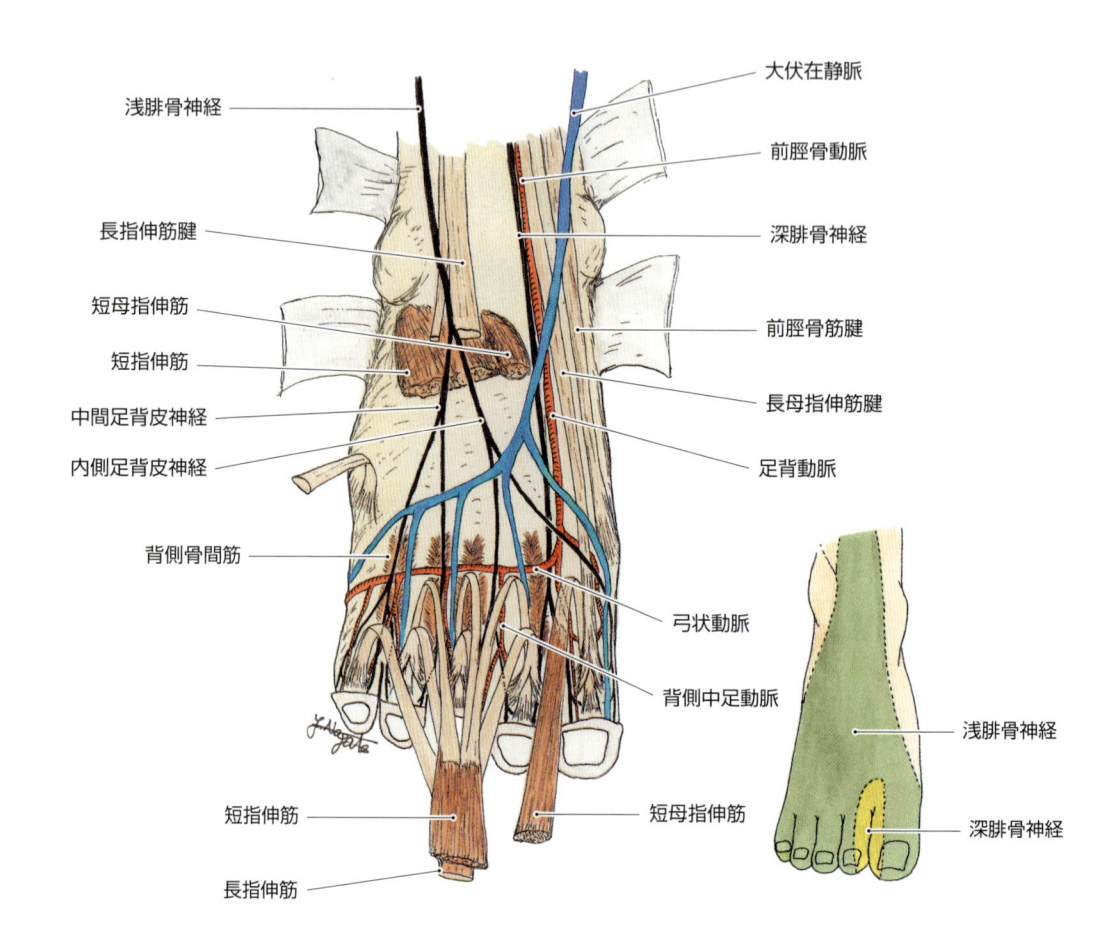

E-13 足背の神経と動脈の剖出

剖出器官	□ 前脛骨筋　　□ 長母指伸筋　　□ 長指伸筋　　□ 第三腓骨筋 □ 上・下伸筋支帯　　□ 足背静脈網　　□ 足背動脈 □ 背側指神経　　□ 内側・中間足背皮神経　　□ 外側足背皮神経（腓腹神経の枝）
学習課題	○ 自分の足背で下腿伸筋群を動かし，その位置と作用を調べる。 ○ 足背から始まる皮静脈のルートを確認する。

2. 伏臥位での解剖

2.1 大殿筋の剖出

① E-14 の要領で切開線を入れ，皮膚を剥離する。
② 皮下脂肪を取り除きながら皮神経を剖出する（E-15）。
③ **大殿筋**の表面および周囲（側面・後面）の筋膜を取り除き，筋の全景を明らかにする。
④ 皮神経の支配領域を確認する（E-16）。**下殿皮神経**が脊髄神経前枝の枝であることに注意。

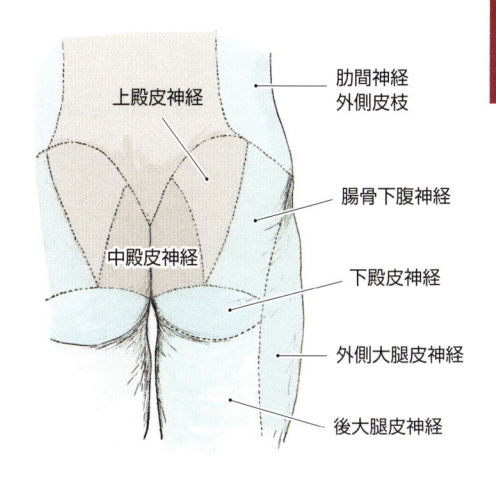

E-16 殿部の皮膚知覚領域
（青色の領域は脊髄神経前枝が支配する）

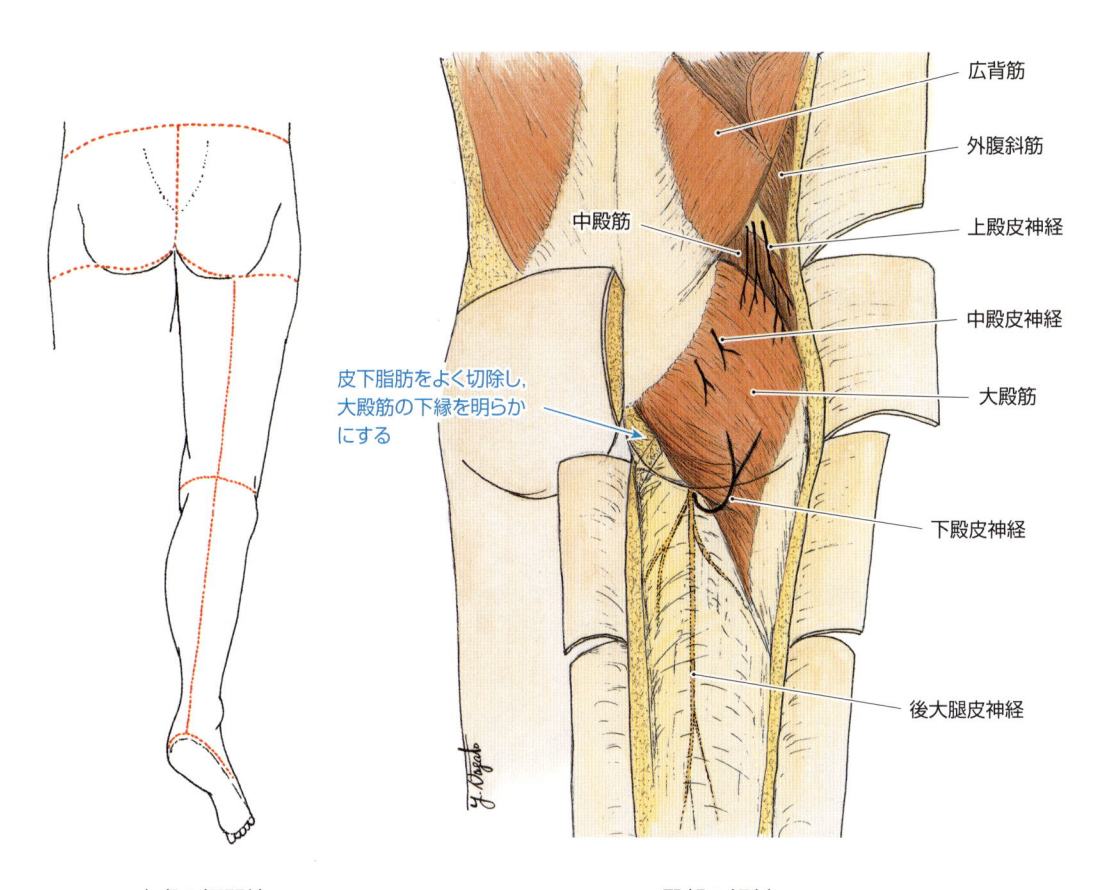

E-14 皮膚の切開線

E-15 殿部の解剖

2.2 殿部深層と大腿後面の解剖

1) 殿部深層の解剖

①大殿筋の筋束を起始部の近く（仙骨と尾骨の外側縁）で切断する（E-17）。大殿筋の一部は仙結節靱帯から起こっているが，この靱帯を傷つけずに筋束を切断し，反転する。大殿筋の筋束が厚いため完全に切断しないで反転することがある。その走行をよく確かめながら，メスを入れる。また，側面から手を入れて筋束の裏側を確認することも忘れてはならない。

②反転した筋束の裏側の筋膜や皮下脂肪を除去しながら持ち上げる（E-18）。

③大殿筋の下に残った脂肪も切除し，深層の筋・神経・血管を剖出する。

④梨状筋とその上下の穴（梨状筋上孔・下孔）を明らかにする。

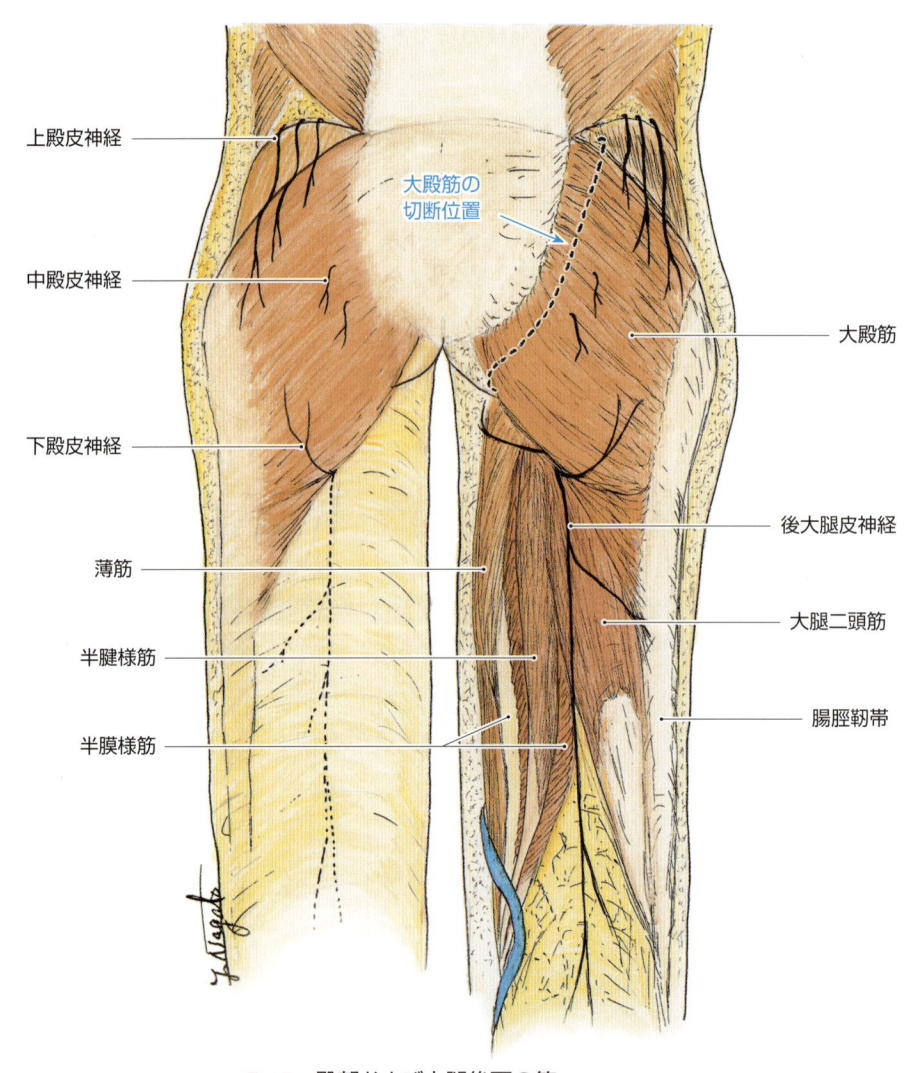

E-17 殿部および大腿後面の筋

⚠ 大殿筋の筋束は，支配神経と血管を剖出しながら徐々に持ち上げること。周囲の脂肪や結合組織を注意深く取り除き，**筋束に神経と血管を付けたまま反転する**。筋と支配神経・血管の関係を自らの手で明らかにすることが重要である。

2）大腿屈筋群の剖出 E-18

①大腿筋膜を剥がし，屈筋群の筋束を起始部（**坐骨結節**）まで剖出する。

②**大腿二頭筋長頭**の外側で腸脛靱帯との間にある**短頭**を確認する。これらを腓骨外側面まで剖出する。

③**薄筋**を内側に寄せ，**半膜様筋**と**半腱様筋**を明らかにし，これらが坐骨結節から起こっていることを確認する。さらに筋膜を取り除き，脛骨内側面の停止部まで明らかにする。

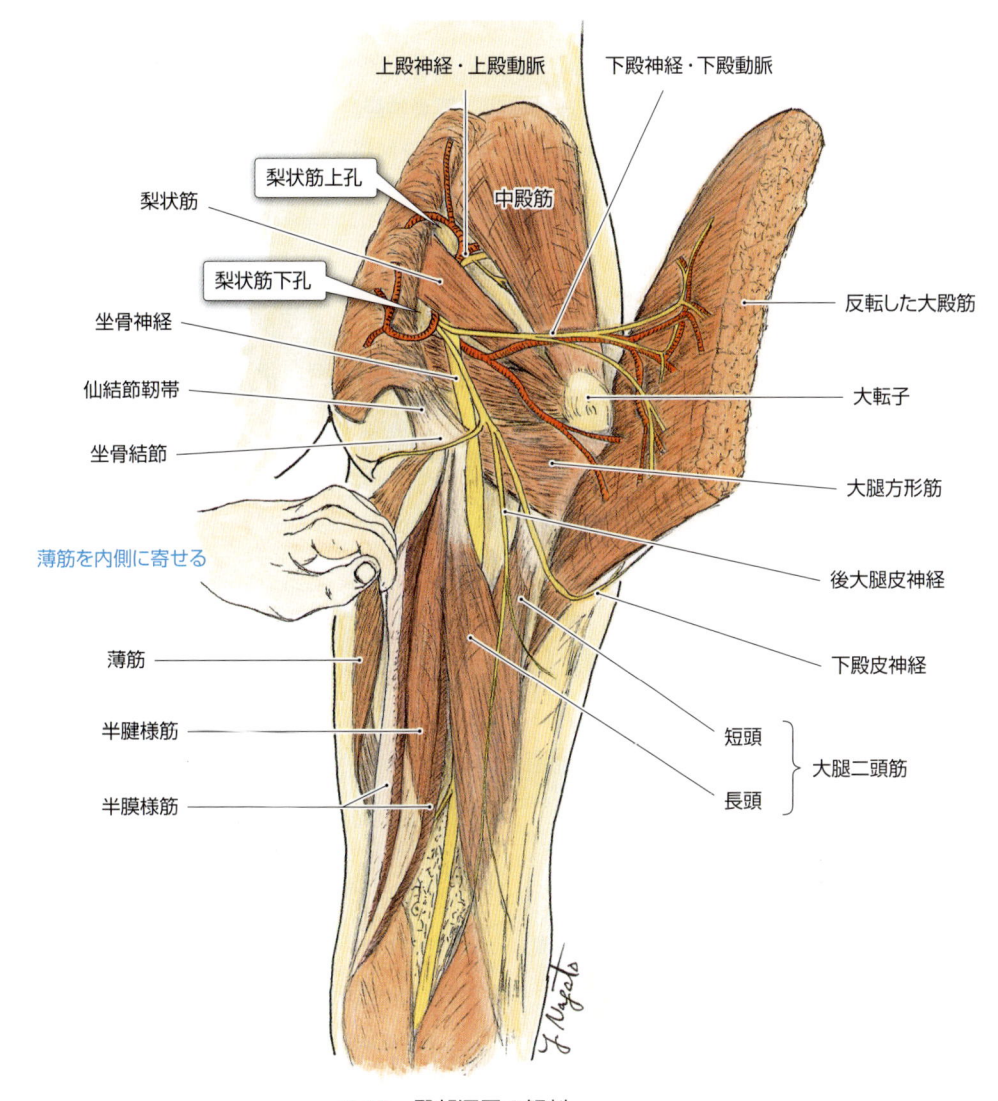

E-18 殿部深層の解剖

3) 坐骨神経の剖出 E-18・20

①梨状筋下孔から出る**坐骨神経**を確認し，その走行を殿部〜大腿〜膝窩まで追跡する。

②大腿後面で筋枝の分布（大腿二頭筋，半腱様筋，半膜様筋）を観察する。

【坐骨神経痛】 腰仙髄の神経根が椎間板ヘルニアなどによって圧迫され，坐骨神経が支配する知覚領域で痛みを感じる。

◆ 腰仙骨神経叢の構成 E-19

下肢には L2〜L5，S1〜S3 の脊髄神経前枝が分布する。これらの前枝は腰部および仙骨部で神経叢を形成した後，下肢へ向かう。すなわち，これらの前枝は前後に分割され，さらに腸骨を境にして上下に分かれ4本の神経束となる。この神経束から下肢へ4本の神経が出る。①上前神経束：**閉鎖神経**，②下前神経束：**脛骨神経**，③上後神経束：**大腿神経**，④下後神経束：**総腓骨神経**。通常，脛骨神経と総腓骨神経は大腿では癒着しており，坐骨神経と総称する。

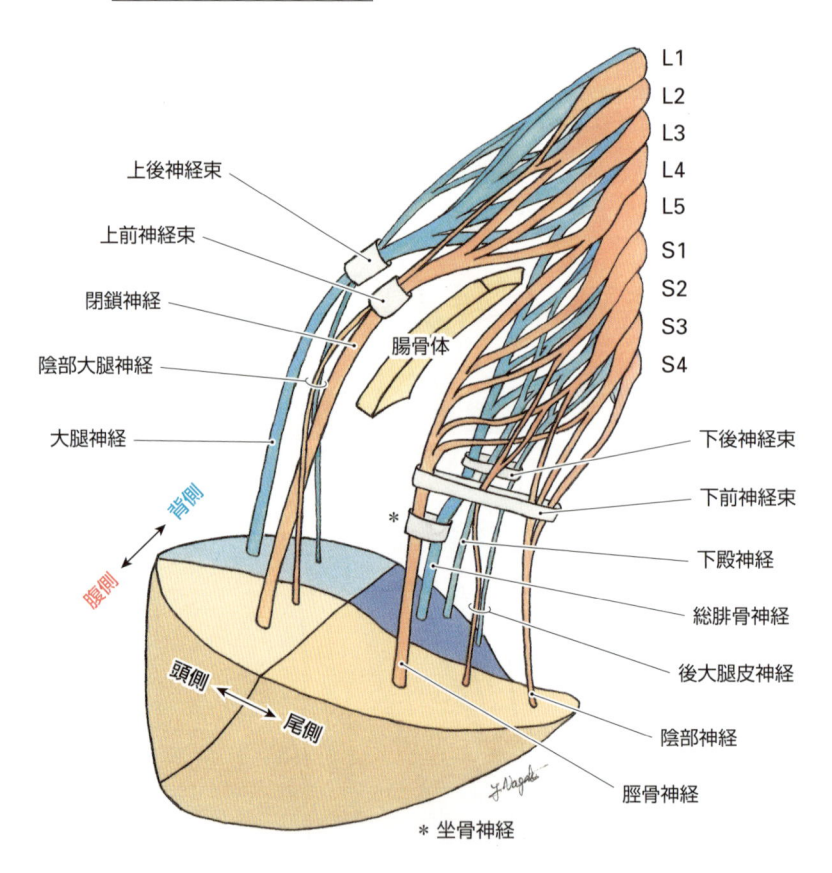

E-19　腰仙骨神経叢の構成

4）膝窩の解剖 E-20

①膝窩内の脂肪を取り除き，坐骨神経および**膝窩動・静脈**を剖出する。

②坐骨神経が分岐し，**脛骨神経**と**総腓骨神経**に分かれることを確認する。

③膝窩動脈の枝（上膝動脈，下膝動脈など）を剖出する。

④膝窩静脈に入る皮静脈（小伏在静脈）や皮神経（内側・外側腓腹皮神経）を確認する。

⑤**腓腹筋**の内側頭と外側頭を明らかにする。

⚠ 膝窩動・静脈は，強靭な結合組織で包まれている。根気よくこれを切除し，動脈と静脈を分離する。

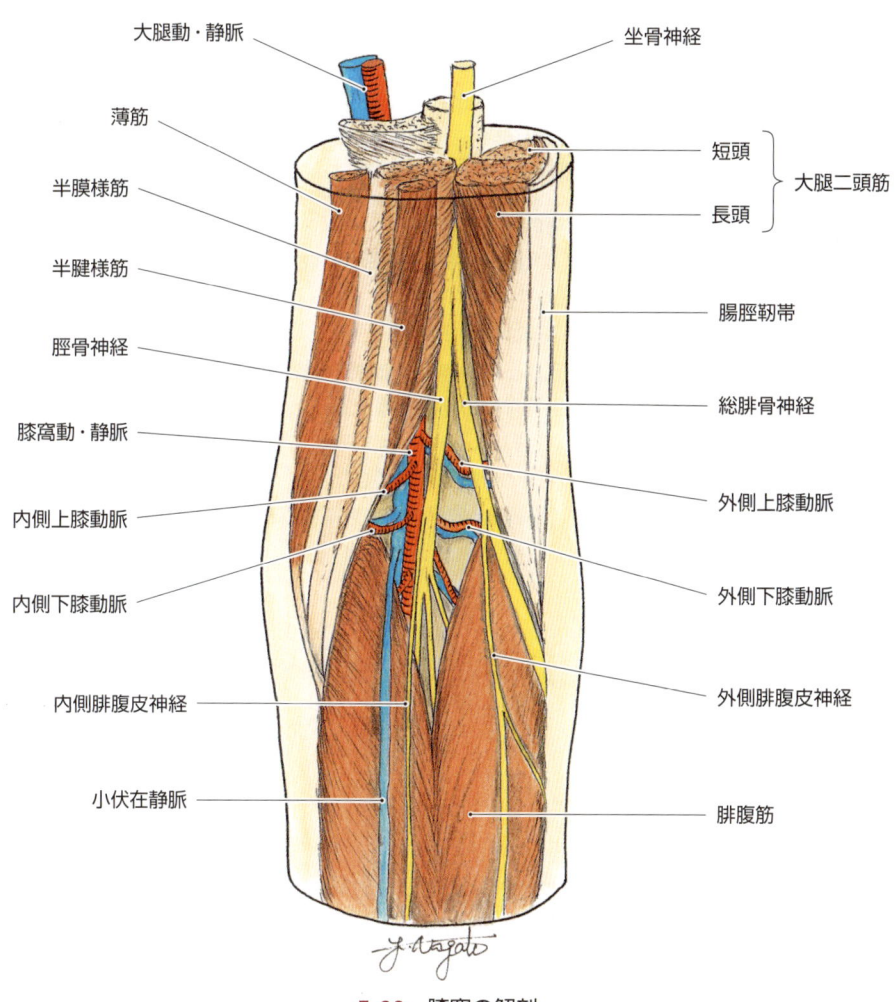

E-20　膝窩の解剖

◆ ハムストリング筋

　大腿屈筋群（大腿二頭筋，半腱様筋，半膜様筋）は膝窩の両側でヒモ（string）状の腱となることから，これら3筋を総称してhamstringと呼ぶ。"ham"は腿の意味である。

◆ 鵞足

　半腱様筋は，縫工筋，薄筋とともに脛骨粗面の内側部に停止する。この停止部は水鳥の足のような形をしており，鵞足と呼ばれる（第Ⅱ章E参照）。

剖出器官
- □ 大殿筋　　□ 中殿筋　　□ 後大腿皮神経
- □ 梨状筋　　□ 上・下双子筋　　□ 内閉鎖筋　　□ 大腿方形筋
- □ 上殿動脈と上殿神経…中殿筋・小殿筋へ
- □ 下殿動脈と下殿神経…大殿筋へ
- □ 大腿二頭筋（□ 長頭　□ 短頭）　□ 半腱様筋　　□ 半膜様筋
- □ 坐骨神経　　□ 脛骨神経　　□ 総腓骨神経
- □ 膝窩動脈と膝窩静脈　　□ 小伏在静脈　　□ 外側・内側腓腹皮神経

学習課題
- ○ 大殿筋，大腿屈筋の支配神経は？
- ○ 直立歩行における大殿筋の役割を説明しなさい。
- ○ 中殿筋の拮抗筋は？
- ○ 大転子に停止する筋は何か？
- ○ 梨状筋上孔と下孔から出る神経・血管を確認できたか？
- ○ 殿部と大腿部で坐骨神経の筋枝を確認できたか？
- ○ 殿筋注射で避けなければいけない部位はどこか？
- ○ 膝窩内の神経・血管の分岐を観察できたか？
- ○ ハムストリング（膝窩腱）の停止部位を確認できたか？

2.3 下腿後面の解剖

1) 下腿後面の皮神経・皮静脈の剖出 E-21

① E-14 の要領で切開線を引き，皮膚を剥離する。

② 小伏在静脈，伏在神経，外側・内側腓腹皮神経，腓腹神経を剖出する。

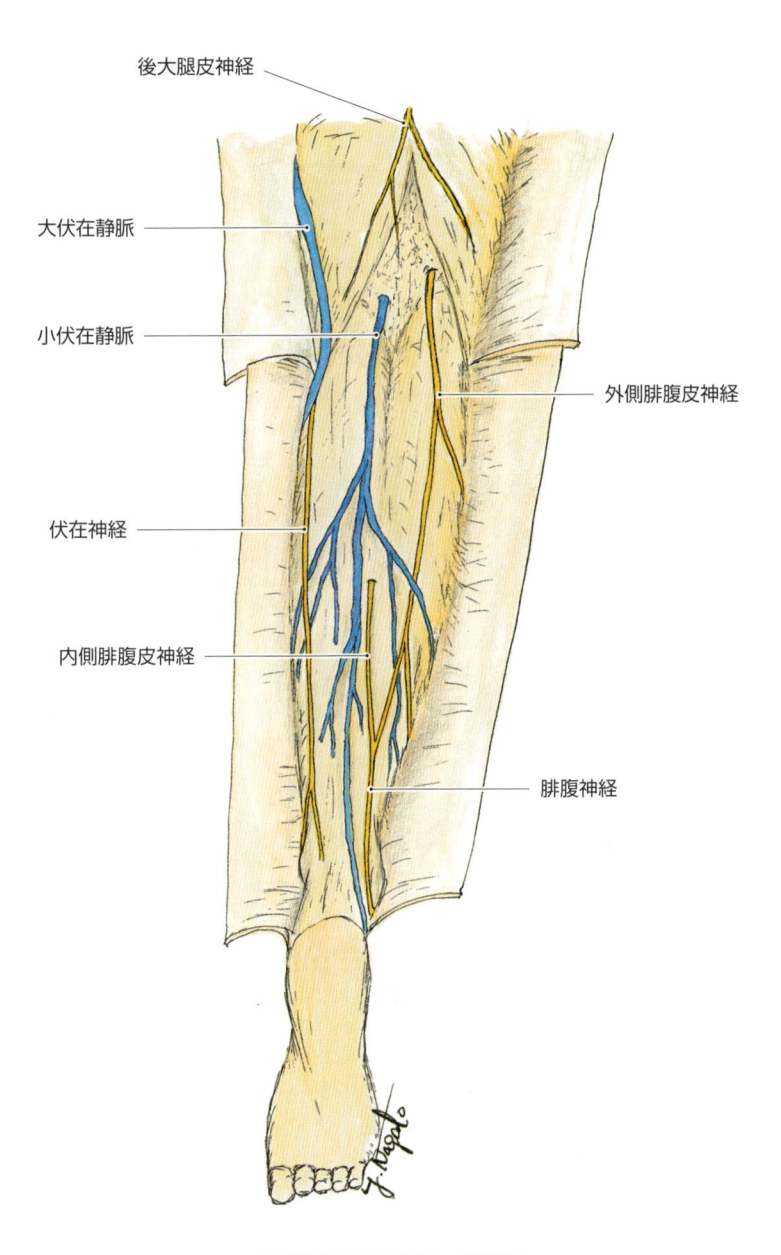

E-21 下腿後面の皮神経・皮静脈

2) 下腿屈筋群の剖出

① 下腿筋膜を剥がし，下腿三頭筋を剖出する（**E-22**）。
② **腓腹筋**の両頭を切断して，**ヒラメ筋**と**膝窩筋**を確認する（**E-23**）。
③ ヒラメ筋の起始部にある腱弓を切る。
④ 深層で**長母指屈筋・長指屈筋・後脛骨筋**を確認し，**脛骨神経・後脛骨動脈**を剖出する（**E-24**）。
⑤ 内果後方で結合組織や腱鞘を取り除き，ここを通過する筋・神経・動脈を明らかにする。

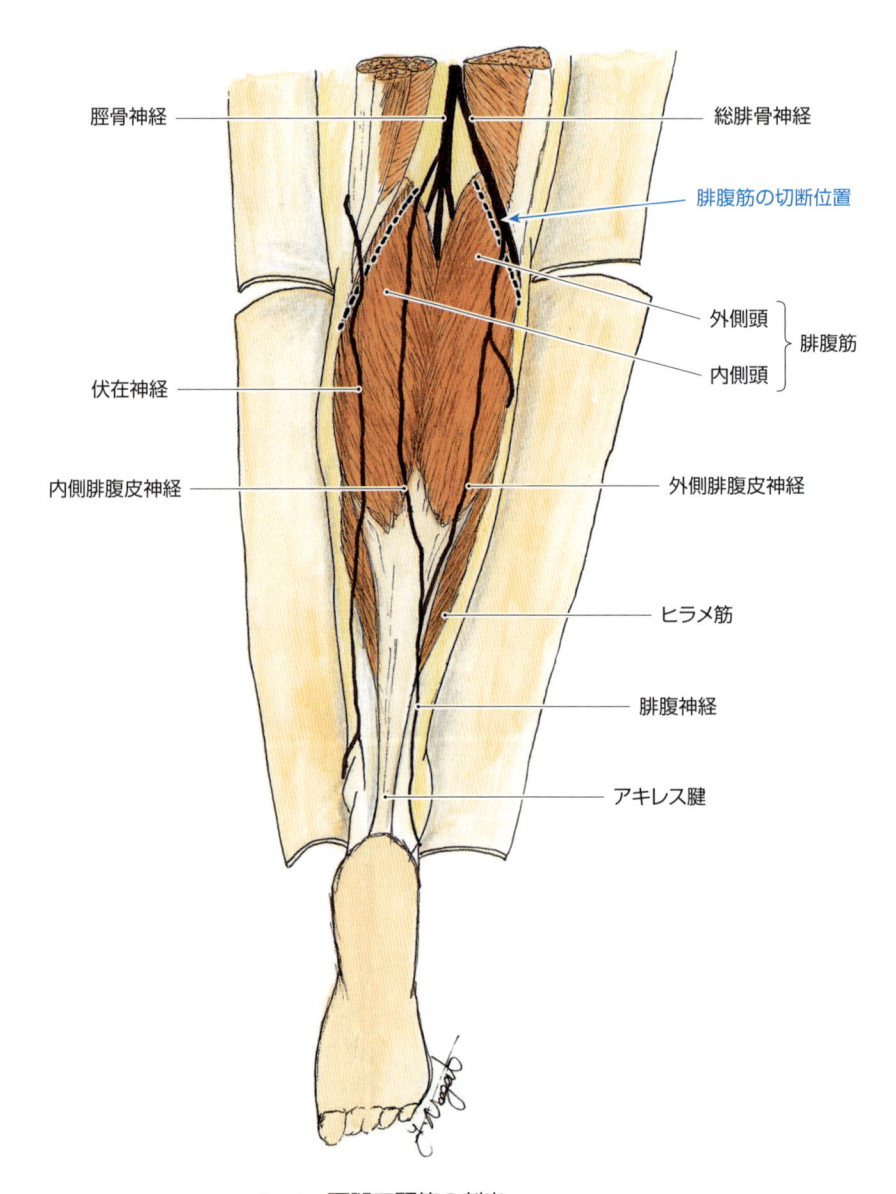

E-22 下腿三頭筋の剖出

◆ 足底筋

　　ヒラメ筋の浅層を走る細長い筋で，大腿骨の外側上顆付近から起こり，アキレス腱の内側縁に停止する。退化傾向にあり，約10％の割合で欠如する。

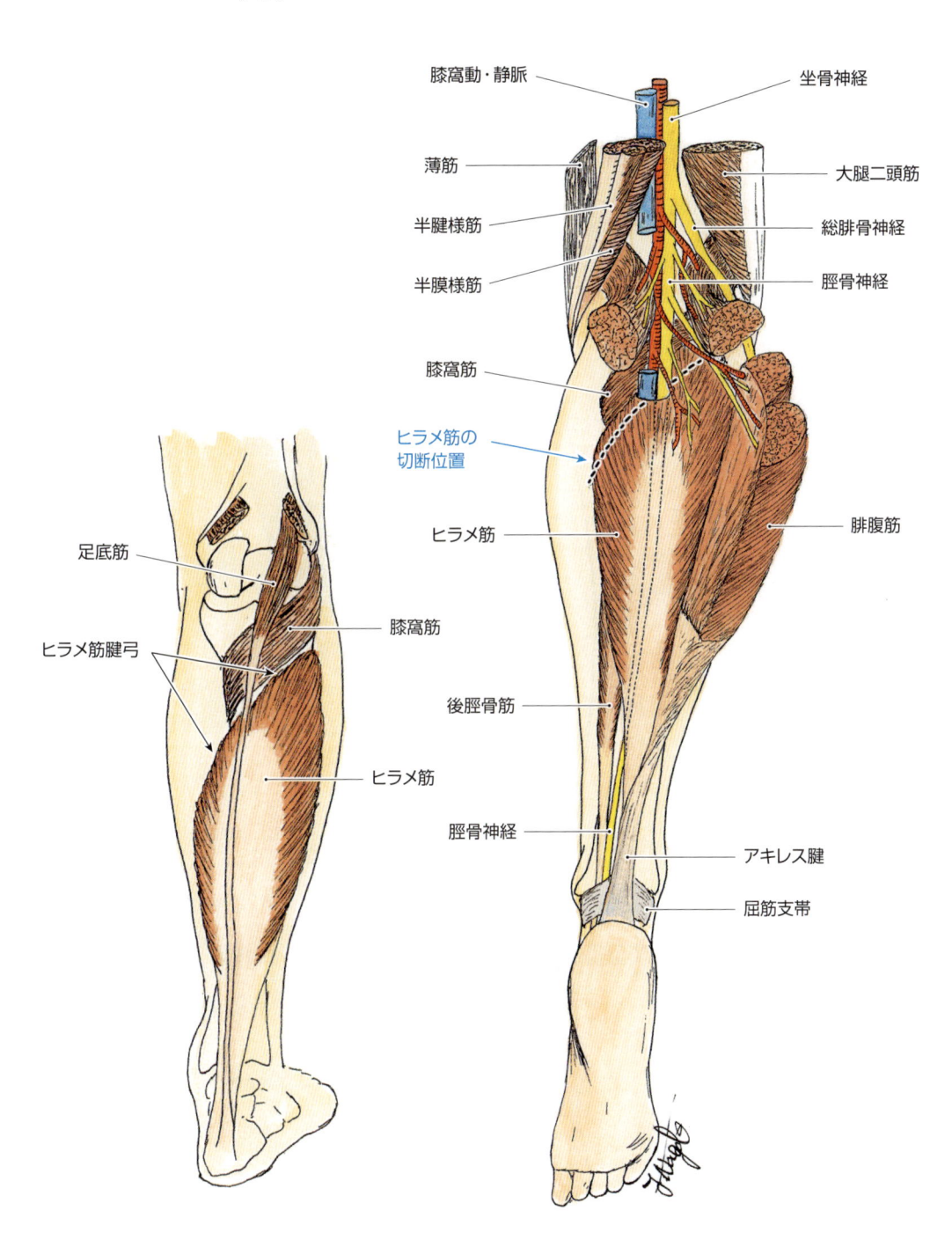

E-23 ヒラメ筋，膝窩筋の剖出

⚠️ 腓腹筋・ヒラメ筋の筋束は，支配神経と血管を剖出しながら徐々に反転する。周囲の脂肪や結合組織を取り除くことによって，神経と血管を付けた状態でこれらの筋束を観察できる。

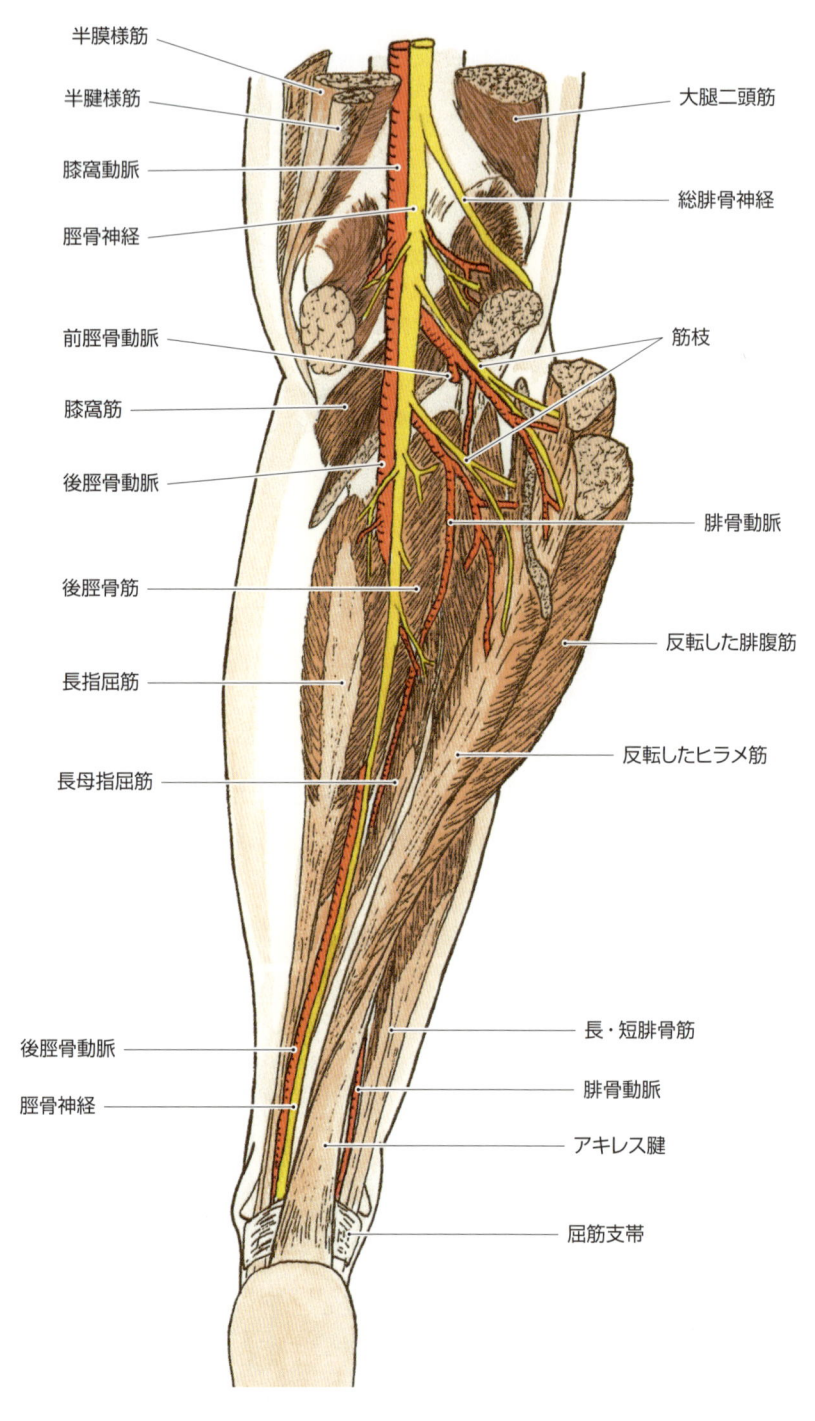

E-24 下腿の深層

3) 腓骨筋群の剖出 E-25

①浅腓骨神経の皮枝を残し，**長腓骨筋**と**短腓骨筋**を確認する。
②外果後方で腱鞘(けんしょう)を取り除き，腓骨筋腱を明らかにする。

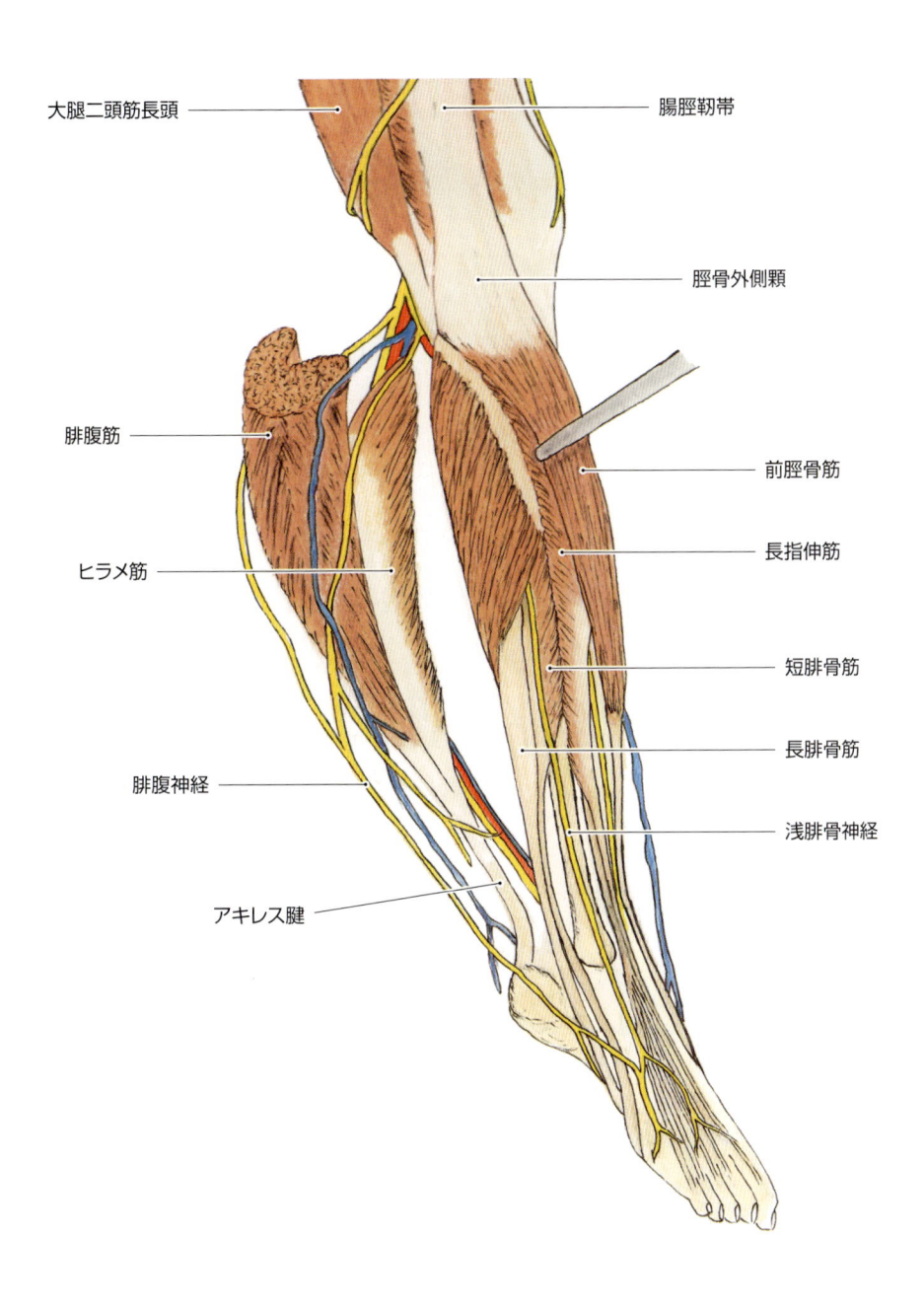

E-25　腓骨筋の剖出

4) 足底の皮膚剥離と足底腱膜の剖出 E-26

①足底の皮膚を取り除き（指まで），**足底腱膜**を剖出する。
②足底腱膜の間から出て指に向かう皮枝と動脈の枝を剖出する。
③**屈筋支帯**を切断し，取り除く。

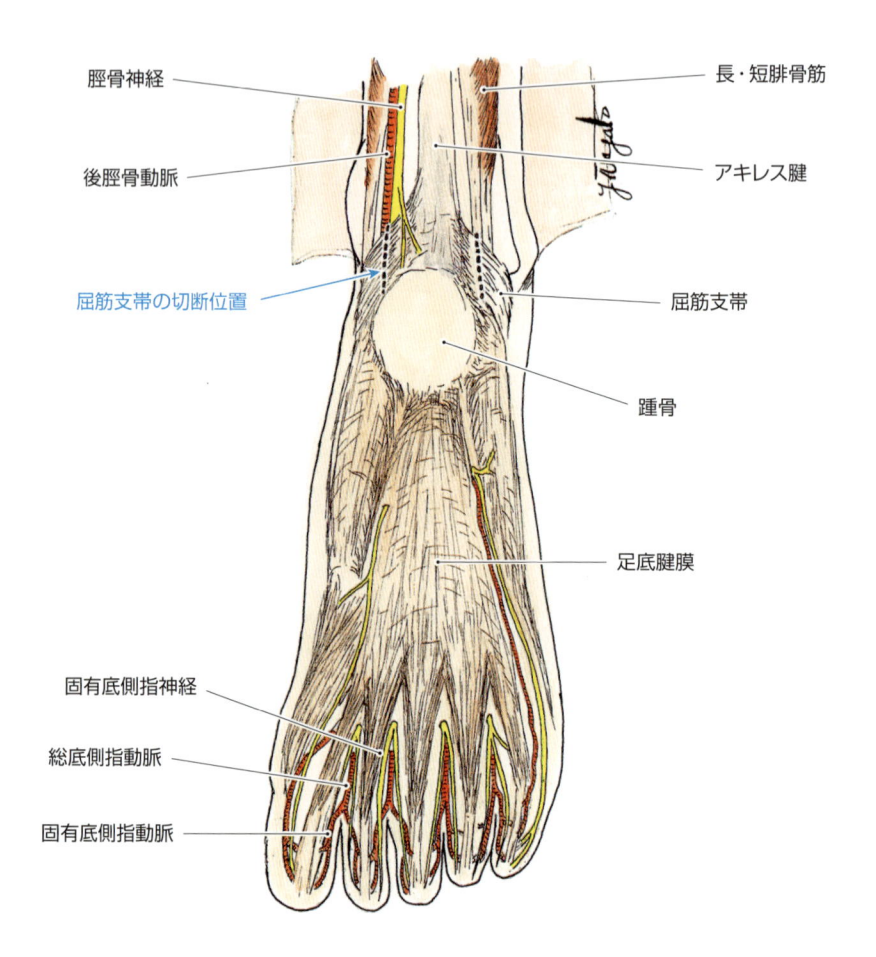

脛骨神経
後脛骨動脈
屈筋支帯の切断位置
長・短腓骨筋
アキレス腱
屈筋支帯
踵骨
足底腱膜
固有底側指神経
総底側指動脈
固有底側指動脈

E-26 足底腱膜と屈筋支帯

剖出器官	□ 小伏在静脈　　□ 腓腹神経 □ 腓腹筋（□ 内側頭　□ 外側頭）　□ ヒラメ筋　　□ アキレス腱 □ 膝窩筋　　□ 長母指屈筋　　□ 長指屈筋　　□ 後脛骨筋　　□ 屈筋支帯 □ 後脛骨動脈　　□ 腓骨動脈　　□ 脛骨神経とその枝（筋枝・皮枝）
学習課題	○ 下腿屈側の筋を支配する神経は？ ○ 膝窩を囲む筋は何か？ ○ 足根部で屈筋支帯をくぐる筋は何か？ ○ 下腿三頭筋の起始と停止は？　アキレス腱が付着する骨は？ ○ 足の運動（背屈・底屈・内反・外反）に働く筋をまとめる。

◆下腿の筋と歩行 E-27

歩行時には，片側の下肢を地面につけて体重を支え，反対側の下肢を前方に蹴り出す。前方へ蹴り出す際，①**踵を挙上**し（下腿三頭筋），②**外反**しながら（長・短腓骨筋），つま先に体重を移動して③**足底を屈曲**し（長母指屈筋，長指屈筋），地面を蹴る。蹴り出した下肢は，踵から着地する。ここで足は④**内反**し（前脛骨筋），体重が踵から足の外側縁に沿って前方に移動する。その後，反対側の下肢で同様の運動が繰り返される。

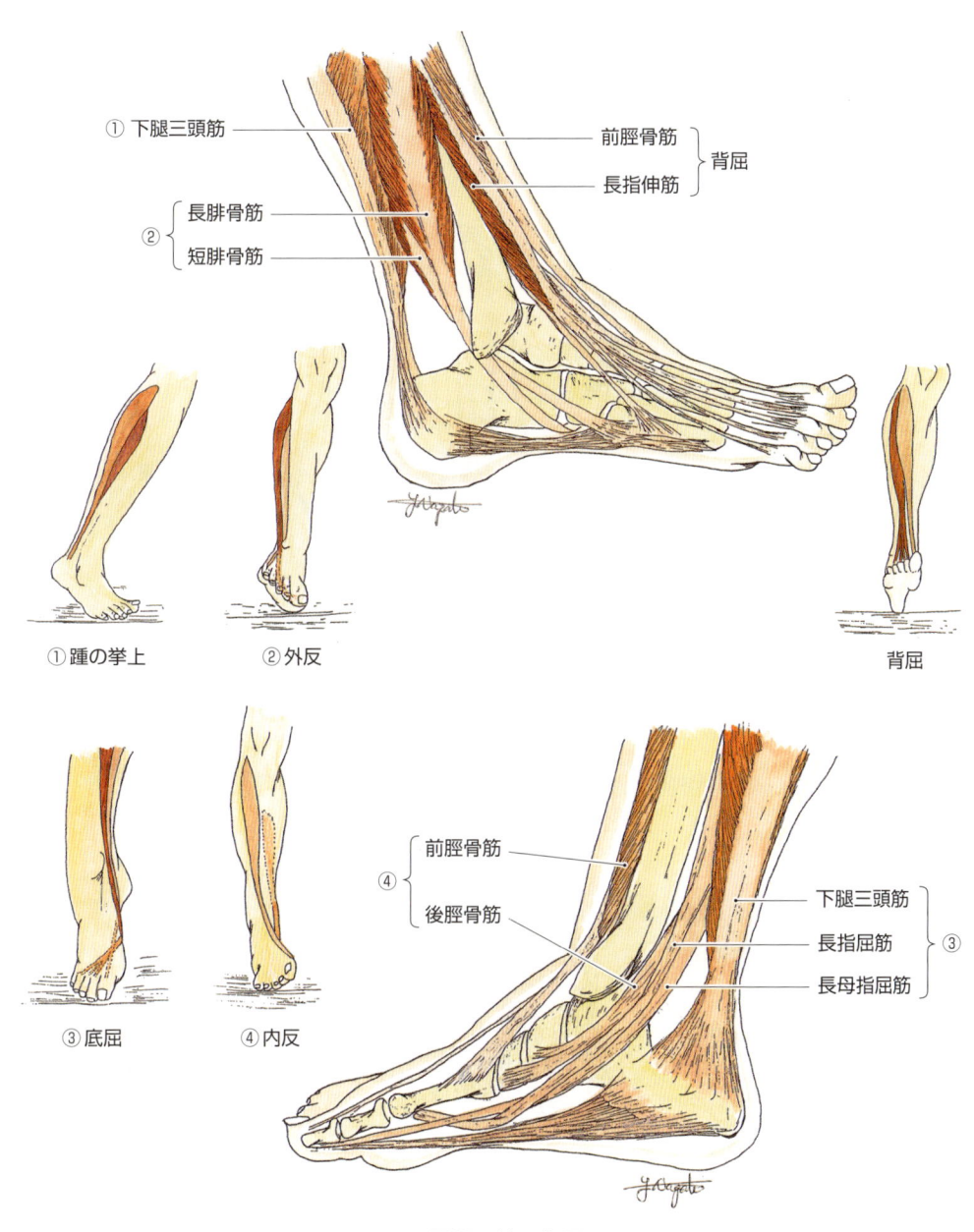

E-27　下腿の筋の作用

2.4 足底の解剖

1) 足底浅層の解剖 E-28・29

① 足底腱膜を剥がし，**母指外転筋**，**短指屈筋**，**小指外転筋**の筋束を剖出する。これらの腱を停止部まで追跡した後，筋の起始部を切断し，筋束を指のほうに反転する。
② 内果の後方から長指屈筋・長母指屈筋・後脛骨筋の腱，後脛骨動脈と脛骨神経を追跡し，腱の停止部を確認する。
③ **内側足底神経**，**外側足底神経**を末梢部まで追跡する。
④ **足底方形筋**を剖出し，長指屈筋・長母指屈筋の腱とともに切断する。

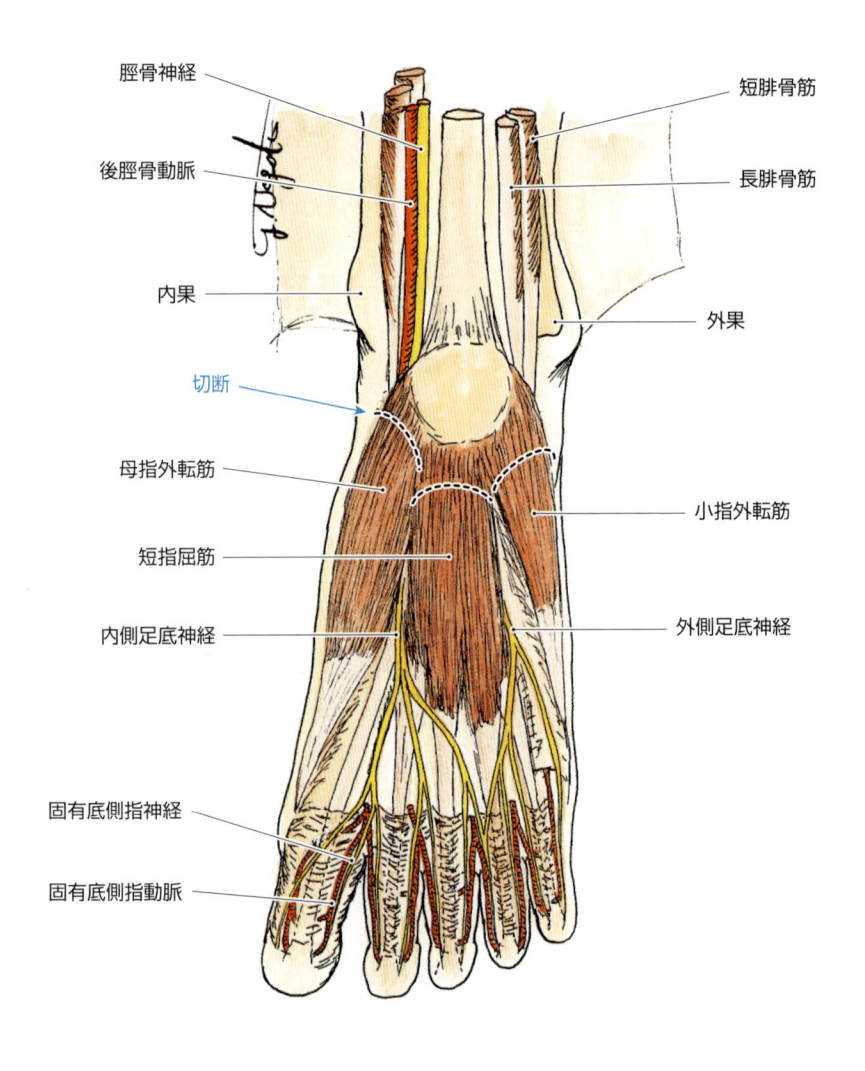

E-28 足底浅層の解剖（1）

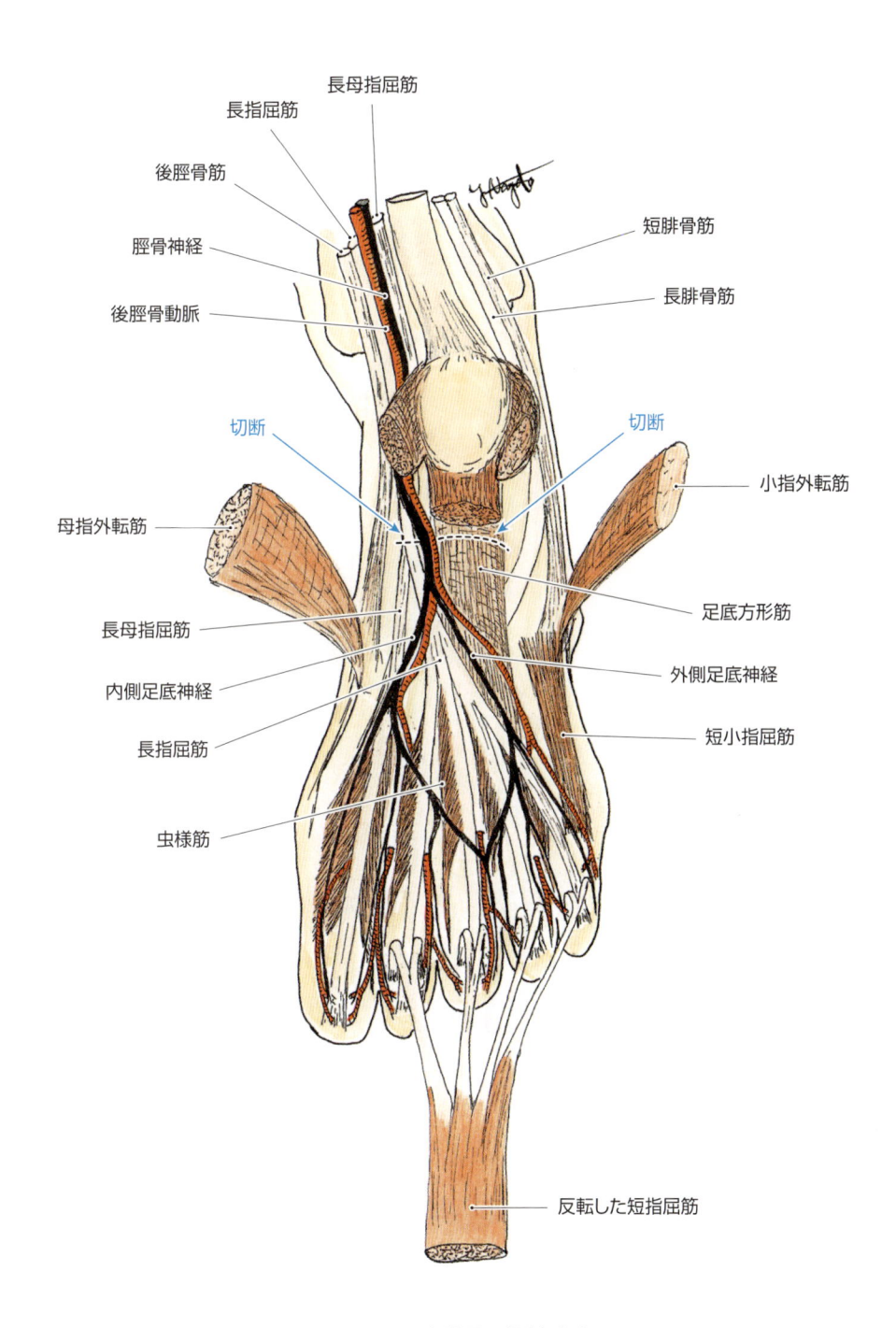

E-29　足底浅層の解剖（2）

2) 足底深層の解剖 E-30・31

①切断した足底方形筋および長指屈筋・長母指屈筋の腱を反転し，深層で**内側足底動脈**，**外側足底動脈**と**足底動脈弓**を剖出する。
②**母指内転筋**（横頭・斜頭），**骨間筋**を確認する。
③長腓骨筋の停止部を確認するため，**長足底靱帯**を切除する。
④長腓骨筋の腱を外果の後方から追跡し，停止部（第1中足骨）まで明らかにする。

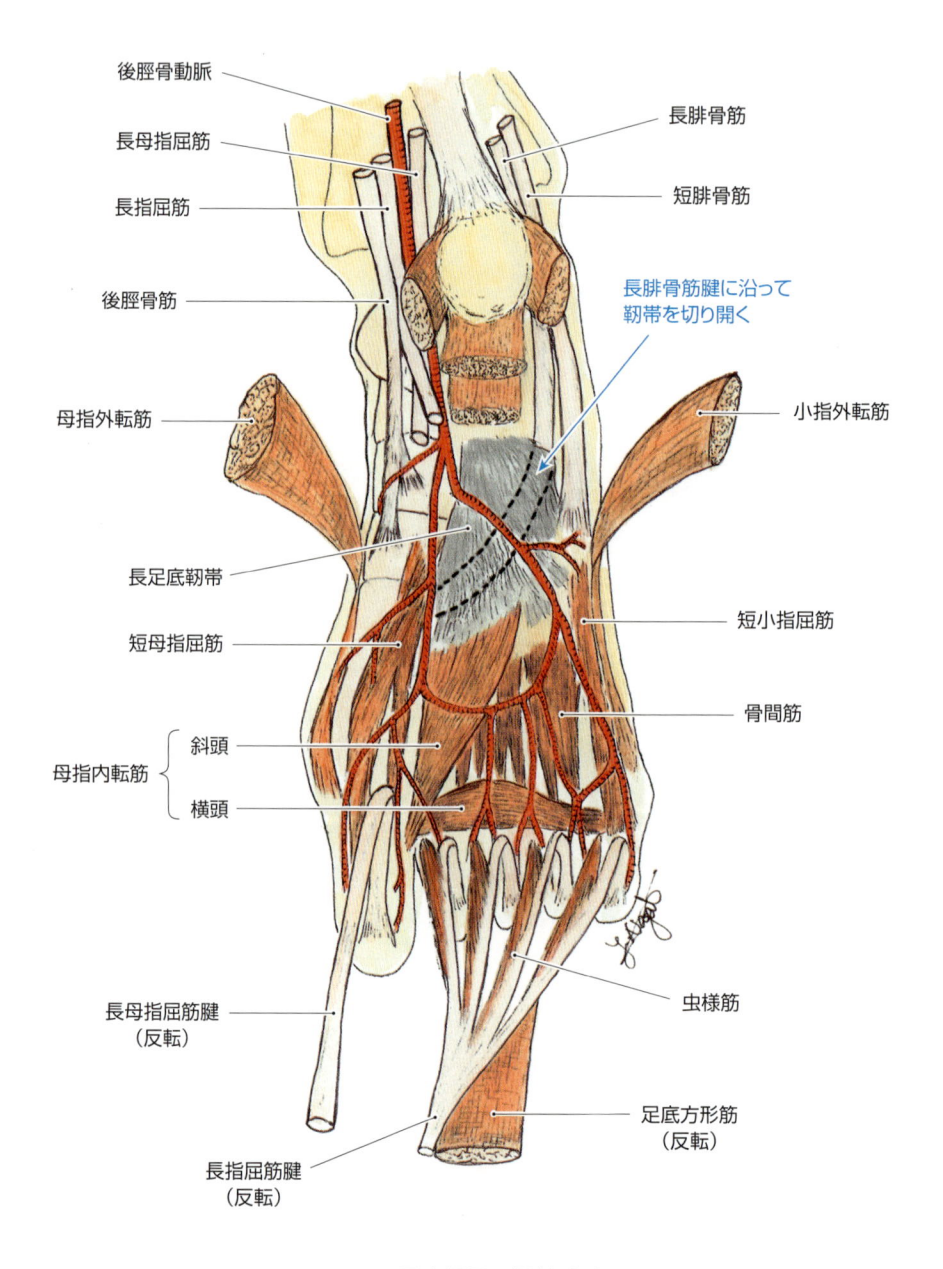

E-30　足底深層の解剖（1）

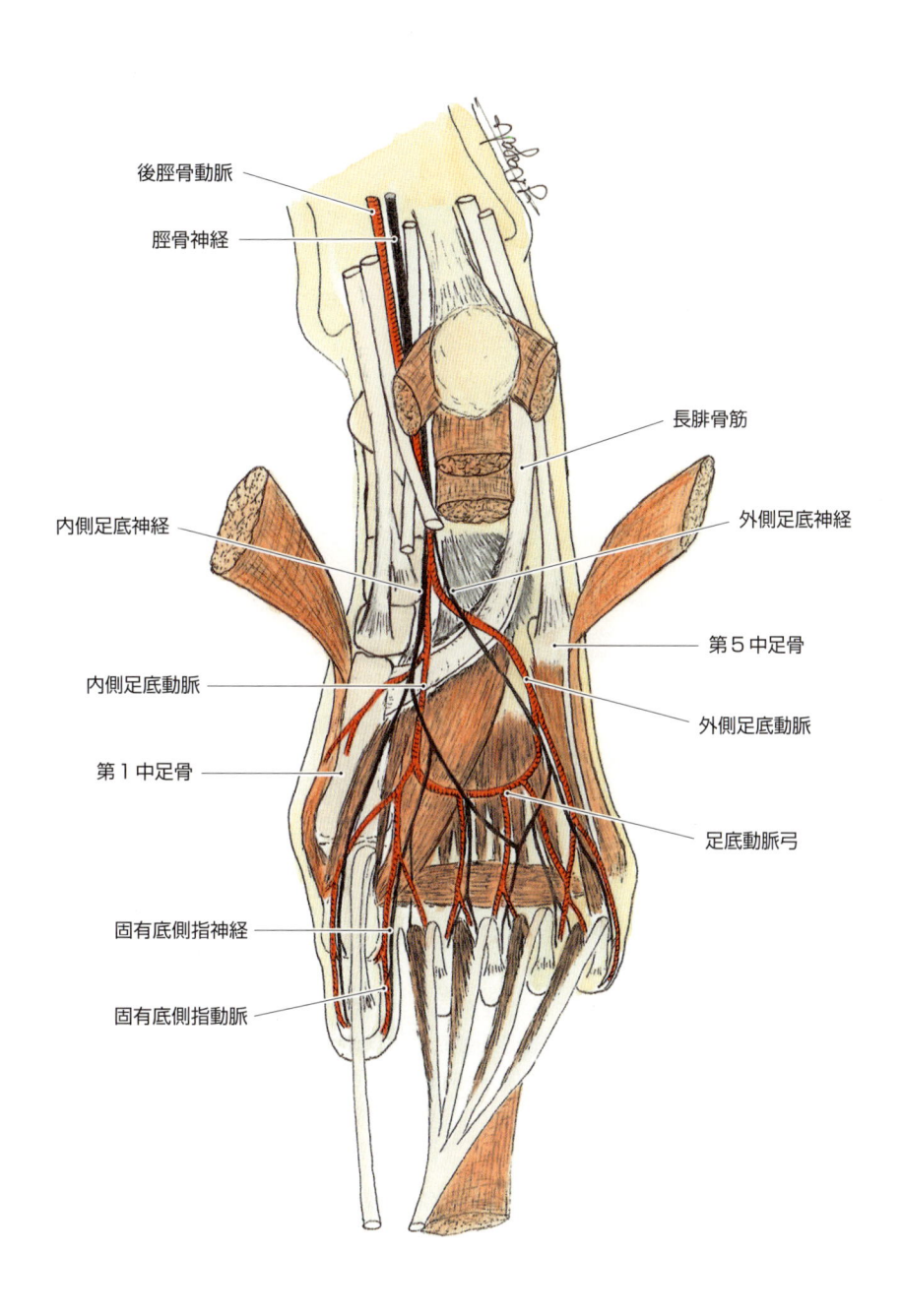

E-31 足底深層の解剖（2）

◆ 足底弓 E-32

　足の関節は，歩行時に柔軟に可動する関節と，体重を支えるための強固な関節とで構成される。後者の関節は，ふせた茶碗を2つに切ったようなアーチ状の構造を作っている。これを**足底弓**と呼ぶ。いわゆる「土踏まず」のことである。足底弓は，距腿関節から距骨に加わった荷重を前後に分散させ，足先の柔軟な関節で体重移動をスムースに行うための構造である。

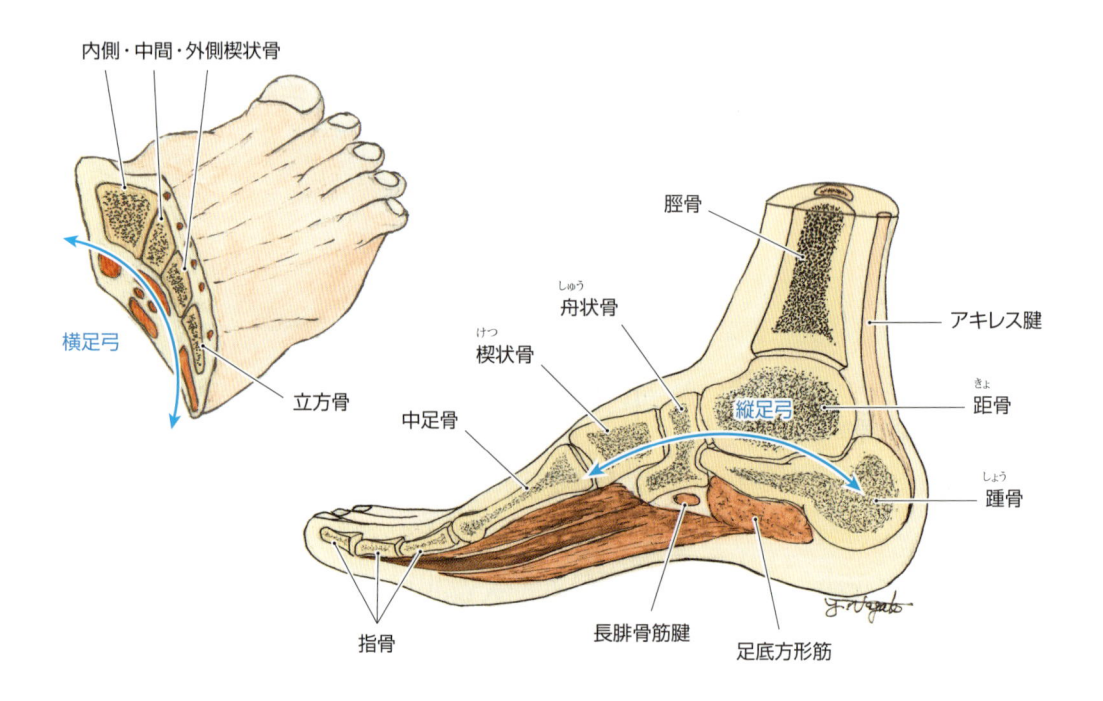

E-32　足底弓

剖出器官	□ 足底腱膜　　□ 短指屈筋　　□ 母指外転筋　　□ 小指外転筋
	□ 足底方形筋　□ 短母指屈筋　□ 母指内転筋　□ 背側・底側骨間筋
	□ 長指屈筋（腱）と虫様筋　　□ 長母指屈筋（腱）　□ 長足底靭帯と長腓骨筋（腱）
	□ 内側・外側足底動脈　　□ 足底動脈弓と固有底側指動脈
	□ 内側・外側足底神経　　□ 固有底側指神経
学習課題	○ 長腓骨筋，長指屈筋，長母指屈筋の停止部を確認できたか？
	○ 足の運動に関与する筋と支配神経の関係をまとめる。
	○ 足の皮膚に分布する知覚神経の支配領域を理解する。

F. 外陰部の解剖

　男女の生殖器官は発生起源は同じであるが，性差が認められる。男性の生殖腺（精巣）は腹腔内から腹腔外に移動（**精巣下降**）し，それに伴って陰嚢が形成される。そのため，精巣への動静脈や精子の輸送路（精管）は，**精索**と呼ばれる筒状構造物の中に入って腹腔内と陰嚢を連絡する。また，男性では陰茎が突出し，その中を尿道が通過するため，男女の形態は大きく異なる。

　外陰部は，体幹の底面を支える構造である。**骨盤隔膜**，**尿生殖隔膜**と呼ばれる筋肉によって**骨盤下口**（骨盤の出口）が閉じられ，その中を肛門，尿道，腟が貫く。男女の違いを念頭において，これらの構造を解剖し観察する。

1. 皮膚の剥離と皮下脂肪の切除

　F-01 の要領で外陰部の皮膚を剥離し，切除する。陰嚢には皮下脂肪がないので，注意深く皮膚剥離を進める。

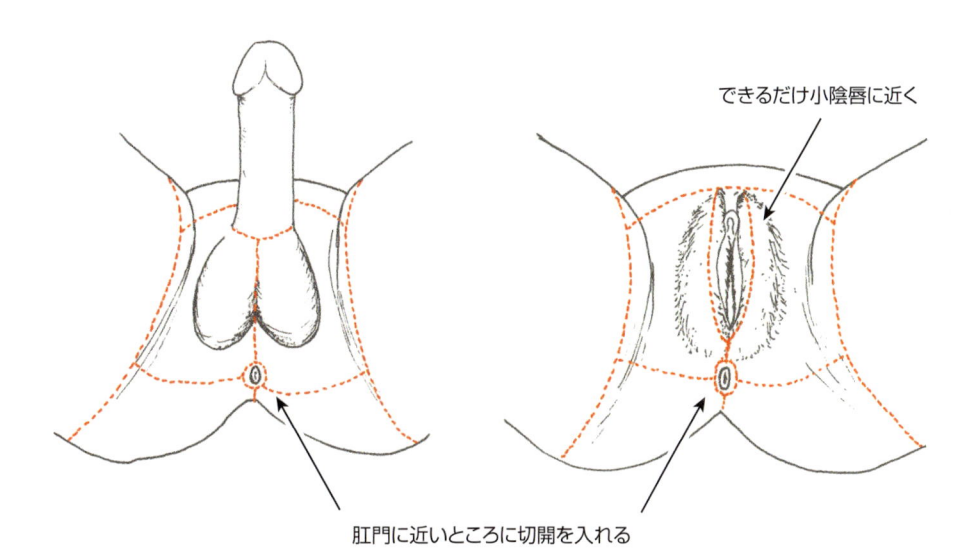

できるだけ小陰唇に近く

肛門に近いところに切開を入れる

F-01　皮膚の切開線

2. 鼠径部の解剖

2.1 男性の鼠径部 F-02

①上前腸骨棘と恥骨結合を結ぶ線上に**鼠径靭帯**があることを確認する。
②その線上をたどり，恥骨結合の外側部付近で**精索**を探す。
③精索をたどって鼠径靭帯の上にある**浅鼠径輪**を見つける。また，精索を被う散在性の筋束（**精巣挙筋**）を見つけ，それが**内腹斜筋**に連続していることを確かめる。

◆ 精索 F-02

　　　　精管，精巣動静脈などを含む索状の構造。精巣と連絡する器官が，精巣下降に伴って，側腹壁の筋と腹膜に包まれて降りてきたもの。

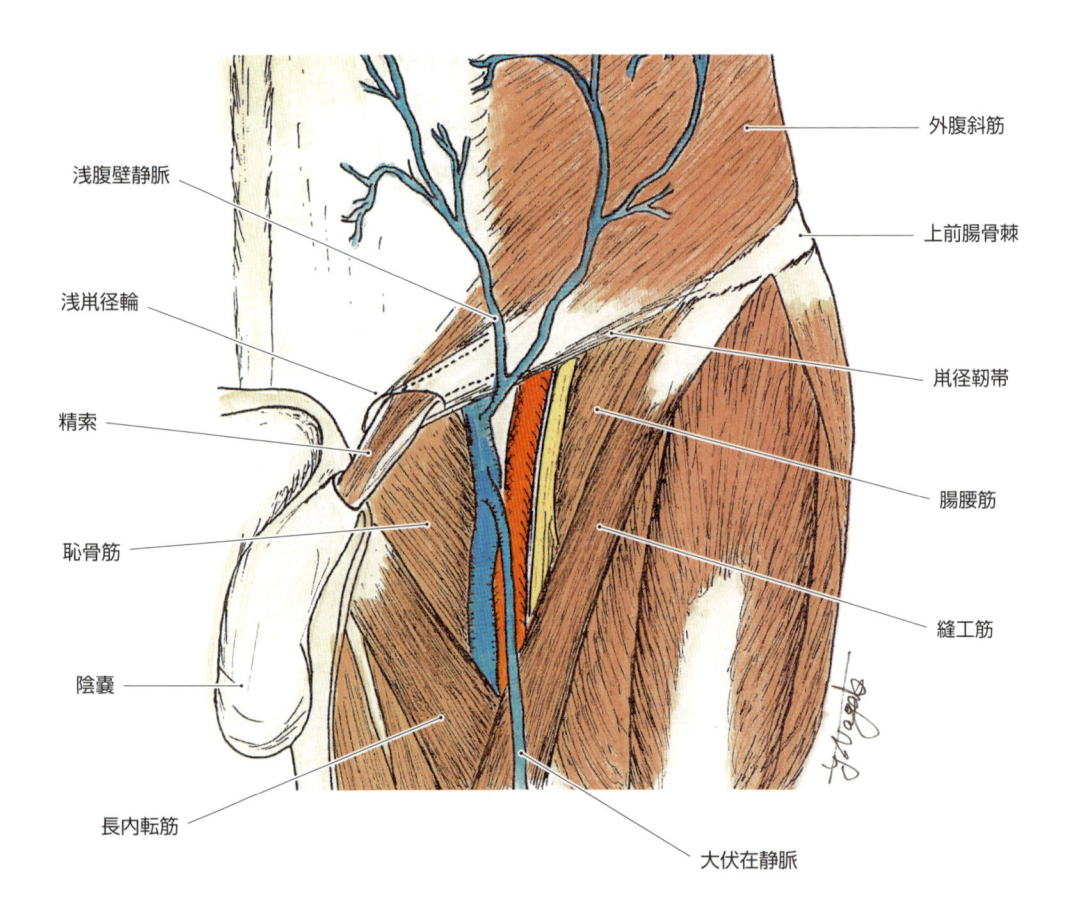

F-02 浅鼠径輪と精索の位置（男性）

2.2 女性の鼠径部 F-03

①上前腸骨棘と恥骨結合を結ぶ線上に鼠径靭帯があることを確認する。
②鼠径靭帯に沿って，厚い皮下脂肪層を取り除く。
③腹直筋鞘の外側縁と鼠径靭帯の交点付近で**浅鼠径輪**を探す。
④そこからさらに大陰唇の皮下に延びる靭帯状の**子宮円索**を見つける。

◆ 子宮円索 F-03

女性の生殖腺（卵巣）は，腹腔内に留まる。このため，卵巣と外陰部を結ぶ構造物が，出生後も鼠径管の中に存在する。これが子宮円索である。子宮円索は鼠径管を通り，大陰唇の皮下に延びる靭帯状の構造物である。男性では精巣と陰嚢の間で精巣下降を導く**精巣導帯**に相当する。

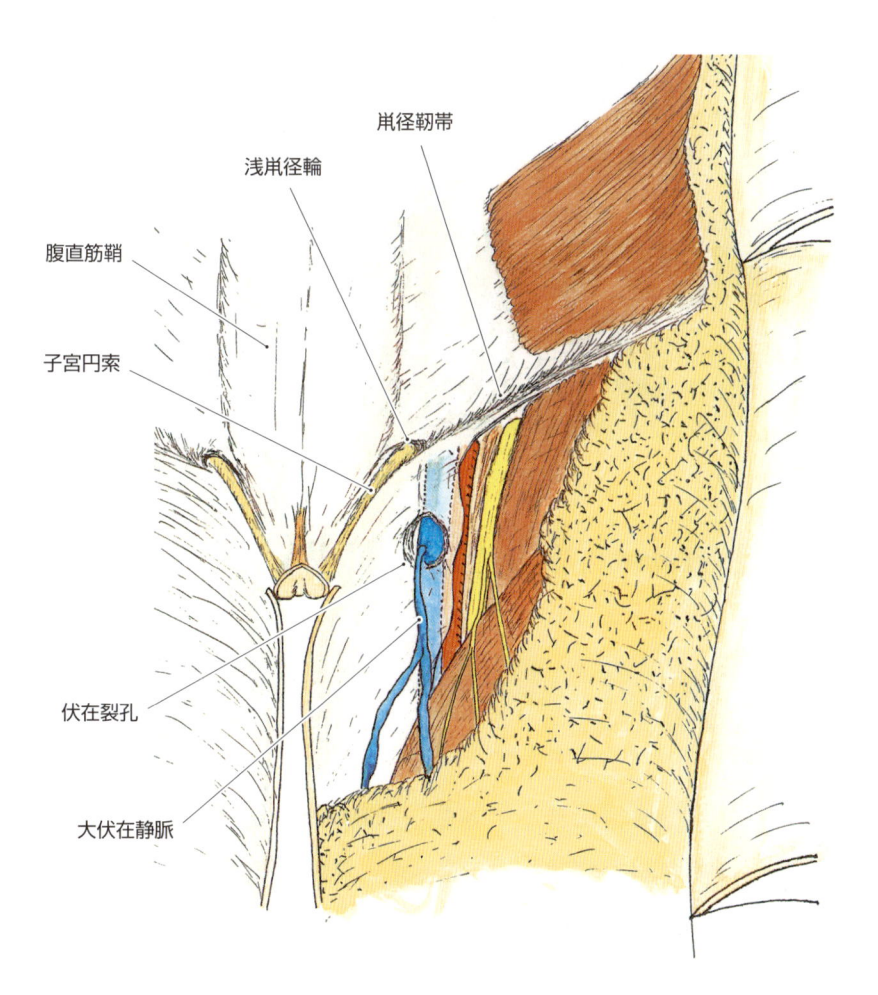

F-03 浅鼠径輪と子宮円索の位置（女性）

◆ 鼠径管 F-04

精巣下降の際に，精巣が通過する腹壁のトンネル。精巣の通過後は精索が入る。3枚の側腹筋でつくられ，腹腔側の入口を**深鼠径輪**，皮下側の出口を**浅鼠径輪**という。

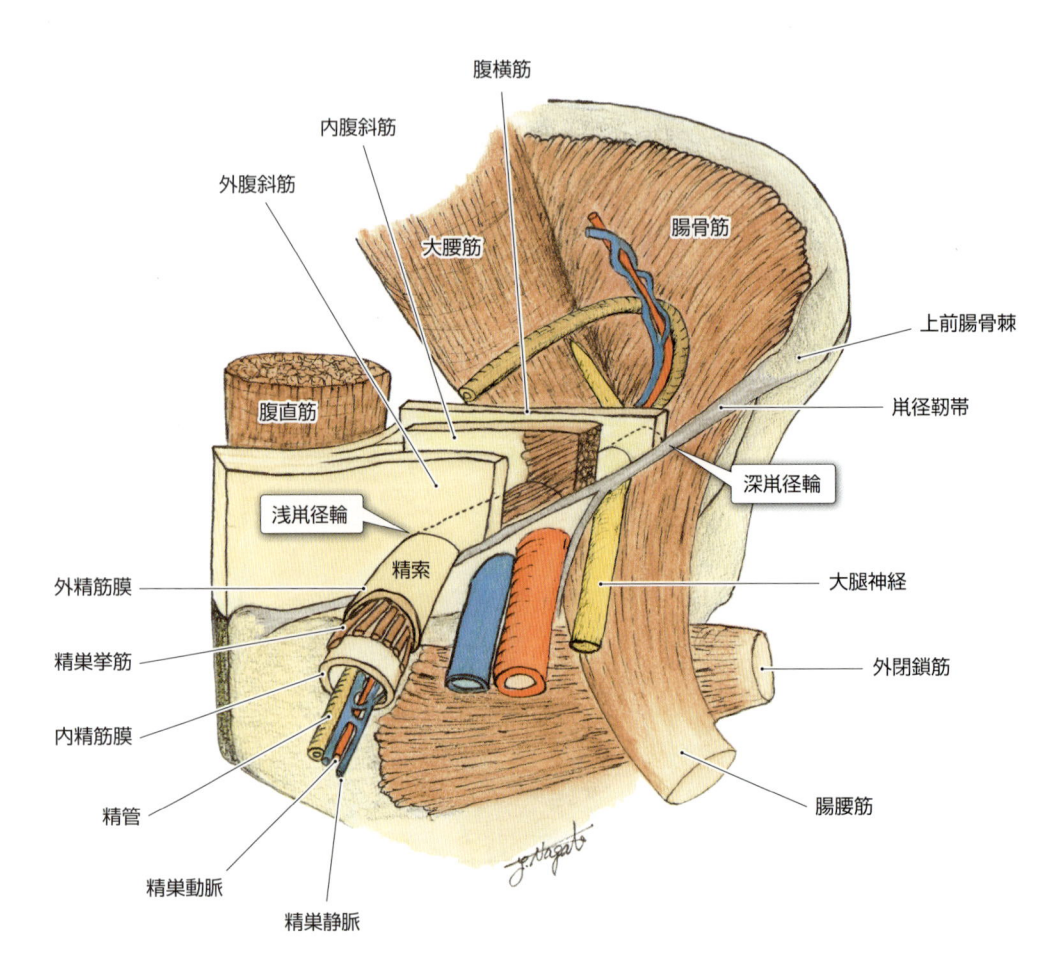

F-04　鼠径管

剖出器官	□ 浅鼠径輪と鼠径管　□ 精索　□ 精巣挙筋　□ 子宮円索
学習課題	○ 精索の構成要素はどこから来るか？　腹壁の層構造との関連を考えること。 ○ 精索の内容物は何か？ ○ 鼠径ヘルニアになるとなぜ腸管が陰嚢に入るのか？ ○ 精巣下降はいつ頃起こるか？　精巣下降が正常に行われないとどうなるか？

3. 会陰の解剖

会陰とは，広義には，骨盤腔の下面で**骨盤下口**(**F-05**)の領域にあたる。すなわち，左右の坐骨結節と恥骨結合および尾骨を頂点とする菱形の区域である。狭義には，男性では陰嚢の後方と肛門まで，女性では陰裂の後端から肛門までの間にあたる。

ここでは，骨盤下口をふさぐ会陰の筋(**F-06**)を剖出する。これらの筋は，①骨盤内臓を支え，②肛門の機能（排便）に関与し，③尿道・腟の周囲を取り巻き，生殖機能に関与する。

⚠️ 遺体を適宜，伏臥位にしたり，仰臥位にしたりしながら解剖を進めること。

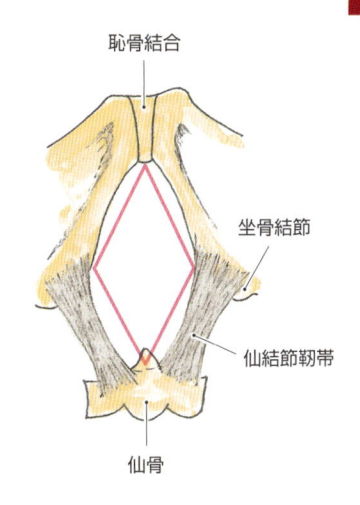

F-05 骨盤下口

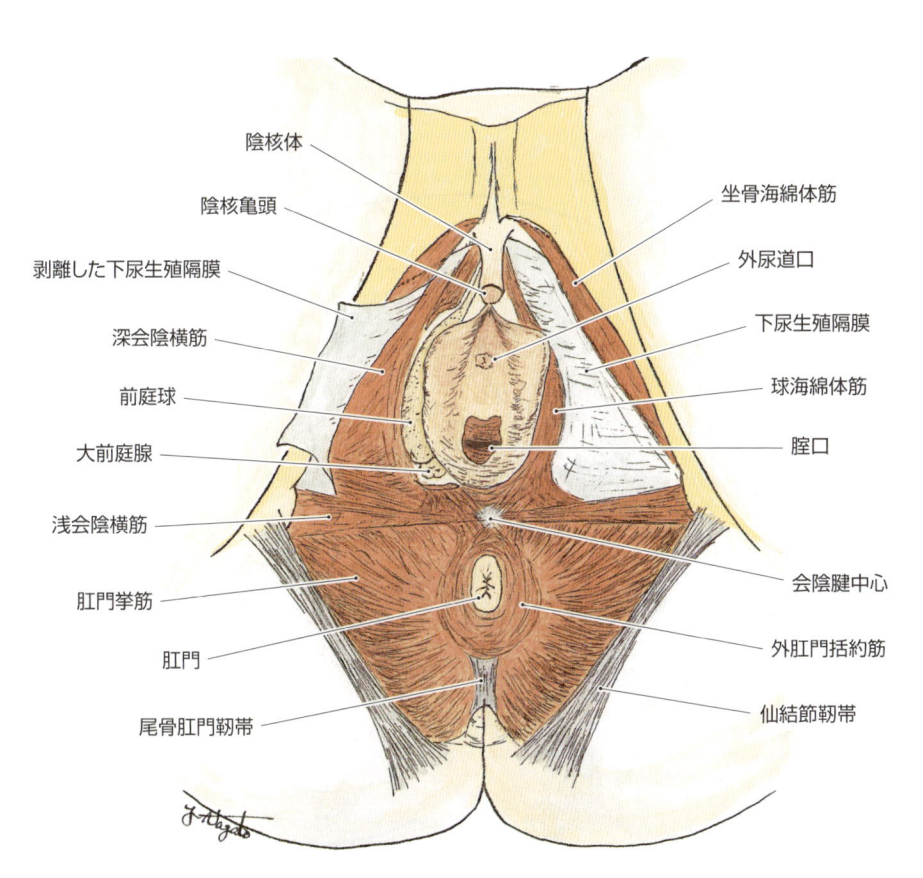

F-06 会陰の筋の剖出（女性）

3.1 会陰の筋（骨盤出口筋）と神経・血管の剖出 F-07・08

①外陰部の皮膚を肛門周囲まで切開する。女性では大陰唇の皮膚を取り除く。
②肛門三角を埋める厚い皮下脂肪を切除し，**肛門挙筋**（骨盤隔膜）と肛門周囲の**外肛門括約筋**を剖出する。
③坐骨結節付近で仙結節靭帯の下（小坐骨孔）を通って肛門三角に入る**陰部神経**および**内陰部動・静脈**を剖出し，これらの枝を追跡しながら尿生殖三角の皮下組織を切除する。
④**浅会陰横筋**，**会陰腱中心**，**坐骨海綿体筋**，**球海綿体筋**を確認する。

◆ 尿生殖三角と肛門三角 F-09

広義の会陰を坐骨結節で前後に分け，左右の坐骨結節を結ぶ線を底辺とする腹側の領域を**尿生殖三角**，背側を**肛門三角**と呼ぶ。尿生殖三角には男性では陰嚢・陰茎，女性では陰核・外尿道口・腟口がある。

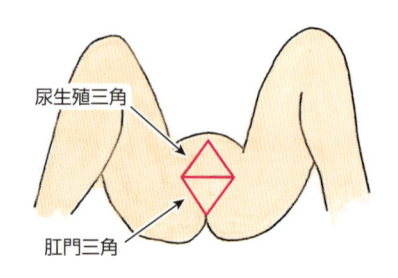

F-09 会陰の区分

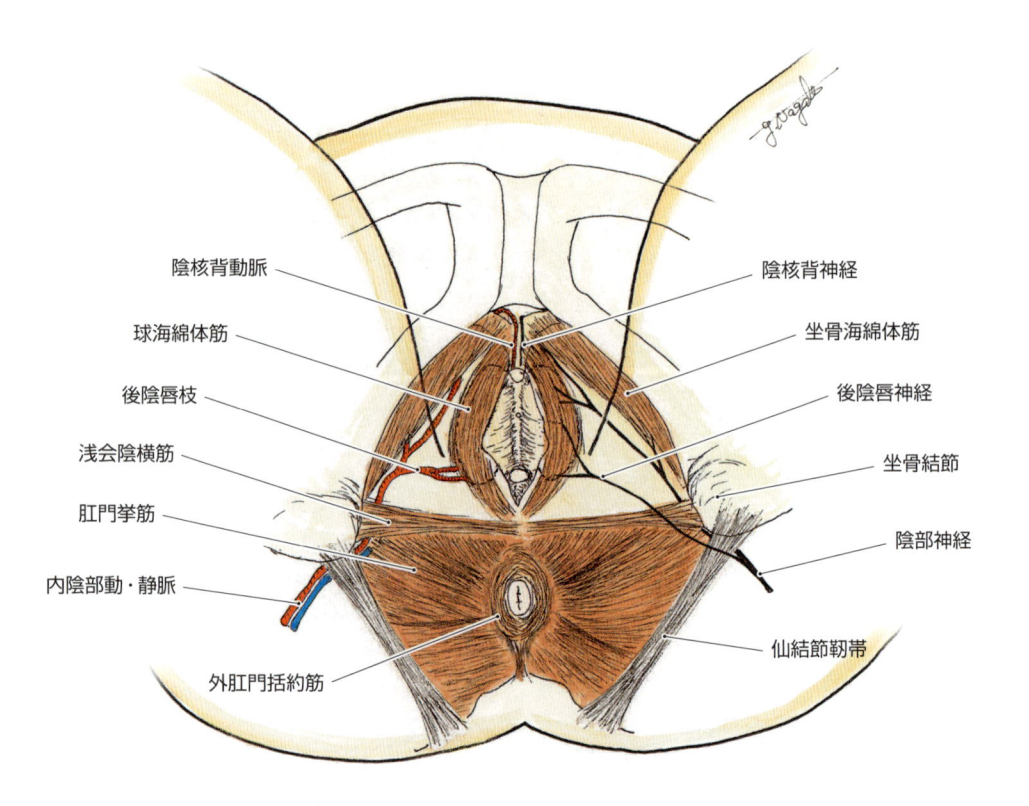

F-07 会陰の筋と神経・血管（女性）

尿生殖三角は，**深会陰横筋**，**尿道括約筋**とそれらの筋膜で構成される**尿生殖隔膜**がふさいでいる。一方，肛門三角をふさぐ隔膜を**骨盤隔膜**といい，主に肛門挙筋からなる。

◆ 坐骨直腸窩

肛門挙筋は骨盤壁からロート状にすぼまり，ロートの口にあたる中央部を肛門管が貫く。そのため，肛門周囲では骨盤壁との間に隙間ができる。この隙間を**坐骨直腸窩**といい，厚い脂肪体で埋められている。飢餓などでこの脂肪が失われると，直腸脱が起こる。

剖出器官	□ 肛門挙筋（骨盤隔膜）　□ 外肛門括約筋 □ 浅会陰横筋　□ 会陰腱中心　□ 坐骨海綿体筋　□ 球海綿体筋 □ 深会陰横筋（尿生殖隔膜）　□ 陰部神経　□ 内陰部動・静脈
学習課題	○ 骨盤下口（肛門三角と尿生殖三角）をふさぐ隔膜は何でできているか？ ○ それらの隔膜を貫く器官は？ ○ 会陰の筋の働きを3つ挙げよ。

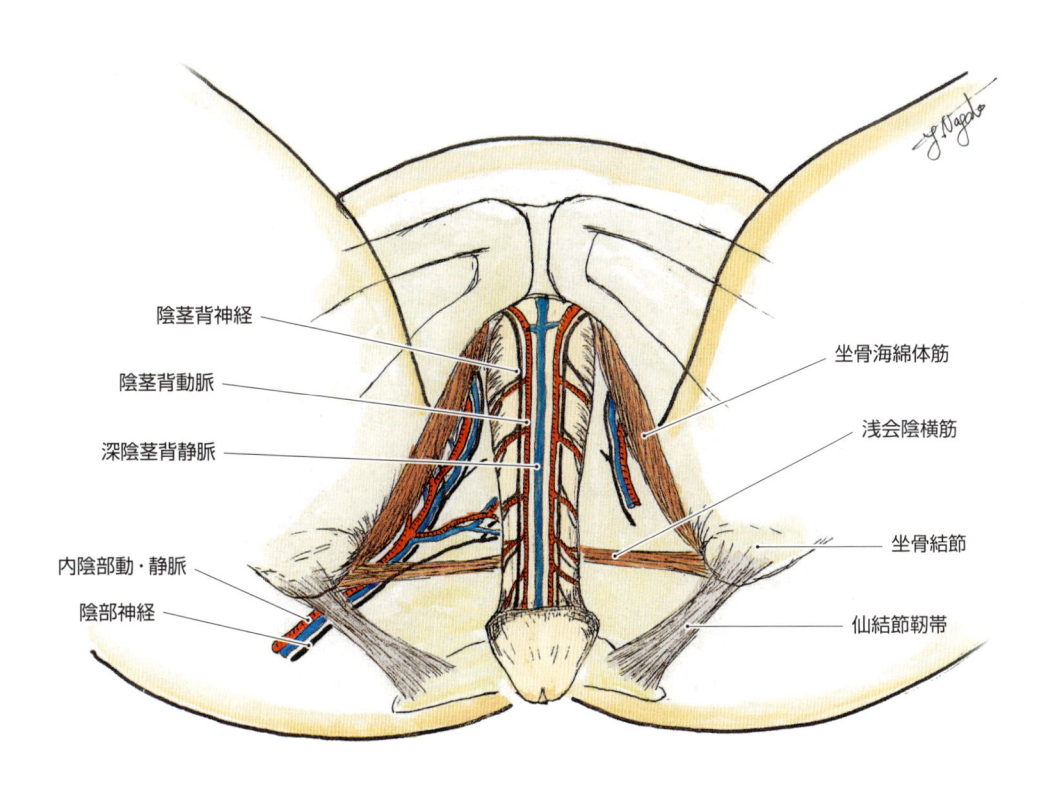

F-08　会陰の筋と神経・血管（男性）

3.2 内陰部動・静脈と陰部神経の追跡 F-10・F-11

①**陰部神経管**（F-12）を切り開き，陰部神経と内陰部動・静脈を確認する。
②肛門管と外肛門括約筋に分布する**下直腸神経**を剖出する。
③会陰の皮下で**後陰嚢・陰唇神経**を剖出し，末梢部へ追跡する。
④それぞれ伴行する動脈を剖出し，追跡する。

◆ 外陰部の動脈系

外陰部には，①大腿動脈からの**外陰部動脈**，②外腸骨動脈からの**精巣挙筋動脈**，③内腸骨動脈からの**内陰部動脈**と**精管動脈**，④腹大動脈からの**精巣動脈**（女性の腹腔内にある卵巣動脈に相当）が分布する。①は外陰部前方の皮下，③の内陰部動脈は肛門と外陰部の後方，陰茎・陰核，②，③の精管動脈および④は精索内と精巣に分布する。

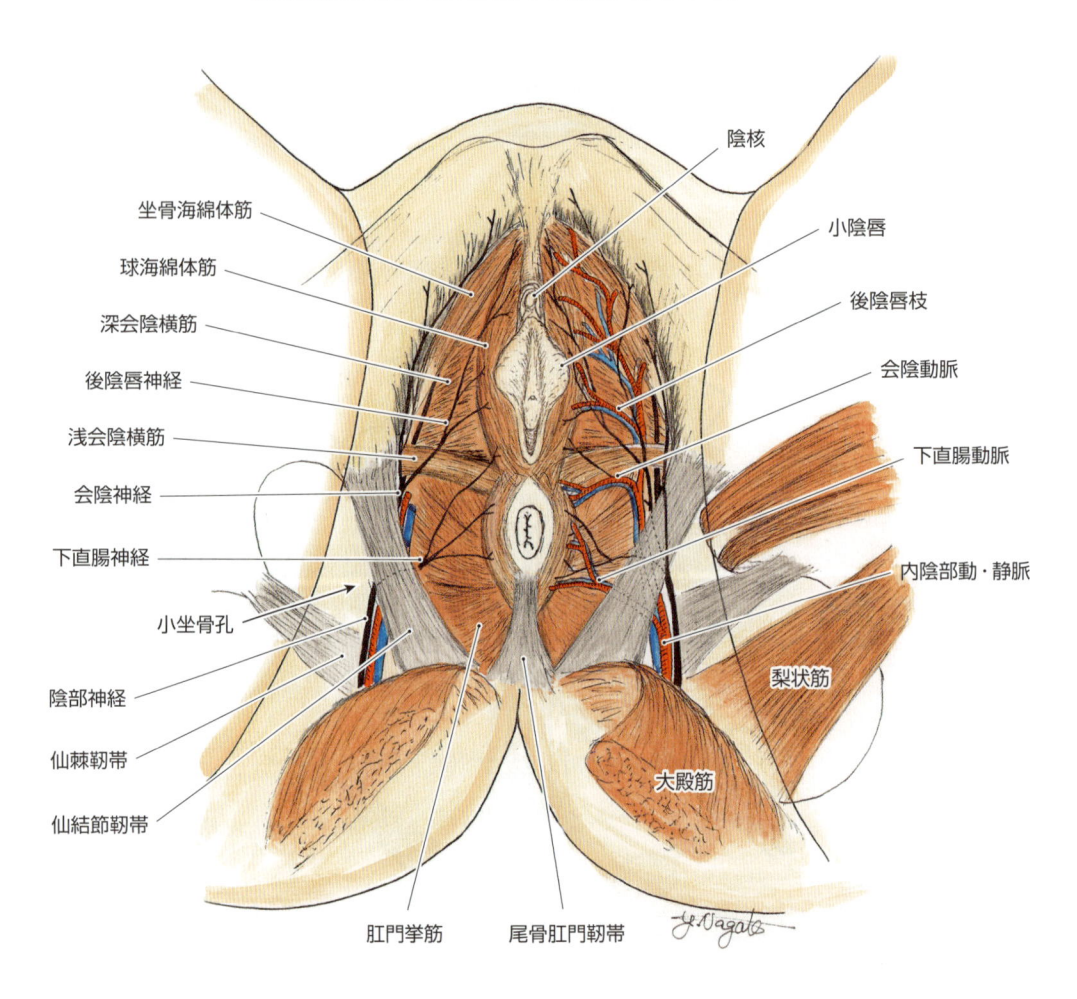

F-10 外陰部の解剖（女性）

◆ **外陰部の神経支配**

①腸骨鼠径神経，②陰部大腿神経の陰部枝，③後大腿皮神経の会陰枝，④**陰部神経**が分布する。①と③は皮神経である。②と④は混合性である。①と②の皮枝は，陰嚢または大陰唇の前半に分布する。②の筋枝は精索の中に入り精巣挙筋を支配する。また，交感神経の成分を精索や精巣上体に運ぶ。③は会陰と大腿内側の境界部に分布する。④の皮枝は，<u>肛門周囲（下直腸神経），陰嚢または大陰唇の後半（後陰嚢神経，後陰唇神経），陰茎または陰核（陰茎背神経，陰核背神経）に分布する。④の筋枝は，外肛門括約筋（下直腸神経），肛門挙筋，浅および深会陰横筋，坐骨海綿体筋，球海綿体筋，尿道括約筋に分布する</u>。

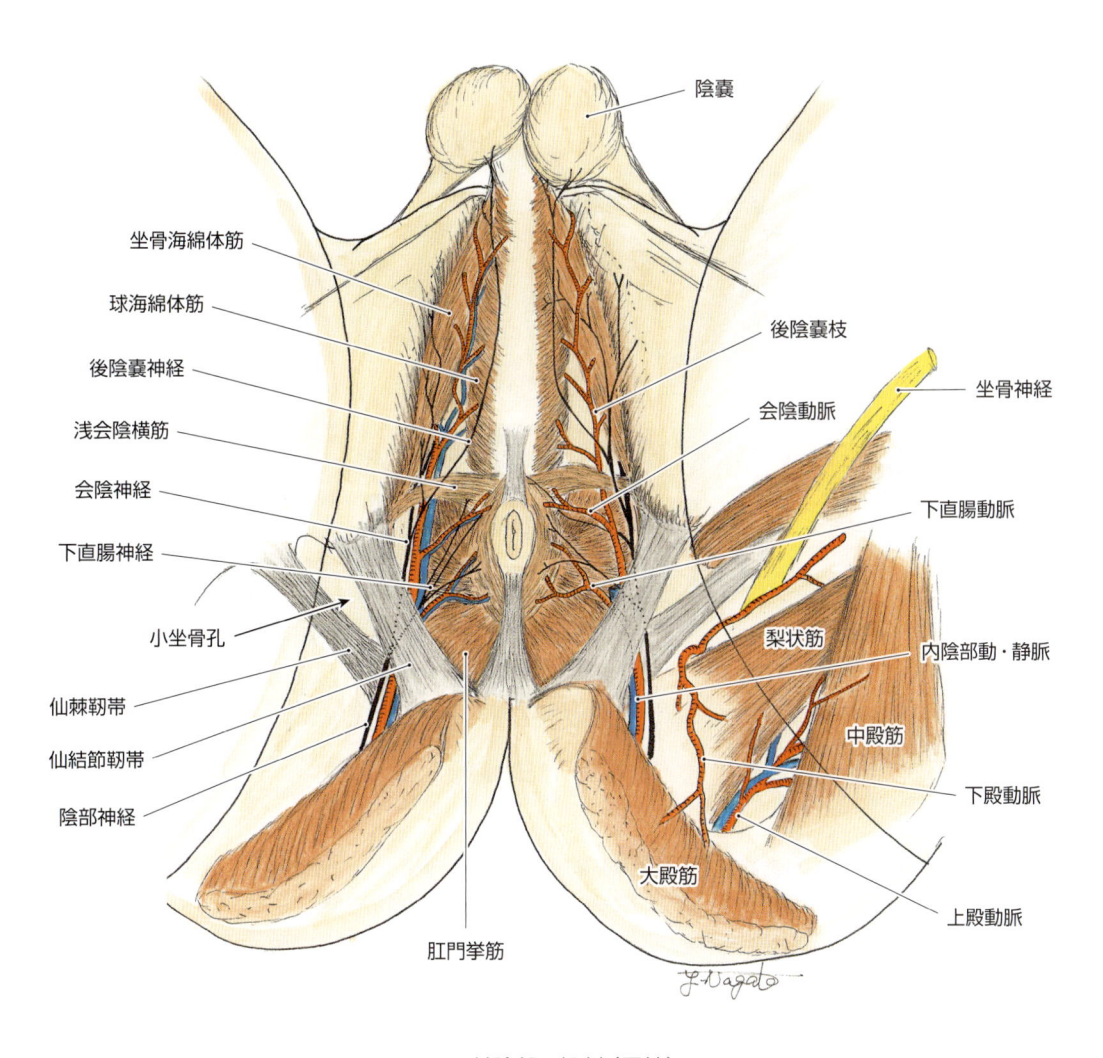

F-11 外陰部の解剖（男性）

◆ 陰部神経管（アルコック管）F-12

　内陰部動・静脈と陰部神経は**大坐骨孔**（梨状筋下孔）から出た後，**小坐骨孔**（仙棘靭帯と仙結節靭帯の間）を通って再び骨盤腔に入る。その後会陰にいたるまでは坐骨結節の内側で内閉鎖筋に沿って走るが，その際，閉鎖筋膜がつくるトンネルを通る。このトンネルを陰部神経管と呼ぶ。

　【陰部神経の位置】 陰部神経は腟から坐骨棘のすぐ後ろで，また，皮膚からは坐骨結節の内側で確認できる。このことは，無痛分娩で陰部神経を局所麻酔する場合，重要である。

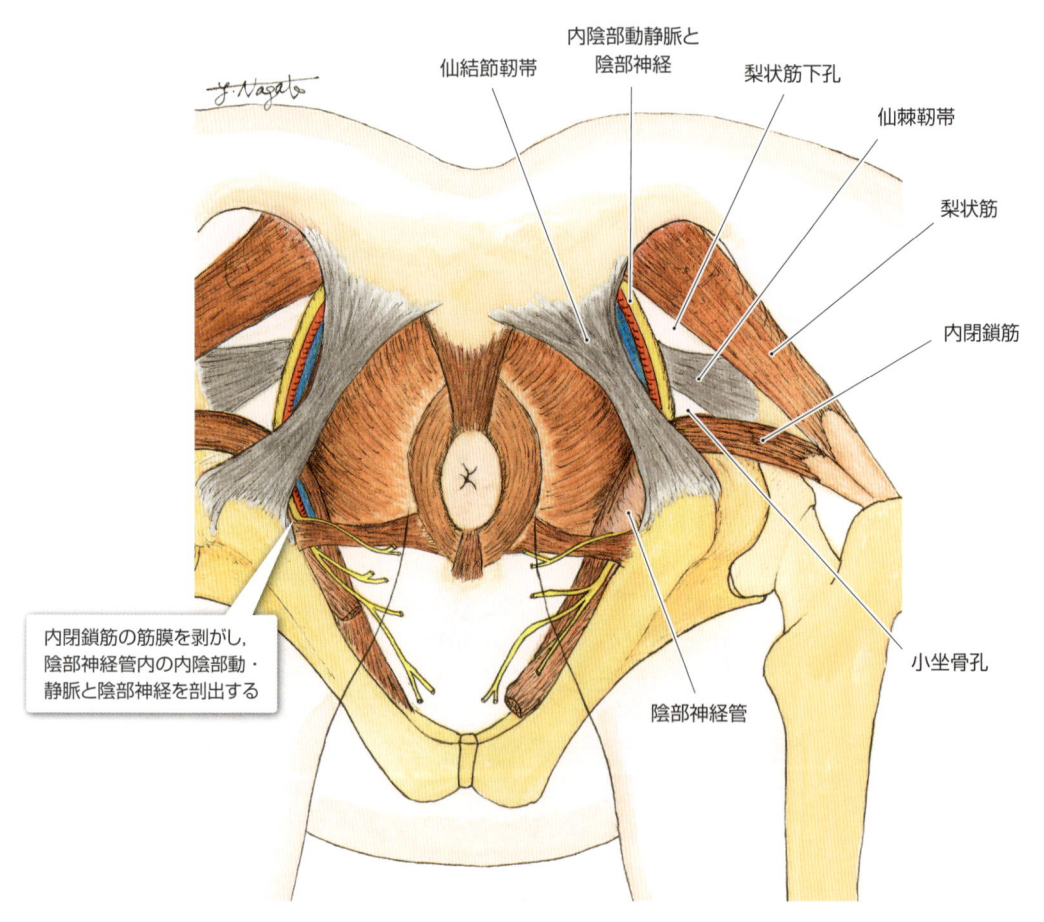

F-12　陰部神経管

剖出器官	□ 仙棘靭帯　□ 仙結節靭帯　□ 大坐骨孔　□ 小坐骨孔　□ 陰部神経管
	□ 陰部神経〔□ 下直腸神経　□ 後陰嚢（陰唇）神経〕
	□ 内陰部動脈〔□ 下直腸動脈　□ 後陰嚢（陰唇）枝　□ 陰茎（陰核）背動脈〕
学習課題	○ 陰部神経の支配領域（枝）を確認できたか？
	○ 排尿・排便に陰部神経はどのように関わっているか？
	○ 内陰部動脈の分布域（枝）を確認できたか？

3.3 外生殖器の観察 F-13

男女の外生殖器は発生起源は同じであるが，発達過程が異なる。女性では，**生殖結節**と**尿生殖ヒダ**がほぼそのままの形を維持して成熟し，陰核と小陰唇になる。男性では，生殖結節と尿生殖ヒダが尿道を巻き込んで巨大化し，陰茎となる。つまり，女性の陰核を大きくして尿道を包み込み，その周囲を小陰唇で被ったのが陰茎である。

【尿道下裂】 生殖結節と尿生殖ヒダが発達して陰茎が形成される際，左右の尿生殖ヒダが融合して陰茎の中に尿道がつくられる。ここで尿生殖ヒダの融合が不完全だと，陰茎の下面に尿道の出口ができる。この状態を尿道下裂という。

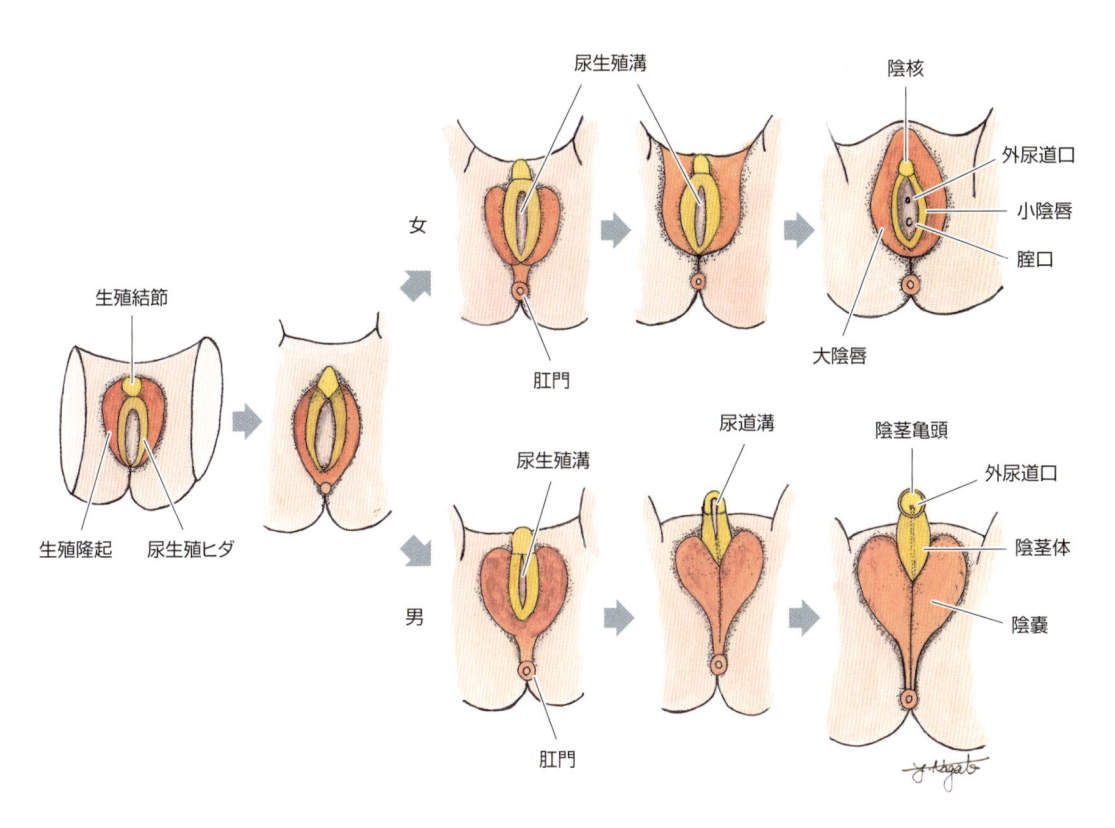

F-13 外生殖器の発生

G. 背部深層の解剖

背部の深層で脊柱の両側を縦走する筋群を**固有背筋**という。固有背筋は脊髄神経後枝が支配する（他の筋はすべて脊髄神経前枝が支配する）。

1. 固有背筋の剖出と観察

固有背筋が脊柱の運動に関与し，脊髄神経の後枝で支配されていることを理解する。また，後頭下の筋と神経・血管を観察する。

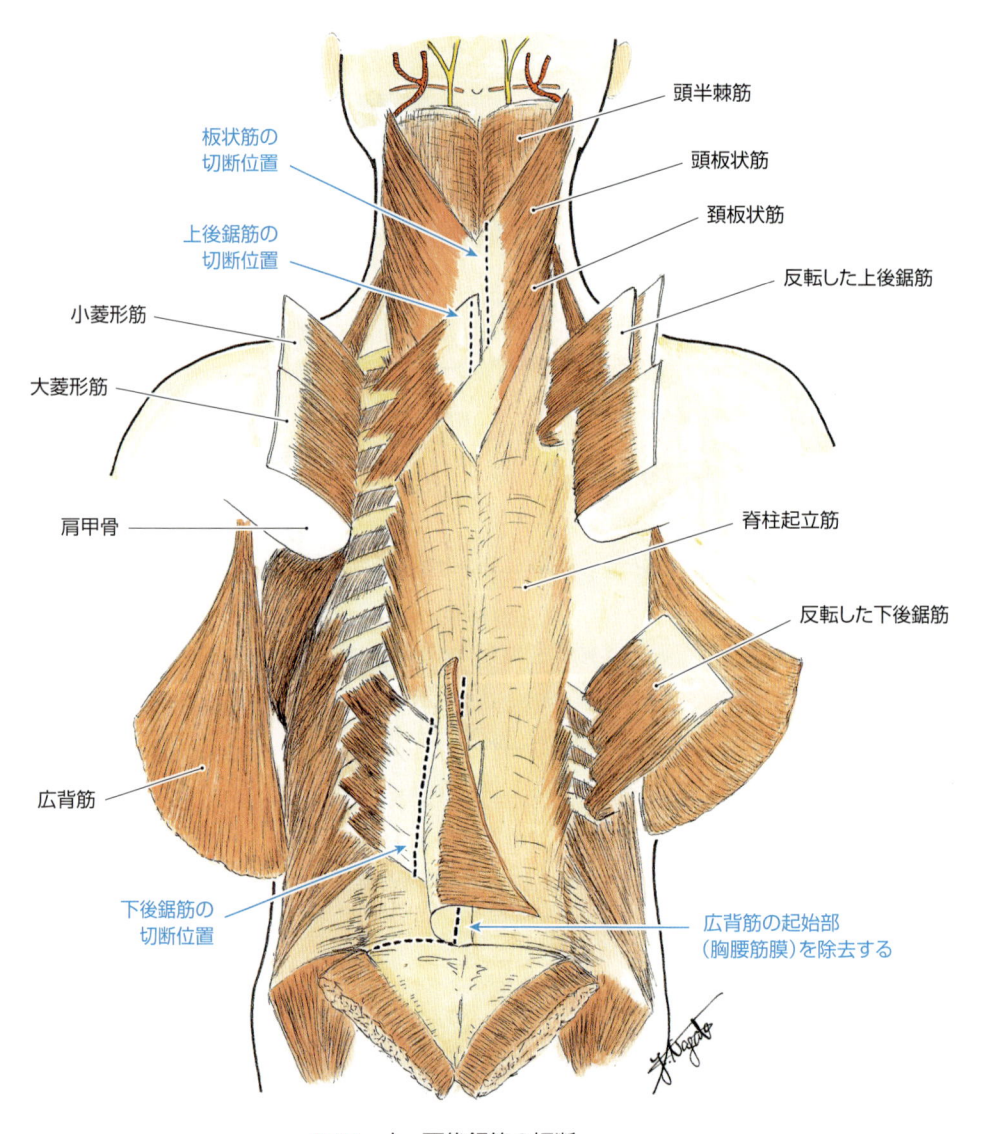

G-01 上・下後鋸筋の切断

1.1 後頚部深層の解剖

①上・下後鋸筋を起始部で切断し，固有背筋を露出する（G-01）。

②**頭板状筋・頚板状筋**の筋束を確認し，停止部を指で確認する。

③これらの起始部を頚椎の棘突起に沿って切断する。

④頭板状筋・頚板状筋を反転し，**頭半棘筋**を剖出し，起始と停止を確認する（G-02）。

⑤頭半棘筋の停止部を完全に切断する。筋束が乳様突起付近まで続いているので，この筋を被っている頭板状筋を十分に反転する必要がある。

⑥頭半棘筋を反転し，**頚半棘筋**を観察する（G-03）。

> ⚠️ 頭半棘筋の筋束は，停止部の後頭骨に向かって厚く両側に広がっているので，筋の境界をよく確かめてから切断する（外側で胸鎖乳突筋を一緒に切断しないこと）。

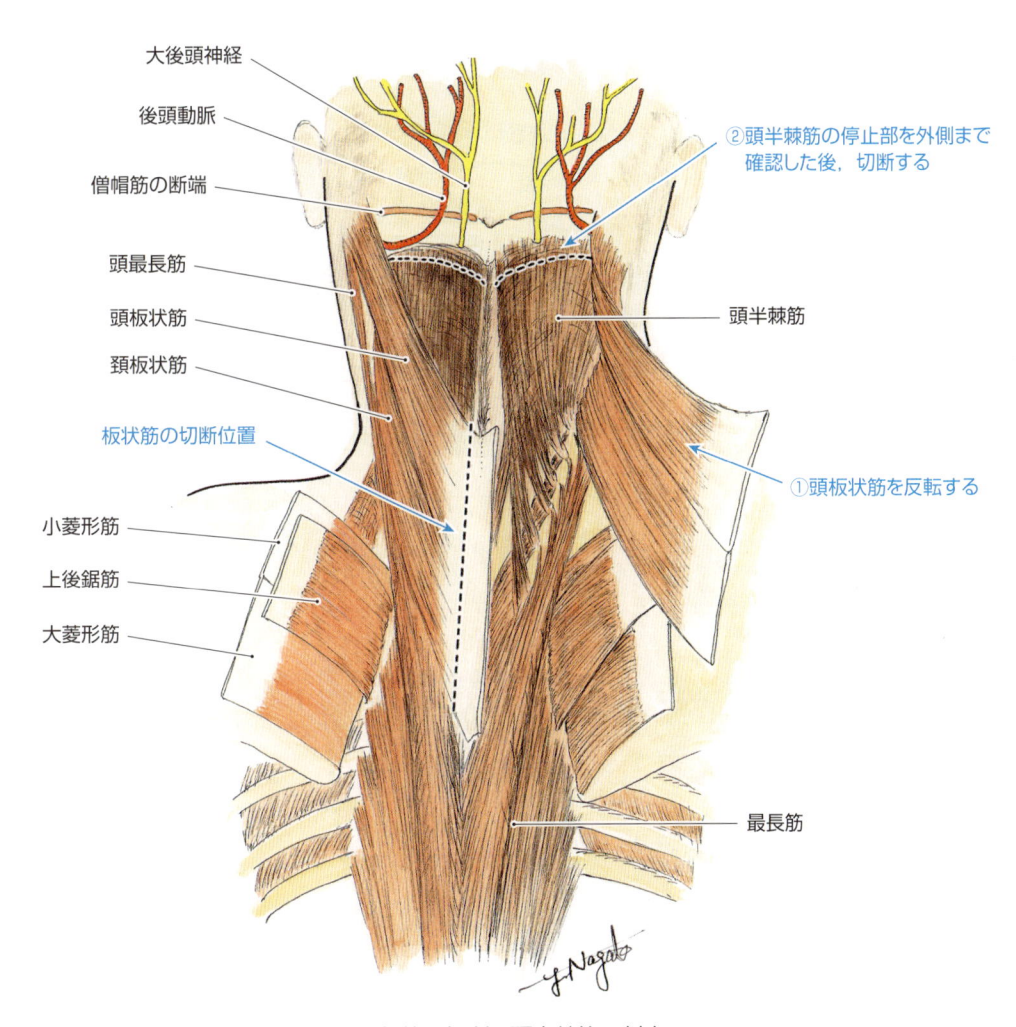

G-02　板状筋の切断と頭半棘筋の剖出

1.2 後頭下の解剖 G-03

①頭半棘筋を反転した状態で第2頚椎棘突起を確認し，ここから後頭下の筋（**大後頭直筋，小後頭直筋，上頭斜筋，下頭斜筋**）を剖出する。
②後頭部で**大後頭神経**（第2頚神経後枝）を見つけ出し，中枢側に追跡して下頭斜筋の下から出ることを確認する。
③後頭下の筋で構成される三角形（**後頭下三角**）の中から出る細い**後頭下神経**（第1頚神経後枝）が，これらの筋に分布することを確認する。

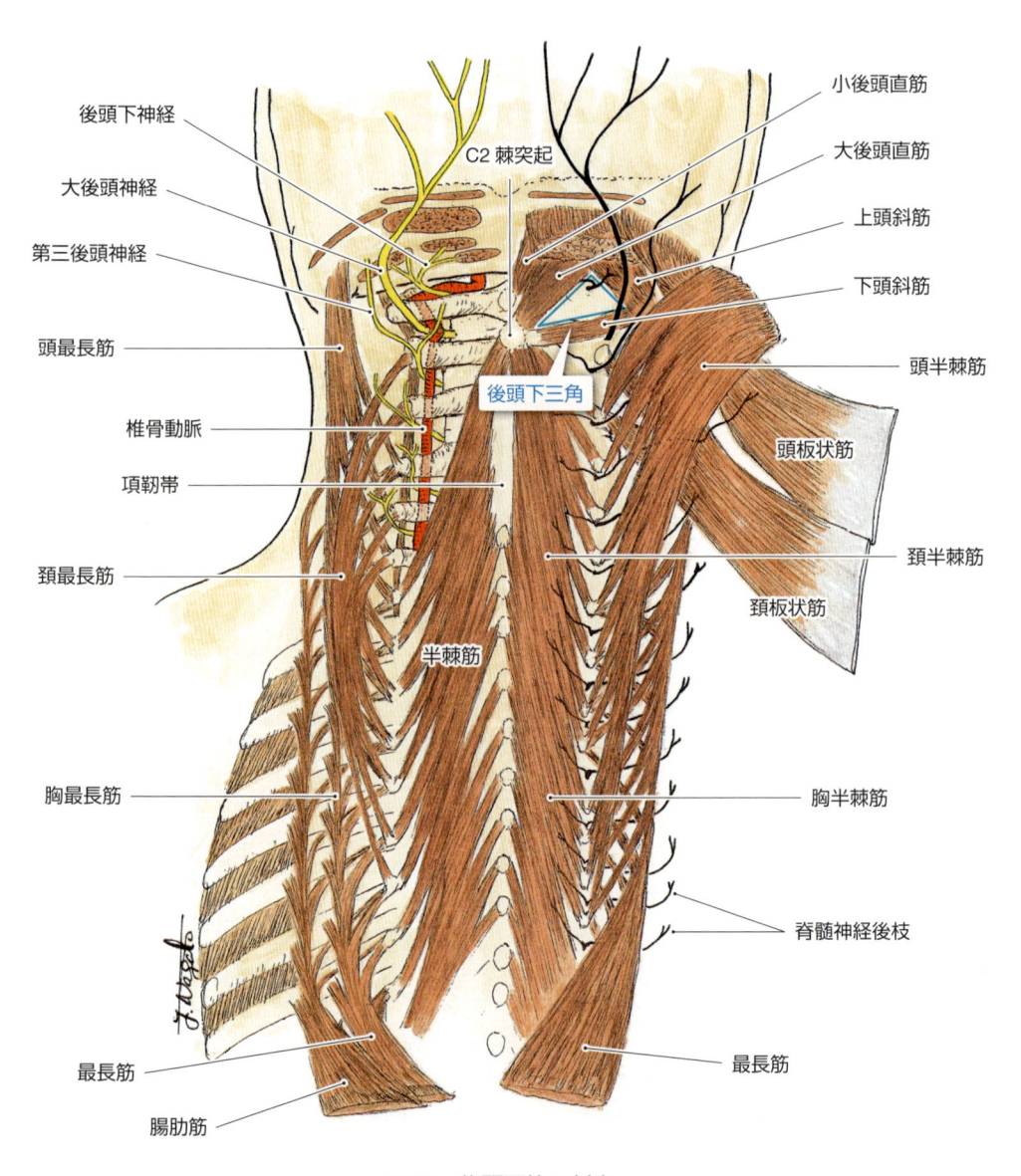

G-03　後頭下筋の剖出

④下頭斜筋の尾側で第2頚椎横突起を確認し，そのすぐ下から出る**第三後頭神経**（第3頚神経後枝）を剖出する。

⑤後頭下三角の中で**椎骨動脈**を探してみる。筋束が厚かったり，静脈叢が発達していたりすると見つけにくい。

1.3 脊柱起立筋と横突棘筋の剖出 G-04

①脊柱起立筋の筋束を持ち上げ，メスの背を使って筋束を分離し（切断しないように注意），起始と停止を確認する。

②起始と停止から**腸肋筋**，**最長筋**，**棘筋**を同定する。

③腰部で脊柱起立筋の筋束を切断し，その深層にある**多裂筋**や**回旋筋**を観察する。

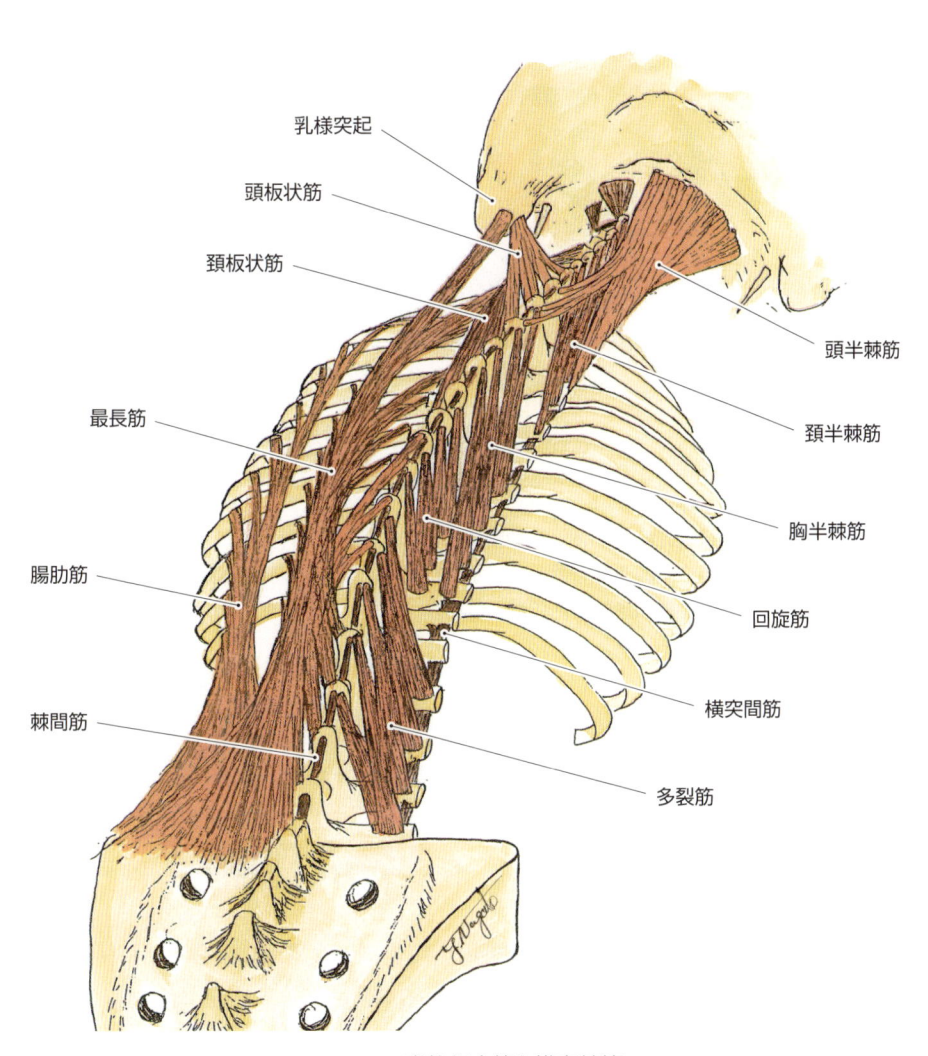

G-04　脊柱起立筋と横突棘筋

◆ **脊柱起立筋と横突棘筋の構成** G-05

　　脊柱起立筋とは，腸肋筋，最長筋，棘筋の総称である。これらの筋は腸骨や椎骨の棘突起から起こり，上位の横突起や肋骨に停止する。すなわち，全体として上外方へ向かう走行を示す。

　　横突棘筋は，その名のとおり椎骨の横突起から起こり上位の棘突起に停止する短い筋群（半棘筋，多裂筋，回旋筋）の総称である。脊柱起立筋と横突棘筋はクロス構造を保つことで，脊柱の保持と運動を制御している。

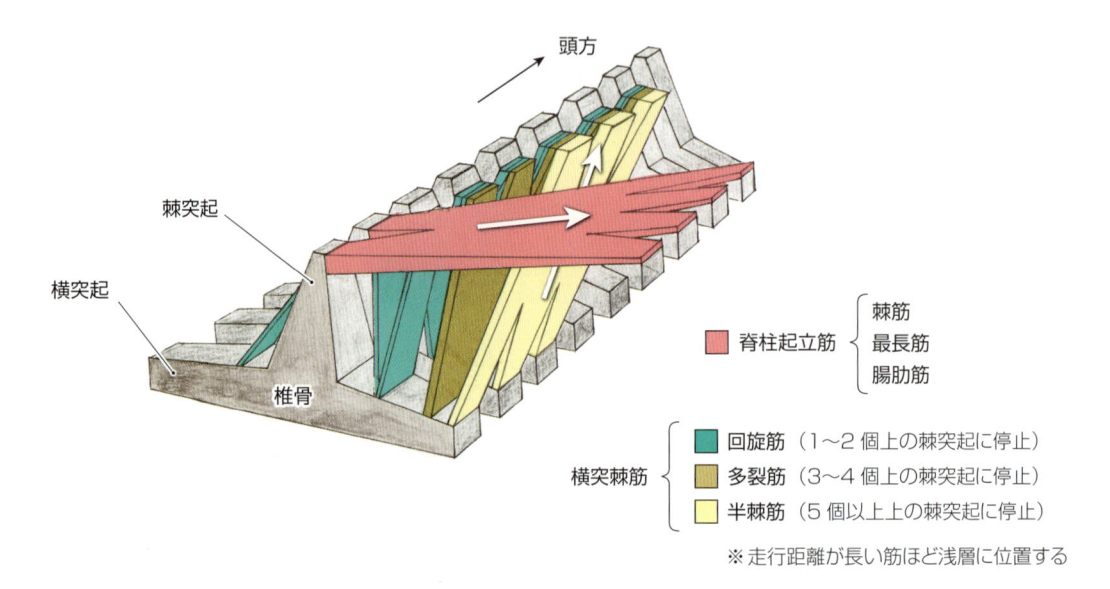

G-05　脊柱起立筋と横突棘筋の走行

⚠ 脊柱起立筋の筋線維を観察するためには，筋束を持ち上げて筋線維の間を埋めている結合組織を取り除く。メスを筋線維の方向に沿って動かすとよい。筋束を切断すると，筋の走行が判らなくなる。

◆ **胸腰筋膜** G-06

　　胸腰筋膜は脊柱起立筋を包む筋膜であり，体表に近い表層のものを浅葉（後葉），深部で脊柱起立筋の腹側を包むものを深葉（前葉）と呼ぶ。腰部の浅葉は特に厚くなっていて，広背筋や下後鋸筋の起始となる。この部分を**腰背筋膜**と呼ぶ。

　　胸腰筋膜は側腹壁の筋（内腹斜筋と腹横筋）の起始となり，腹直筋鞘に続く。また，頚部で板状筋や頭半棘筋を被う筋膜（**項筋膜**）となる。つまり，この筋膜が存在することによって体幹の筋が連続するのである。

115

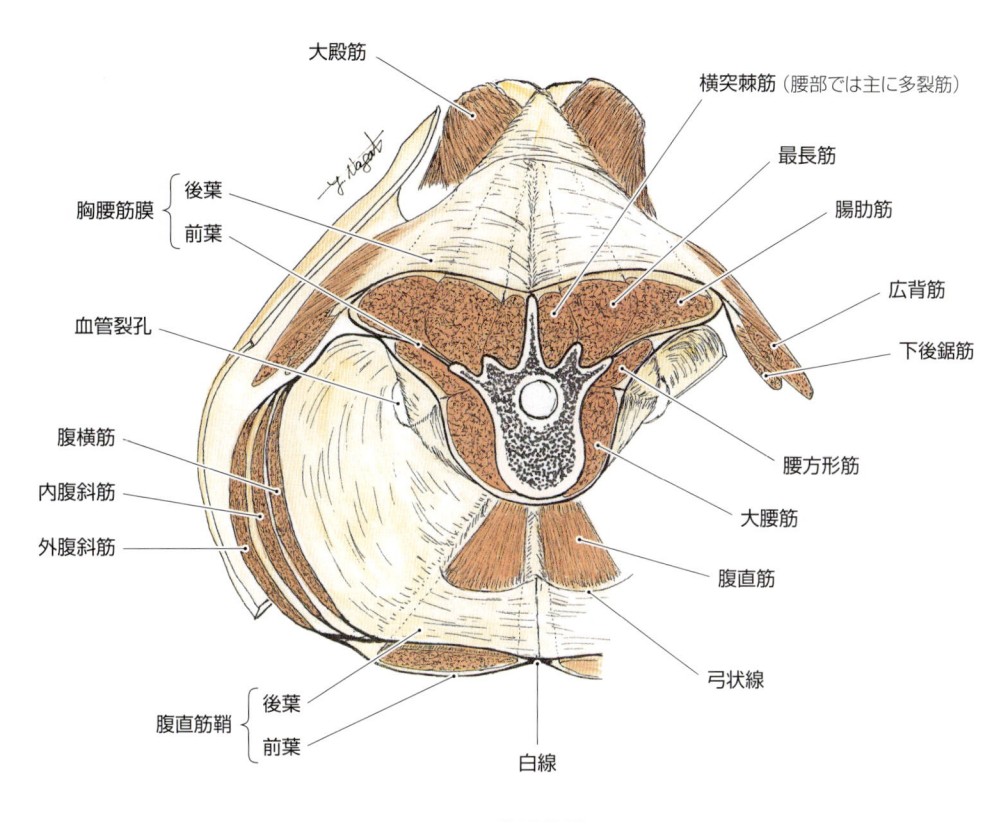

G-06　胸腰筋膜

剖出器官	脊柱起立筋	☐ 腸肋筋（頚腸肋筋，胸腸肋筋，腰腸肋筋）
		☐ 最長筋（頭最長筋，頚最長筋，胸最長筋）
		☐ 棘筋（胸棘筋：胸椎部）
	横突棘筋	☐ 半棘筋（頭半棘筋，頚半棘筋，胸半棘筋）
		☐ 多裂筋（胸・腰椎部）
		☐ 回旋筋（胸・腰椎部）
	板状筋	☐ 頭板状筋　　☐ 頚板状筋
	後頭下筋	☐ 大・小後頭直筋　　☐ 上・下頭斜筋　　☐ 後頭下三角
	後頭下の構造	☐ 大後頭神経　　☐ 後頭下神経　　☐ 第三後頭神経　　☐ 椎骨動脈

学習課題	○ 固有背筋の支配神経は？
	○ 3種類の脊柱起立筋を区別できたか？
	○ 胸腰筋膜を起始とする筋は？
	○ 半棘筋・多裂筋・回旋筋の形態的な違いは何か？
	○ 多裂筋や回旋筋が発達している部位はどこか。また，その理由は？
	○ 椎骨動脈の位置を確認できたか？

I　体幹・四肢

G　背部深層

II 関節の解剖

A. 肩関節の解剖
1. 肩周囲の解剖 　　　　　　　　　　　　　123
2. 靭帯の剖出 　　　　　　　　　　　　　　123
3. 回旋筋腱板の剖出と関節包の観察 　　　　125
4. 関節包の切開と観察 　　　　　　　　　　126

B. 肘関節の解剖
1. 肘周囲の筋の剥離 　　　　　　　　　　　129
2. 内側上顆付近の解剖と内側側副靭帯の剖出 　130
3. 外側上顆付近の解剖と外側側副靭帯の剖出 　131
4. 橈骨輪状靭帯の観察 　　　　　　　　　　131
5. 関節包の解剖 　　　　　　　　　　　　　133

C. 手の関節の解剖
1. 手掌の靭帯の剖出 　　　　　　　　　　　134
2. 手背の靭帯の剖出 　　　　　　　　　　　135
3. 手の関節 　　　　　　　　　　　　　　　136

D. 股関節の解剖
1. 股関節後面の解剖 　　　　　　　　　　　138
2. 股関節前面の解剖 　　　　　　　　　　　141
3. 内閉鎖筋・外閉鎖筋の剖出と除去 　　　　141
4. 靭帯と関節包の解剖 　　　　　　　　　　142

E. 膝関節の解剖
1. 内側面と外側面の解剖 　　　　　　　　　145
2. 側副靭帯の剖出と後面の解剖 　　　　　　146
3. 前面の解剖 　　　　　　　　　　　　　　148
4. 関節内靭帯と軟骨（半月）の観察 　　　　149

F. 足の関節の解剖
1. 足背部外側面の解剖 　　　　　　　　　　153
2. 内側面の解剖 　　　　　　　　　　　　　154
3. 足底部の解剖 　　　　　　　　　　　　　154
4. 後面の解剖 　　　　　　　　　　　　　　156

はじめに

　関節の安定性と可動性は，四肢の運動にとって欠かせない機能である。関節の構造には，単に骨どうしの結合だけではなく，結合を補強する靱帯も含まれる。これらの知識に基づいて，筋の作用だけでは理解が困難である運動機能，たとえば**可動範囲**（運動制限），負荷に対する**抵抗性**，**運動方向**などについて，関節の役割を理解する。

　ここでは上肢の肩関節・肘関節・手の関節，下肢の股関節・膝関節・足の関節を解剖する。関節の剖出に際しては，まず筋の付着部を骨から剥離（または切断）し，靱帯を明らかにする。その後，関節包を破り，関節内の構造を観察する。また，解剖の過程で筋の付着部を明らかにする。この作業によって，見過ごしていた筋についても，その付着部位についての理解を深めることができる。

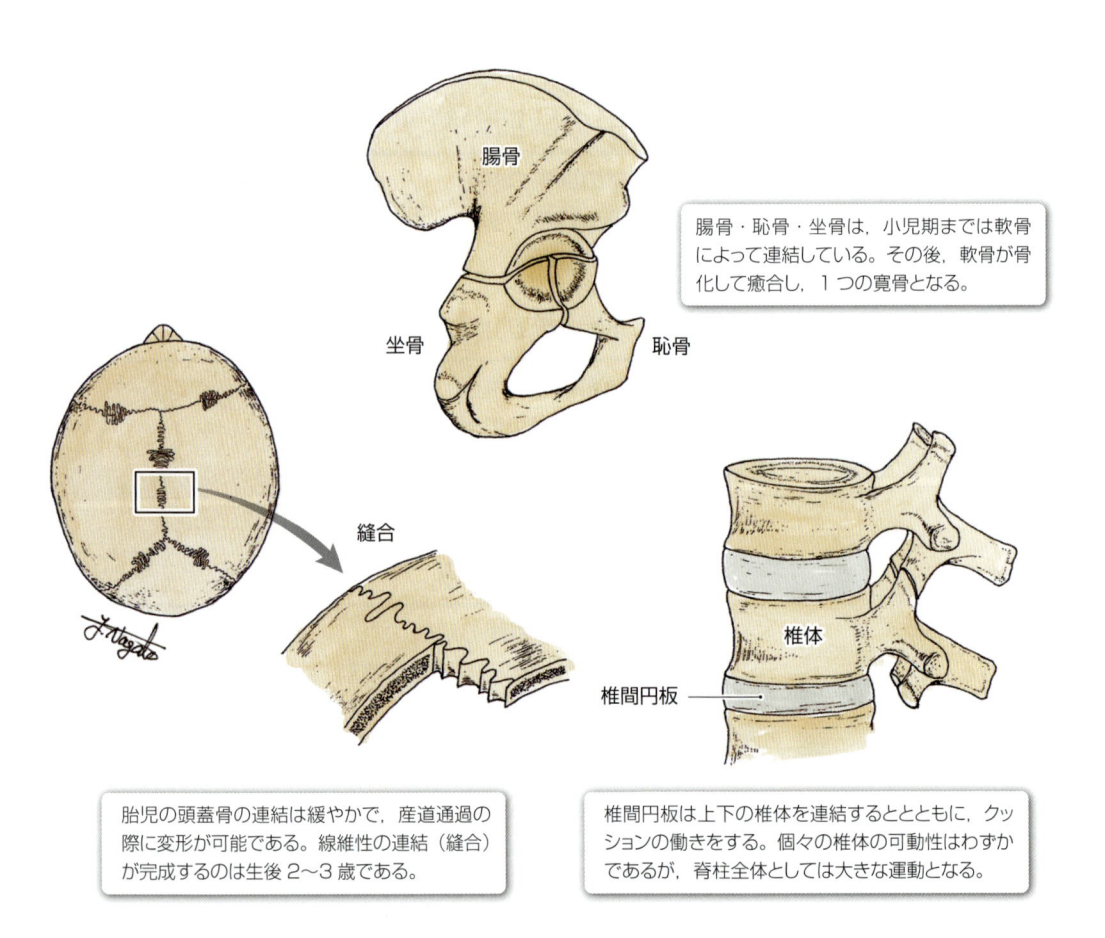

腸骨・恥骨・坐骨は，小児期までは軟骨によって連結している。その後，軟骨が骨化して癒合し，1つの寛骨となる。

胎児の頭蓋骨の連結は緩やかで，産道通過の際に変形が可能である。線維性の連結（縫合）が完成するのは生後 2〜3 歳である。

椎間円板は上下の椎体を連結するとともに，クッションの働きをする。個々の椎体の可動性はわずかであるが，脊柱全体としては大きな運動となる。

01　不動性の連結

関節とは

人体を構成する骨は206個あり，これらの骨が連結して骨格が形成される．骨の連結様式には，不動性のものと可動性のものがある．**不動性**の連結では，線維性結合組織や軟骨組織が骨と骨を結合している．代表的な例として，縫合，釘植(ていしょく)，椎間円板による椎骨の連結がある（01）．一方，**可動性**の連結は，滑膜性の連結とも呼ばれ，骨と骨が狭い間隔によって隔てられ，全体は関節包と呼ばれる線維性被膜によって被われる（02）．

◆ 関節包と滑膜

関節包は，外層の**線維膜**と内層の**滑膜**からなる．線維膜は骨膜に連続する膜であり，丈夫な構造体を形成する．内面を被う滑膜は，滑液を分泌・吸収する．**滑液**は，関節面の摩擦を軽減するための潤滑油であり，また関節軟骨（血管を持たない）に栄養を供給する．その量によって関節内の圧力が一定に保たれる．

関節包には，周囲の血管からの枝や知覚神経の枝が分布する．知覚神経の多くは，痛覚と深部知覚（関節の位置や運動に関わる情報）を担っている．このため，関節の過度の伸展によって痛覚が発生し，反射的に筋の運動が制限される．

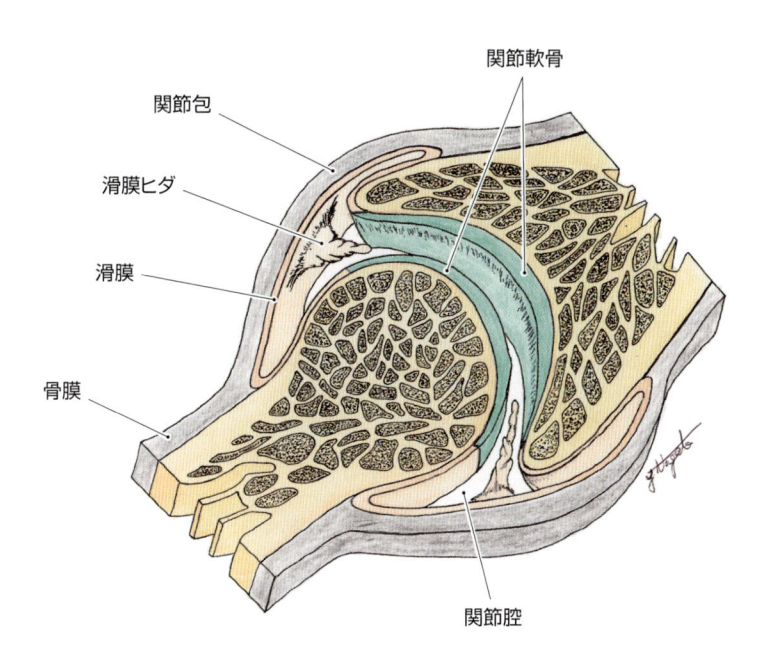

02　可動関節（滑膜性の関節）

【ヒルトンの法則】 筋を支配する神経は，その筋が作用する関節とその付近の皮膚に分布するという法則。この仕組みが関節の過度の運動を防止し，一定の姿勢の維持や円滑な随意運動を可能にしている。

◆ 多様な関節の形態　03

関節の役割は，骨どうしを連結しつつ姿勢の維持（安定性）と運動（可動性）を行うための構造を提供することである。様々な関節の形状は，両者の目的を反映した形態といえよう。

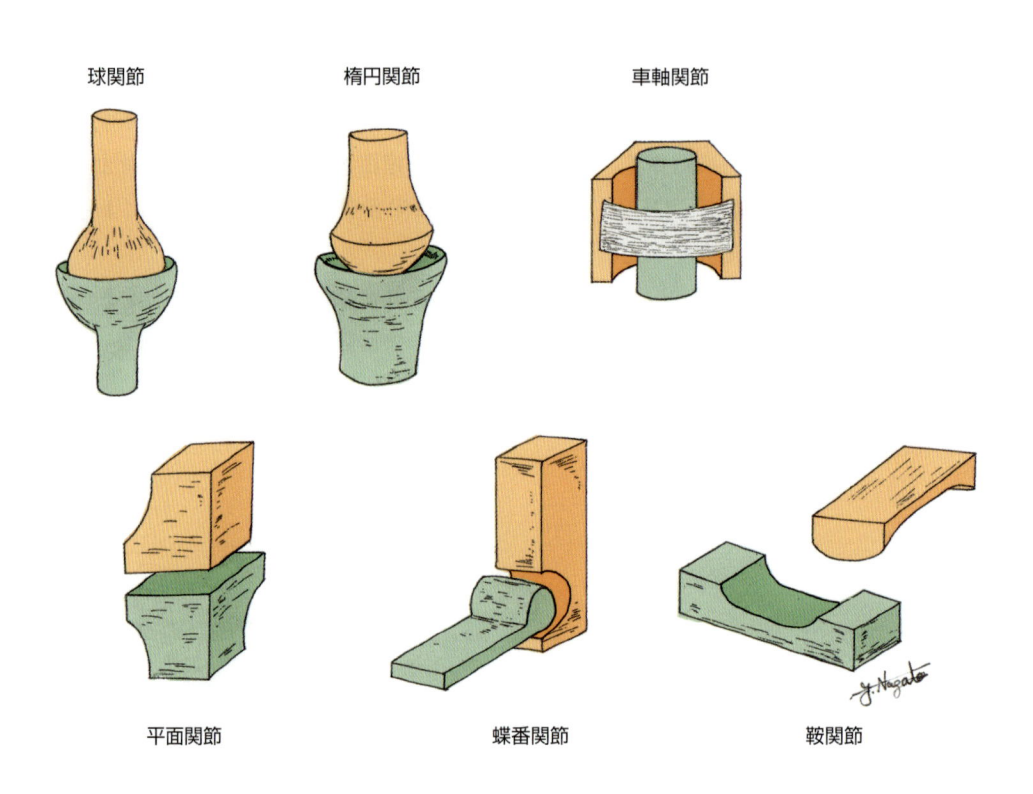

03　関節の形態

関節の補強装置 04

可動性と安定性を兼ね備える場合，安定性を重視すると，関節の運動は制限される。逆に可動性が優先される関節では，運動範囲や運動方向が最大限に求められる。また，日常的にかかる負荷（体重や重力）は関節によって異なる。負荷に対する抵抗性を増強すれば，運動は制限される。つまり，軟骨（**関節円板，半月**）や靱帯（**関節内靱帯**）などで補強されると強度や安定性は増し，負荷に対する抵抗性は増加する。

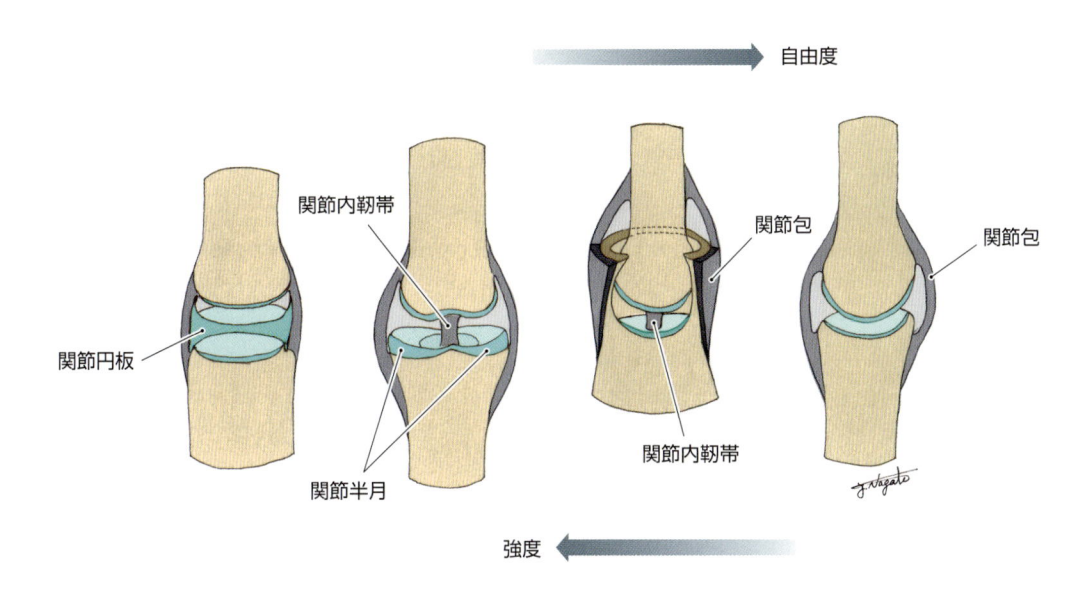

04　関節の補強装置

◆ 靱帯

骨どうしの連結を強化するための結合組織。強靱な線維で構成され，触れると硬い。滑膜性の関節では，関節包の線維膜と一体化した**関節包靱帯**，関節包とは分離した形態を持つ**関節包外靱帯**，および関節包の中にある**関節包内靱帯**がある。靱帯によって運動方向や運動範囲が制限される。

【捻挫と脱臼】 関節での運動が制限範囲を超えたり，過度の負荷が加わったりすることがある。このような場合，靱帯が損傷を受けたり，骨の連結位置がずれたりする。前者が捻挫，後者が脱臼である。

A. 肩関節の解剖

　　上肢帯の骨は，鎖骨と肩甲骨からなる。鎖骨は近位端で胸骨と関節し（**胸鎖関節**），遠位端で肩甲骨と関節する（**肩鎖関節**）。さらに肩甲骨は，上腕骨と肩関節によって結合する。ここでは，まず肩の周囲の筋を切断して取り除き，肩鎖関節と肩関節を観察する。

　　肩関節は球関節である。この関節は，肩甲骨の**関節窩**と**上腕骨頭**によって構成されるが，上腕骨頭に比べて関節窩は浅く小さい。そのため，上腕骨頭の約2/3は関節窩の外に出ている。この構造上の特徴のために肩関節は広範囲に可動する反面，安定性に乏しい。

　　肩関節の安定性を補っているのが**回旋筋腱板**である。すなわち，肩関節の前面を**肩甲下筋**，上面を**棘上筋**，後面を**棘下筋**および**小円筋**が被い，上腕骨頭を関節窩のほうへ引き寄せることで安定させている。これらの筋の走行や付着部を確認する。その後，筋を順次取り除き，靱帯と関節包を観察する。血管と神経は，順次取り除く。

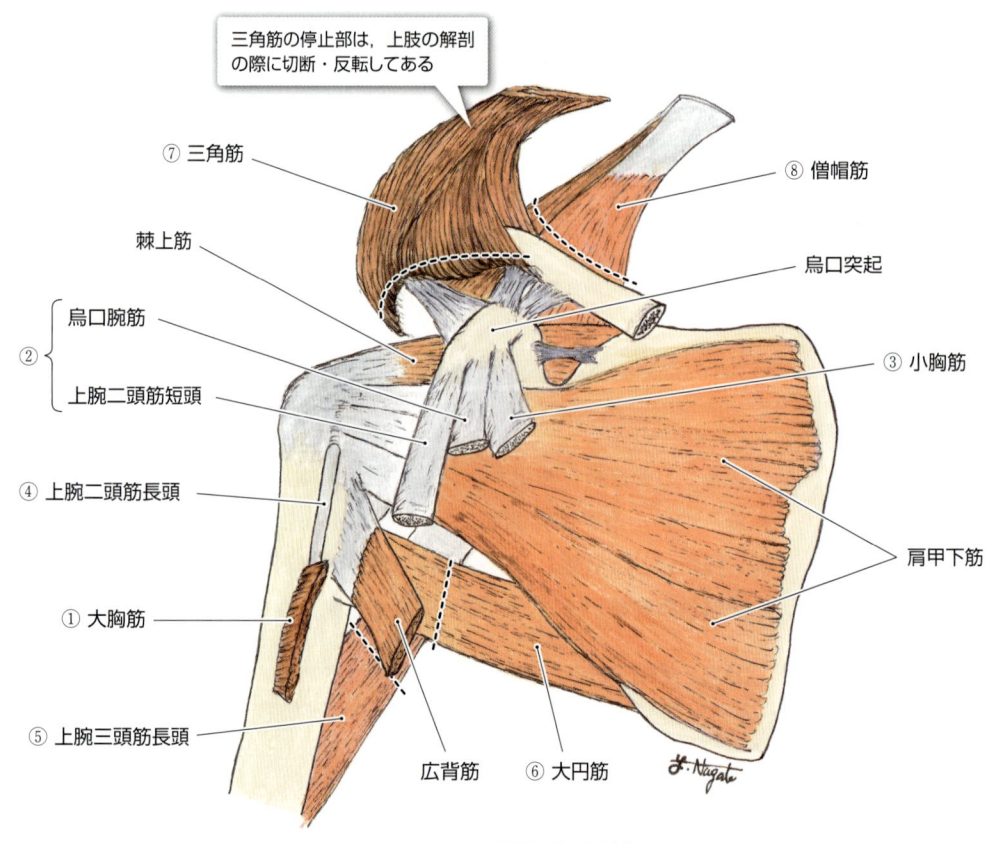

A-01 肩周囲の解剖

1. 肩周囲の解剖 A-01

筋の付着部（起始・停止）を確認しながら，下記の手順に従って筋を切断，あるいは除去する。
① 大胸筋の停止部を確認し，停止腱を残して切断する。
② 上腕二頭筋短頭と烏口腕筋の起始部を確認し，切断する。
③ 小胸筋の停止部を確認し，切断する。
④ 上腕二頭筋長頭の腱を残して，筋頭に近いところを切断する。
⑤ 上腕三頭筋長頭を大円筋の下で切断する。
⑥ 大円筋・広背筋の停止部を確認し，切断する。
⑦ 三角筋の起始部を確認し，起始部に沿って切断して三角筋を取り除く。
⑧ 僧帽筋の停止部を確認し，停止部を肩甲骨から切り離す。

2. 靭帯の剖出 A-02

① 棘上筋・肩甲下筋を切断し，**烏口上腕靭帯，烏口肩峰靭帯，関節上腕靭帯**を剖出する。
② **烏口鎖骨靭帯**（菱形靭帯・円錐靭帯）を剖出し，肩鎖関節を確認する。
③ **烏口突起**と鎖骨の間にある**菱形靭帯と円錐靭帯**を剖出する。
④ 上腕骨の大結節と小結節の間で上腕二頭筋長頭腱を被っている**上腕横靭帯**を確認する。

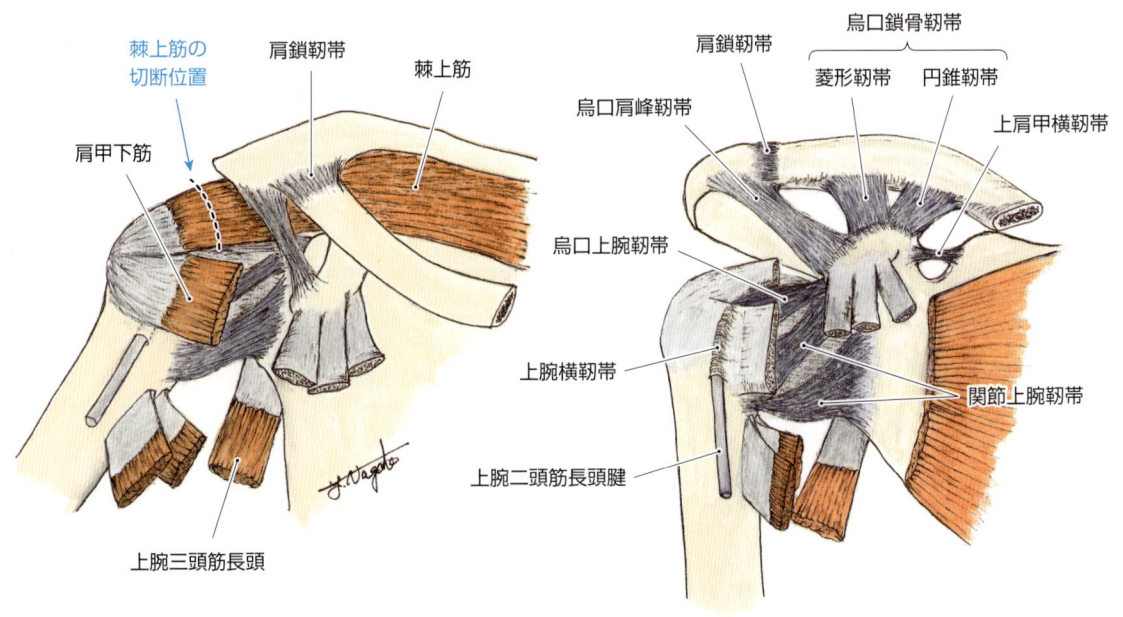

A-02　靭帯の剖出（前方から）

◆ 肩周囲の靭帯の働き

　　関節上腕靭帯：関節包を包むこの靭帯は，上部・中部・下部に分けられる。外旋時には上部が最も強く緊張し，外旋を制限する。また，外転時には中部と下部線維束によって運動が制限される。

　　烏口上腕靭帯：烏口突起と上腕骨大結節と小結節の間を結ぶ靭帯。伸展・屈曲時の運動を制限する。

　　烏口鎖骨靭帯（菱形靭帯・円錐靭帯）：肩甲骨の位置が移動する際，肩鎖関節を補強し，鎖骨と肩甲骨の位置を安定化する。

◆ 三角筋下の関節 A-03

　　三角筋の下面には**三角筋下滑液包**が存在する。この滑液包は，上腕骨頭と棘上筋・三角筋の間で関節のように働くことから，**上腕上方関節**とも呼ばれる。滑液包が外転時に移動し，肩関節の関節腔と相補的に働いて上腕骨頭の動きをなめらかにする。

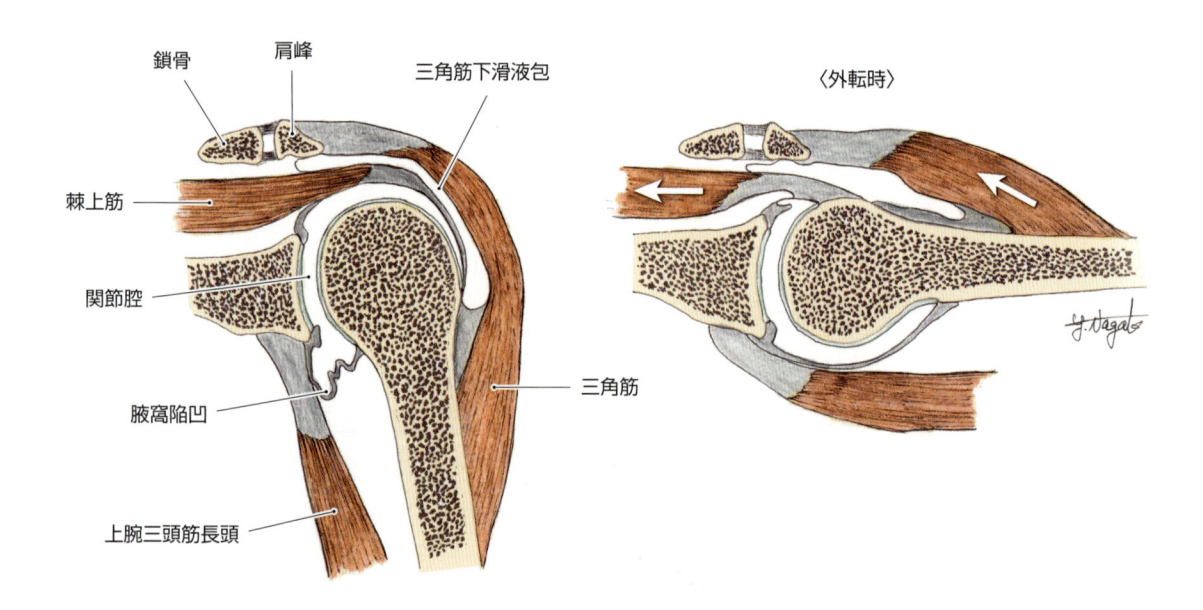

A-03 肩関節と三角筋下滑液包（前頭断）

3. 回旋筋腱板の剖出と関節包の観察 A-04

棘上筋・棘下筋・小円筋および肩甲下筋の停止部は，上腕骨頭の周囲を取り囲み，関節包に入り込んでいる。この部を**回旋筋腱板**（rotator cuff）といい，上腕骨頭を肩甲骨関節窩に引き寄せて脱臼を防ぐ働きがある。

①肩甲骨の後面で回旋筋腱板を確認する。
②回旋筋腱板付近で棘下筋・小円筋の筋束を切断し，筋束を取り除き，関節包を露出する。
③上腕骨を動かし，肩関節を屈曲・伸展・外転・内転・外旋・内旋させ，それぞれの運動で抵抗性がある靭帯を調べる。

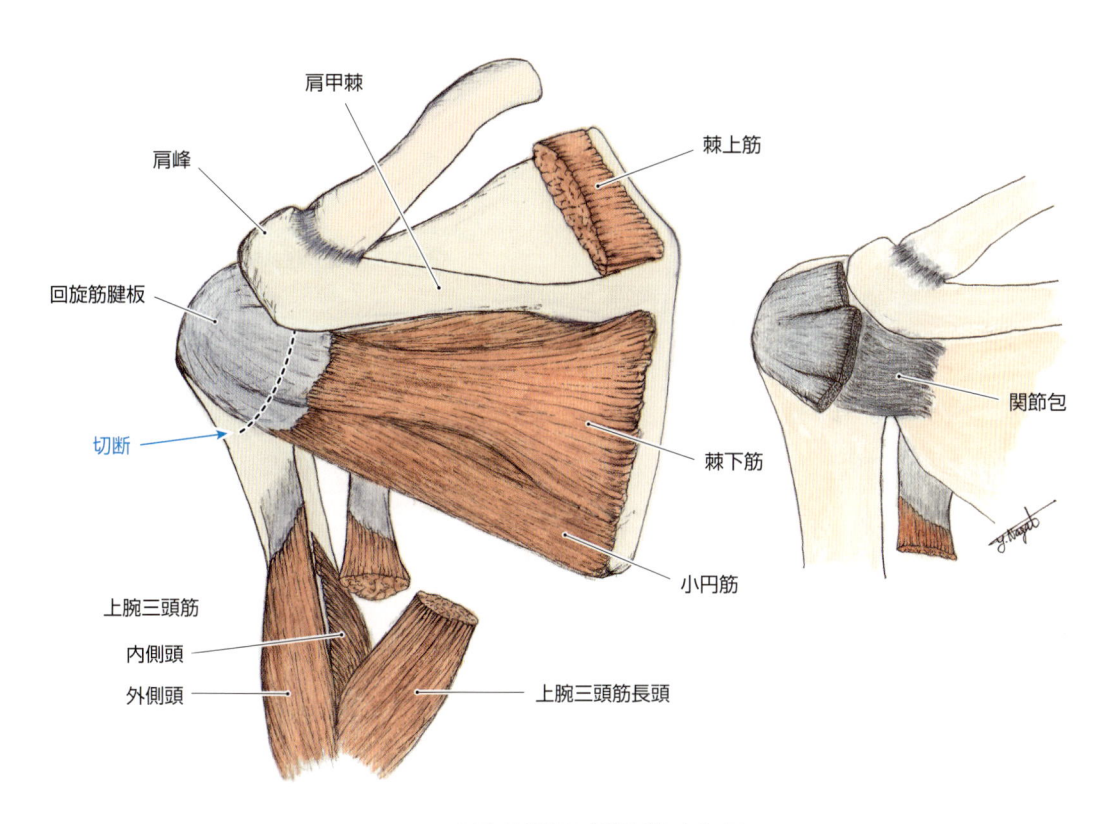

A-04 回旋筋腱板の切断（後方から）

4. 関節包の切開と観察 A-05

　　肩関節の関節包は，関節の容積に比べると非常にゆったりとしている。これは，肩関節が広範囲に可動するために欠かせない構造の1つであり，伸縮性を確保している。関節下結節付近では関節腔が広がり，**腋窩陥凹**（えきかかんおう）と呼ばれるゆとりを形成している。

①上腕二頭筋長頭腱を起始部にたどり，関節窩の上部（**関節上結節**）から起こることを確認する。

②関節包を切開し，上腕骨頭と関節窩，さらに関節窩の周囲を取り巻く**関節唇**（しん）を観察する。

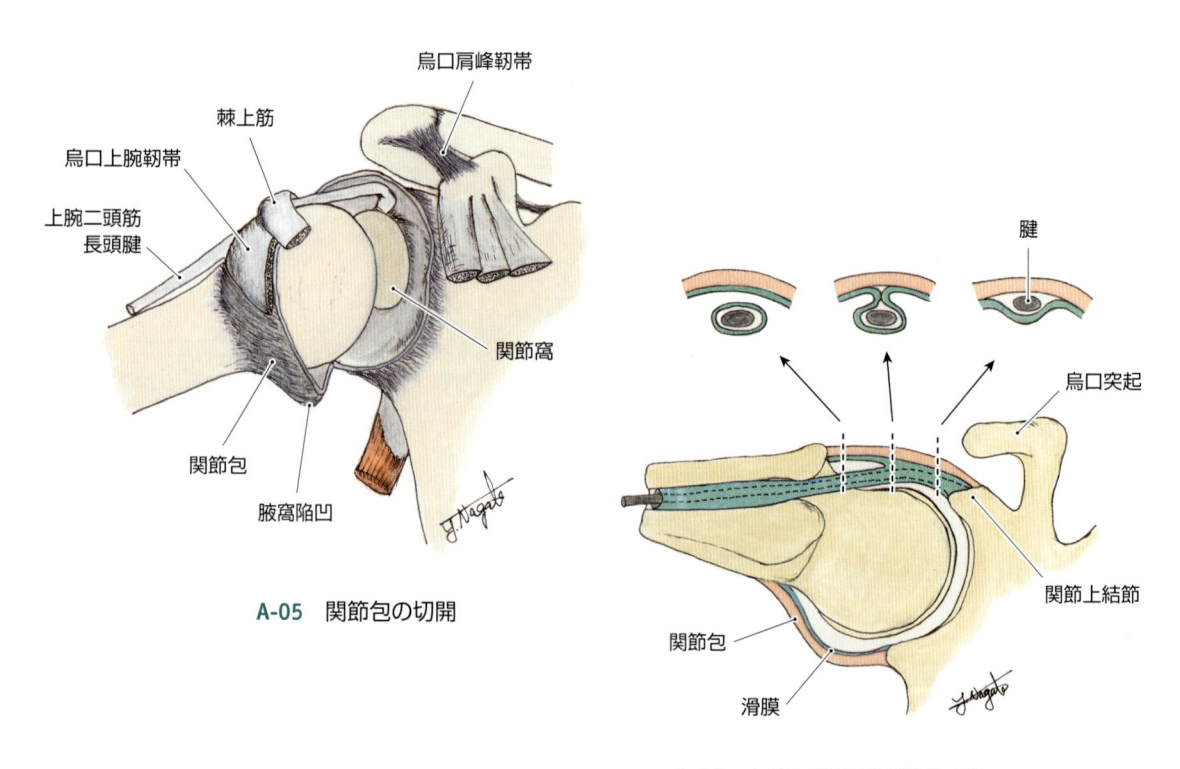

A-05 関節包の切開

A-06 上腕二頭筋長頭腱の走行

◆ 関節内の上腕二頭筋長頭腱 A-06

　　上腕二頭筋長頭腱は，関節窩の上部の関節上結節とその付近の関節唇から起こり，結節間溝を通って関節包から出るが，関節包内では滑膜の外に位置している。つまり，滑膜で囲まれた関節腔には認められない。この腱は，上腕骨を肩甲骨に押し付ける働きがあり，外転時に脱臼を防ぐ。

◆ 肩関節の運動性 A-07

　肩関節は，その構造的な特徴から可動範囲が広い。それに加えて肩甲骨や上腕骨が連動して位置を変えることにより，さらに可動範囲が広がる。たとえば，肩関節だけの外転では約 90°であるが（第 1 相），肩甲骨が上方に旋回すると約 150°まで（第 2 相），さらに上腕骨の外旋が加わると約 170°まで挙上でき，反対側の脊柱起立筋により脊柱が側弯すると 180°まで上がる（第 3 相）。

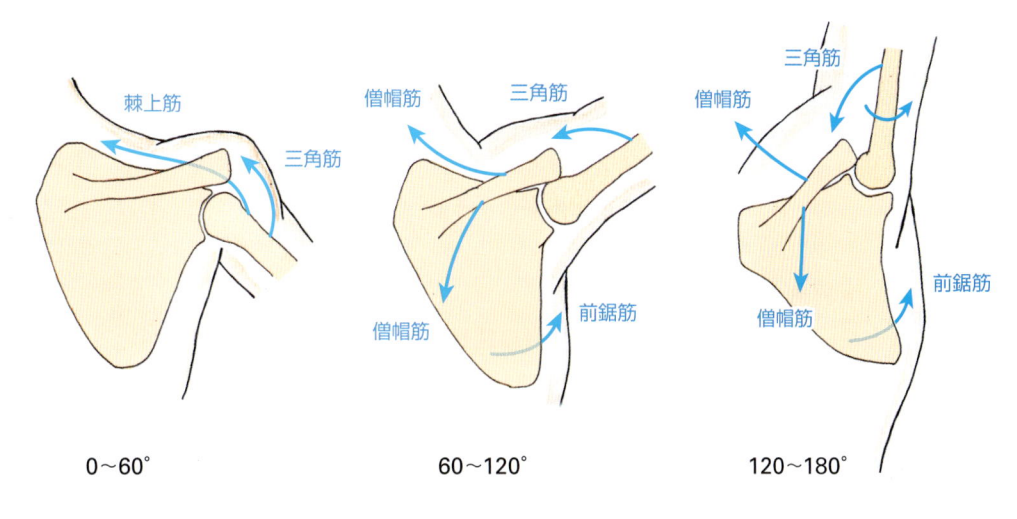

A-07　肩関節の可動域

剖出器官
- □ 烏口上腕靭帯　□ 烏口肩峰靭帯　□ 関節上腕靭帯
- □ 烏口鎖骨靭帯（□ 菱形靭帯　□ 円錐靭帯）　□ 上腕横靭帯
- □ 上腕二頭筋長頭腱　□ 回旋筋腱板　□ 上腕骨頭　□ 関節窩　□ 関節唇

学習課題
- ○ 肩関節の安定化機構をいくつか挙げなさい。
- ○ 上肢を挙上する際，肩鎖関節や胸鎖関節の役割は何か？
- ○ 回旋筋腱板を構成する筋は？
- ○ 肩関節に対する上腕二頭筋の役割は何か？

B. 肘関節の解剖

肘関節は，上腕骨の遠位端で上腕骨滑車と尺骨の滑車切痕で構成される**腕尺関節**，および上腕骨小頭と円盤状の橈骨頭によって構成される**腕橈関節**からなる。運動の主体となるのは腕尺関節である。腕尺関節は典型的な蝶番関節であり，尺骨の滑車切痕が上腕骨滑車を滑る運動によって屈曲と伸展運動が行われる（B-01）。

さらに，尺骨と橈骨の近位端，つまり尺骨の橈骨切痕と橈骨の関節環状面の間に**上橈尺関節**が構成される。この関節は車軸関節であり，下橈尺関節とともに回内・回外運動に作用する。

肘関節という場合，腕尺関節および腕橈関節を指す場合と，上橈尺関節を含めた3者を指す場合がある。

◆ 肘角（運搬角） B-02

前腕の骨は，上腕骨の延長線上ではなく，橈側に傾いている。このため前腕を回外位にして伸展すると，上腕と前腕との間に160〜170°の角度ができる。この角度は一般に女性のほうが鋭角である。荷物を肘に掛けて運ぶときに顕著になることから，運搬角（carrying angle）ともいう。

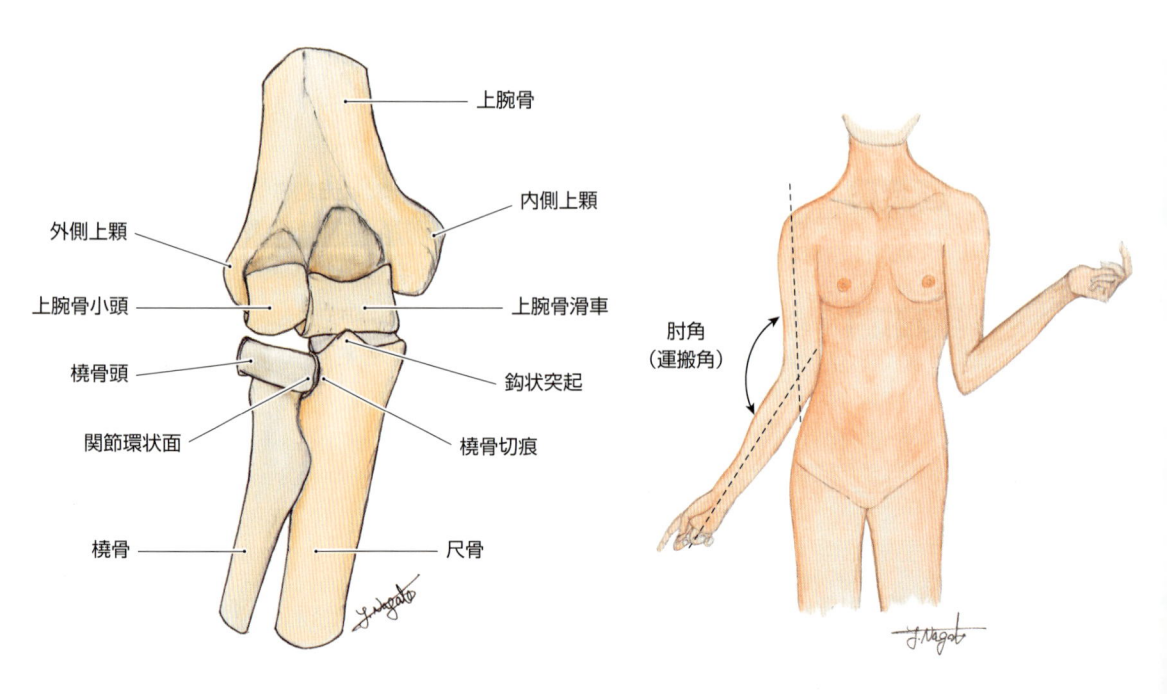

B-01　肘関節の構成

B-02　肘角

1. 肘周囲の筋の剥離 B-03

①肘の前面で前腕の屈筋群を内側に移動し，伸筋群を外側に移動し，それぞれを起始部付近で切断する。
②上腕二頭筋の停止部（橈骨粗面と前腕筋膜の2箇所）を明らかにし，停止部近くで切断する。
③上腕筋の停止部を尺骨上部まで追跡し，停止部を関節包と尺骨から剥離する。
④肘の後面で上腕三頭筋の筋束を肘頭の上方で切断した後，停止部の腱を関節包から剥離する。

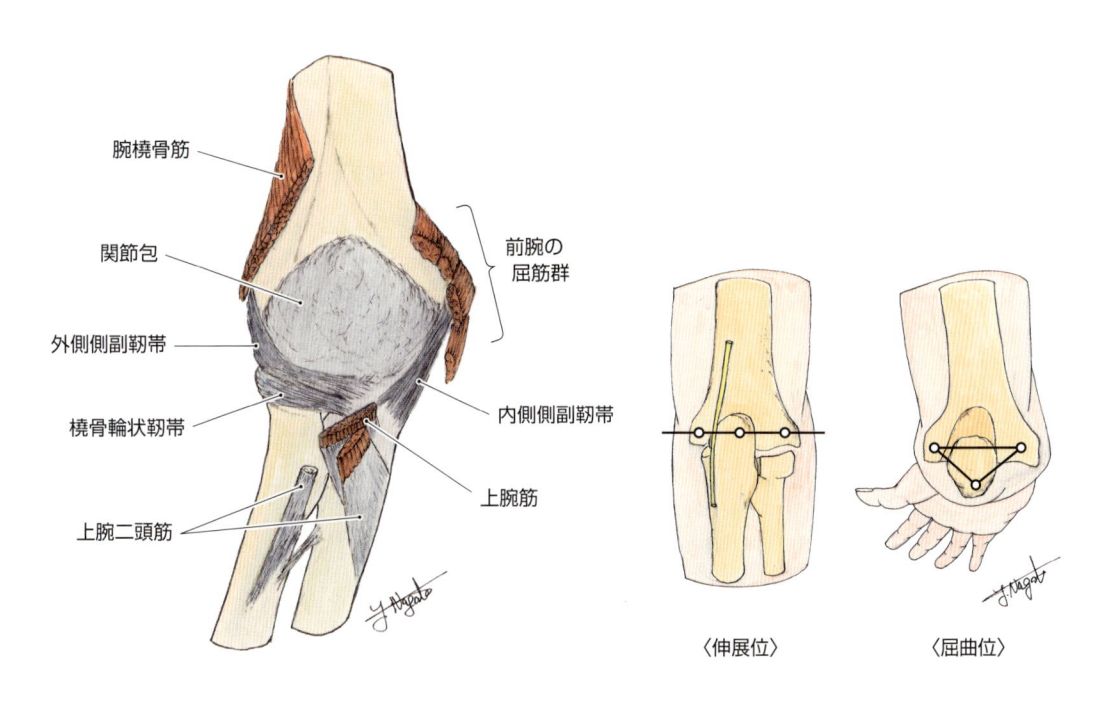

B-03 肘周囲の筋の剥離

B-04 ヒューター線

◆ **ヒューター線とヒューター三角 B-04**

上腕骨の**内側上顆**と**外側上顆**，および尺骨の**肘頭**は，肘を伸ばしたときは直線上に並び（ヒューター線），肘を屈曲すると三角形をなす（ヒューター三角）。肘関節を脱臼すると，これらの形が不規則になる。

2. 内側上顆付近の解剖と内側側副靱帯の剖出 B-05

①橈側手根屈筋，長掌筋，浅指屈筋，尺側手根屈筋および円回内筋の起始部を確認し，これらを剥離する。
②上腕骨の内側上顆付近で**尺骨神経**が関節包に沿って走ることを確認する。
③浅指屈筋を剥がし，**内側側副靱帯**（上腕骨の内側上顆から尺骨近位部に至る）を剖出する。

　内側側副靱帯は3部で構成される。前方線維束（前斜靱帯），後方線維束（後斜靱帯），および斜線維束（横斜靱帯；Cooper 靱帯）である。前方線維束は輪状靱帯を補強し，伸展位で緊張する。この線維束の後方を尺骨神経が通る。後方線維束は最も強靱で，屈曲位で緊張する。

◆ 尺骨神経の生体観察

　尺骨神経は，肘関節の内側で内側側副靱帯（前方線維束）の後方を走る。体表から内側上顆の内側を強く押さえると，尺骨神経の支配領域（前腕内側面から小指にかけて）に鋭い痛みが起こることを確認しよう。

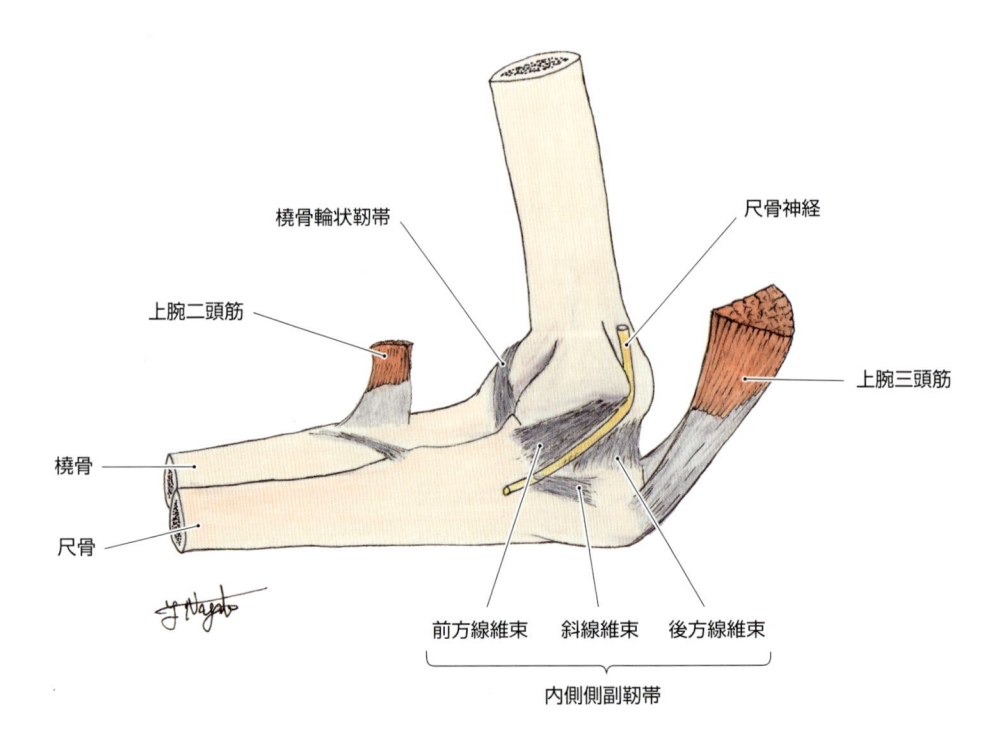

B-05　内側上顆付近の解剖

3. 外側上顆付近の解剖と外側側副靱帯の剖出 B-06

①上腕骨の外側上顆付近で腕橈骨筋,長橈側手根伸筋の起始部を確認し,起始部を剥がす。
②短橈側手根伸筋,指伸筋および尺側手根伸筋の起始部を剥がして,**外側側副靱帯**(外側上顆から尺骨近位部に至る)を剖出する。肘を屈曲・伸展して靱帯の位置を確認する。
③さらに外側側副靱帯を完全に剖出するため,回外筋を除去する。

外側側副靱帯は外側上顆から起こり,三角形状に広がる。前方の線維束は橈骨輪状靱帯を補強した後,尺骨近位端に付着する。後方の線維束は,橈骨輪状靱帯の後方から尺骨肘頭の外側部にかけて付着する。

4. 橈骨輪状靱帯の観察 B-05・06

①前腕を回外・回内させて橈骨頭の位置を確認し,橈骨頭を囲む**橈骨輪状靱帯**を剖出する。
②外側側副靱帯との関係(上述)を観察する。

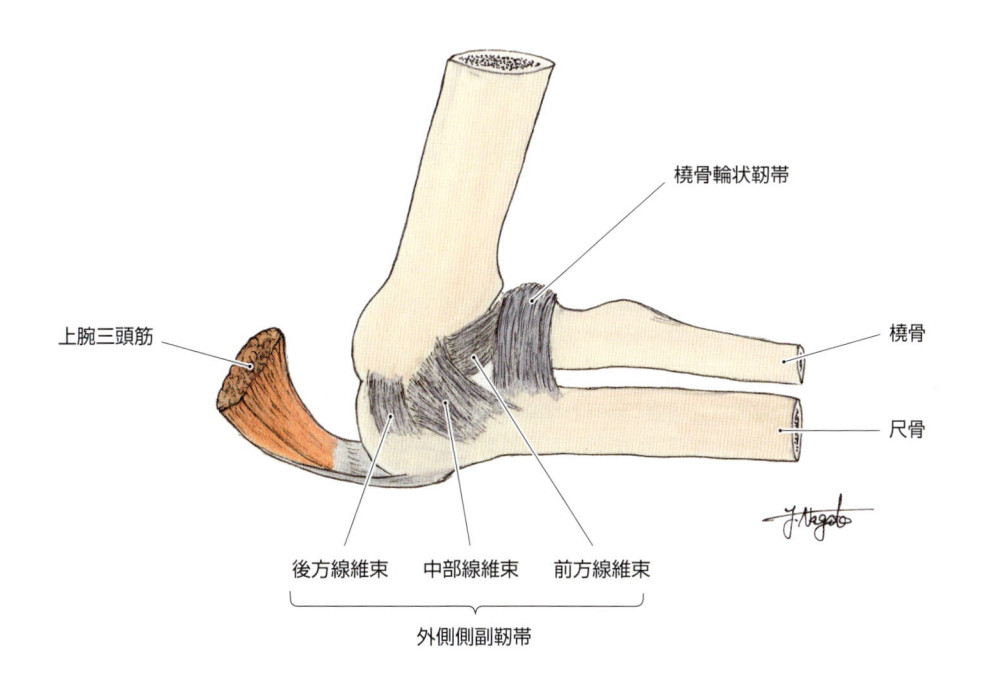

B-06　外側上顆付近の解剖

◆ 側副靱帯は尺骨に付く B-07

外側側副靱帯は<u>橈骨に付着しない</u>。つまり，側副靱帯は上腕骨の両側の突出部と尺骨の滑車切痕周辺を結ぶことによって関節面を両側から支え，関節の側方運動を制限する役割がある。これは船舶を係留するためのワイヤーロープに似ている。肘関節に側方への強い衝撃が加わるとワイヤーロープが断裂する。たとえば，内側からの力が加えられると内側側副靱帯の断裂が生じ，肘の捻挫が起こる。

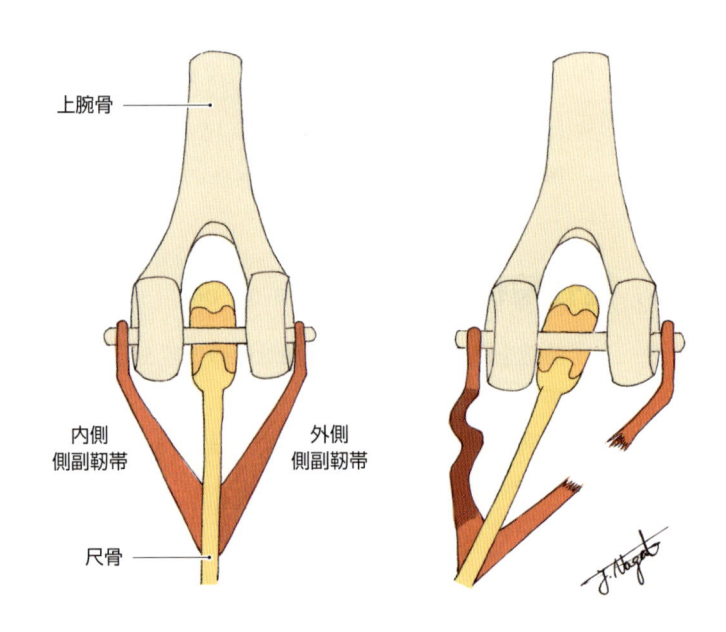

B-07　肘関節の側副靱帯

【回内・回外運動の重要性】　回内・回外運動は手の動きをコントロールし，摂食行動に不可欠な運動である。食物をつかむとき，肘を伸ばし，手は回内する。食物をつかんだら肘を屈曲し，手を回外して口に運ぶ。回内した状態で食べようとすると，肘は過度に屈曲しなければならない。上腕二頭筋は，肘の屈曲と回外を同時に行う筋である。霊長類の仲間はこの運動によって，手と指を使った摂食行動を進化させた。ヒトはその最大の効果を得たといえよう。

5. 関節包の解剖 B-08

① 上腕骨の前面と後面で関節包の付着部を観察する。後面に比べて前面ではかなり上まで延びていることを確認する。
② 内側側副靱帯と外側側副靱帯の間で関節包を水平に切開して，関節腔を観察する。関節包の内面を被う滑膜の広がりを観察する。
③ 腕尺関節，腕橈関節および上橈尺関節を観察する。
④ 矢状断・前頭断の標本で，関節腔の広がりや関節面の形態を観察する。

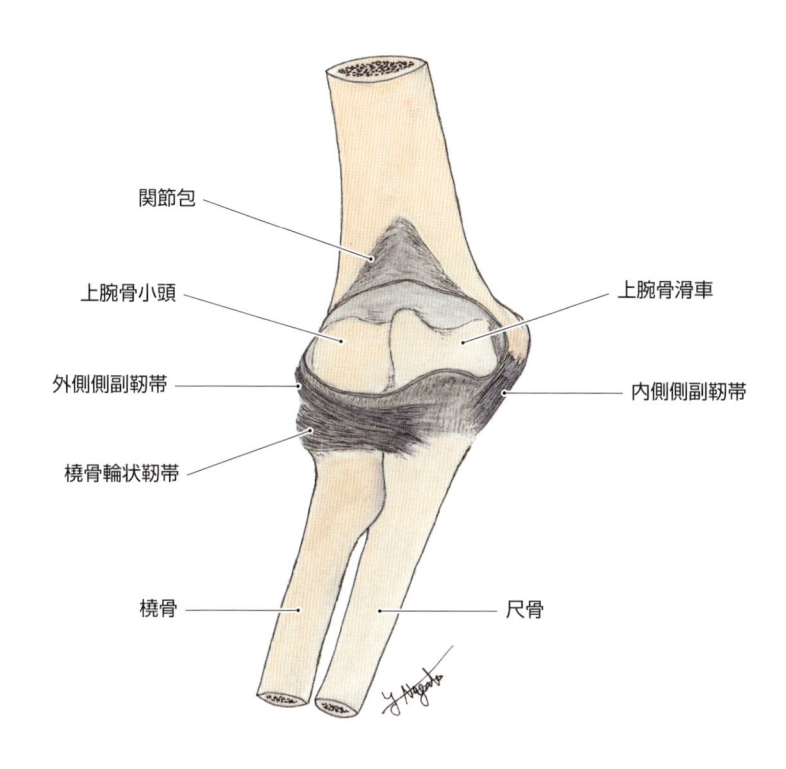

B-08 関節包の切開

剖出器官	□ 内側側副靱帯	□ 外側側副靱帯	□ 橈骨輪状靱帯	
	□ 上腕骨滑車	□ 上腕骨小頭	□ 橈骨頭	□ 尺骨滑車切痕
	□ 腕尺関節	□ 腕橈関節	□ 上橈尺関節	

学習課題
○ 内側および外側側副靱帯の付着部を確認できたか？
○ 橈骨輪状靱帯を剖出できたか？ 外側側副靱帯との関係は？
○ 尺骨を固定して橈骨を回転させ，回内・回外運動を観察しよう。

C. 手の関節の解剖

手の関節は，①手根の関節，②手根と中手骨の関節，③中手骨と指骨（基節骨）の関節，および④指骨間の関節から構成される。

1. 手掌の靭帯の剖出 C-01

母指球筋，小指球筋，骨間筋などを除去するとともに，前腕の屈筋群を停止部付近（腱）で切断し，靭帯を観察する。

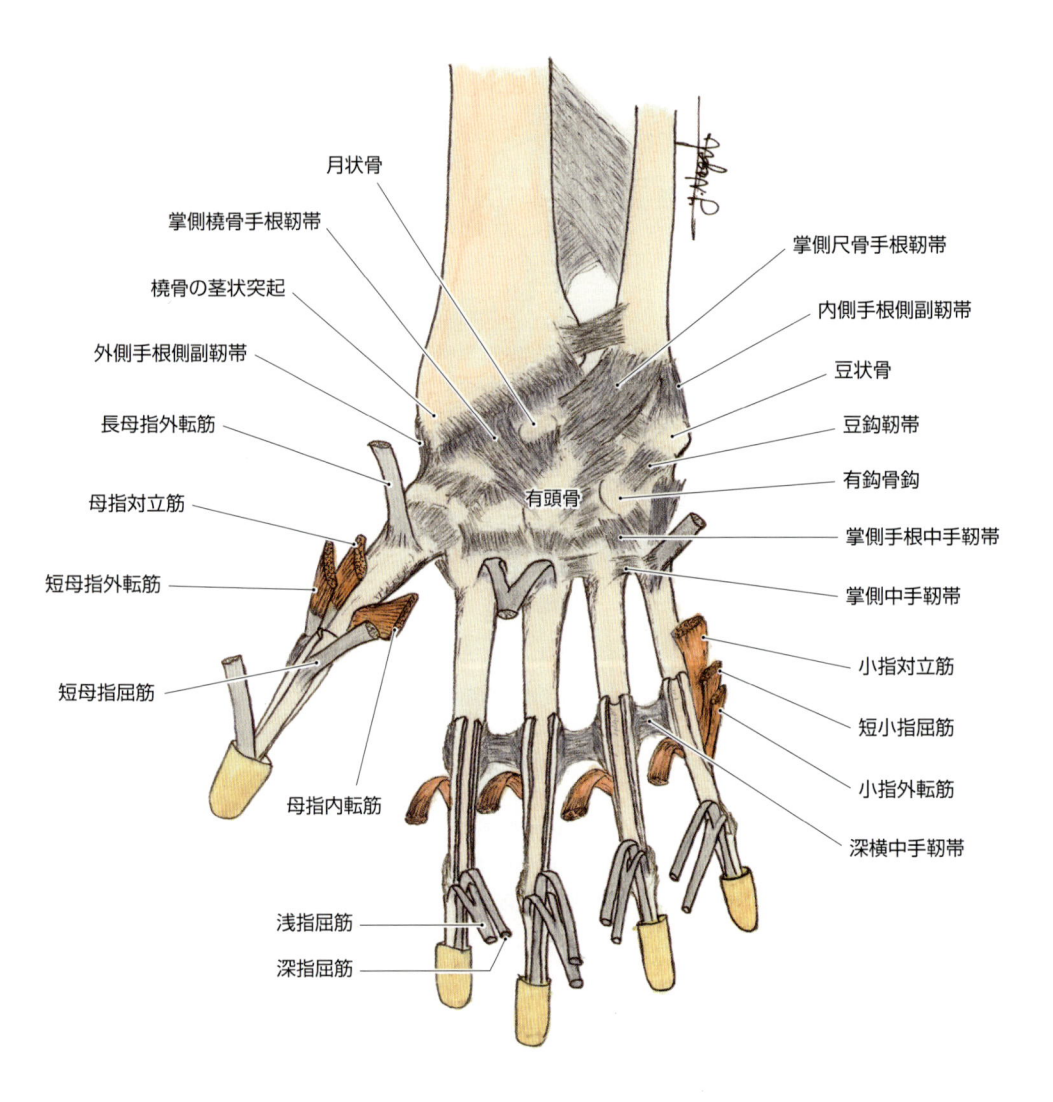

C-01　手掌の靭帯

2. 手背の靭帯の剖出 C-02

前腕の伸筋群を停止部付近（腱）で切断し，靭帯を観察する。

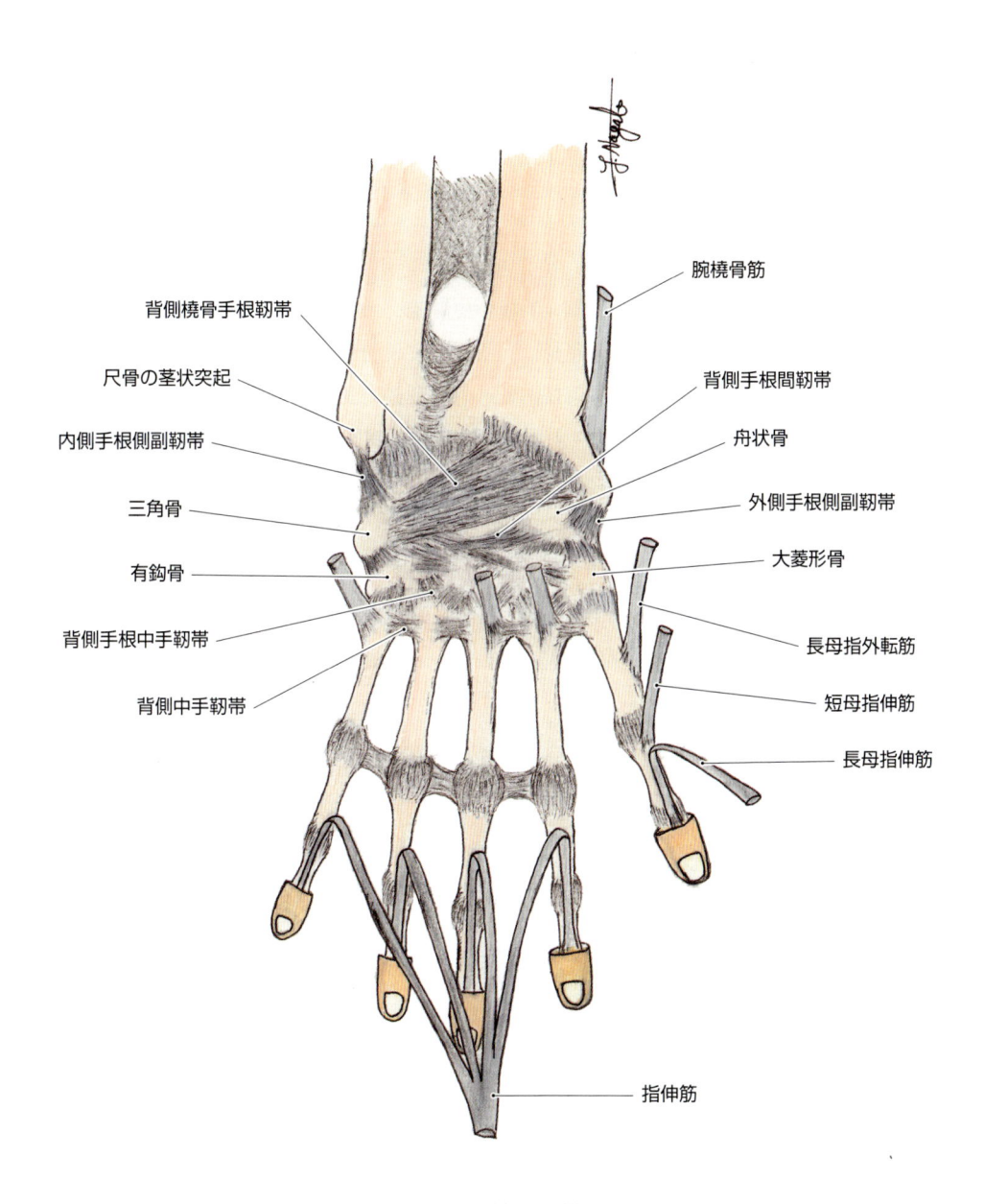

C-02　手背の靭帯

3. 手の関節 C-03

3.1 橈骨手根関節

　　　前腕と手は，橈骨と手根骨との関節によって連結される。橈骨遠位端の下面と尺骨下端の関節円板によって作られた凹面に，手根骨の近位列（舟状骨，月状骨，三角骨）によって作られた凸面が連結する。関節包は，外側と内側の**手根側副靱帯**によって補強される。

　　【コーレス骨折】　橈骨の遠位端での骨折。転倒して手掌をついた場合，手根骨からの衝撃が橈骨手根関節を経て橈骨に加わるために起こる。

◆ 手根の関節と運動

　　　手根骨の関節は，橈骨と手根骨近位列の間（**橈骨手根関節**），手根骨の近位列と遠位列の間（**手根中央関節**），および各手根骨の間（**手根間関節**）からなる。手根の運動は，主として橈骨手根関節と手根中央関節の働きによる屈曲・伸展および内転・外転運動である。一般に内転（尺側への屈曲）よりも外転（橈側への屈曲）のほうが制限される。これは，橈骨の茎状突起が尺骨のそれよりも遠位側にあるためである。

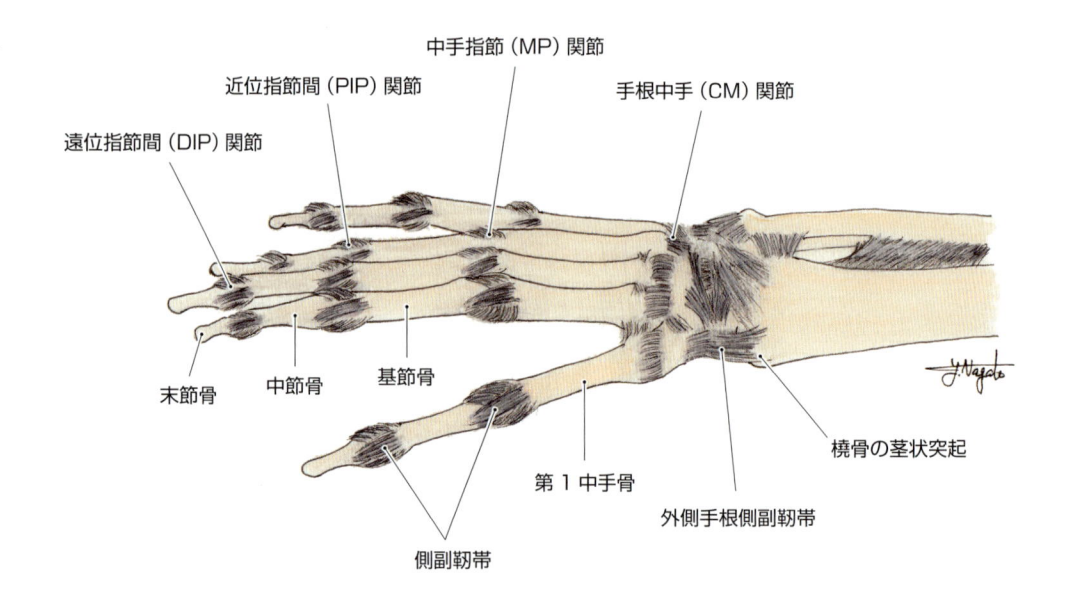

C-03　手の関節

3.2 手根中手関節 (CM 関節)

　　手根骨と中手骨の間の関節。母指の CM 関節，すなわち第 1 中手骨と大菱形骨の間にある関節は，関節包が大きい典型的な鞍関節であり，可動性も大きく，屈曲・伸展・内転・外転および対立に働く。関節腔は他の指の CM 関節とは独立しており，母指独自の運動が可能となる。

3.3 中手指節関節 (MP 関節)

　　中手骨と基節骨の間の関節。背側と掌側で伸筋と屈筋の腱に被われる。屈曲・伸展と内転・外転（指の開閉）に働く。関節包は薄いが，**掌側靱帯**と外側と内側の**側副靱帯**で補強される（**C-04**）。掌側靱帯は関節包の掌側にあって，屈筋腱との間のクッションとなっている。側副靱帯は屈曲位で緊張するため，内転・外転運動が制約され関節が安定する。

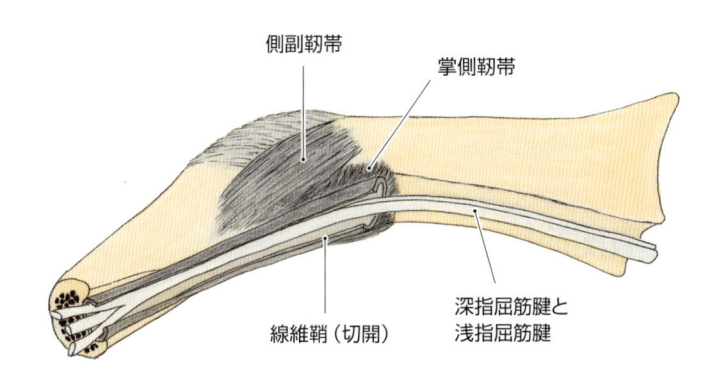

C-04 中手指節関節

3.4 指節間関節 (IP 関節)

　　指骨どうしの関節。基節骨と中節骨の間の**近位指節間関節** (PIP 関節) と，中節骨と末節骨と間の**遠位指節間関節** (DIP 関節) がある。MP 関節と同様，側副靱帯と掌側靱帯を備えるが，運動は屈曲・伸展である。

剖出器官
- ☐ 橈骨手根関節　☐ 手根中央関節　☐ 手根間関節
- ☐ 手根中手関節（CM 関節）　☐ 中手指節関節（MP 関節）　☐ 指節間関節（IP 関節）

学習課題
- ○ 掌側および背側で橈骨手根靱帯を確認できたか？
- ○ 手根管の位置を確認したか？
- ○ 他の指に比べて母指の運動が多彩である理由は？
- ○ MP 関節における側副靱帯の働きは？

D. 股関節の解剖

　股関節は，寛骨と大腿骨の間の関節である。**寛骨臼**に**大腿骨頭**が完全にはまり込み，両者は大腿骨頭靱帯で結合される。形態的には肩関節と同様の球関節であるが，肩関節と異なり，関節窩の中に骨頭が完全にはまり込む。さらに，関節窩の周囲には線維性軟骨（**関節唇**）があり，関節窩が深くなっている。そのため大腿骨頭を関節窩からはずすには，強い力で引っ張らなければならない。

　関節の前面は，腸骨大腿靱帯と恥骨大腿靱帯が腸骨および恥骨と大腿骨を結び，後面では坐骨大腿靱帯が坐骨と大腿骨を結んでいる。ここでは，これらの靱帯を剖出し，関節包を開く。

　【先天性股関節脱臼】　股関節はきわめて安定な関節であり，脱臼は先天的なもの以外ではほとんどない。先天性股関節脱臼は，関節唇の上唇部の形成が不十分のため，大腿骨頭の変形と関節包や靱帯の弛緩が起こり，大腿骨頭が上方に脱臼する。この疾患は女児に多い。

1. 股関節後面の解剖 D-01

　殿部と大腿後面の筋を確認し，取り除く。
① 大殿筋の停止部（殿筋粗面）を確認し，停止部付近で切断してこの筋を取り除く。
② 中殿筋の起始と停止を確認し，それぞれで切断してこの筋を取り除く。
③ 大腿筋膜張筋の起始部を切断する。
④ 小殿筋の起始と停止を切断し，取り除く。
⑤ 大腿二頭筋，半膜様筋，半腱様筋の腱を起始部（坐骨結節）付近で切断する。
⑥ **梨状筋**，**上・下双子筋**，**大腿方形筋**の起始と停止を切断し，これらの筋を取り除く。

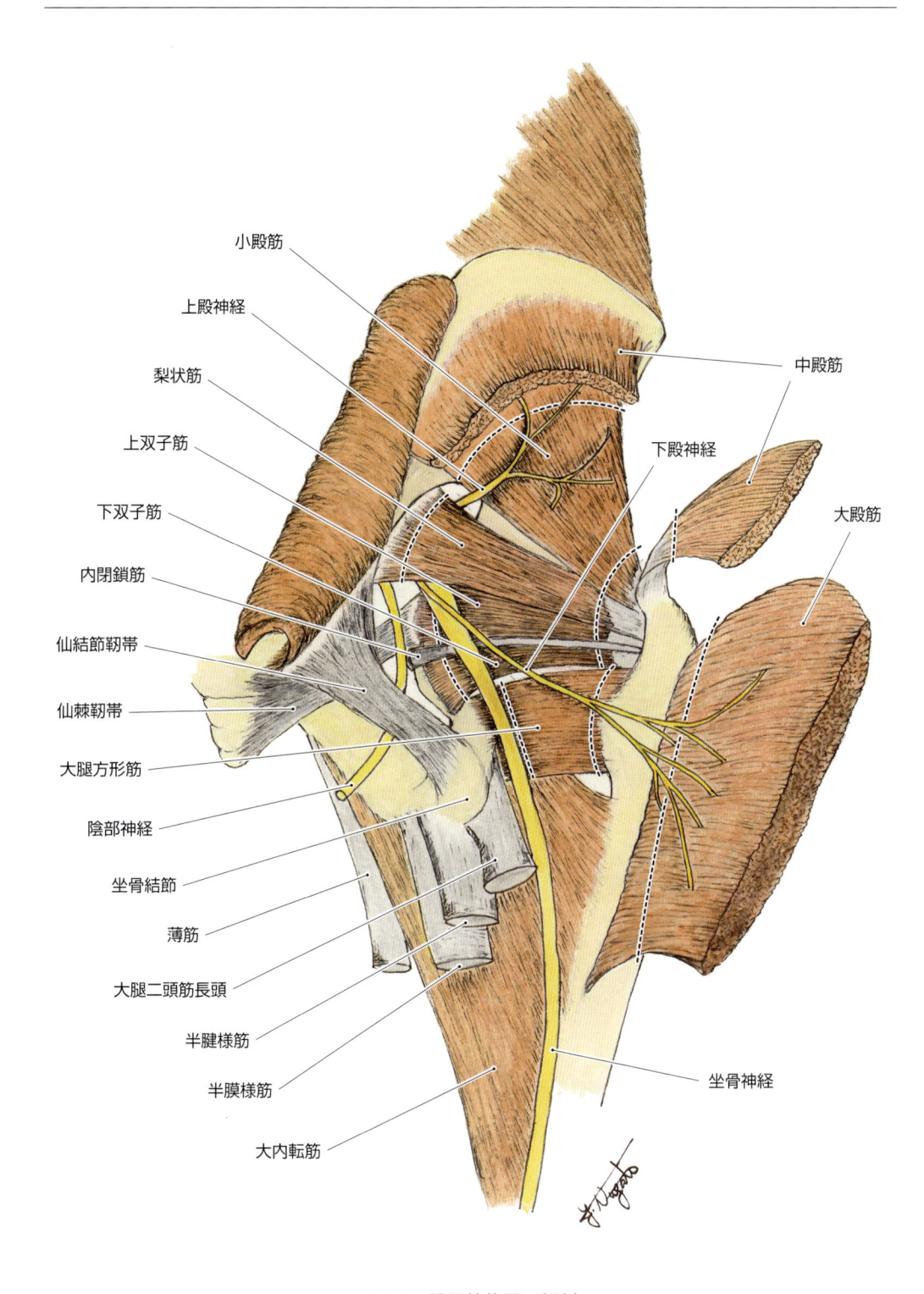

D-01 股関節後面の解剖

◆ 股関節の神経支配

関節に分布する神経は，その関節の運動に関わる筋や筋を被う皮膚に分布する神経と同じである（ヒルトンの法則）。この法則に従い，股関節は**大腿神経**，**閉鎖神経**および**坐骨神経**の支配を受ける。

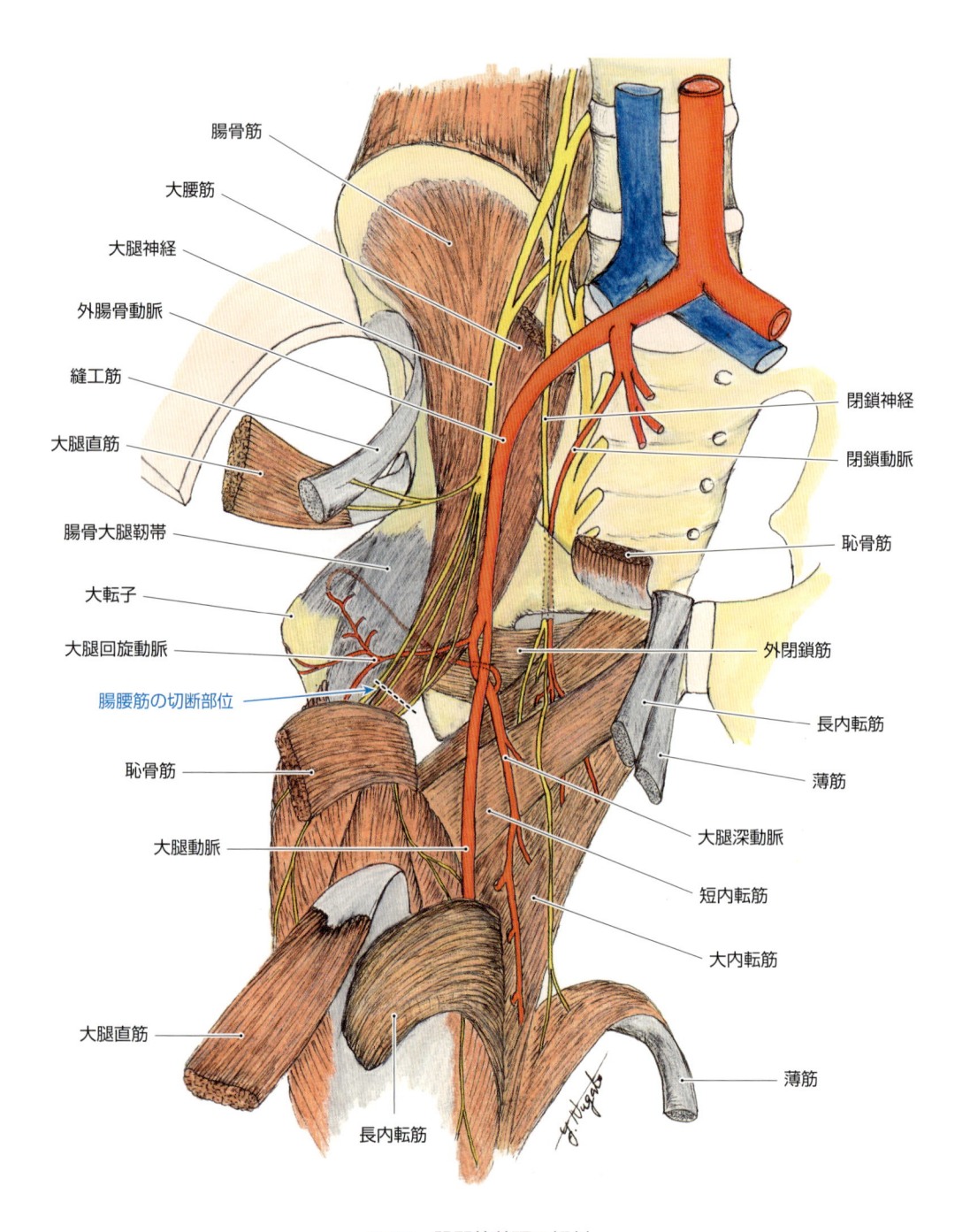

D-02 股関節前面の解剖

2. 股関節前面の解剖 D-02

遺体を仰向けにし，大腿前面と骨盤内面の筋を確認し除去する。
①縫工筋と大腿直筋を起始部まで追跡し，起始部付近で切断する。切断した筋束は反転する。
②腸腰筋を停止部（小転子）まで追跡し，停止部付近で切断して筋束を取り除く。
③恥骨筋を起始部付近で切断し，残った筋束を停止部に向かって反転する。
④同様の操作を薄筋と長内転筋についても行う。

3. 内閉鎖筋・外閉鎖筋の剖出と除去 D-03

閉鎖孔の前面と後面で**内閉鎖筋**と**外閉鎖筋**を確認し，これらの筋束を取り除き，**閉鎖膜**を剖出する。

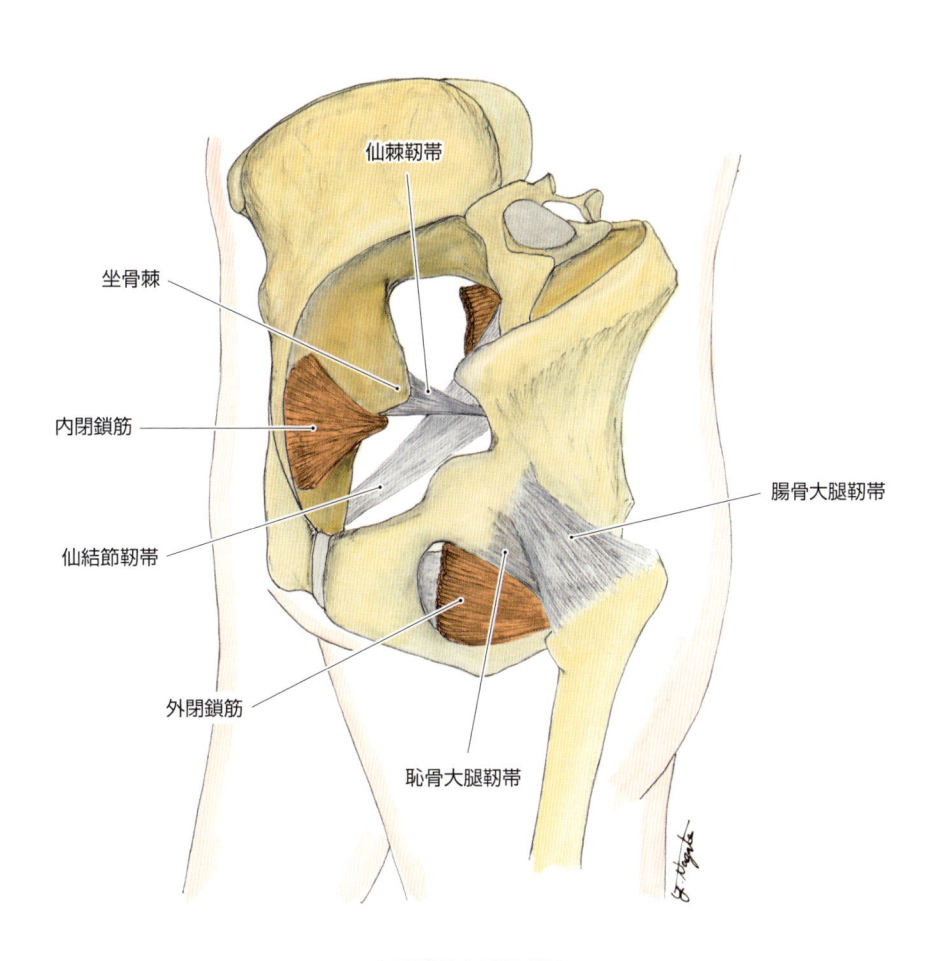

D-03　内閉鎖筋と外閉鎖筋

4. 靱帯と関節包の解剖 D-04・05

股関節の靱帯は，関節包と一体化した**関節包靱帯**である。このため，注意を怠ると関節包まで一気に剖出することになる。
①**腸骨大腿靱帯，恥骨大腿靱帯**および**坐骨大腿靱帯**を剖出する。
②これらの靱帯を関節包とともに切断し，関節腔を開く。
③関節腔の内部で**大腿骨頭靱帯**を観察する。
④関節包の広がりを観察し，関節包で被われる大腿骨の部位を確認する。

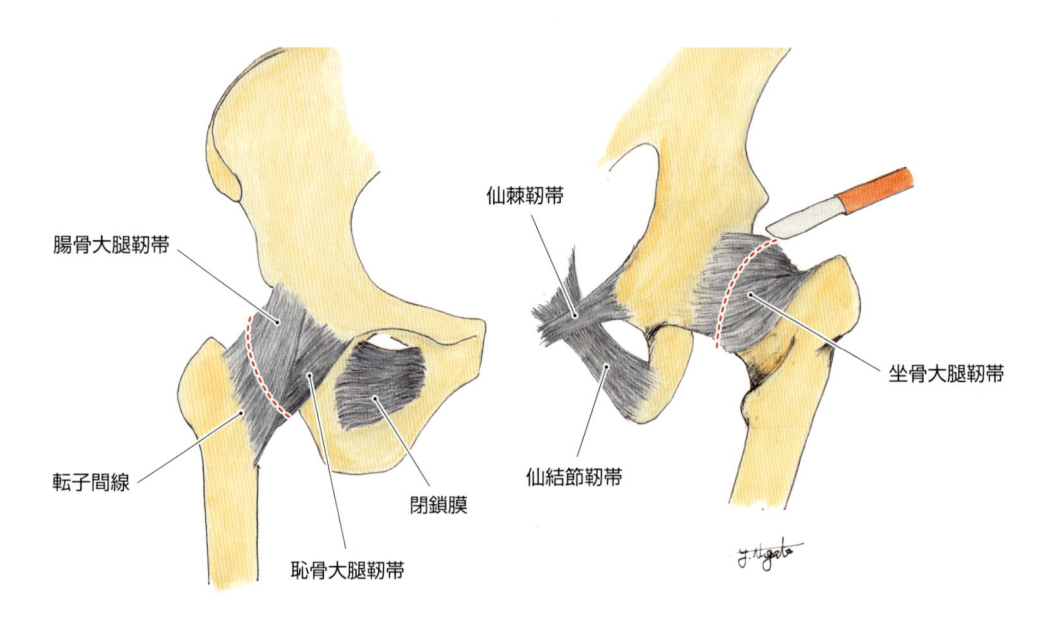

D-04 靱帯および関節包の切開

◆ 直立二足歩行と腸骨大腿靱帯

腸骨大腿靱帯は股関節の前面を補強する強靭な靱帯であり，寛骨臼の上縁から大腿骨に逆Y字形に広がり，転子間線に付着する（このため**Y靱帯**ともいう）。直立姿勢では，重心が股関節のやや後方を通過するので，骨盤は後方に傾く（股関節は伸展される）傾向がある。腸骨大腿靱帯は股関節の過伸展を防ぎ，骨盤を安定に保っている。

◆ 輪帯

靱帯（関節包）の深層で，大腿骨頸部を取り巻くように輪状に走る線維が観察される。これを**輪帯**といい，大腿骨頭の脱出を防ぐ働きがある。

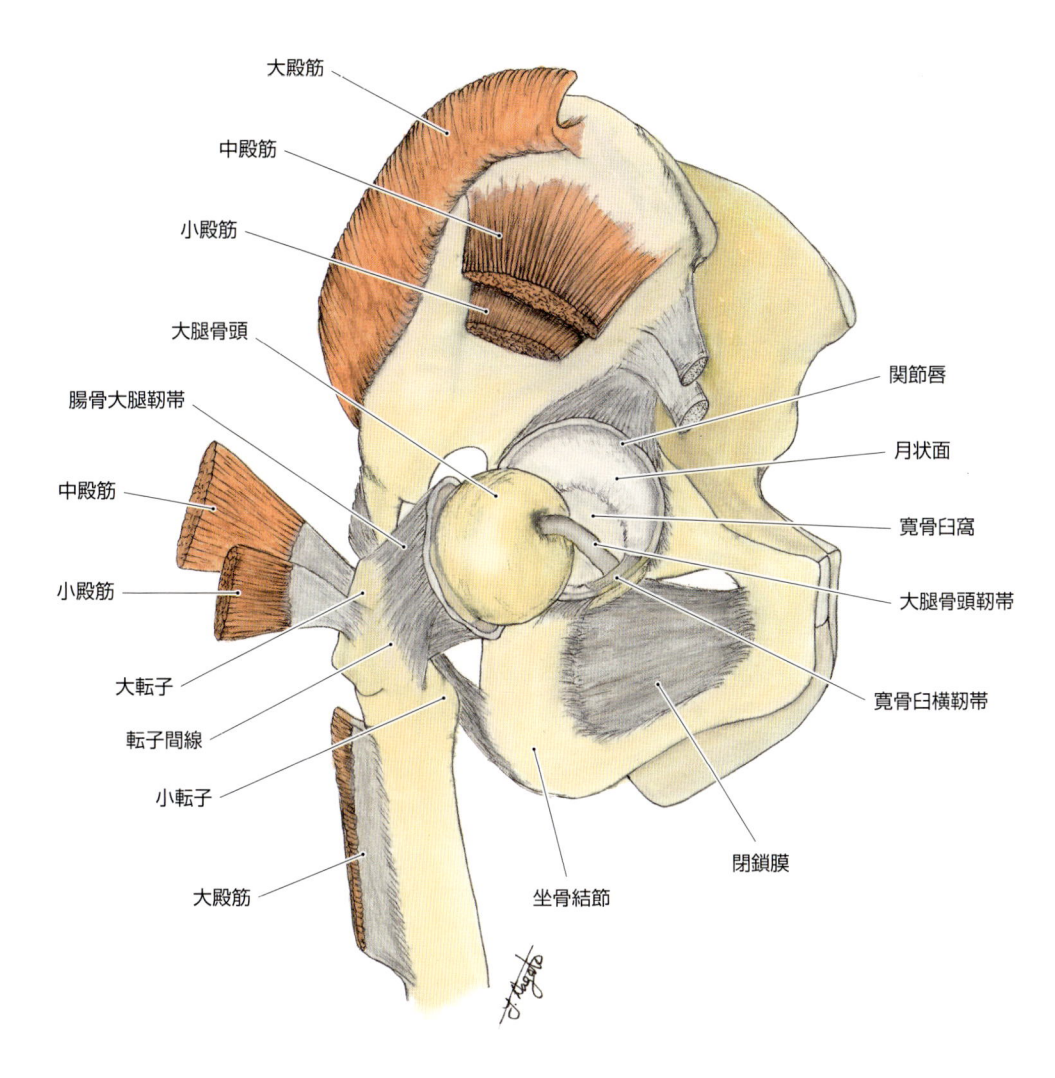

D-05　関節包の内部

> 寛骨臼から大腿骨頭を引き離すことは非常に難しい。これは，寛骨臼周囲の関節唇と輪帯によって大腿骨頭が完全に関節窩にはまり込み，外圧と内圧（陰圧）との差によって関節窩に押し付けられているためである。したがって，大腿骨頭をはずすには**関節唇と輪帯を取り除き，関節窩の密閉状態を解除する**ことが必要である。

【**大腿骨頸部骨折**】　大腿骨頭を栄養する血管は，大腿骨頸部から入る。頸部骨折でこの動脈が損傷を受けると，大腿骨頭が壊死することがある。また，大腿骨頸部の大部分は関節包で被われるため，骨膜を欠く。このような部位で骨折すると，骨芽細胞の供給が少なく，骨組織の新生が乏しい。特に大腿骨頸部骨折は老人に多いため，治癒が長引く。

◆ 股関節の運動と靭帯の役割 D-06

股関節の靭帯と筋は，前面と後面で互いにバランスがとれている。筋は前面で少なく，後面で強力である。靭帯は逆に前面で強力であり，後面では弱い。直立姿勢では靭帯はやや緊張する。伸展時には緊張が増加し，屈曲時には弛緩する。内転すると恥骨大腿靭帯が弛緩し，腸骨大腿靭帯が緊張する。逆に外転時には恥骨大腿靭帯が緊張し，腸骨大腿靭帯は弛緩する。外旋時には前面の靭帯（腸骨大腿靭帯・恥骨大腿靭帯）が緊張し，後面の坐骨大腿靭帯が弛緩する。内旋では逆になる。

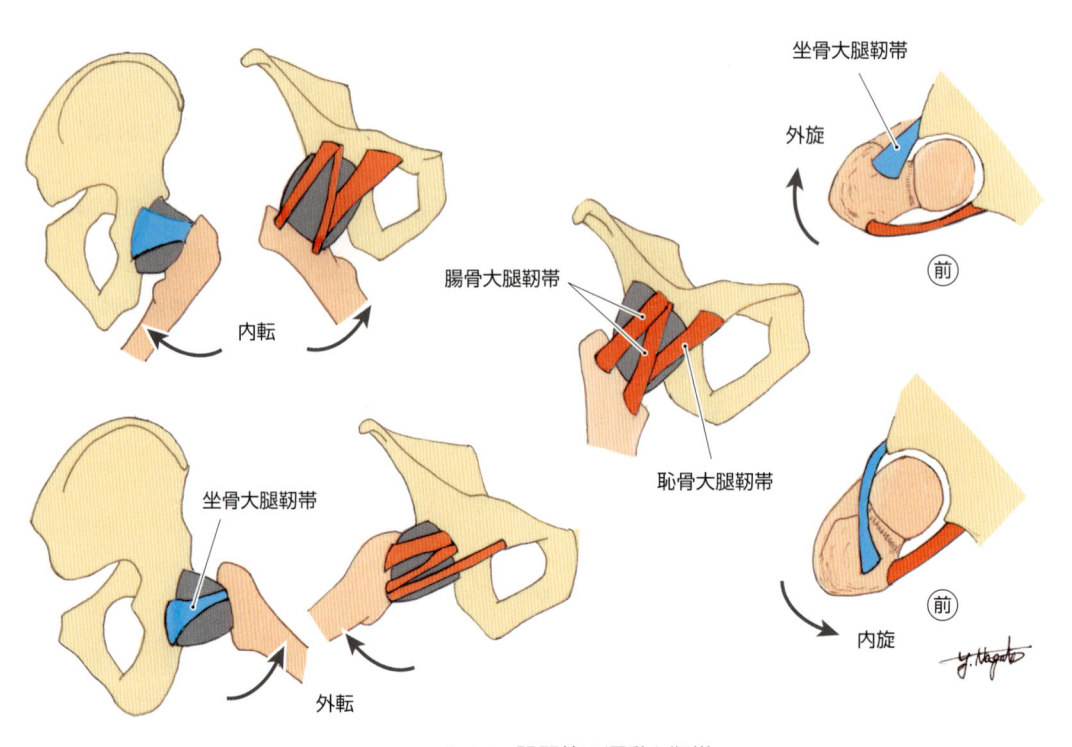

D-06 股関節の運動と靭帯

剖出器官
□ 内閉鎖筋　□ 外閉鎖筋　□ 閉鎖膜　□ 仙結節靭帯　□ 仙棘靭帯
□ 腸骨大腿靭帯　□ 恥骨大腿靭帯　□ 坐骨大腿靭帯　□ 輪帯
□ 寛骨臼　□ 関節唇　□ 大腿骨頭　□ 大腿骨頭靭帯

学習課題
○ 股関節の後面に位置する筋は？
○ 肩関節とは逆に，股関節を脱臼しにくくしている構造を説明しなさい。
○ 股関節の前面に強力な靭帯がある理由は？
○ 大腿骨を上図の方向に動かして，股関節の運動を観察しよう。

E. 膝関節の解剖

　関節の両側には関節包外靭帯（内側・外側側副靭帯），後面には関節包靭帯（斜膝窩靭帯），関節包内には前・後十字靭帯があり，関節内には軟骨（半月）が大腿骨と脛骨の間に挟まれる。これらの強力な靭帯や軟骨によって，負荷に対する安定性が強化されている。ここでは，膝関節周囲の筋を切断し，靭帯と関節腔の構造を観察する。

1. 内側面と外側面の解剖 E-01

①膝関節の内側面で縫工筋，薄筋，半腱様筋および半膜様筋を停止部まで追跡する。
②脛骨粗面にある<u>縫工筋・薄筋・半腱様筋の停止部</u>（**鵞足**）を確認し，これらの腱を停止部付近で切断する。残った腱は，関節包からはずす。
③膝関節の外側面で腸脛靭帯と大腿二頭筋の停止部（腓骨頭と脛骨外側顆）を確認し，これらの腱を切断する。

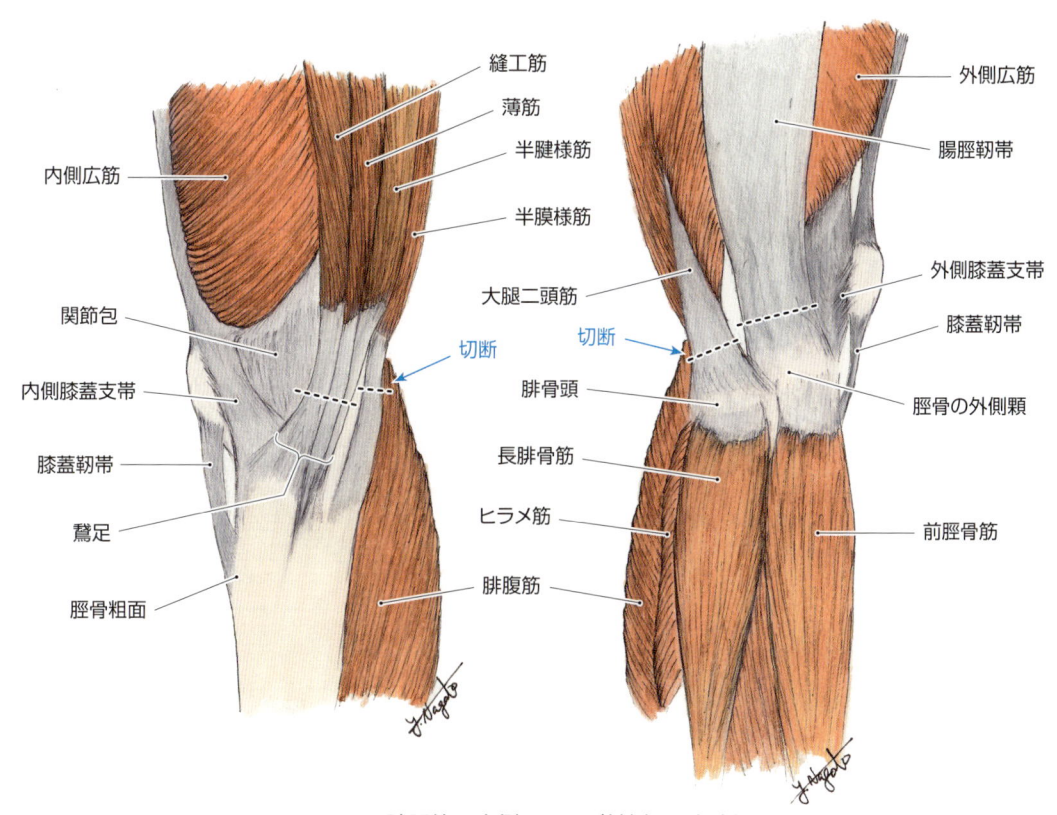

E-01 膝関節の内側面および外側面の解剖

◆ 鵞足

縫工筋，薄筋および半腱様筋の停止腱は，脛骨粗面の内側で重なり合って付着する。付着部の形がガチョウの足に似ていることから，この名がついた。これらの筋とは別に，半膜様筋は脛骨内側顆の後面に停止する。

2. 側副靱帯の剖出と後面の解剖 E-02

①大腿二頭筋の腱を切断した後，**外側側副靱帯**を剖出する。この靱帯は大腿骨の外側上顆と腓骨頭を結び，関節包と癒着していない。
②**内側側副靱帯**を剖出する。この靱帯は大腿骨の内側上顆と脛骨頭を結び，関節包の線維膜と癒着している。

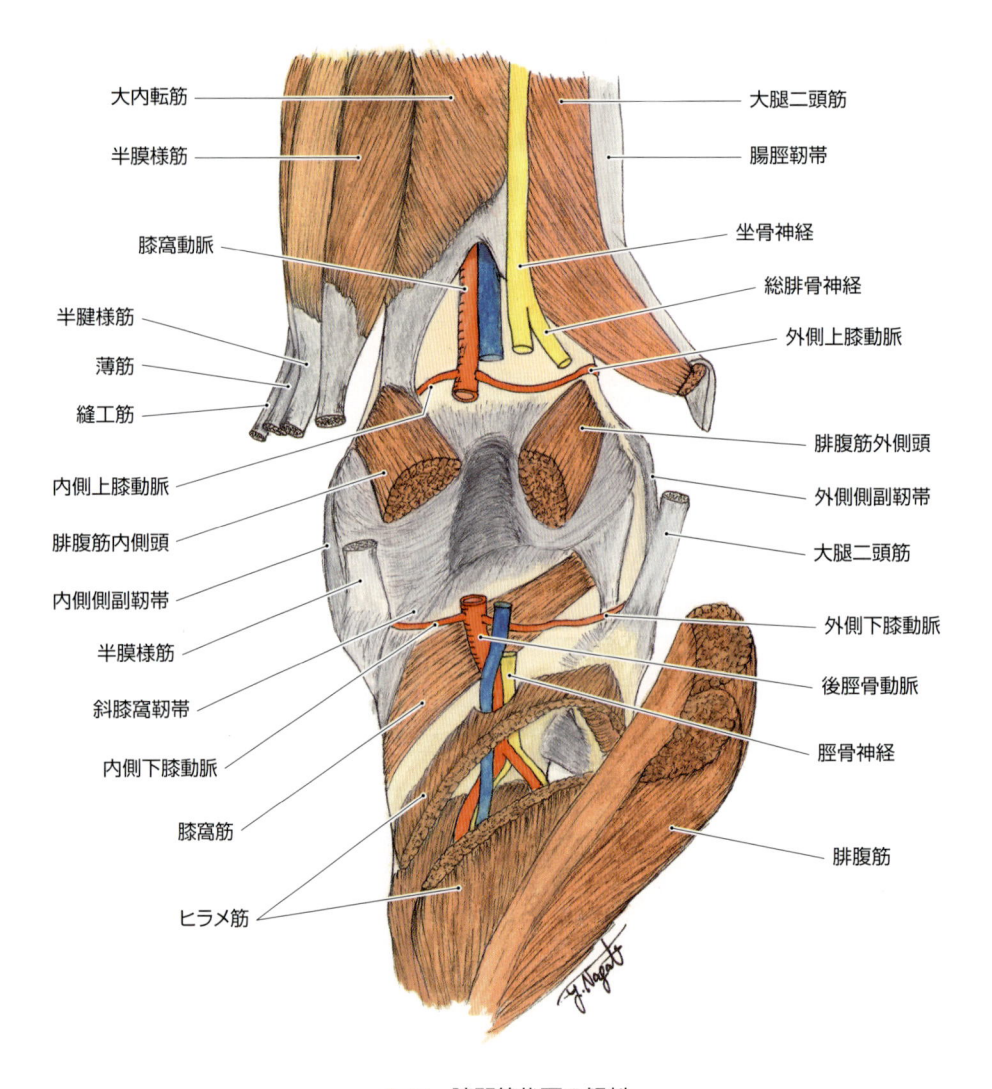

E-02　膝関節後面の解剖

③膝窩に残っている軟部組織を取り除き，膝窩に分布する動脈の枝（下肢の動脈の側副路）を確認する。
④**上・下膝動脈**が分岐する高さで膝窩動・静脈と坐骨神経を切断する。
⑤**斜膝窩靭帯**および**膝窩筋**を剖出する。

> ⚠️ 斜膝窩靭帯は関節包靭帯であり，側副靭帯に比べると線維束は薄い。このため，関節包まで取り除かないように注意する。

◆ 膝関節の側方安定性と側副靭帯

歩いたり走ったりするとき，膝関節には常に側方への外力が加わる。内側から力が加わると，膝関節の外側の関節腔が開くので，これに対して外側側副靭帯が抵抗する。逆に外側からの力に対しては内側側副靭帯が抵抗する。側副靭帯の働きは，周囲の筋によりさらに強化される。内側では，鵞足を形成する縫工筋・薄筋・半腱様筋であり，外側では腸脛靭帯である。また，大腿四頭筋によっても靭帯の機能は強化される。しかし，想定外の強い力が側方から加わると，靭帯の断裂（捻挫）が起こる（**E-03**）。

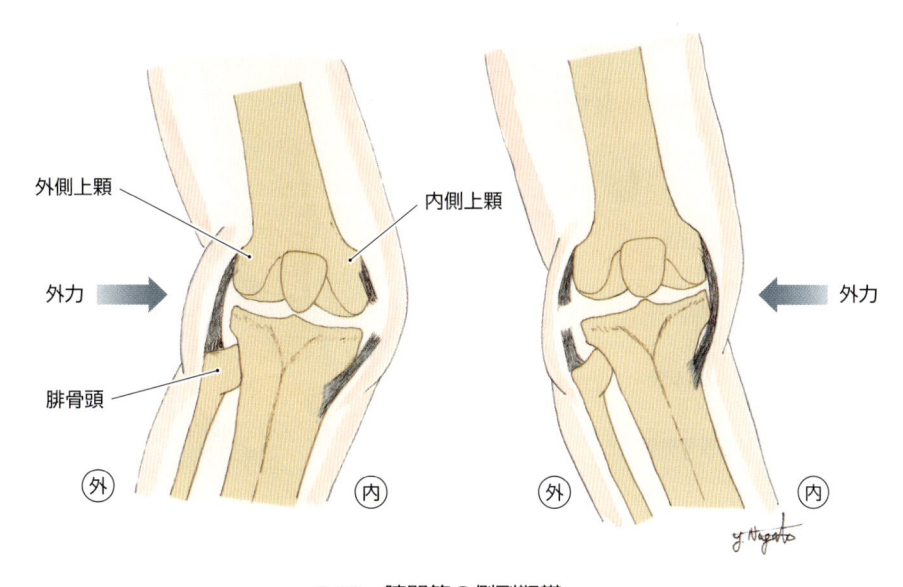

E-03　膝関節の側副靭帯

3. 前面の解剖 E-04

①**膝蓋靱帯**を明らかにする。この靱帯は大腿四頭筋の停止腱の一部であり，膝蓋骨と脛骨粗面を結ぶ。

②膝蓋骨の上方3横指のところで大腿四頭筋の筋束を切断する。ここで深層の中間広筋の一部が，関節包の上縁に付着する筋束（**膝関節筋**）を含んでいることを観察する。

③膝関節の上方10cmのところで大腿骨を切断する。

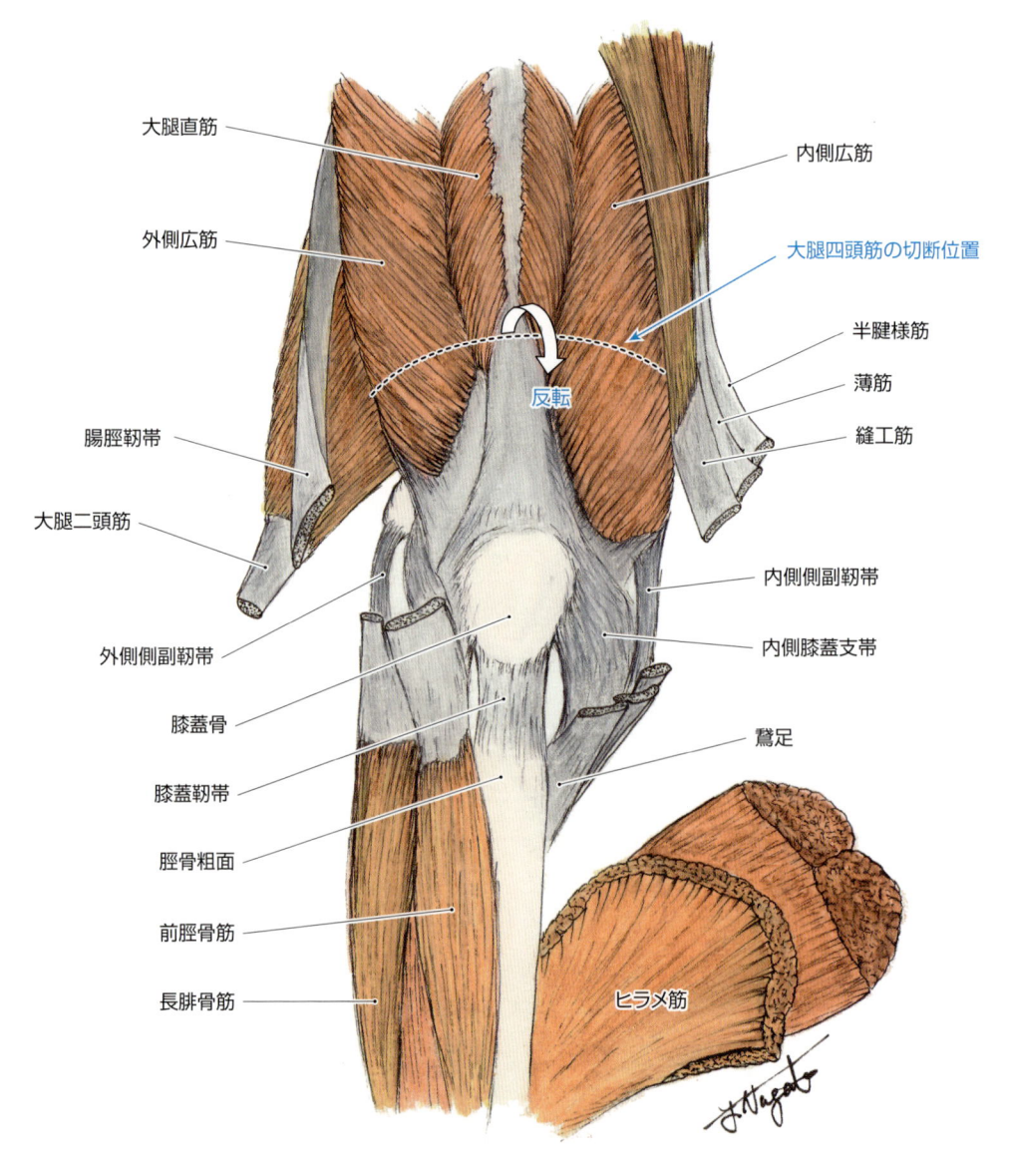

E-04　膝関節前面の解剖

4. 関節内靱帯と軟骨(半月)の観察 E-05

①膝関節筋を残し，大腿四頭筋の筋束を除去する。
②前面で関節包の付着位置を確認した後，関節包を開く。まず大腿骨の付着部に沿って水平にメスを入れ，次に膝蓋骨の周囲を広範囲に切開する。
③膝をできるだけ屈曲し，大腿四頭筋と膝蓋骨を下方に降ろして関節腔の内面を明らかにする。
④関節腔の内面で滑膜の広がりを観察し，滑膜ヒダ(**膝蓋下滑膜ヒダ**，**翼状ヒダ**)を確認する。
⑤**内側半月**と**外側半月**を観察する。
⑥**前十字靱帯**と**後十字靱帯**を観察し，それぞれの付着部を確認する。

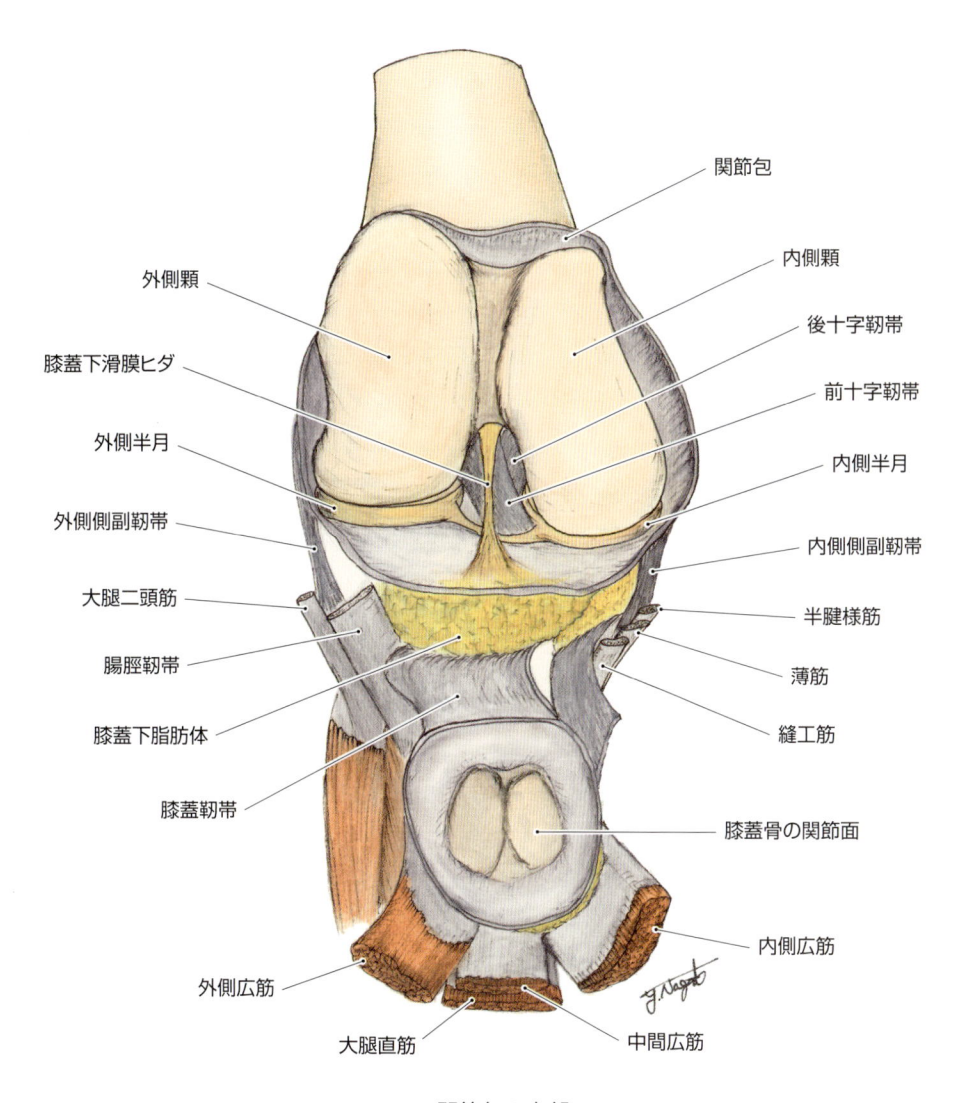

E-05　関節包の内部

◆ 半月の役割

　半月は，大腿骨と脛骨との間に生じたすべての圧迫力を伝達する弾力性の連結装置として重要である。半月摘出手術を受けた患者では変形性膝関節症を起こしやすいことがわかっている。

◆ 十字靱帯の役割

　膝関節が伸展した状態では，屈曲・伸展以外の運動は不可能である。これには，側副靱帯と十字靱帯が関わっている。前十字靱帯は内旋を防ぎ，後十字靱帯は外旋を防ぐ役割がある（E-06）。さらに十字靱帯は，屈曲・伸展時に起こる大腿骨内側顆と外側顆の移動を制限する。そのため，前十字靱帯が断裂すると脛骨は前方に偏位し，後十字靱帯が断裂すると脛骨は後方に偏位する（E-07）。

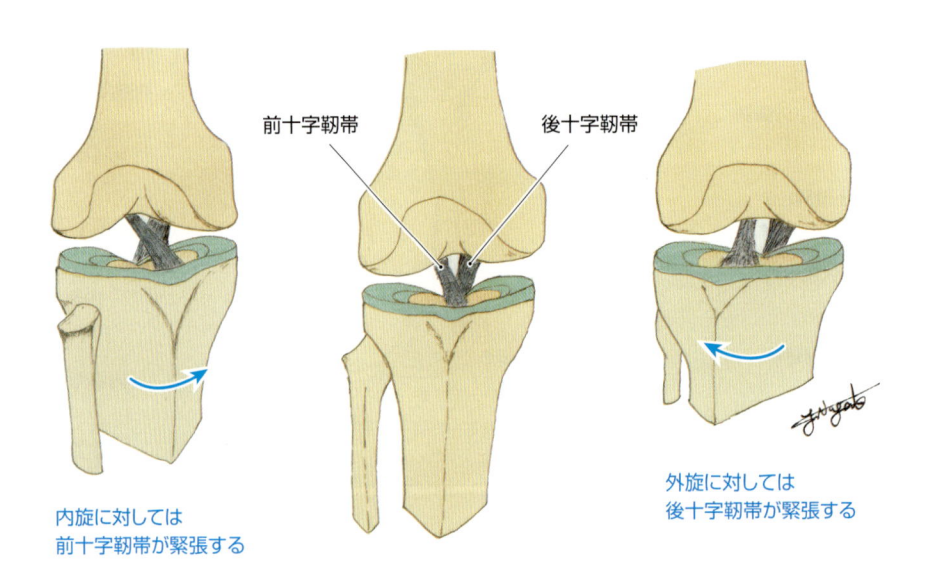

内旋に対しては
前十字靱帯が緊張する

外旋に対しては
後十字靱帯が緊張する

E-06　十字靱帯の働き（1）

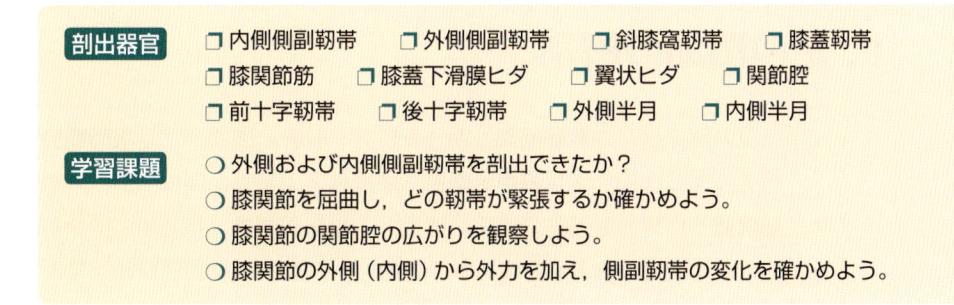

剖出器官	☐ 内側側副靱帯　☐ 外側側副靱帯　☐ 斜膝窩靱帯　☐ 膝蓋靱帯
	☐ 膝関節筋　☐ 膝蓋下滑膜ヒダ　☐ 翼状ヒダ　☐ 関節腔
	☐ 前十字靱帯　☐ 後十字靱帯　☐ 外側半月　☐ 内側半月
学習課題	○ 外側および内側側副靱帯を剖出できたか？
	○ 膝関節を屈曲し，どの靱帯が緊張するか確かめよう。
	○ 膝関節の関節腔の広がりを観察しよう。
	○ 膝関節の外側（内側）から外力を加え，側副靱帯の変化を確かめよう。

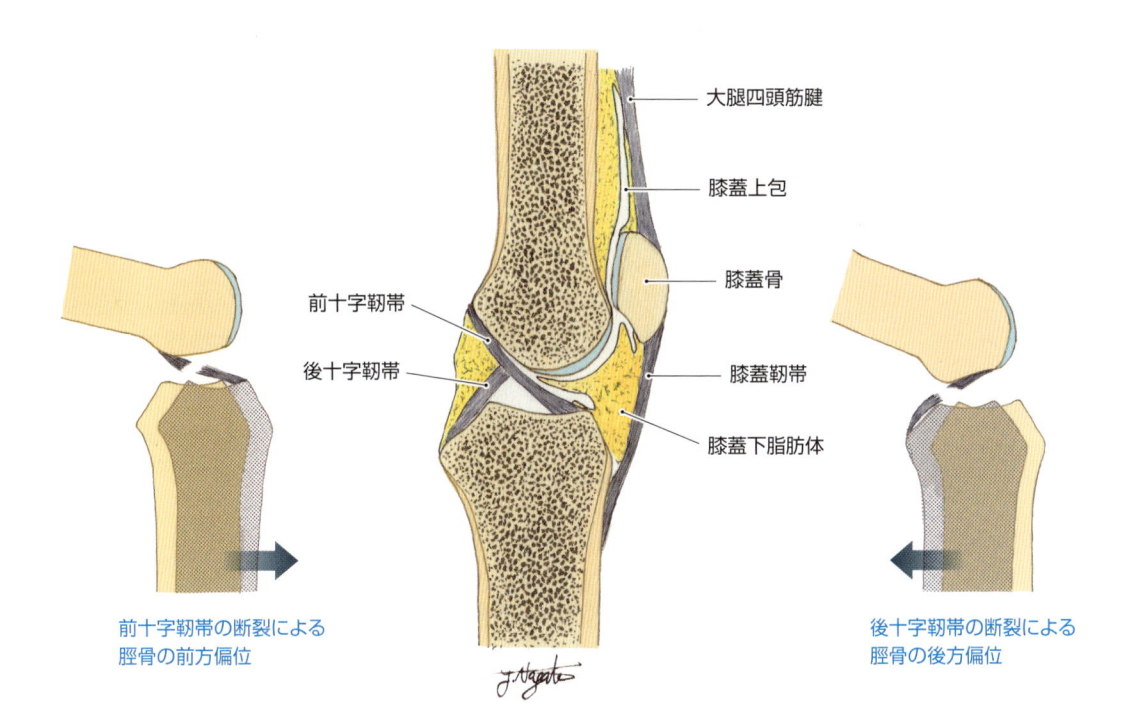

E-07　十字靱帯の働き（2）

F. 足の関節の解剖

　足の関節は，①**距腿関節**；距骨と脛骨・腓骨の関節，②**足根間関節**；足根骨の間の関節，③**足根中足関節**；足根骨と中足骨の間の関節，④**中足指節関節**；中足骨と基節骨の間の関節，⑤**指節間関節**；指骨間の関節からなる。ここでは下腿および足の筋を切除し，これらの関節周囲の靱帯を剖出する。

◆ 距腿関節（きょたい）

　距腿関節は，足関節とも呼ばれ，足根部の運動の主体となる。この関節は，距骨上部の凸面（**距骨滑車**）と，脛骨と腓骨の遠位部でつくられる凹面によって構成される。背屈すると，距骨滑車が内果と外果の間に挟まれるとともに靱帯も緊張し，固定される。逆に爪先立ちのような底屈では靱帯が弛緩し，関節は不安定になる。また，過度の内反によって外側部の靱帯（前・後距腓靱帯および踵腓靱帯）が損傷し捻挫が起こる。

◆ 脛腓靱帯結合（けいひ）

　脛骨と腓骨の近位端は脛腓関節によって関節するが，遠位端は骨間膜によって結合され，前・後脛腓靱帯によって補強される。この結合を脛腓靱帯結合と呼ぶ。さらに，脛骨と腓骨は**下腿骨間膜**によって強く結合される。これによって下腿の骨が一体化され，距骨滑車を両側から包み込み，側方への可動性を制限している。

◆ 足根間関節

　足根骨の間の関節。全体的に可動性は小さいが，その中でも距骨下関節，距踵舟関節，踵立方関節は比較的可動性が大きい関節である。足の内反や外反に関わる。

◆ 距骨下関節

　距骨と踵骨との間の関節。骨間距踵靱帯によって補強される。

1. 足背部外側面の解剖 F-01

①長母指伸筋腱を，停止部を残し距腿関節付近で切断する。
②長指伸筋，短指伸筋，短母指伸筋の筋束を遠位側にできるだけ反転する（これらの筋は表層解剖ですでに切断されている）。
③第三腓骨筋（表層解剖で切断済み）の停止部を確認する。
④長・短腓骨筋腱を停止部に向かって追跡し，短腓骨筋の停止部（第5中足骨）を確認する。
⑤停止部を残し，下腿三頭筋を切断して除去する。
⑥下腿遠位部で脛骨と腓骨を結ぶ**前・後脛腓靱帯**を剖出する。
⑦軟部組織を取り除き，距腿関節の外側面を補強する**前・後距腓靱帯**および**踵腓靱帯**を剖出する。
⑧距骨，踵骨および舟状骨の位置を確かめ，これらの足根間関節を補強する強力な靱帯，すなわち**骨間距踵靱帯**，**背側距舟靱帯**および**二分靱帯**（踵舟靱帯と踵立方靱帯）を剖出する。

⚠️ 剖出にあたっては，あらかじめ骨の位置を確認し，軟部組織を取り除く際には誤って靱帯も取り除かないよう慎重に行う。

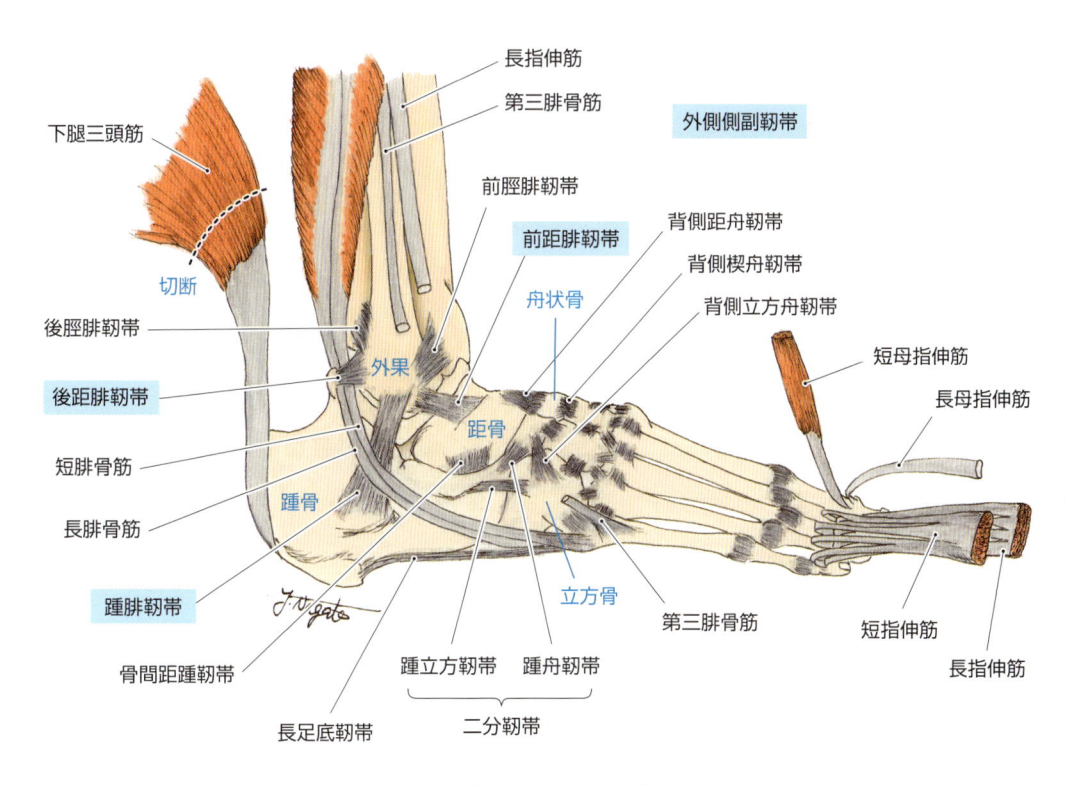

F-01　足の外側面の解剖

2. 内側面の解剖 F-02

①前脛骨筋腱を，停止部を残して距腿関節付近で切断する。
②同様に後脛骨筋腱を切断する。長指屈筋と長母指屈筋の腱は表層解剖ですでに切断されている。
③距腿関節の内側面を補強する**三角靱帯**を剖出する。この強靱な靱帯は，脛骨内果と踵骨・距骨・舟状骨の間を結んでいる。
④舟状骨の後面下縁と踵骨の載距突起の間を結ぶ**底側踵舟靱帯（スプリング靱帯）** を剖出する。
⑤足背面で**背側距舟靱帯，背側楔舟靱帯**を確認する。

3. 足底部の解剖 F-03

①表層解剖で切断済みの長指屈筋，長母指屈筋，短指屈筋を停止部に向かって反転する。
②短母指屈筋，母指外転筋，母指内転筋，小指外転筋および短指屈筋を確認し，停止腱を残してすべて除去する。
③長腓骨筋，後脛骨筋，前脛骨筋の腱と停止部を確認する。
④**長足底靱帯**と底側踵舟靱帯（スプリング靱帯）を剖出する。

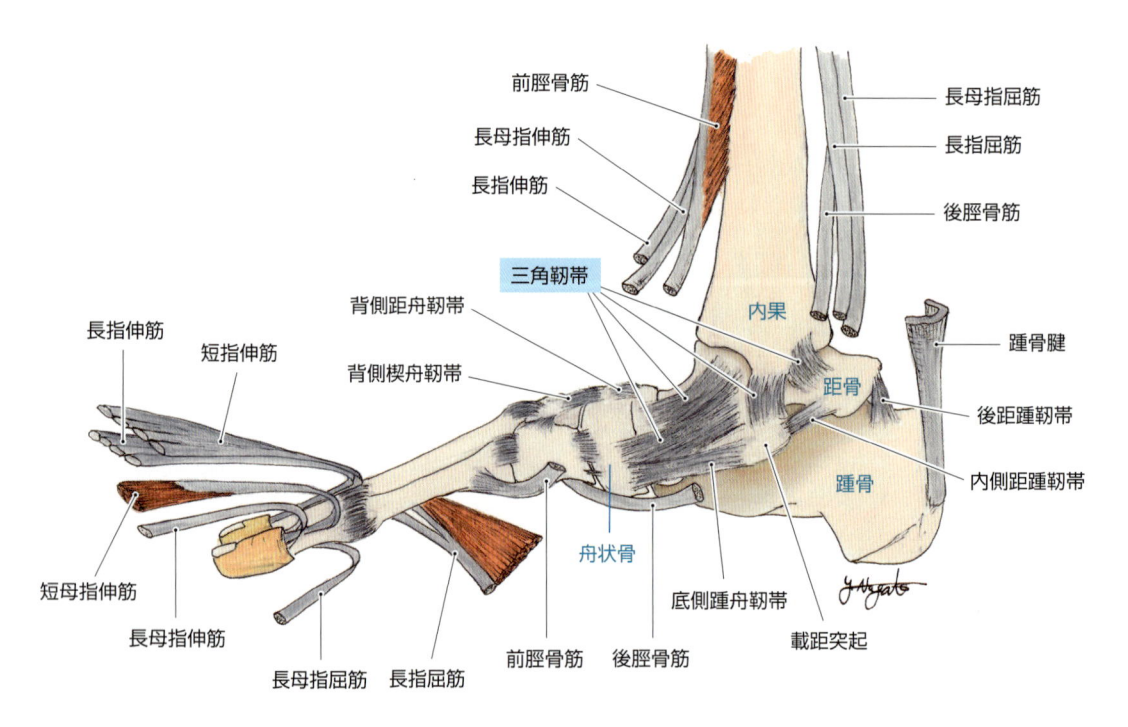

F-02 足の内側面の解剖

◆ ショパール関節（横足根関節）
　　　距踵舟関節と踵立方関節は水平に並び，協調して機能するので横足根関節と呼ばれる。

◆ リスフラン関節（足根中足靭帯）
　　　遠位列の足根骨と中足骨との間の関節。この関節の可動性は小さく，特に第2足根中足関節は最も可動性が小さい。このため，長時間の歩行後に骨折が起こることがある（行軍骨折）。

◆ 深横中足靭帯
　　　母指から小指までの中足骨頭を横に連結する靭帯。このため，足の母指の可動性は制限される（深横中手靭帯と対比してみよう）。

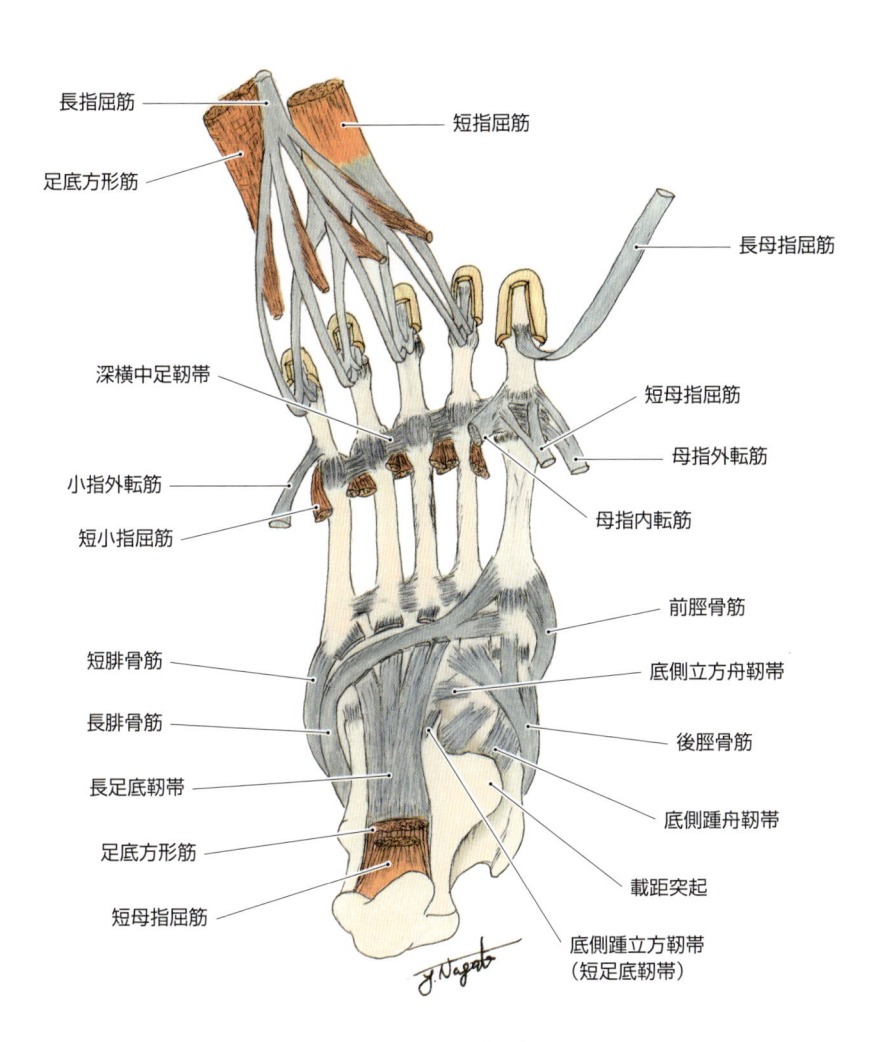

F-03　足底部の解剖

4. 後面の解剖 F-04

距腿関節の後面で**後脛腓靱帯**，**後距腓靱帯**，**後距踵靱帯**，**踵腓靱帯**および**三角靱帯**を確認する。

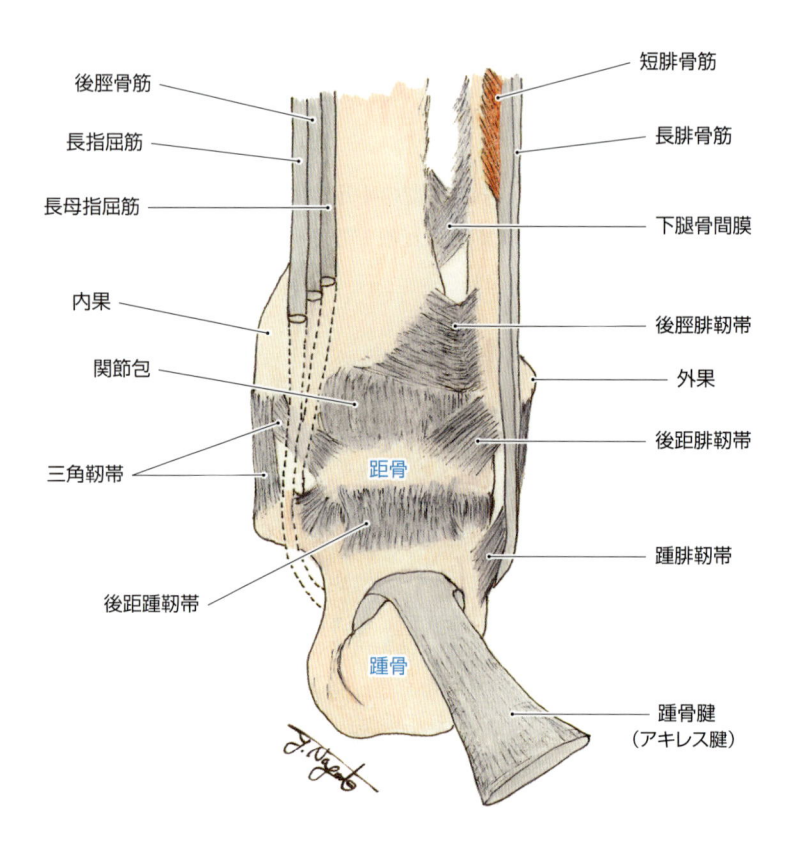

F-04　足の後面の解剖

◆ 距腿関節（足関節）の側方安定性 F-05

距腿関節は，脛骨と腓骨によってつくられた「ほぞ穴」に距骨滑車がはまり込んでいる。つまり，**内果**と**外果**が両側から距骨を挟み込んでいる。さらに外側と内側にある強力な靱帯が，関節を強化している。このため，距腿関節は前後方向のみに動く。

この側方安定性は，強い外力によって破綻することがある。F-05 のように内側から強い衝撃が加わると，脛骨と腓骨がぶつかり脛腓靱帯が断裂する。さらに「ほぞ」の内側が広がり，三角靱帯が断裂して捻挫が起こる。あるいは，内果と外果が骨折する（Pott 骨折）。

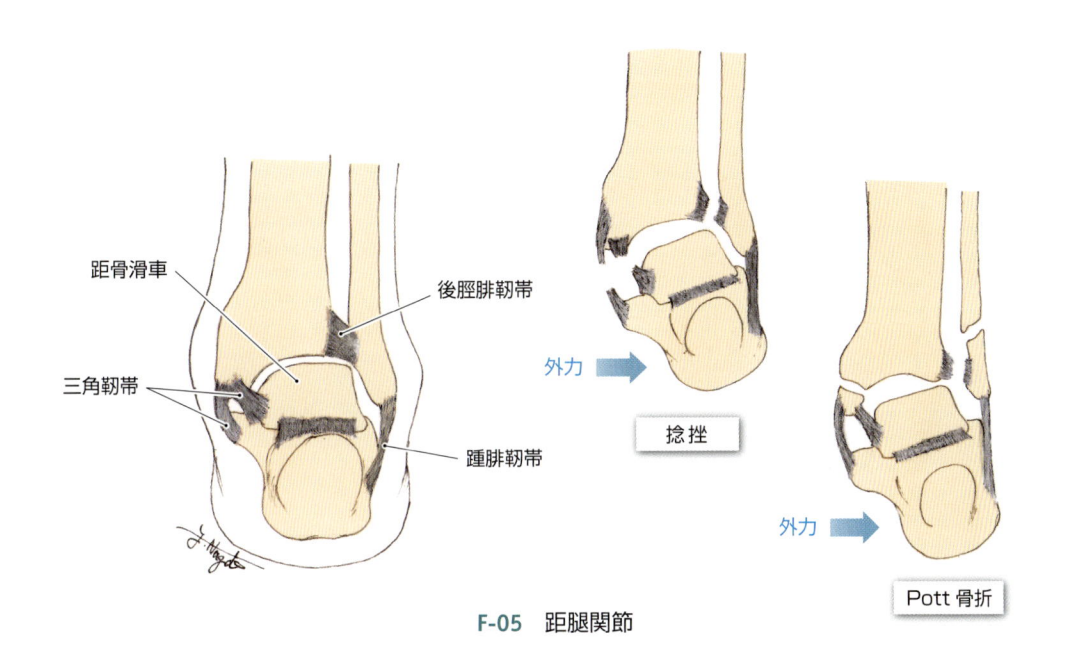

F-05　距腿関節

剖出器官	脛腓靱帯結合	□ 前脛腓靱帯	□ 後脛腓靱帯		
	距腿関節	□ 前距腓靱帯	□ 後距腓靱帯	□ 踵腓靱帯	□ 三角靱帯
	足根間関節	□ 骨間距踵靱帯	□ 背側距舟靱帯	□ 二分靱帯	
		□ 底側踵舟靱帯（スプリング靱帯）	□ 背側楔舟靱帯		

学習課題
- ショパール関節，リスフラン関節を観察できたか？
- 母指の運動を制限する靱帯は？
- 距腿関節に外側から外力を加え，運動を制限している靱帯を確認しよう。
- 足底弓（横足弓）の低下が外反母趾の原因となることがある。その理由を考えよ。

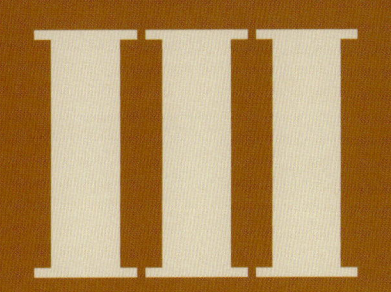

III 胸腹部内臓の解剖

A. 胸部内臓の解剖
1. 開胸　　　　　　　　　　　　　　　　162
2. 心臓の摘出と解剖，縦隔の解剖　　　　172
3. 肺の摘出と解剖　　　　　　　　　　　189

B. 腹部内臓の解剖
1. 開腹と腹膜の観察　　　　　　　　　　195
2. 上および下腸間膜動・静脈の剖出　　　202
3. 腸管の摘出と解剖　　　　　　　　　　208
4. 腹腔動脈と門脈の剖出　　　　　　　　212
5. 上腹部内臓の摘出と解剖　　　　　　　216

C. 後胸壁・後腹壁と横隔膜の解剖
1. 後腹膜器官とは　　　　　　　　　　　223
2. 縦隔後部の解剖　　　　　　　　　　　224
3. 横隔膜の解剖　　　　　　　　　　　　230
4. 腹大動脈と下大静脈周囲の解剖　　　　232
5. 腎臓・副腎の摘出と解剖　　　　　　　236
6. 腹部の交感神経系と腰神経叢の剖出　　239

D. 骨盤腔の解剖
1. 骨盤内臓の観察　　　　　　　　　　　242
2. 内腸骨動脈とその枝の剖出　　　　　　244
3. 骨盤内臓の摘出と観察　　　　　　　　249
4. 骨盤壁の解剖　　　　　　　　　　　　265

E. 腹膜の解剖
腹膜腔の発生　　　　　　　　　　　　　268

はじめに

植物性器官とは

　胸腔と腹腔には，呼吸器系，消化器系，泌尿器系および生殖器系の大部分の器官が含まれる。これらの器官は，ガス交換，栄養の摂取，老廃物の排泄，生殖など生命活動の基本的な役割を担う。そのため，これらの器官を**植物性器官**とも呼ぶ。これに対し，運動器系は運動を伴う「動的な」生命活動を担うため**動物性器官**と呼ぶ。

　胸腔においては，循環器系の中心となる心臓と，ガス交換のための肺が主要な器官である。また，頚部や腹部と連絡する気管，食道，血管系，神経系も含まれる。神経系は**体性神経系**（体壁の皮膚や筋に分布）ではなく，**自律神経系**（内臓に分布）に注目して観察する。

　腹腔は多彩な機能の器官を収容する。それらは同じ素材から作られており，その形態から**中空性器官**と**実質性器官**に分類される。前者は消化管や尿管などの管状構造の器官であり，内容物の輸送や吸収に関わる。後者は肝臓や膵臓，腎臓などの団塊状構造の器官であり，分泌に関わる。分泌様式には，分泌物を血管内に放出する**内分泌**と，中空性器官などに放出する**外分泌**がある。これら器官の特徴を念頭において観察を進める。

内臓と血管系

　循環系は，各器官・組織・細胞に必需物質を供給し，廃棄物を回収するための輸送システムである。

　胸腹部内臓は，循環系と密接な関係がある。筋を中心とした体壁や四肢とは異なり，単に栄養の供給を受けるための血管ではないということ，消化器系・泌尿器系・生殖器系など系統ごとに独立した血管系を構成していることが特徴である。さらに，胸腹部内臓における血管のルートやバイパスを理解することは，疾患の理解に重要な要素となる。

1）臓側枝と壁側枝

　下行大動脈と内腸骨動脈の枝は，胸腹部と骨盤の内臓へ分布する。これら内臓に分布する動脈を総称して**臓側枝**（ぞうそく）と呼ぶ。腹大動脈の主要な枝である不対性の腹腔動脈，上腸間膜動脈および下腸間膜動脈，有対性の中副腎動脈，腎動脈および精巣（卵巣）動脈は，典型的な臓側枝である。これに

対し，体壁に分布する動脈を**壁側枝**(へきそく)と呼び，腹大動脈では下横隔動脈や腰動脈が相当する。これらは細く，臓側枝に比べると目立たない。

一方，胸部内臓への臓側枝は，胸大動脈から分岐する食道動脈と気管支動脈である。気管支動脈は気管支に沿って走る肺の栄養血管であるが，肺では体循環系に比べて肺循環系のほうが圧倒的に優位であるため，細く剖出には注意を要する。一方，胸壁に分布する壁側枝は，胸大動脈から肋間動脈（第3肋間から）や肋下動脈が分岐する。胸壁には，鎖骨下動脈の枝である最上肋間動脈（第1・2肋間）や内胸動脈も分布する。これらの動脈は臓側枝に比べ，よく発達している。

2) 栄養血管と機能血管

人体の各器官は酸素や栄養の供給を受けつつ，それぞれの役割を果たす。血管系は必要な物資を各器官に送る補給路ともいえる。たとえば，心筋に分布する冠状動脈や，肝臓に動脈血を送る固有肝動脈などであり，これらの血管は**栄養血管**と呼ばれる。ところが，胸腹部内臓の一部には，任務を遂行するためだけの血管系が存在する。これを特に**機能血管**と呼ぶ。心臓と肺の間を結ぶ肺動静脈や，消化管と肝臓の間の門脈系は，その代表的な例である。

内臓と神経系

内臓の機能を調節する神経系は，自律神経系である。**交感神経**と**副交感神経**からなるこの神経は，脊髄神経ほど明瞭には剖出できない。細かな神経線維が血管壁に絡んでおり，脊髄神経のような単独の神経線維として観察できないことが最大の要因である。ここでは，自律神経系の全体像を形態的にとらえることに重点をおく。

腹膜と内臓

腹膜と腹部内臓の関係を知ることは，腹部内臓の位置関係を理解するキーポイントである。腹膜は，**壁側腹膜**と**臓側腹膜**，およびそれらの間の**間膜**からなる。間膜は器官と器官とをつないでいる。そこで，器官に間膜が付属しているかどうかは，位置関係を知る手がかりとなる。

A. 胸部内臓の解剖

　ヒトの胸郭は，四足動物に比べて前後が狭く，左右に広がった扁平な形態を持つ。この形態は直立二足歩行に適応したものであり，その内部（胸腔）は，左右の肺を収める広がった部分と，その間に挟まれた中央の部分に分けられる。中央の部分を**縦隔**（じゅうかく）といい，心臓や大血管などを収めている。ここでは胸壁を取り除き，左右の肺と中央部の心臓を観察することを主眼とする。

　心臓は血液循環の中心であり，2心房2心室からなる精密なポンプである。どのようにして心臓内の血液が流れ，逆流が起こらないのか注意して観察する。心臓を起点にして下りの血管系が動脈であり，上りの血管系が静脈である。また，循環系には**肺循環**と**体循環**がある。前者は心臓と肺を結ぶ循環系であり，ガス交換のためのルートである。後者は，全身の器官へ血液を供給するルートである。2つの循環系の機能は異なり，流れる血液の種類も一致しない。体循環の動脈を流れる血液は酸素に富んだ動脈血であるが，肺循環の動脈（肺動脈）の血液は酸素が乏しい静脈血である。

　肺はガス交換のための器官である。外気を吸引し，気道（気管・気管支）によって肺の内部に導く。つまり，肺は外界と直接接する器官である。そのため，異物の侵入を防ぐ防御機構が備わっている。肺門と気管支周囲に存在するたくさんのリンパ節がそれである。気管支は，肺内で細かく分岐した後，最終的には肺胞へ入る。肺胞と毛細血管の間でガス交換が行われる。肺内の気管支の分岐パターンは決まっており，解剖によってそれを明らかにすることも大切である。

　心臓や肺の機能を調節するのは，交感神経と副交感神経からなる自律神経系である。自律神経は，脊髄神経のように肉眼的に明瞭な神経線維を構成していないが，機能的には非常に重要である。できる限り剖出するよう心がける。

1. 開　胸

　前胸壁を取り除き，縦隔上部および前部の構成を観察する。特に，胸腔入口付近（縦隔上部）に存在する血管と神経を剖出する。

1.1 肋間筋の観察と内胸動・静脈の剖出 A-01

まず，前胸壁の内面に密着して下行する**内胸動脈**（鎖骨下動脈の枝）と**内胸静脈**を剖出する。

①肋間隙で，斜走する肋間筋を観察する。**外肋間筋**の前縁は，肋骨と肋軟骨の結合部付近までである。**内肋間筋**の筋束はそれより前方で観察できる。

②肋間隙で筋膜を除去し，外肋間筋と内肋間筋を剖出する。次いで第1肋間から第5肋間まで，外肋間筋の内側で胸骨に沿って内肋間筋を注意深く切除すると，内肋間筋の下層に内胸動・静脈が現れる。

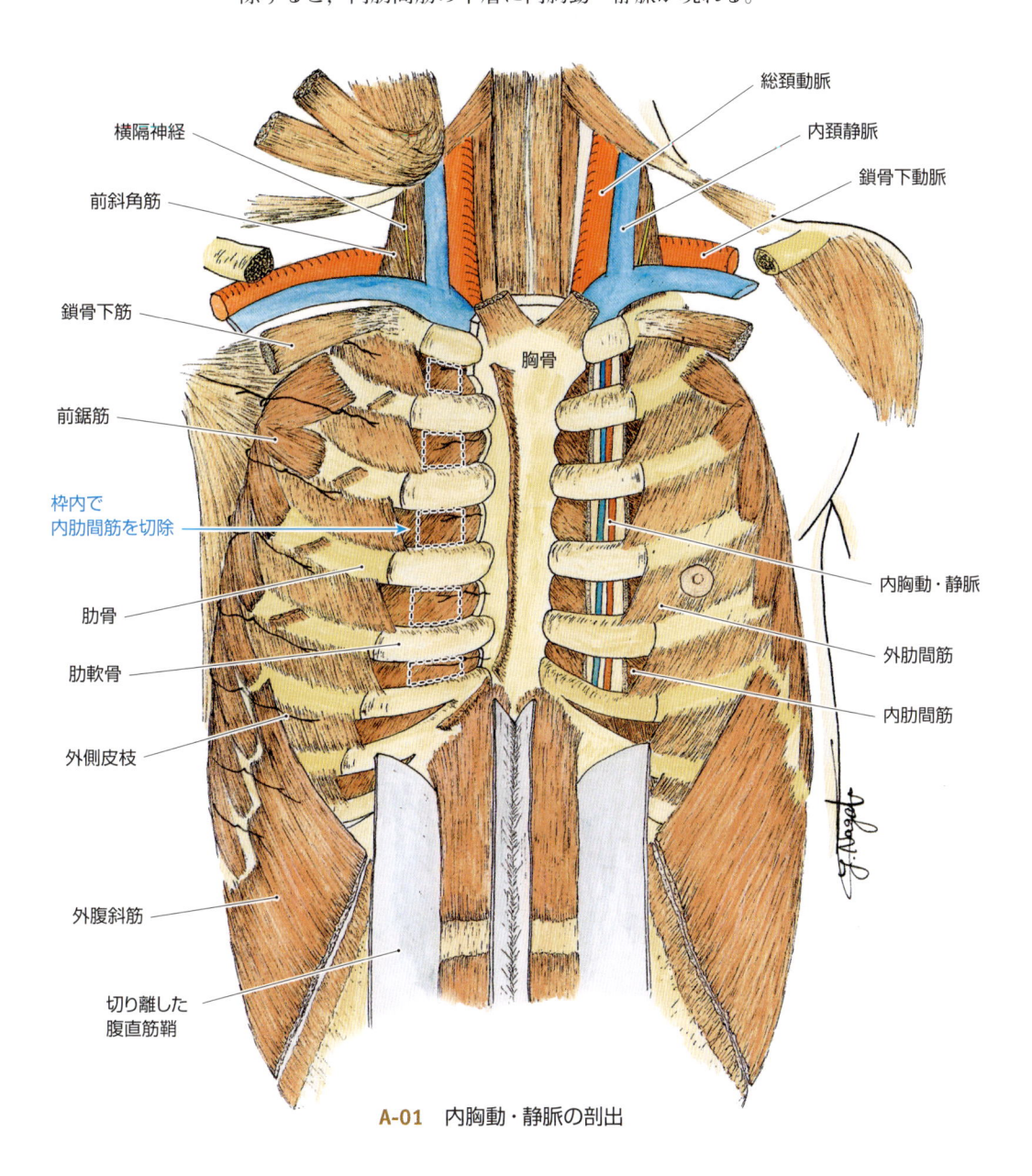

A-01　内胸動・静脈の剖出

◆ 内胸動脈とバイパス路 A-02

内胸動脈は，鎖骨下動脈から分岐し，前胸壁を胸骨の外側縁に沿って下行する。胸腔内で**肋間動脈**と吻合するとともに，腹壁で**上腹壁動脈**（腹直筋の後面を走る）に吻合する。この吻合によって，前胸壁に下行大動脈のバイパスが形成される。

大動脈縮窄症は先天的に大動脈が著しく狭くなる疾患であるが，下行大動脈に狭窄が起こると，下半身へ向かう動脈血は上行大動脈→鎖骨下動脈→内胸動脈→肋間動脈→下行大動脈というルートで流れる。また，内胸動脈は心膜などにも枝を分岐することから，心臓のバイパス手術にも用いられる。

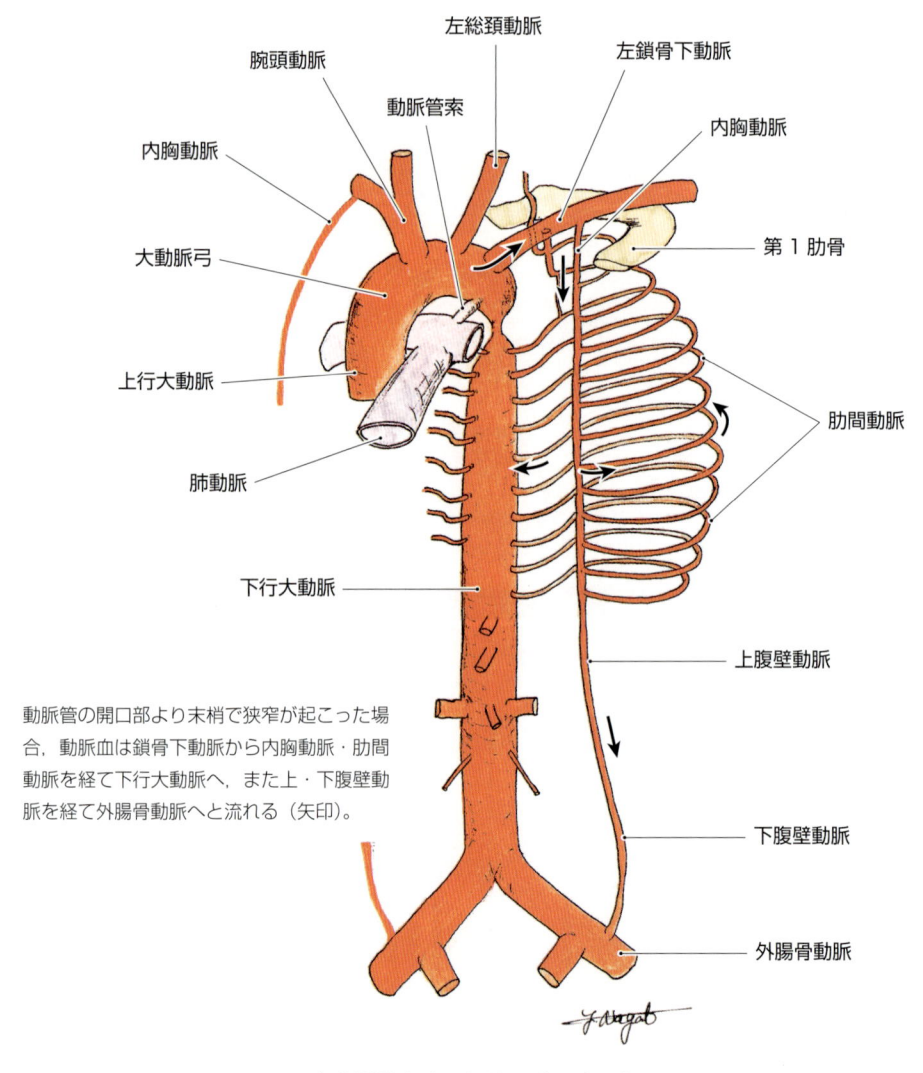

動脈管の開口部より末梢で狭窄が起こった場合，動脈血は鎖骨下動脈から内胸動脈・肋間動脈を経て下行大動脈へ，また上・下腹壁動脈を経て外腸骨動脈へと流れる（矢印）。

A-02　大動脈縮窄症におけるバイパス路

◆ 肋間筋と肋間動・静脈 A-03

肋間筋は，外・内および最内肋間筋の3層の筋で構成される。これは体幹の斜筋系の基本構成であり，頸部の前・中および後斜角筋，腹部の外・内腹斜筋および腹横筋の構成と同じである。支配神経や血管は，第2層と第3層の間，つまり，<u>内肋間筋と最内肋間筋の間</u>を肋骨の下縁に沿って走る。

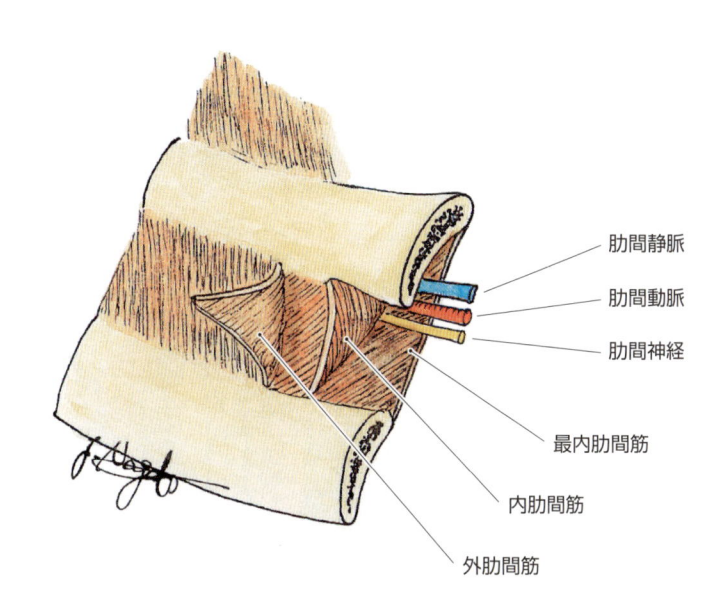

A-03 肋間動・静脈および肋間神経の走行

【胸膜腔穿刺】　胸膜腔穿刺は第7肋間の後部（中腋窩線の後方）で肋骨の上縁に沿って行われる。これは，肋骨の下縁に沿って，上から静脈（V），動脈（A），神経（N）の順に走る肋間動・静脈と肋間神経を損傷しないようにするためである。なお，肋骨の位置を知るには，胸骨角（胸骨柄と胸骨体の結合部）を探り当てるとよい。ここは，頸切痕から少し下で盛り上がっている。この位置から水平に指をずらすと肋軟骨に触れる。ここが第2肋骨の位置である。この位置は，第4胸椎の下縁にも相当し，気管分岐部や大動脈弓の起始部にもあたる。なお，第1肋骨は鎖骨の下にあり，体表からは触れることが難しい。

1.2 胸骨と肋軟骨の除去

開胸操作にとりかかる。胸骨と肋軟骨を切り取るのであるが，その前にこれらを周囲の組織から遊離しておく必要がある。

①頚部下部で**胸骨舌骨筋**と**胸骨甲状筋**を剖出し，起始部（胸骨柄の後面）の近くで切断する（A-04）。

②内肋間筋を，外肋間筋が付着している付近（肋軟骨と肋骨が結合する部位）まで取り除く。

③内肋間筋を取り除いたところで肋軟骨の下に指を入れ，肋骨を持ち上げて下層の組織から遊離する。特に内胸動脈と静脈は，確実に遊離しておく。その方法を A-05 に示す。

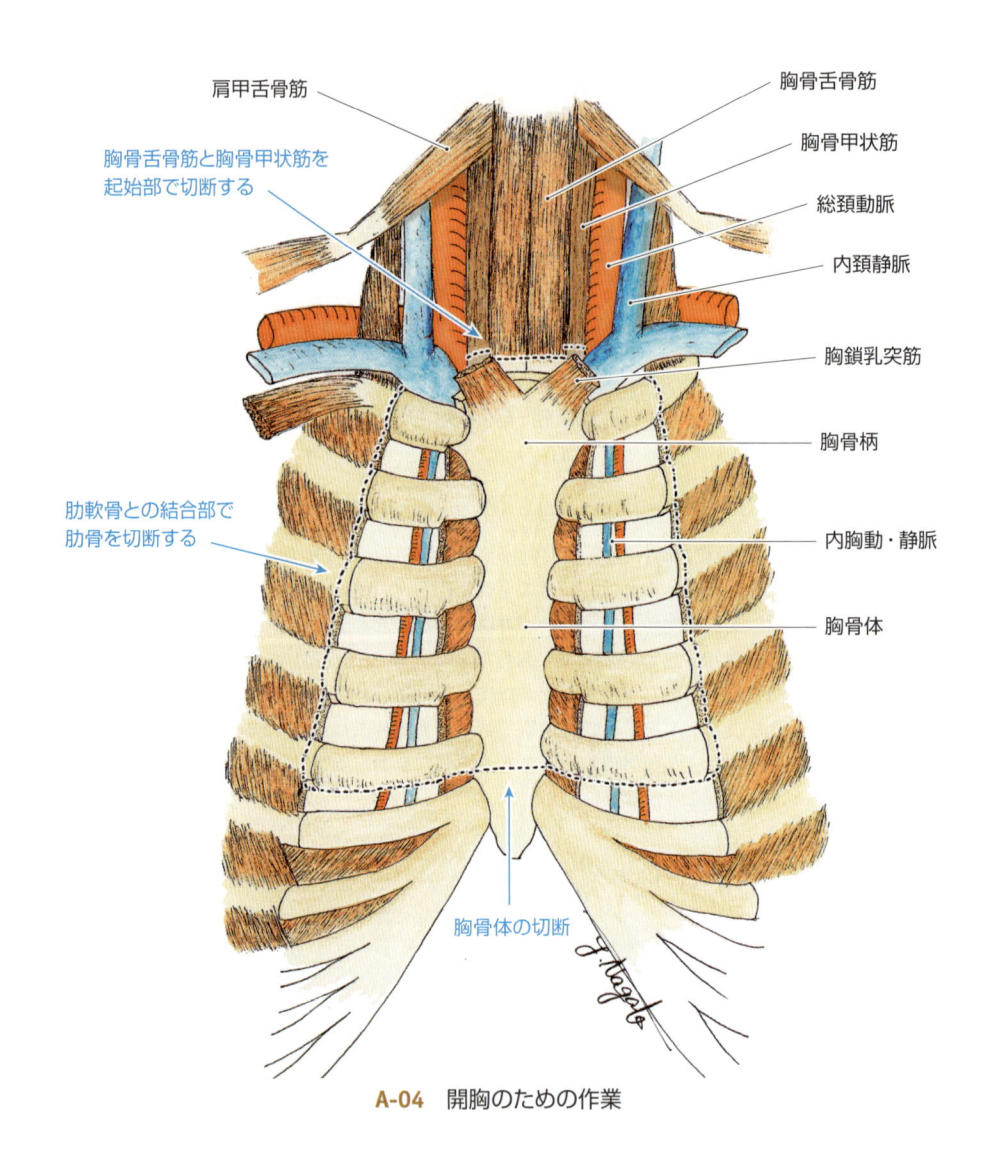

A-04　開胸のための作業

④遊離した肋骨を持ち上げながら肋骨鋏で切断する（A-06）。

⑤切断した肋骨・肋軟骨を胸骨とともに持ち上げ，胸骨心膜靱帯を切除して，前胸壁を取り除く（A-07）。

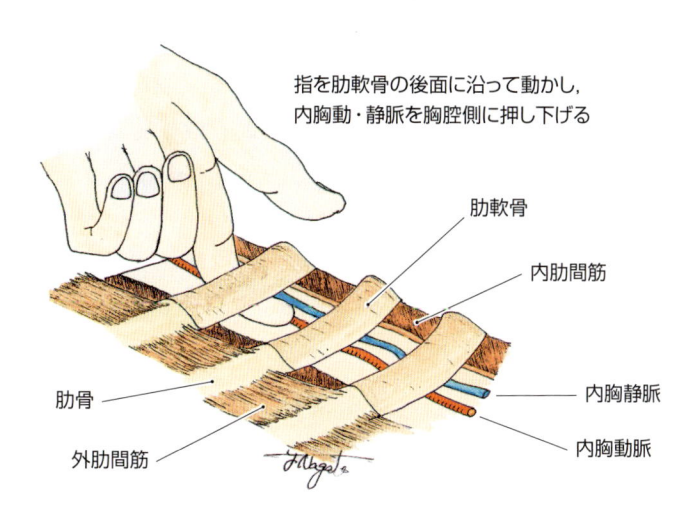

A-05　内胸動・静脈の遊離

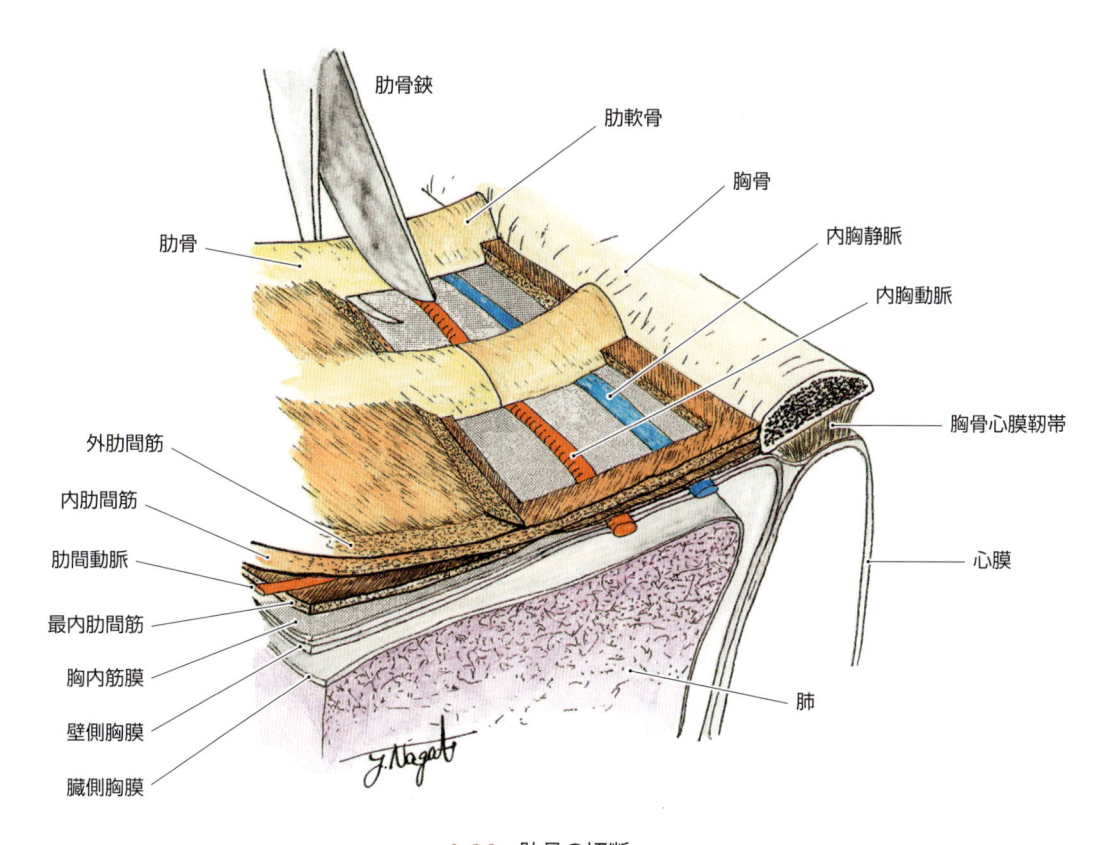

A-06　肋骨の切断

1.3 胸腔入口付近の解剖 A-08

　胸腔入口付近（縦隔上部）で軟部組織を除去し，胸腔に出入りする器官を明らかにする。
①胸腔内に残った結合組織を取り除き，内胸動・静脈の分岐部とその枝（胸腺枝など）を明らかにする。
②脂肪化した**胸腺**（A-07）を確認した後，取り除く。

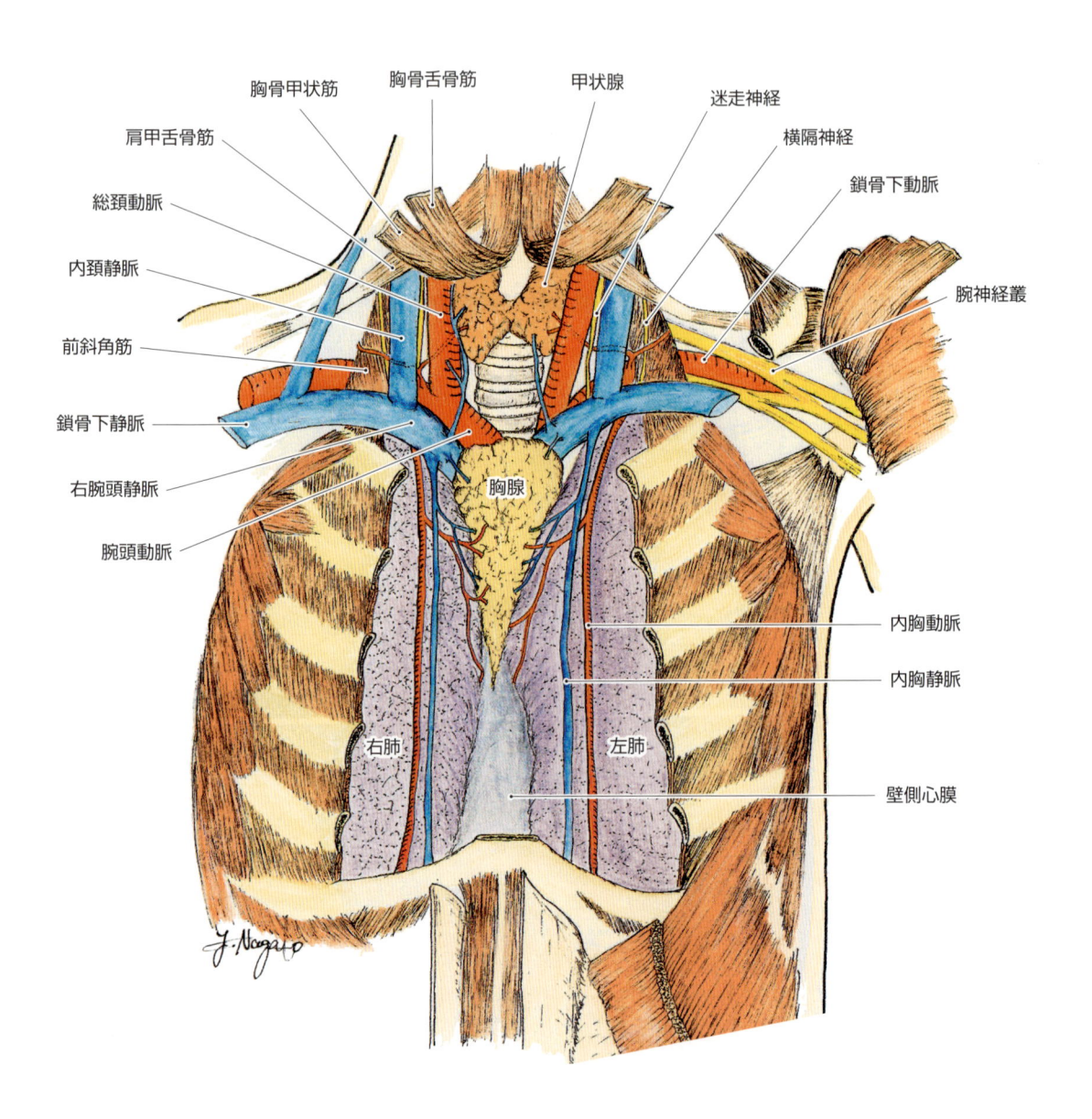

A-07　開胸後の状態

③心臓（左心室）から出る上行大動脈→大動脈弓→腕頭動脈・左総頚動脈・左鎖骨下動脈へと続くルート，および内頚静脈→腕頭静脈→上大静脈から心臓（右心房）に入るルートを剖出する。

④頚部で内頚静脈と総頚動脈の間で**迷走神経**を見つけ，胸腔のほうに追跡する。右の迷走神経を追跡し，右鎖骨下動脈をくぐって上行枝（**反回神経**）を分岐することを確認する。

⑤前斜角筋を斜めに横切る**横隔神経**を確認し，胸腔のほうに追跡する。**胸膜**とともに肺を持ち上げ，心膜との境界に手を入れて横隔神経を見つける。ピンセットで持ち上げ，少し引くと前斜角筋の前で横隔神経が動く。

⑥心臓に出入りする大血管を剖出するとともに，**心膜**を確認する。

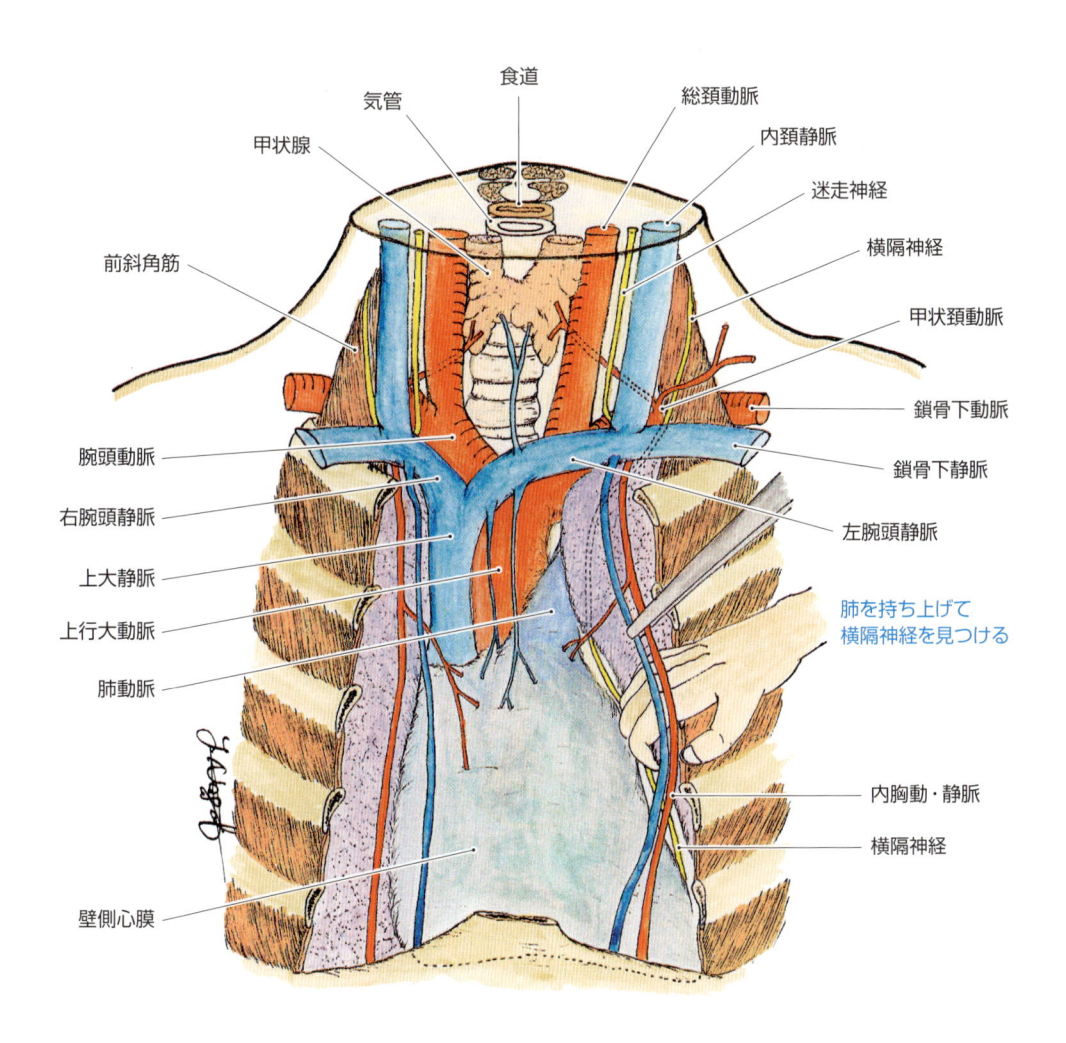

A-08　胸腔入口付近の解剖（胸腺を除去）

◆ 胸腺

　　胸腺は，骨髄とともに一次リンパ器官（中枢リンパ器官）といわれる。ここでリンパ系造血幹細胞が増殖分化し，二次リンパ器官（リンパ節，扁桃など）に移動して外来抗原を認識し生体防御機能を担う。T細胞（Tリンパ球）は胸腺で分化したリンパ球である。

　　成人の胸腺は脂肪化し，除去しても影響がない。そのため胸腺の機能は長い間不明であったが，実験的に出生直後のマウスで胸腺を切除するとリンパ球が減少し死亡するという結果（1960年代）から，胸腺の機能が明らかにされた。ヒトでも小児期に発達し，10〜12歳頃には約60gに達する（成人では20〜25g）。

◆ 縦隔 A-09・10

　　左右の肺に挟まれた空間。下は横隔膜，前は胸骨，後ろは胸椎と肋骨であり，上は頸部に連続する。心臓を中心として4つに区分される。つまり，心臓がある部分を縦隔**中部**とし，その腹側を**前部**（胸腺がある），背側を**後部**（胸大動脈や食道がある），頭側を**上部**（心臓に出入りする大血管がある）とする。

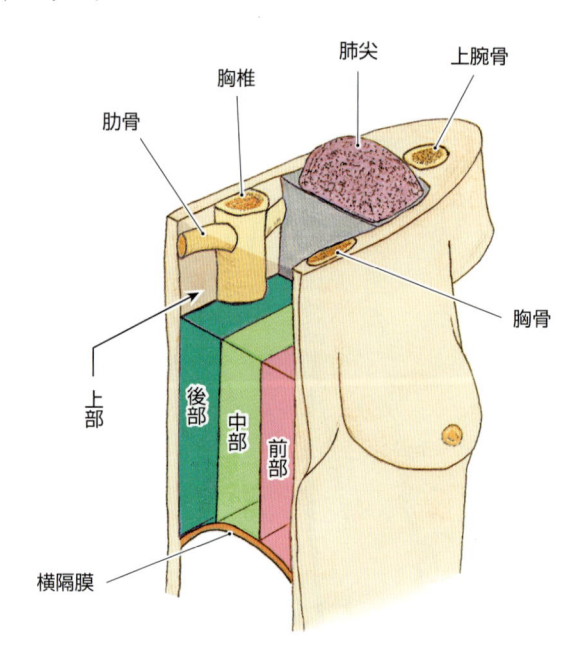

A-09　縦隔の区分

⚠️ 肺尖の位置に注目しよう。肺尖は**第1肋骨よりも上方**（頭側）にあり，鎖骨下動脈に接している。鎖骨下静脈への点滴（中心静脈栄養など）の際，肺尖部を傷つける恐れがあることに注意してほしい。

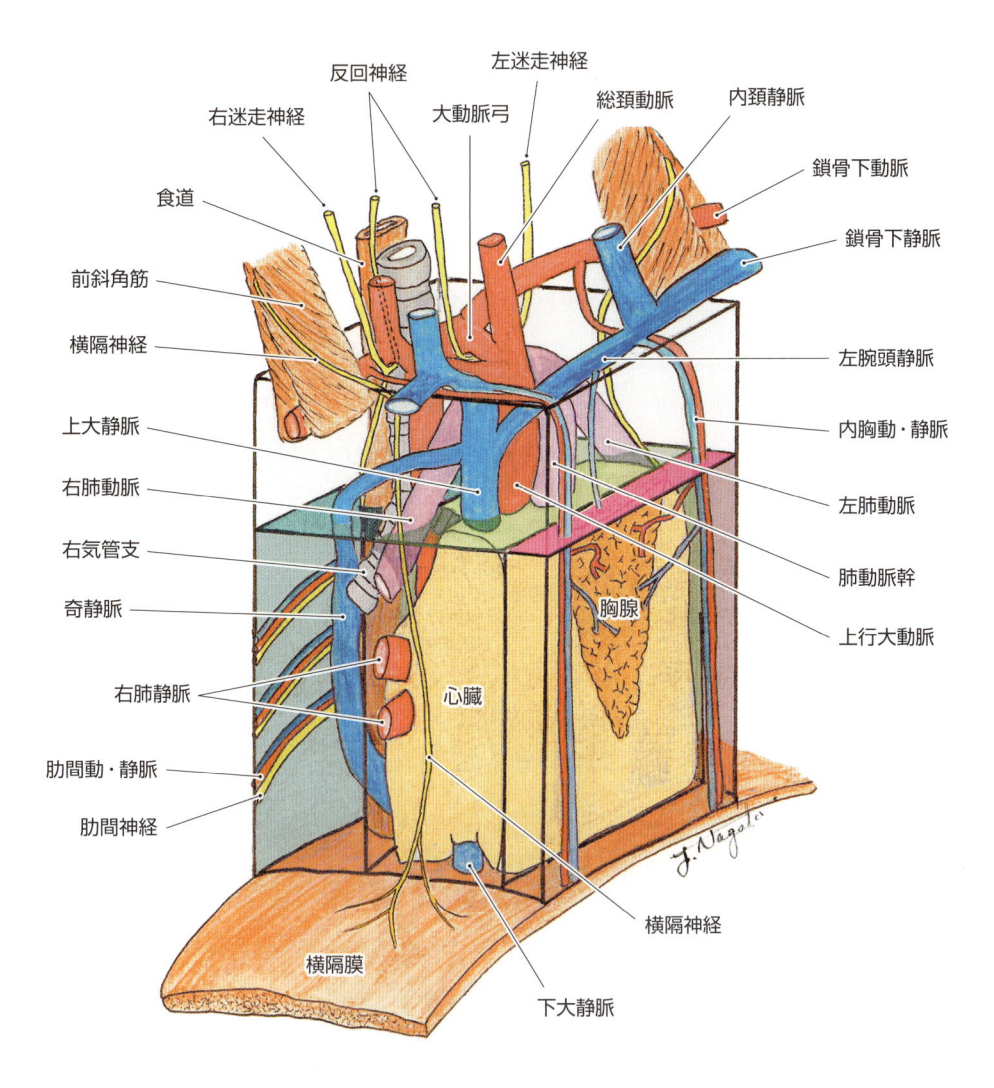

A-10 縦隔に含まれる器官

剖出器官

胸郭
- ☐ 外肋間筋　☐ 内肋間筋　☐ 肋間動・静脈と肋間神経　☐ 内胸動・静脈

胸腔入口付近（※印は左右ある）
- ☐ 上行大動脈　☐ 腕頭動脈　☐ 総頚動脈（※）　☐ 鎖骨下動脈（※）　☐ 肺動脈
- ☐ 上大静脈　☐ 腕頭静脈（※）　☐ 内頚静脈（※）　☐ 鎖骨下静脈（※）
- ☐ 迷走神経　☐ 横隔神経

縦隔前部
- ☐ 胸腺　☐ 胸腺枝（内胸動・静脈の枝）　☐ 壁側心膜

学習課題
- ○ 呼吸における外肋間筋と内肋間筋の働きは？
- ○ 内胸動脈がつくるバイパスはどのような意義があるか？
- ○ 胸腔入口付近の大血管を剖出し，それらの位置関係を理解したか？
- ○ 縦隔の区分を説明できるか？

2. 心臓の摘出と解剖，縦隔の解剖

心膜の構造を観察した後，心臓を大血管から切り離し，摘出する。さらに，縦隔後部の器官を剖出する。

2.1 心膜とその周辺の観察 A-11・12

①心膜（壁側心膜）と胸膜（壁側胸膜）は密着している。その間に手を入れて両者を分離し，そこを横隔膜に向かって走る**横隔神経**を剖出する（**A-08**）。
②左右の**迷走神経**を頸部から追跡し，上行大動脈に沿って心臓に入ることを確認する。

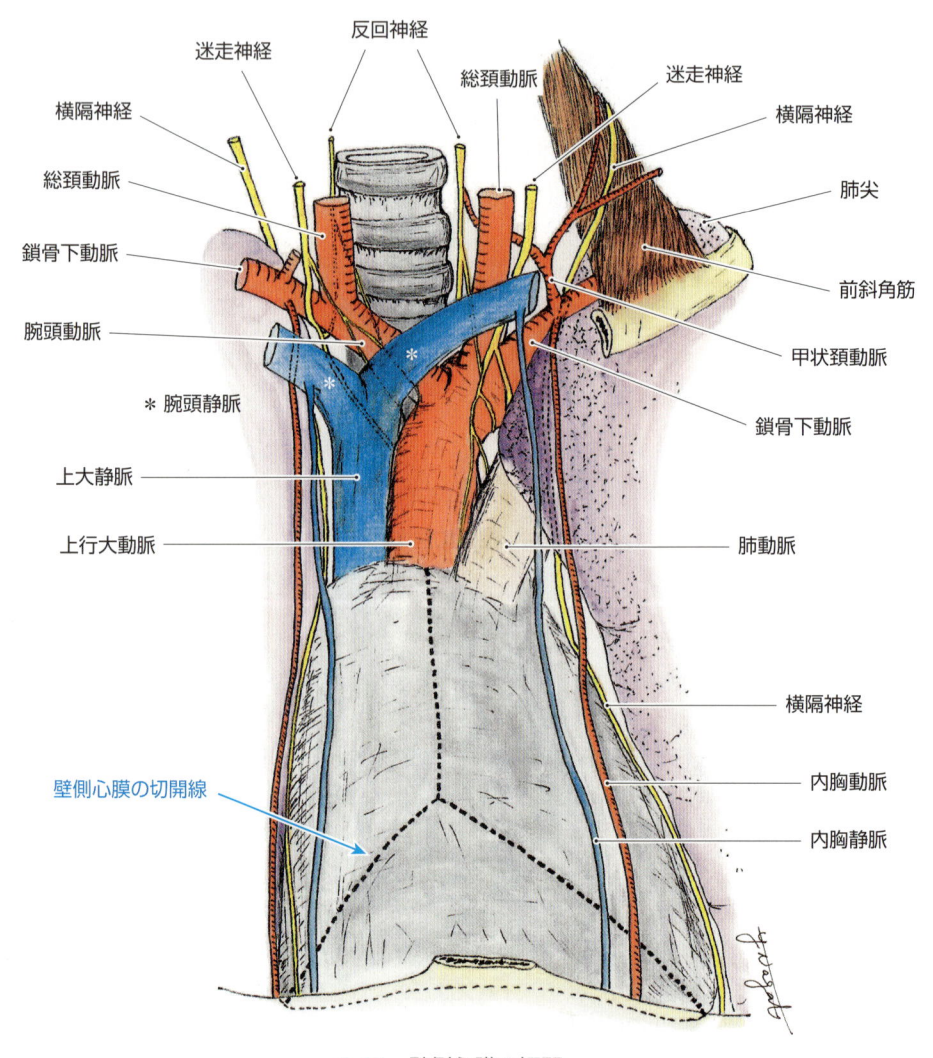

A-11 壁側心膜の切開

③左の迷走神経から分岐する**反回神経**が，大動脈弓の下をくぐっていることを確認する。
④肺動脈と大動脈弓をつなぐ**動脈管索**を剖出する。
⑤壁側心膜を逆Y字型に切開する。

◆ 動脈管索

　　　胎児期には肺循環系は機能しない。右心室を出た血液は肺へは向かわず，肺動脈からバイパスを経て大動脈弓に流れる。このバイパスが**動脈管**である。出生時，肺呼吸の開始とともに動脈管は閉鎖され，その痕跡が索状に残る。

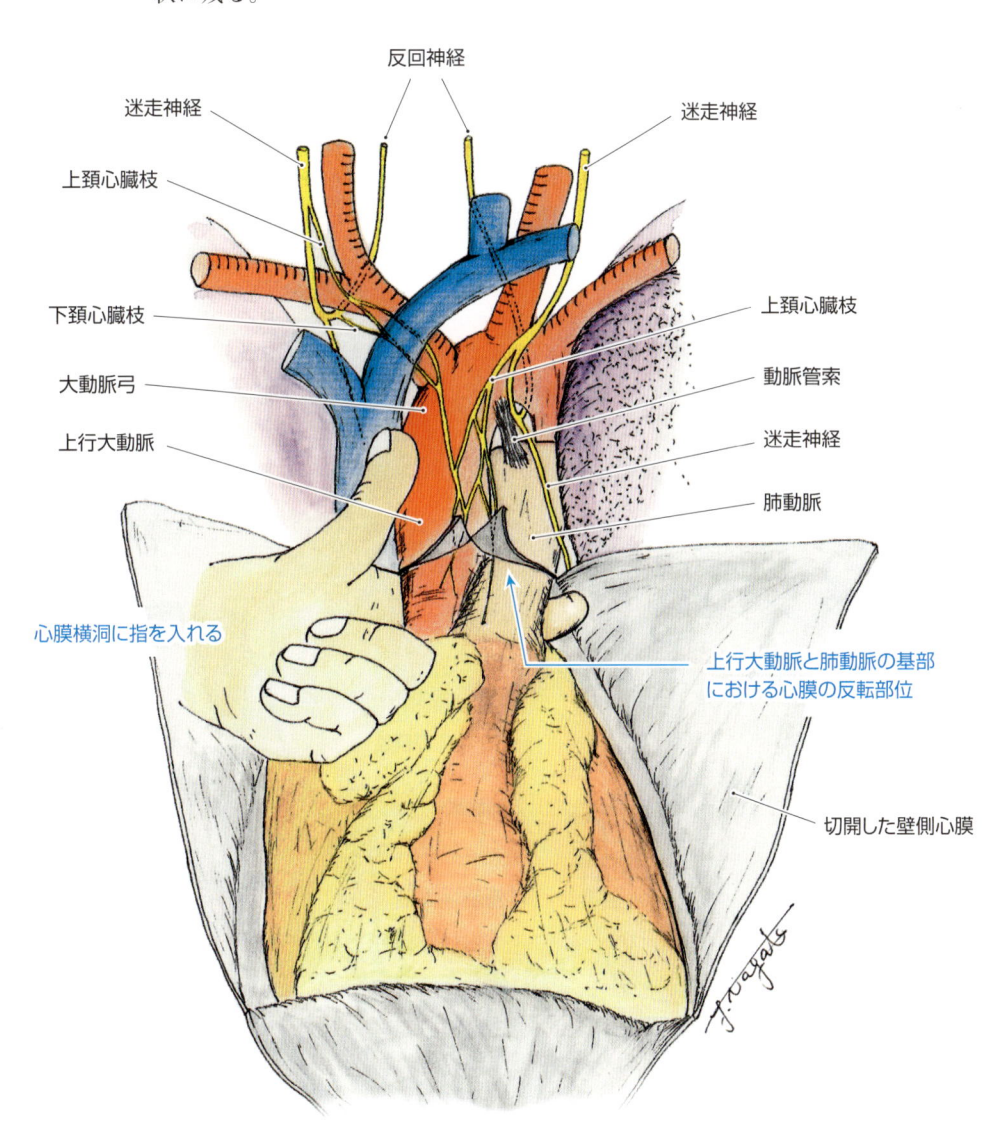

A-12　心膜横洞の確認

【反回神経の左右差】　反回神経が反転する位置は左右で異なる。その理由は，大動脈の発生過程にある。最初に6対の大動脈動脈弓の中で，第3・4・6動脈弓が残る。反回神経は第6動脈弓の下をくぐる。次に大動脈と肺動脈が分離し，右の第6動脈弓の遠位部は消滅し，近位部は肺動脈の一部になる。そのため，右の反回神経は第4動脈弓（後の鎖骨下動脈）の下に移動する。左の第6動脈弓は動脈管として残るため，左の反回神経は移動しない。

◆ 心膜と心膜腔 A-13

心臓と心膜の関係は，風船の中に入れた握り拳と風船の関係に例えられる。つまり，心臓の表面を被う膜（**心外膜**あるいは**臓側心膜**）は大血管が出入りするところで反転し，**壁側心膜**となり横隔膜や胸骨に固定される。その結果，臓側心膜と壁側心膜の間に空間（**心膜腔**）がつくられる。心膜の反転部には心膜横洞，心膜斜洞と呼ばれる場所ができる。

【心タンポナーデ】　心膜を切開すると心膜腔の中に大量の浸出液（血液）が溜まっていることがある。線維性心膜は強靭で弾力性に乏しいため，心膜腔に液が溜まると心臓が圧迫され，血液の還流が阻害される。この状態を心タンポナーデという。

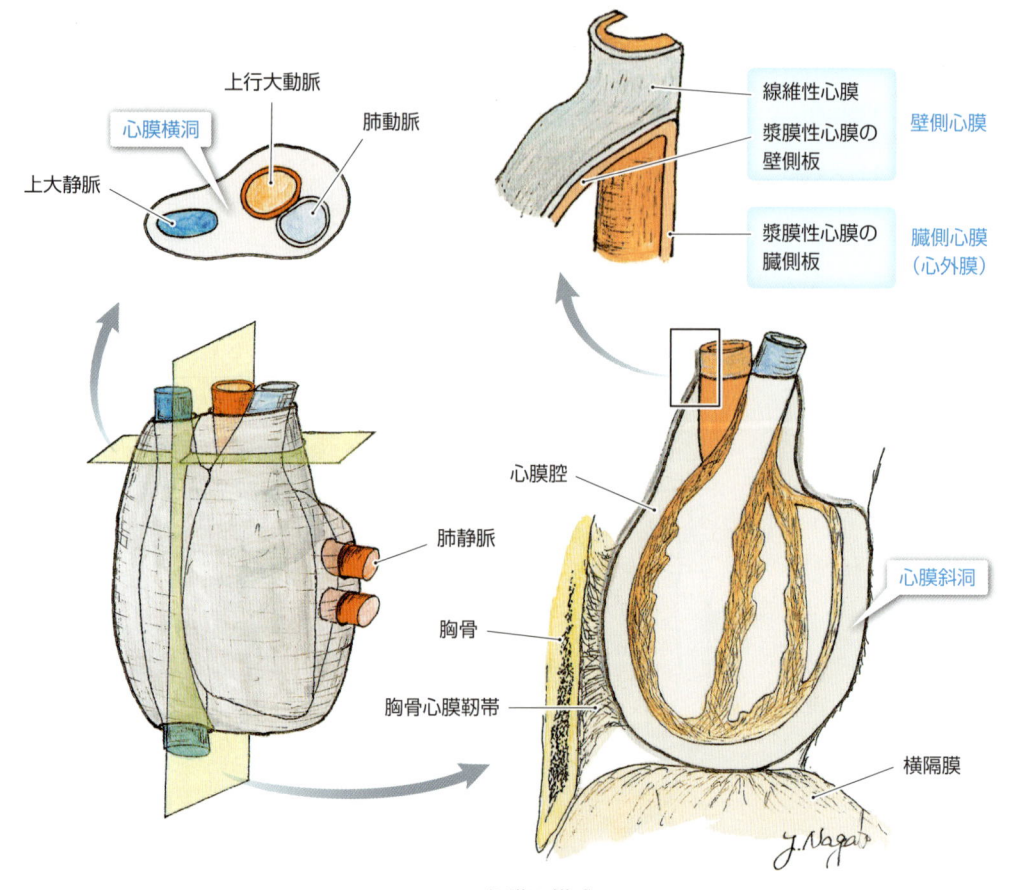

A-13　心膜の構成

2.2 心膜横洞・心膜斜洞の確認

心膜が大血管の周囲で反転していることを確認する。心底部で肺動脈と上行大動脈の後方に指を入れ，**心膜横洞**を確認する（A-12）。次に心尖部を持ち上げて左心房の後方に指を入れ，**心膜斜洞**を確認する（A-14・15）。

【**心臓手術と心膜横洞**】 冠状動脈バイパス術など心臓手術を行うには，心臓の血液循環を停止し，人工心肺装置に置換する。この際，心膜横洞に指を入れると大動脈と肺動脈を確認でき，これらの血管に人工心肺のチューブを挿入できる。

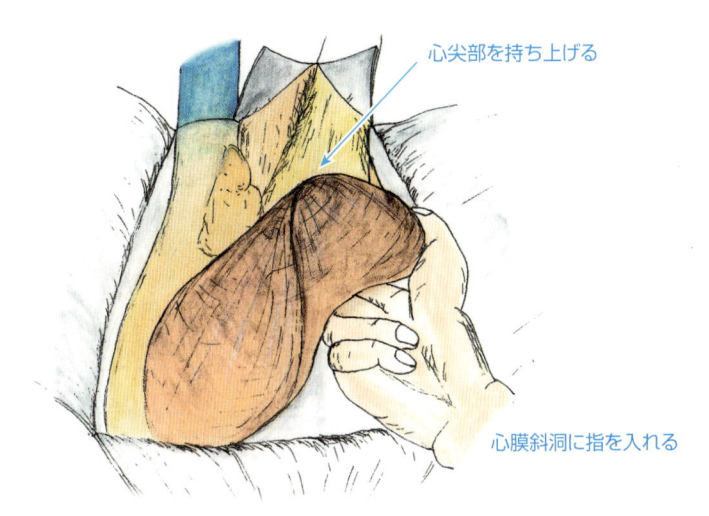

A-14 心膜斜洞の確認（1）

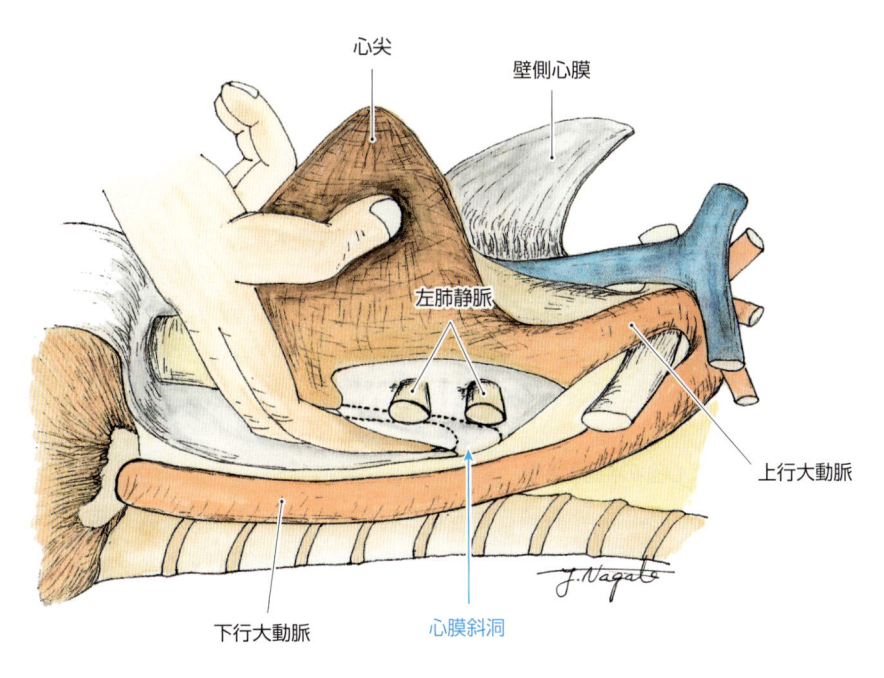

A-15 心膜斜洞の確認（2）

2.3 心臓の摘出 A-16

大血管を切断して心臓を摘出する。

①心底部で**上大静脈**，**上行大動脈**および**肺動脈**を，心臓に近いところ（心膜の反転部より心臓に近いところ）で切断する。

②心尖部を持ち上げ，**下大静脈**を横隔膜のすぐ上で切断する。

③さらに心尖部を持ち上げ，心臓の後面に手を差し入れて，左右各2本の**肺静脈**を確認する。

④左右それぞれの肺静脈の周囲を指で確認した後，心膜を貫く部位付近で切断して心臓を摘出する。

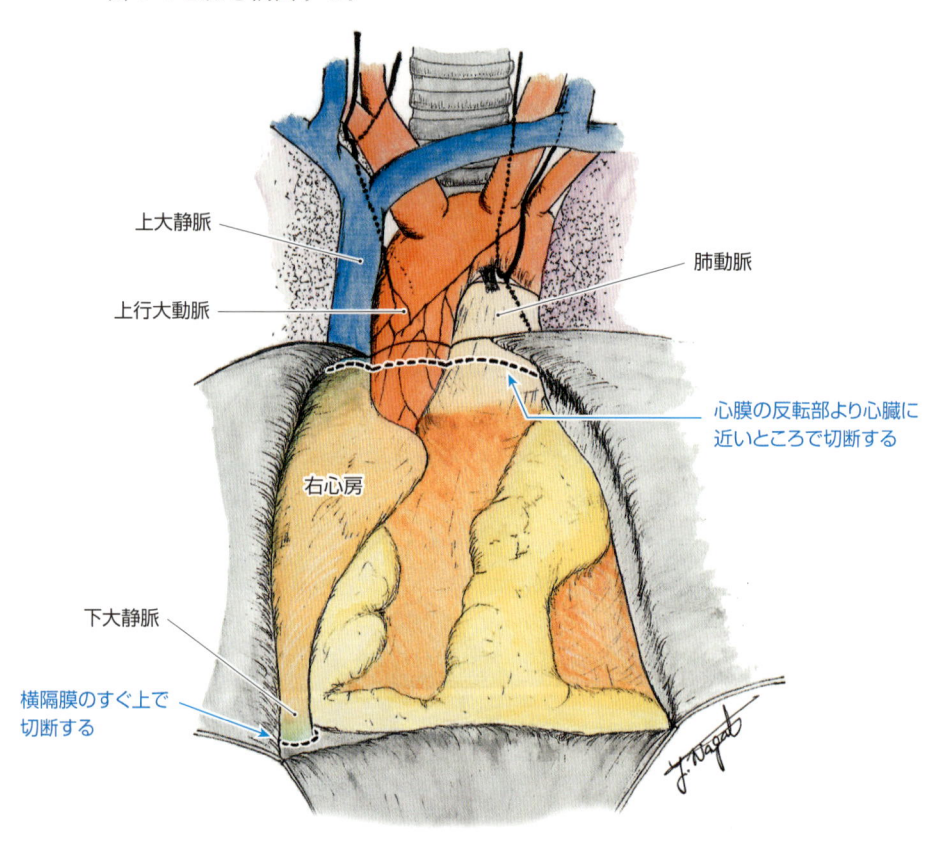

A-16 心臓の摘出

◆ 心房と心室の位置関係

摘出した心臓を手のひらにのせてみよう。横隔膜に接する平坦な面が下になるはずである。そこで改めて前面を観察すると，右から右心房・右心室・左心室と並び，左心房が後方に隠れる。つまり，上大静脈と下大静脈は上下から右心房に入り，肺静脈は後方から左心房に入ることがわかる。

2.4 心臓の解剖

まず，心臓の栄養血管である冠状動脈を剖出する。次いで心房と心室壁を切開し，内部構造を観察する。特に弁に注目して，心臓内の血液循環を理解する。

1) 冠状動・静脈の剖出 A-17

① 摘出した心臓をよく洗い，内部に固まった血液を除去する。
② **冠状溝，前室間溝**および**後室間溝**に沿って臓側心膜と脂肪組織を取り除き，**冠状動・静脈**と**心筋**を剖出する。

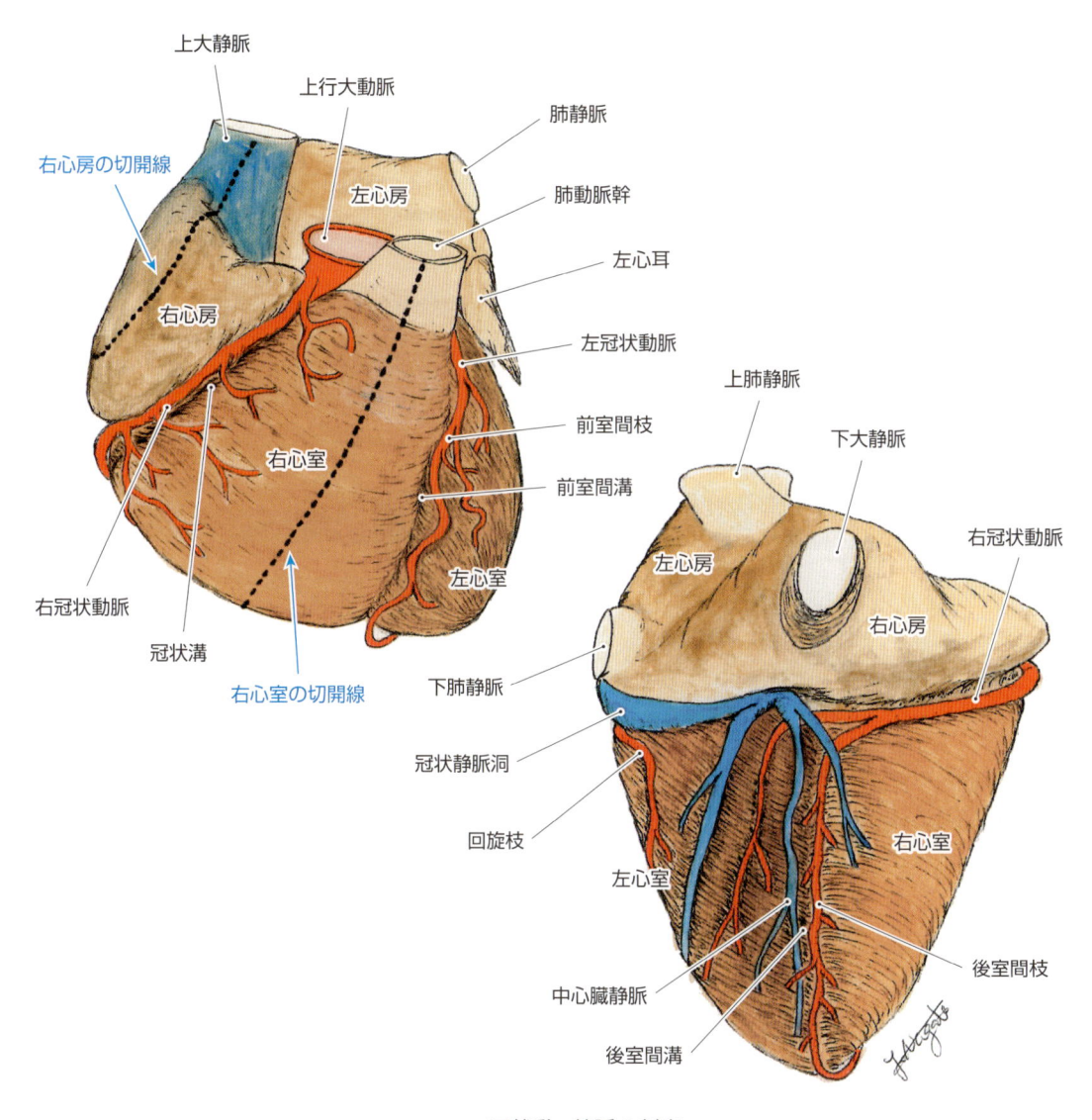

A-17 冠状動・静脈の剖出

2) 心房・心室の解剖

①右心房と右心室を切開し，それぞれの内部構造を観察する（A-18・19）。

②左心房と左心室を切開し，それぞれの内部構造を観察する（A-20）。

③**半月弁**と**房室弁**を確認し，それぞれの形態の違いを観察する（A-21）。大動脈弁と肺動脈弁は，3枚の半月形の弁が組み合わさった半月弁である。右房室弁は3つの弁尖を持つ**三尖弁**であり，左房室弁は2枚の弁尖を持つ**僧帽弁**である。

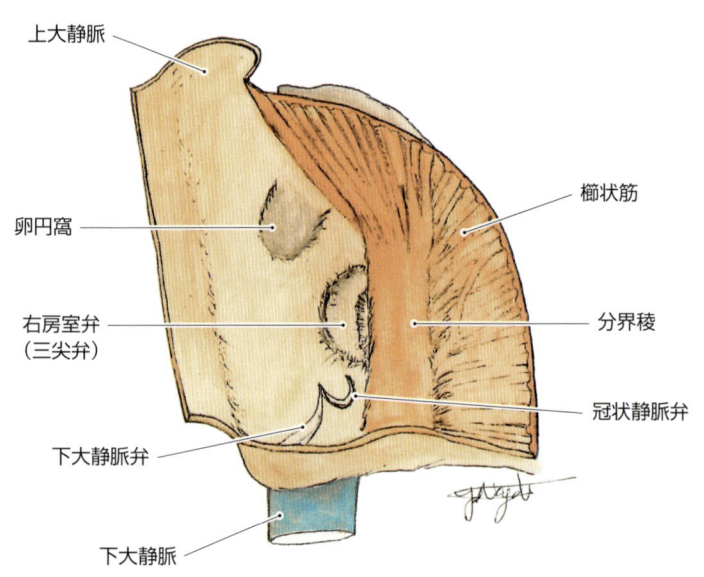

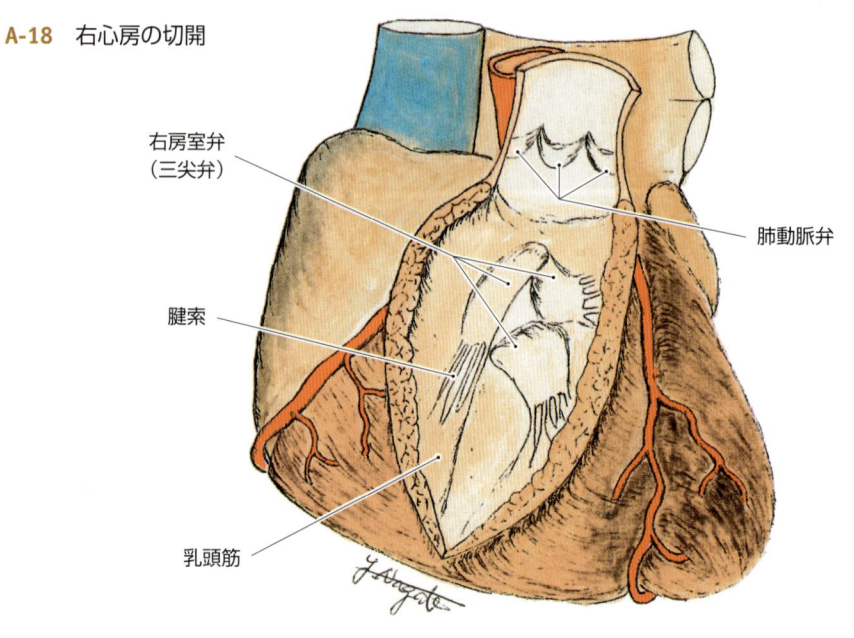

A-18 右心房の切開

A-19 右心室の切開

◆ 卵円窩 A-18

心房中隔の右心房側にみられる卵円形のくぼみ。ここは胎児期には**卵円孔**という開口部で，右心房から左心房へ血液が流れていた。生後，肺循環が開始し左房圧が上昇すると弁が閉じ，機能的に閉鎖される。

【心房中隔欠損症】 卵円窩の上部に針穴ほどの穴が開いている場合がある（成人の15〜20％）。このような小さな穴は血流の異常を起こすことはなく，臨床症状も現れない。臨床症状を伴う場合にのみ心房中隔欠損症と呼ばれ，他の心臓の先天異常を伴う場合が多い。これに対し心室中隔（膜性部）欠損症は，心臓の先天異常の中で最も頻度が高い。

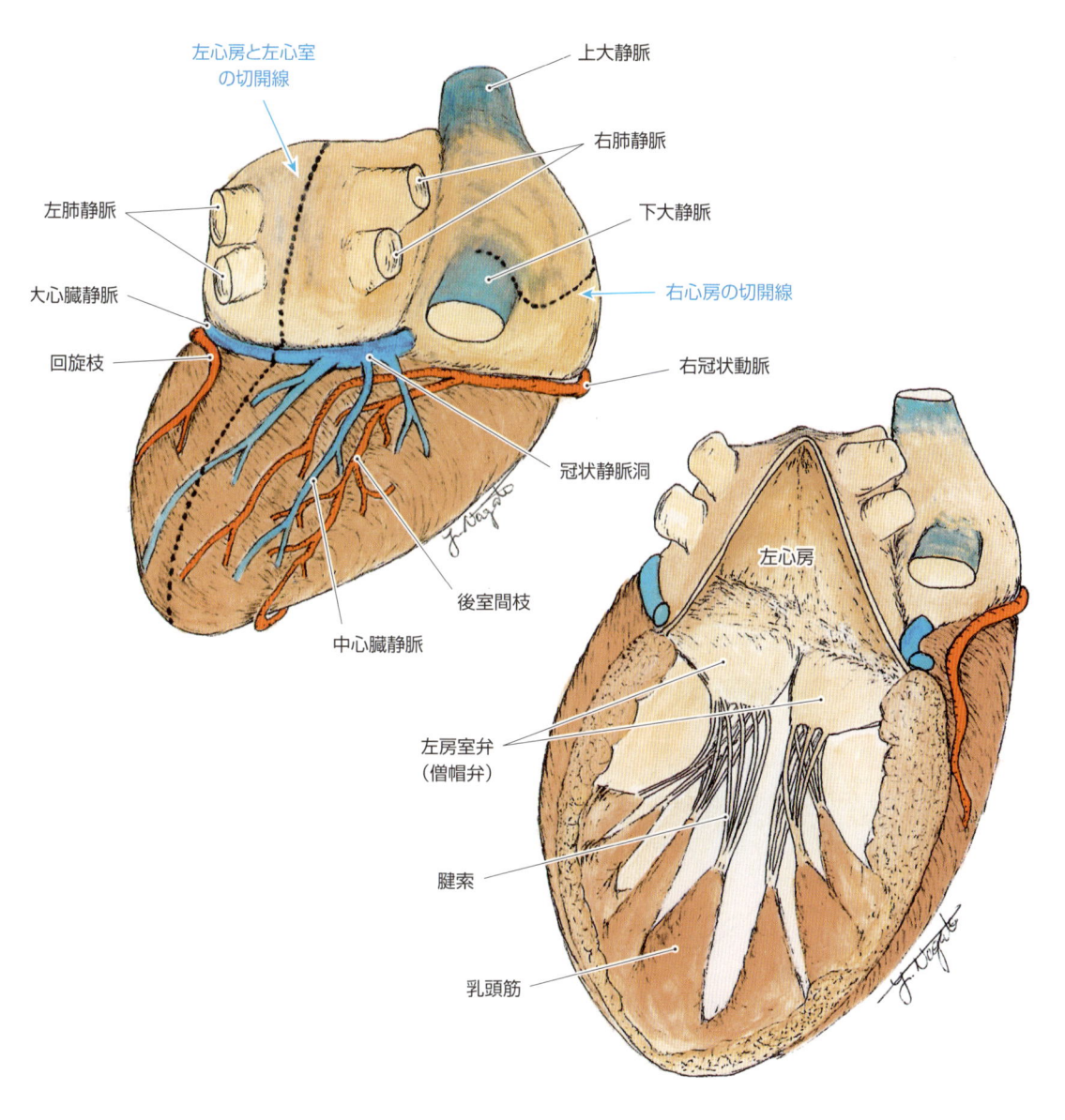

A-20　左心房と左心室の切開

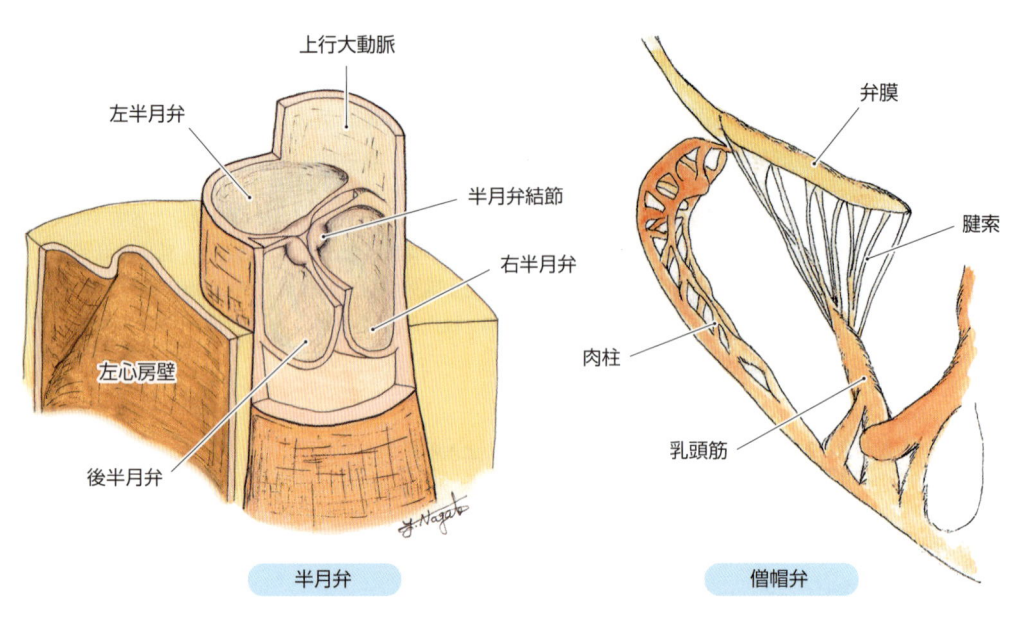

A-21 半月弁と房室弁の形態

◆ 大動脈弁と肺動脈弁の発生 A-22

　大動脈と肺動脈は，1本の動脈が分割されて形成される。その際，弁も分割され，半月弁が形成される。実際に肺動脈弁と大動脈弁を観察し，その形成過程を理解しよう。

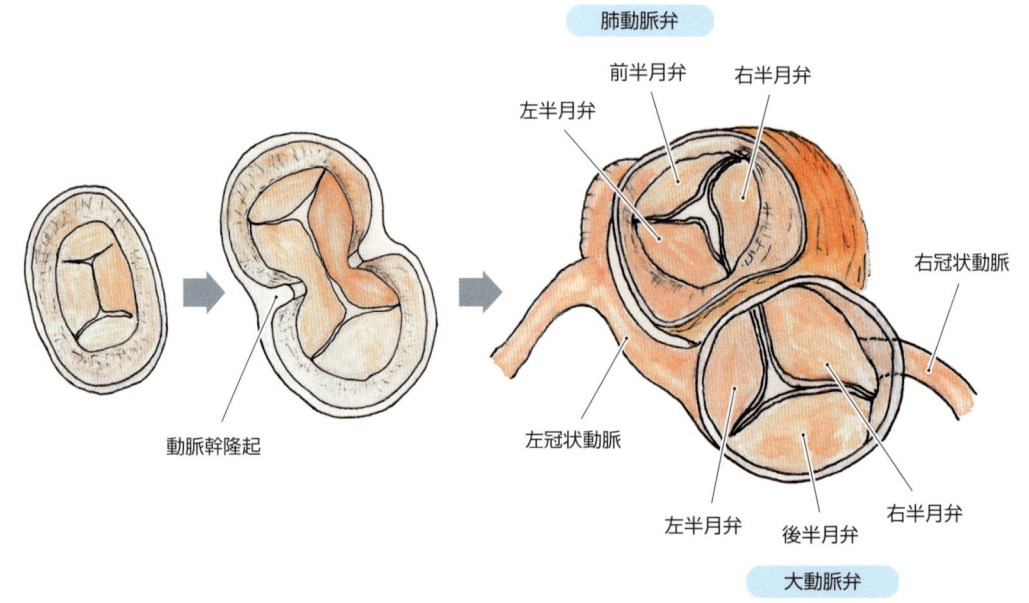

A-22 大動脈弁と肺動脈弁の発生

3) 心房と心室の分離 A-23

①冠状動脈を剖出した後，冠状溝に沿ってさらに脂肪を取り除いていく。やがて，僧帽弁と三尖弁の弁膜の基部（付着部）に到達する。ここで弁膜の付着部に沿ってメスを入れると，心房と心室を分離できる。

②分離した後，心室側を観察すると，房室弁の周囲，上行大動脈と肺動脈の周囲，および両者の間に結合組織が認められる。これが**線維輪**である。

【線維輪と線維三角】　左右の房室口と動脈口の周囲は線維性結合組織で囲まれている。これを線維輪と呼ぶ。房室口と動脈口の間では，線維輪が肥厚し三角形に広がっている。ここを線維三角と呼ぶ。心房と心室の心筋は，それぞれ線維輪から起こり線維輪に停止する。心筋の収縮は線維輪を基盤として行われるのである。このため，線維輪は心臓の線維性骨格と呼ばれる。

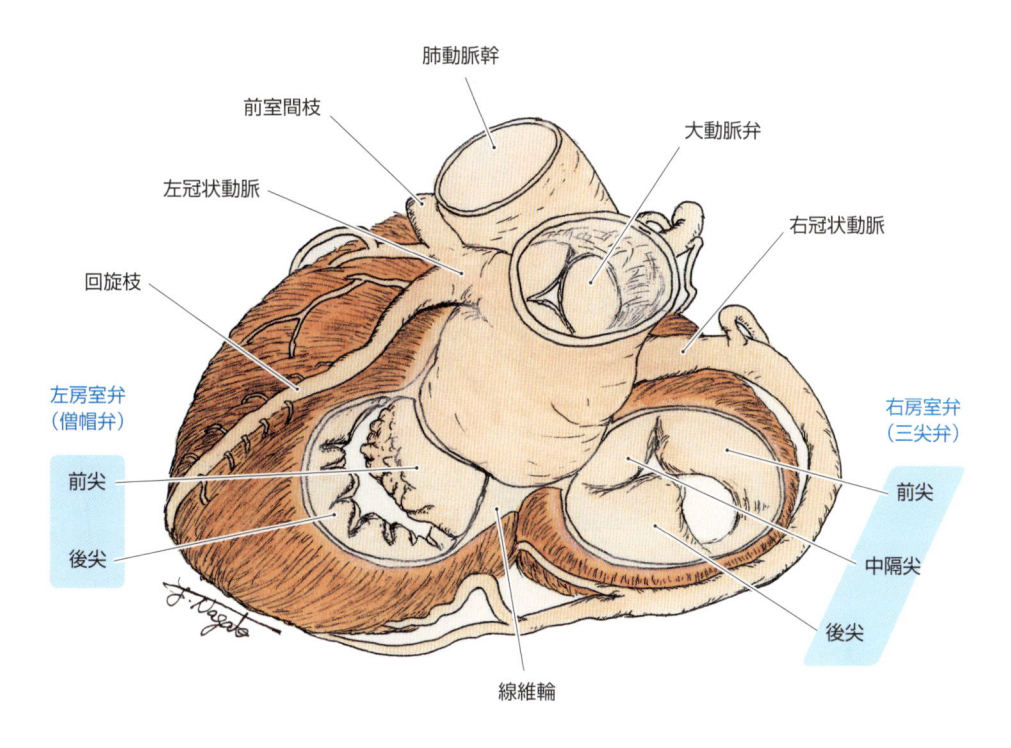

A-23　心房を取り外して観察（上方から）

【心臓の進化】　心臓は，両生類や爬虫類の2心房1心室型から，鳥類や哺乳類の2心房2心室型へと進化した。これによって，肺循環系と体循環系が独立し，ガス交換を終えた肺からの動脈血と，全身から戻った静脈血が混じり合うことがなくなった。その結果，より効率的な血液供給が可能になり，体温の恒温化，高い代謝活性，血圧の上昇をもたらした。

◆ 体表から見た心臓の弁の位置 A-24

体表から心臓の弁の位置を知ることは，心音の聴取部位を理解するために重要である。肺動脈弁は胸骨の左縁で第3肋骨の高さにあり，大動脈弁はそれよりも低く右側に位置する。僧帽弁はさらに低く，胸骨の左縁で第4肋骨の高さである。三尖弁の位置は，胸骨の右縁で第4肋間の高さにあたる。

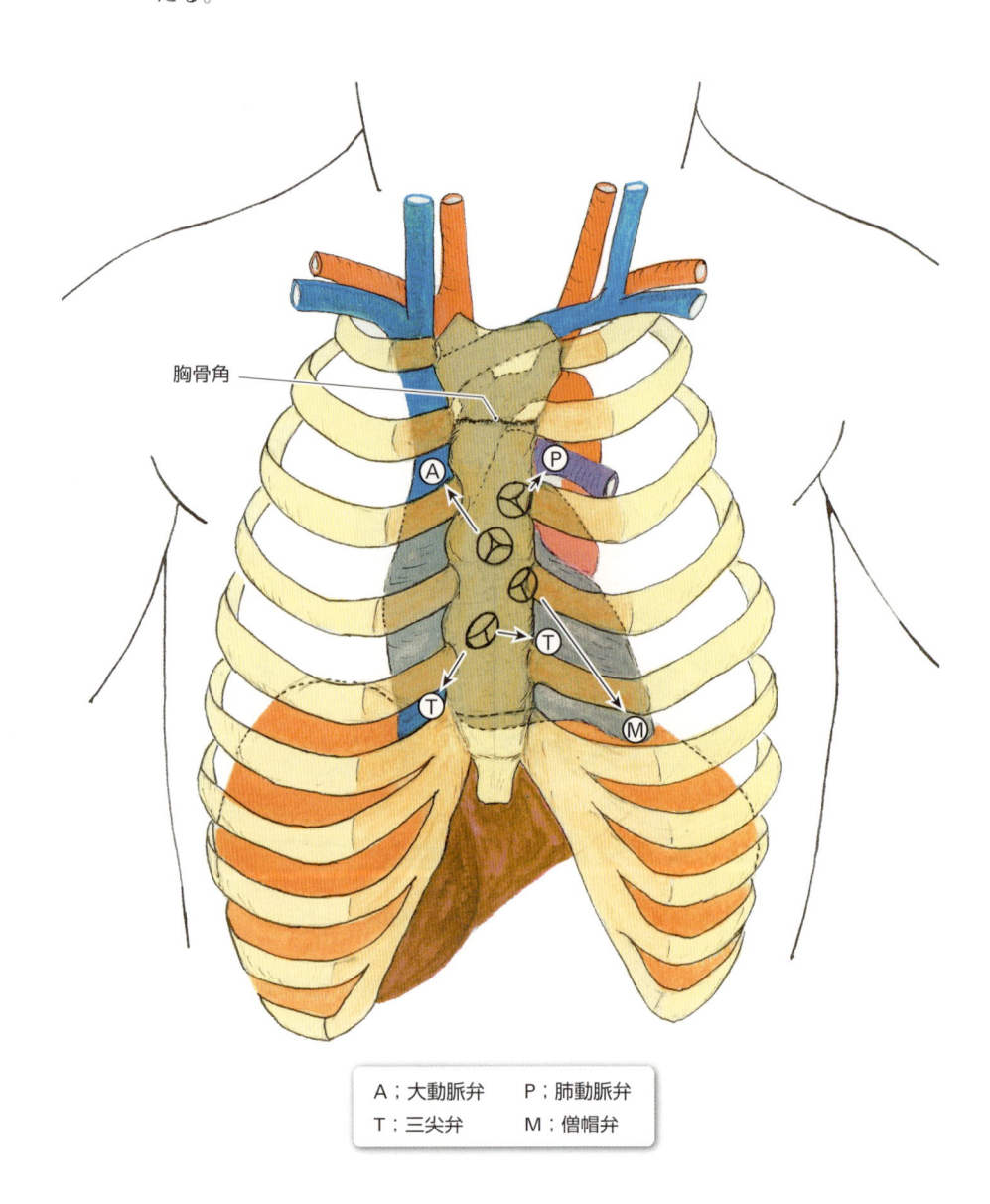

A；大動脈弁　P；肺動脈弁
T；三尖弁　　M；僧帽弁

A-24　体表から見た弁の位置と聴診部位
それぞれの弁で生じた音は矢印の方向に伝わり，肋間隙で聴取される。

2.5 心膜腔の観察 A-25

心臓を取り除いた後には壁側心膜のみが残り，心膜腔があらわになっている。ここで血液などを丁寧に除去し，再度，心膜の反転部位を観察する。また，上大静脈，下大静脈，上行大動脈，肺動脈，肺静脈（左右上下の計4本）の位置を確認する。

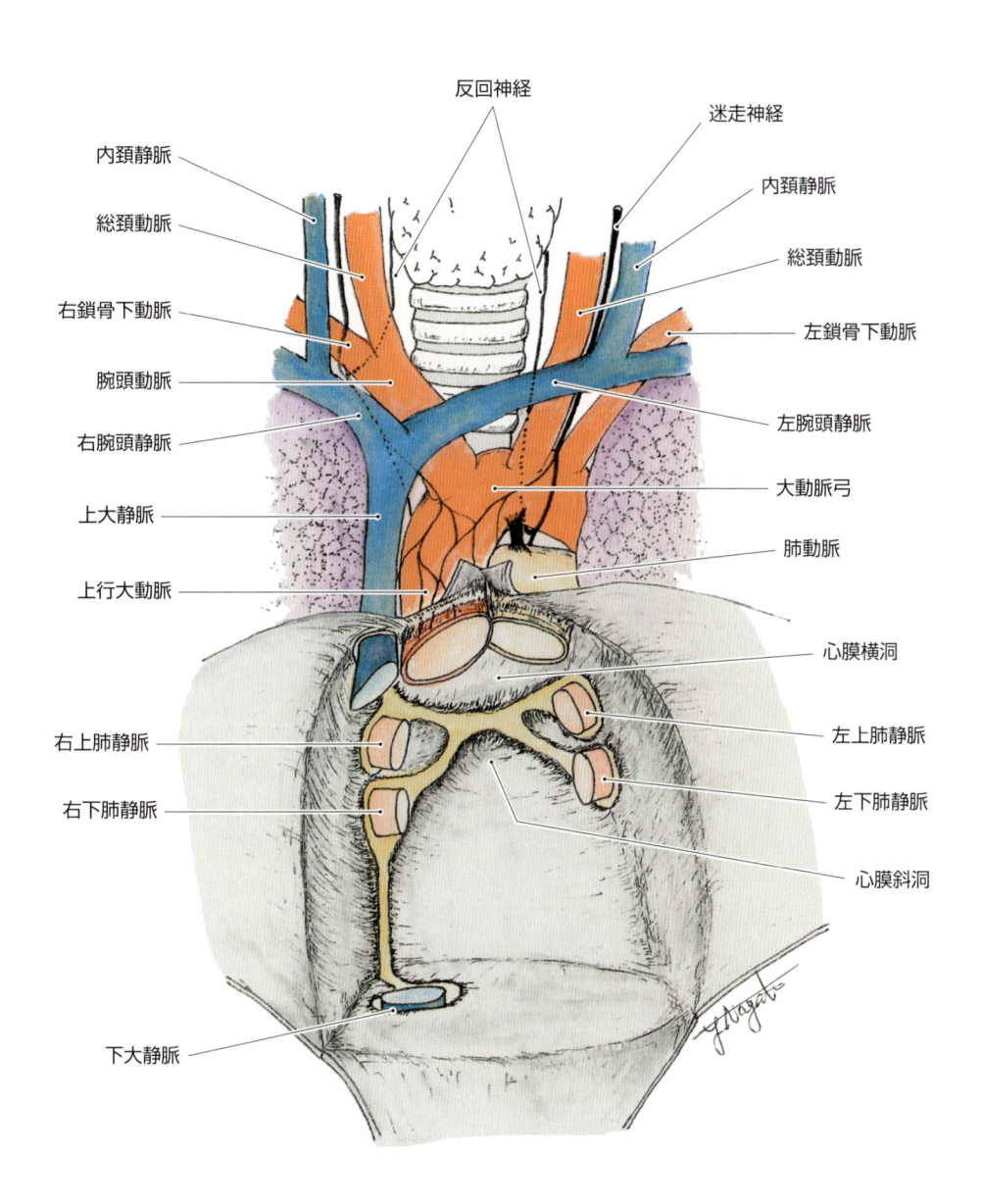

A-25 心臓摘出後の心膜腔

2.6 壁側心膜の除去と縦隔の解剖 A-26・27

　心臓の後方（背側）の器官を観察する。これは，心臓を中心とした胸部内臓の立体構造を理解する上で重要である。心臓と肺にどのような器官が接しているのか注意して観察しよう。

①胸腔内に残っている壁側心膜を完全に取り除く。

②左の**迷走神経**を胸腔内に追跡し，大動脈弓をくぐる上行枝（**反回神経**）を確認する。さらに，上行大動脈に沿って心臓に向かう枝を明らかにし，**上頚心臓枝**と**心臓神経叢**を明らかにする。

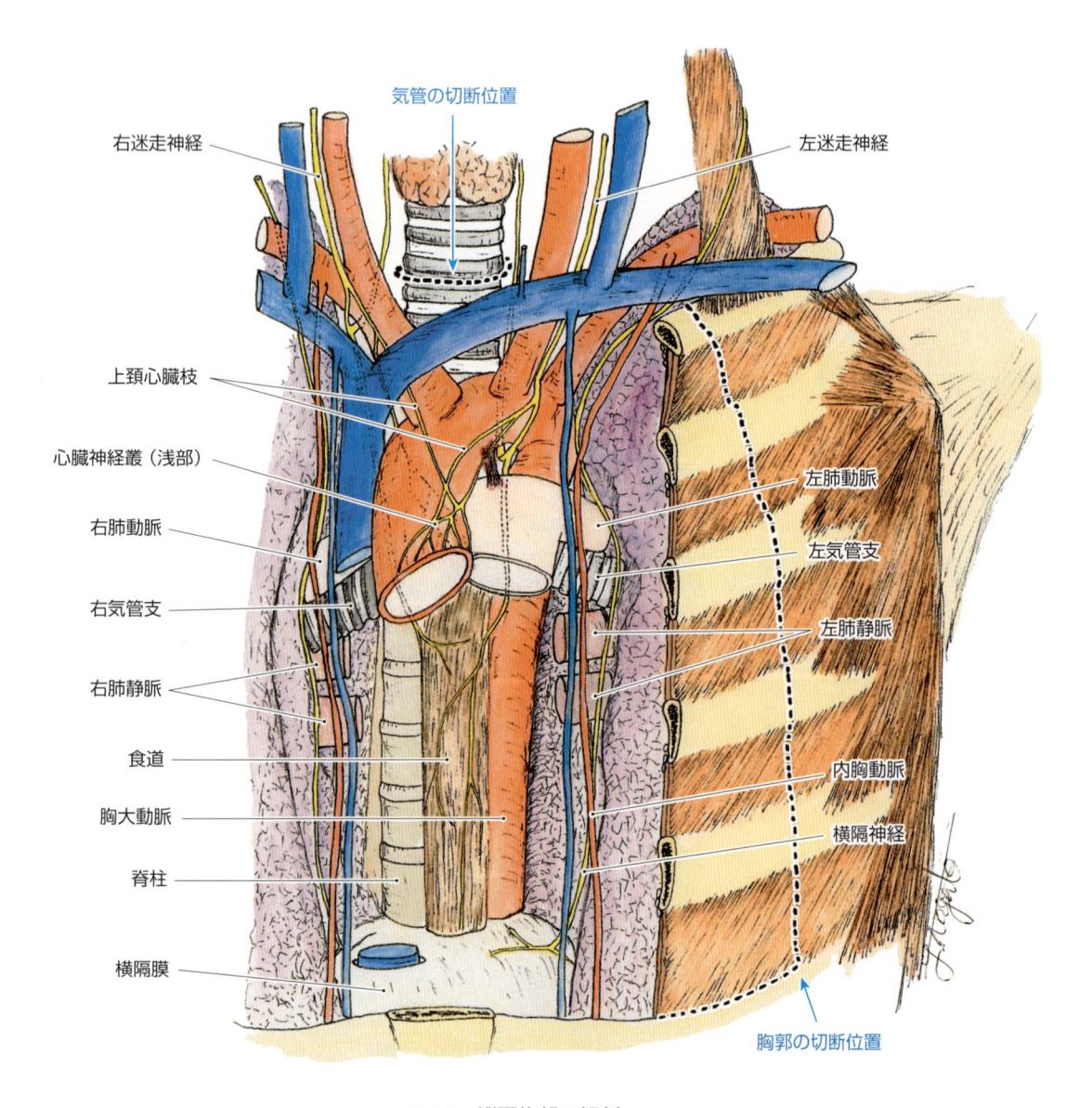

A-26 縦隔後部の解剖

肺の摘出のための胸郭・気管の切断位置をあわせて示してある。

③上行大動脈を反転し，大動脈の後面にも心臓神経叢（深部）が広がっていることを確認する。これらの神経線維は，周囲の結合組織を注意深く取り除くと剖出できる。さらに，肺動脈壁を経て肺に向かう神経叢（**肺神経叢**）を明らかにする。

④大動脈弓と肺動脈の間で動脈管索を剖出する。

⑤縦隔後部の器官（**胸大動脈，食道**）や気管・気管支を剖出する。

⑥縦隔内に存在する器官を確認する。この際，心臓をもう一度胸腔内に戻し，心臓と肺に接している器官を確かめる。

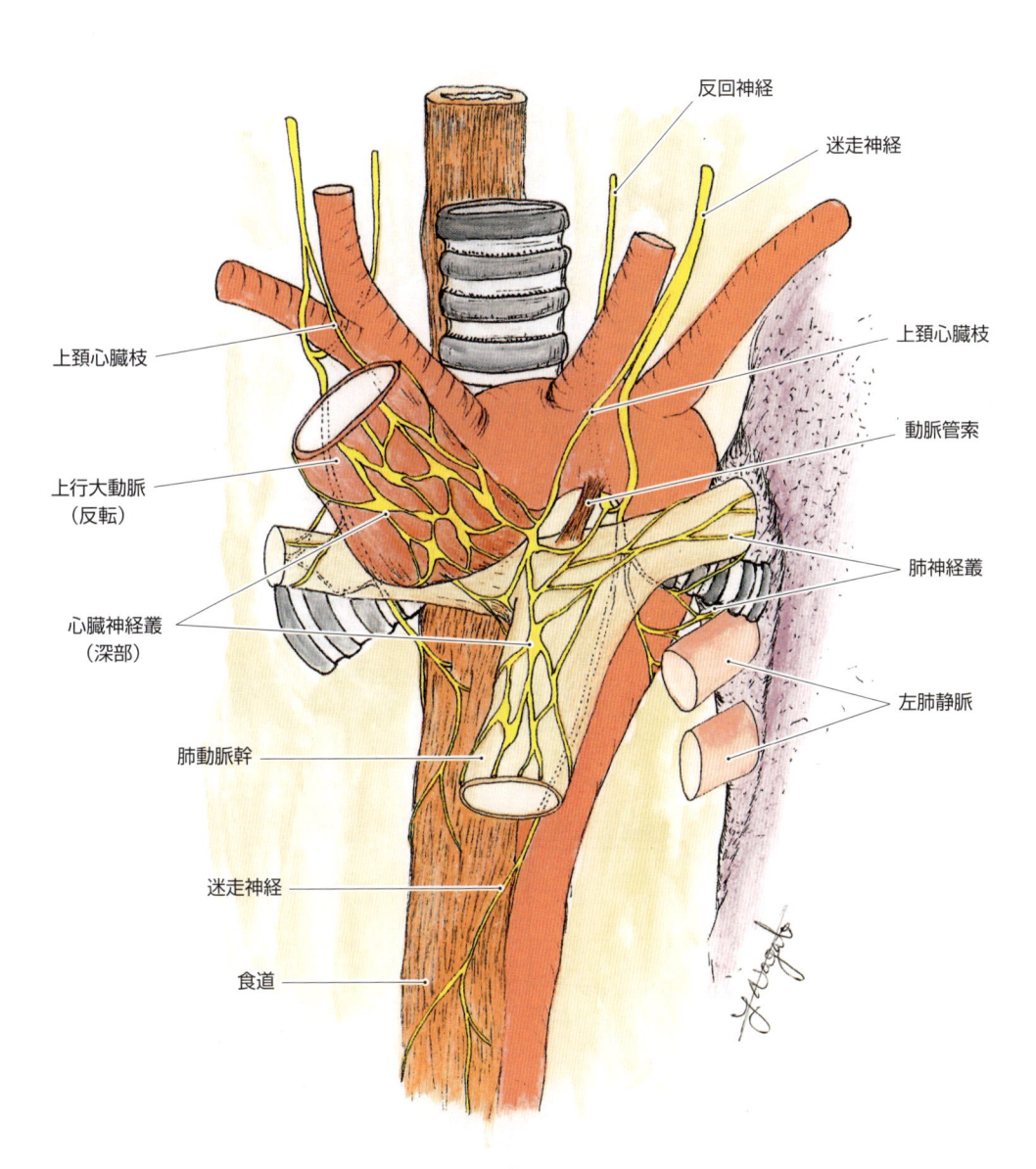

A-27 縦隔上部の解剖

◆ 心臓神経叢の構成 A-28

心筋には自動能があり，刺激伝導系の興奮によって周期的に収縮する。一方で心筋は，自律神経系による調節も受ける。迷走神経の**上頚心臓枝**や**下頚心臓枝**は，副交感性（拍動を遅くする）の刺激を伝え，交感神経幹からの**上・中・下心臓神経**は交感性（拍動を促進する）の刺激を伝える。両者の枝は上行大動脈の基部で合流する。これが心臓神経叢である。

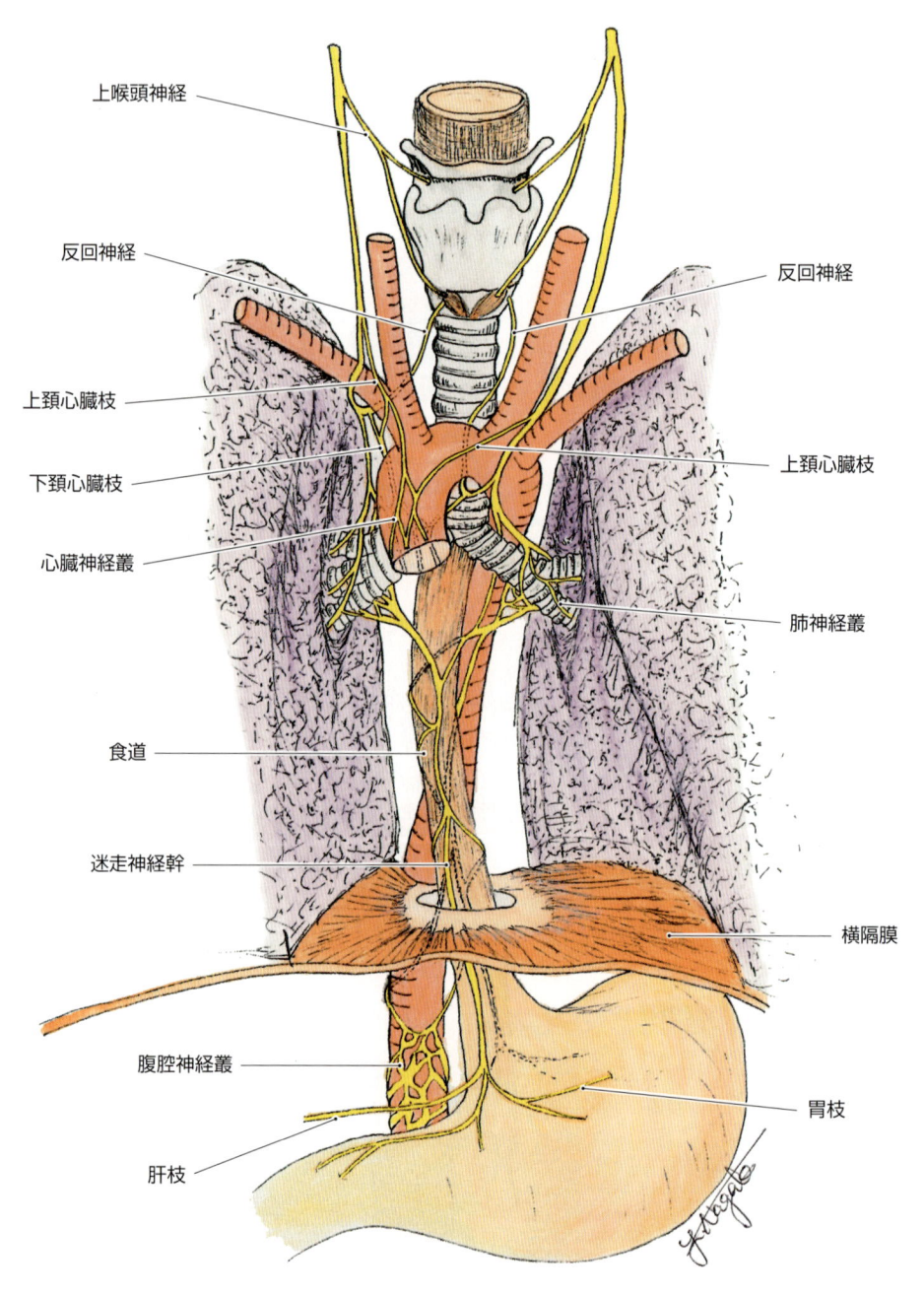

A-28　迷走神経の分布

◆ 胸膜と胸膜腔 A-29

　　胸膜には，胸腔の内面を裏打ちする**壁側胸膜**と，肺表面を被う**臓側胸膜**（肺胸膜）がある。両者は肺門部で反転し，連続する。このため，壁側胸膜と臓側胸膜の間にはシールされた空間，**胸膜腔**がつくられる。ここには少量の漿液（**胸膜液**）が含まれている。この閉鎖された空間のシールドが破られた状態を気胸という。また，炎症などで胸膜液が増量したり，壁側胸膜が肺胸膜と癒着したりすることもある。このような状態では，呼吸運動に異常が生じる。なお，縦隔面の壁側胸膜を**縦隔胸膜**，肋骨面を**肋骨胸膜**，横隔面を**横隔胸膜**という。胸膜腔の中で特に広くなっている部位を胸膜洞といい，**肋骨横隔洞**，**肋骨縦隔洞**などがある。

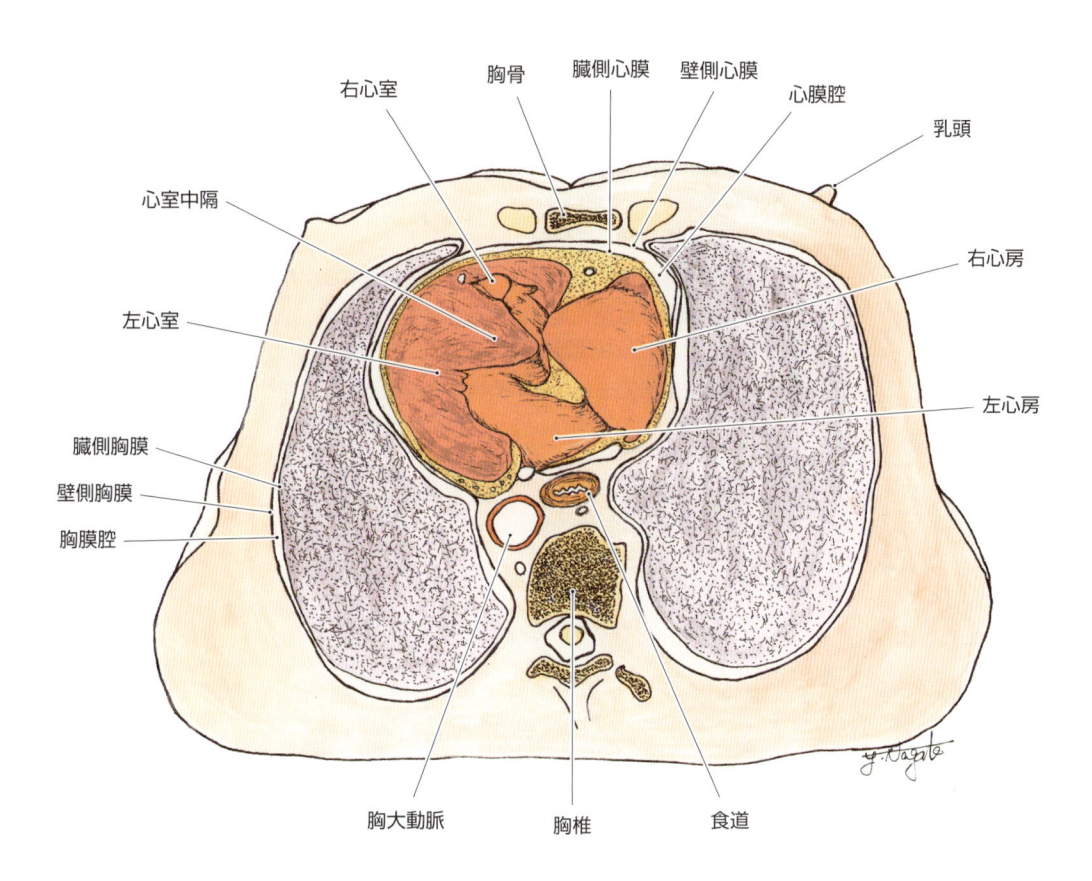

A-29　胸部の水平断（乳頭の高さ；上方から見る）

【経食道心エコー】　上の図で判るように，心臓の中では左心房が最も後方に位置する。左心房の後方には食道があり，その左に胸大動脈がある。このような位置関係から，心臓超音波検査の際に食道にプローブを入れて行うことがある。体表からの走査では，心臓との間に肋骨や肺が存在するために診断が難しい場合があるからである。

剖出器官

縦隔上部・後部
- ☐ 上行大動脈　☐ 大動脈弓　☐ 肺動脈　☐ 動脈管索　☐ 肺静脈
- ☐ 上大静脈　☐ 下大静脈　☐ 気管・気管支　☐ 食道
- ☐ 迷走神経　☐ 反回神経（左右）　☐ 上頸心臓枝と心臓神経叢　☐ 横隔神経

心膜
- ☐ 壁側心膜　☐ 臓側心膜　☐ 心膜横洞　☐ 心膜斜洞

心臓の外観
- ☐ 冠状溝　☐ 前室間溝・後室間溝　☐ 動脈円錐　☐ 心尖　☐ 心底
- ☐ 冠状動脈（左右）　☐ 前室間枝・後室間枝　☐ 大心臓静脈・中心臓静脈

右心房と右心室
- ☐ 櫛状筋　☐ 卵円窩　☐ 分界稜
- ☐ 三尖弁（弁膜・腱索・乳頭筋）　☐ 肺動脈弁（半月弁・半月弁結節）

左心房と左心室
- ☐ 僧帽弁（弁膜・腱索・乳頭筋）　☐ 大動脈弁（半月弁・半月弁結節）

学習課題

- ○ 縦隔内に含まれる器官を整理する。
- ○ 心臓の位置を体表に投影して理解する。心臓マッサージの際，どの部分を押すと効果的か？
- ○ 心膜横洞・心膜斜洞とは何か？
- ○ 半月弁・房室弁の形態を観察し，弁の働きを理解したか？
- ○ 卵円窩・動脈管索は胎児期にはどうなっていたか？　また，出生後にこれらが開いていると，どんな問題が起こるか？
- ○ 心臓神経叢を剖出できたか？　それを構成する神経は何か？

3. 肺の摘出と解剖

肺を摘出し，気管の分岐を観察する。

3.1 肺の摘出 A-30

肺には，気管支，肺動脈および肺静脈という大きな器官が**肺門**から出入りする。肺動脈と肺静脈は，心臓を摘出する際に心臓側で切断した。ここでは気管を切断し，左右の肺を同時に摘出する。

①前胸壁を A-26 の点線に沿って切断し，胸腔の可視範囲を広げる。
②壁側胸膜を切断し，取り除いていく。
③胸腔の中に手を入れて，肺の**肋骨面**と**横隔面**を確かめる。この際，肺が胸壁に癒着していれば，指を使って肺を胸壁から遊離する。
④横隔神経や内胸動・静脈にかからないように片側の肺を持ち上げる。その状態で**迷走神経**を確認し，その枝（**肺神経叢**）を剖出するとともに，食道壁を下行する本幹を追跡する（A-30）。

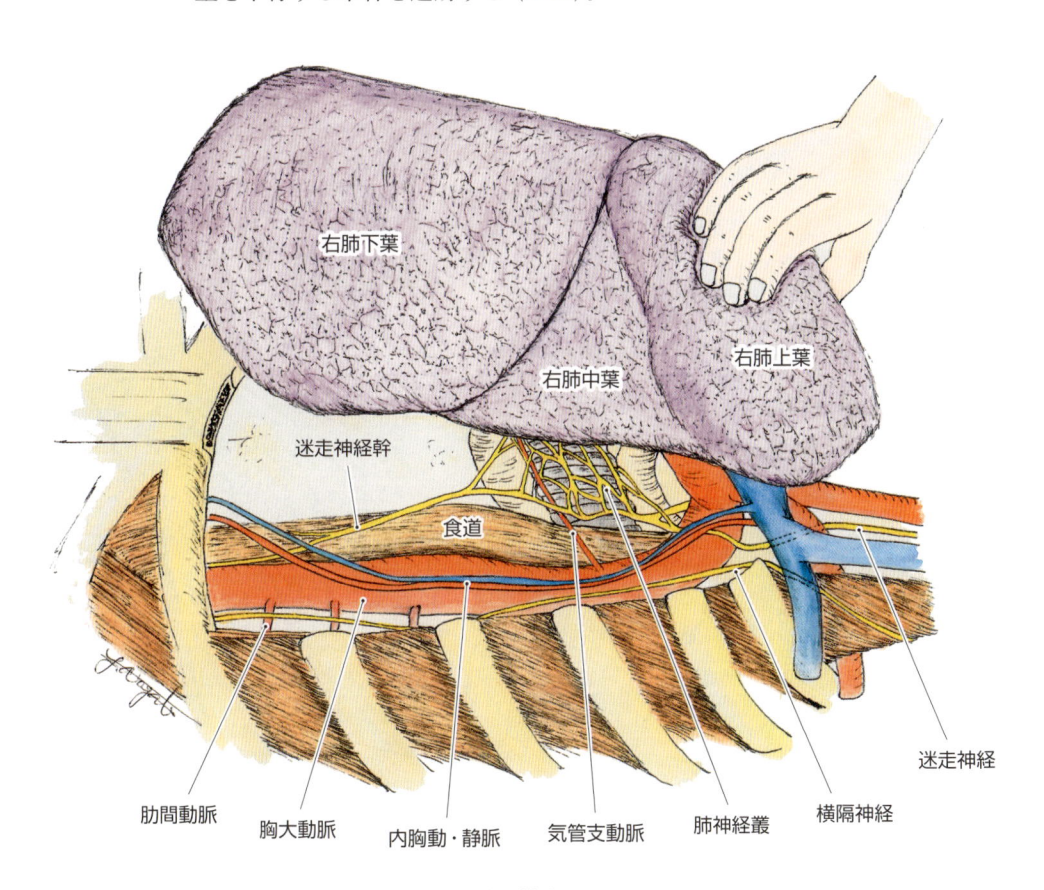

A-30 肺の摘出

⑤同時に胸大動脈から分岐し，気管支に沿って肺に向かう**気管支動脈**を剖出する。
⑥反対側でも同様の作業を繰り返す。
⑦気管を胸腔入口付近で切断する（A-26）。肺動脈を動脈管索から切り離す。
⑧肺神経叢に入る迷走神経の枝や気管支動脈も気管分岐部付近で切断する。
⑨左右の肺を肺動脈，気管，気管支，肺静脈とともに摘出する。

◆ 肺根と肺門

肺根とは肺動・静脈や気管支が壁側胸膜（縦隔胸膜）に包まれている部分であり，これらの器官が肺に進入する部分が**肺門**である。

◆ 肺間膜

縦隔面の壁側胸膜（縦隔胸膜）が肺胸膜に移行する部分。肺門から下方にのびる（A-32）。

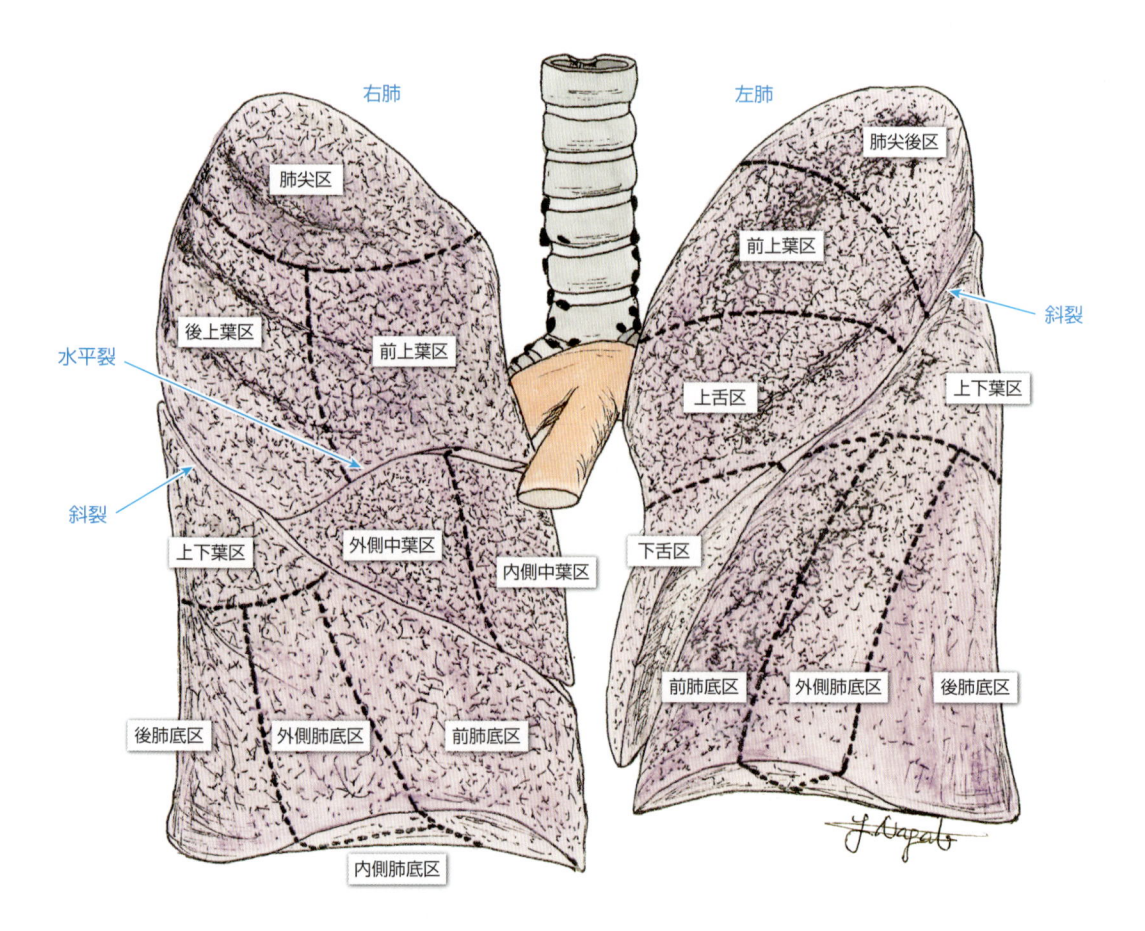

A-31 肺の外観と肺区域

3.2 肺の外観 A-31

斜裂と**水平裂**を見出し，上葉・中葉・下葉を区別する。

肺の表面には，黒い線が網目状に広がっている。これは外気と一緒に吸入したゴミが結合組織の部分に沈着したものである。したがって，この網目に囲まれた区域が**肺小葉**に相当する。

◆ 肺に接する器官 A-32

肺の内側面で上大静脈は右肺に接し，下行大動脈は左肺に接する。食道は下行大動脈の右に位置し，左心房と右肺に接する。また，右心室と左心室が接する部位には窪み（**心圧痕**）があり，左肺で顕著である。肺尖部には，鎖骨下動脈による浅い圧痕が認められる。

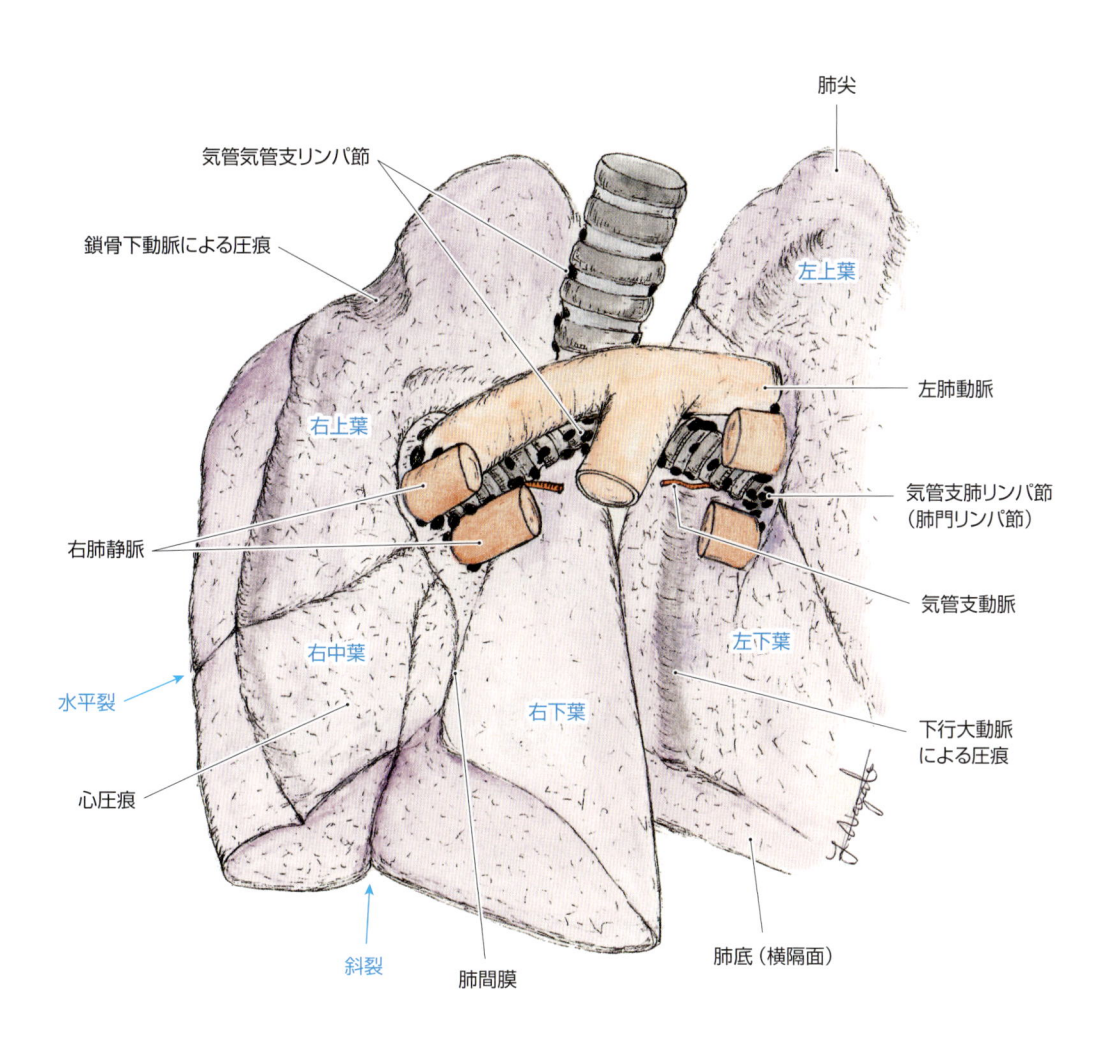

A-32 肺門付近の構造

3.3 肺の解剖 A-33

肺門部で肺の実質を取り除き，気管支の分岐を追跡し，肺区域と区域気管支の関係を観察する．それに先立ってまず，気管支の解剖から始める．

① 気管支に沿って分布するリンパ節（**気管気管支リンパ節**，**気管支肺リンパ節**いわゆる**肺門リンパ節**）を観察した後，取り除く（**A-32**）．

② 気管分岐部で左右の気管支の分岐角度に違いがあることを確認する．

③ 肺門に入る器官（肺動・静脈，気管支，気管支動脈，迷走神経の枝など）を確認する．

④ メスとピンセットを用いて肺組織を丁寧に取り除き，気管支の枝を剖出する．まず，**葉気管支**周囲の実質を取り除き，**区域気管支**を剖出する．さらにその周囲の実質を取り除き，**肺区域**の位置を把握する（**A-33**）．

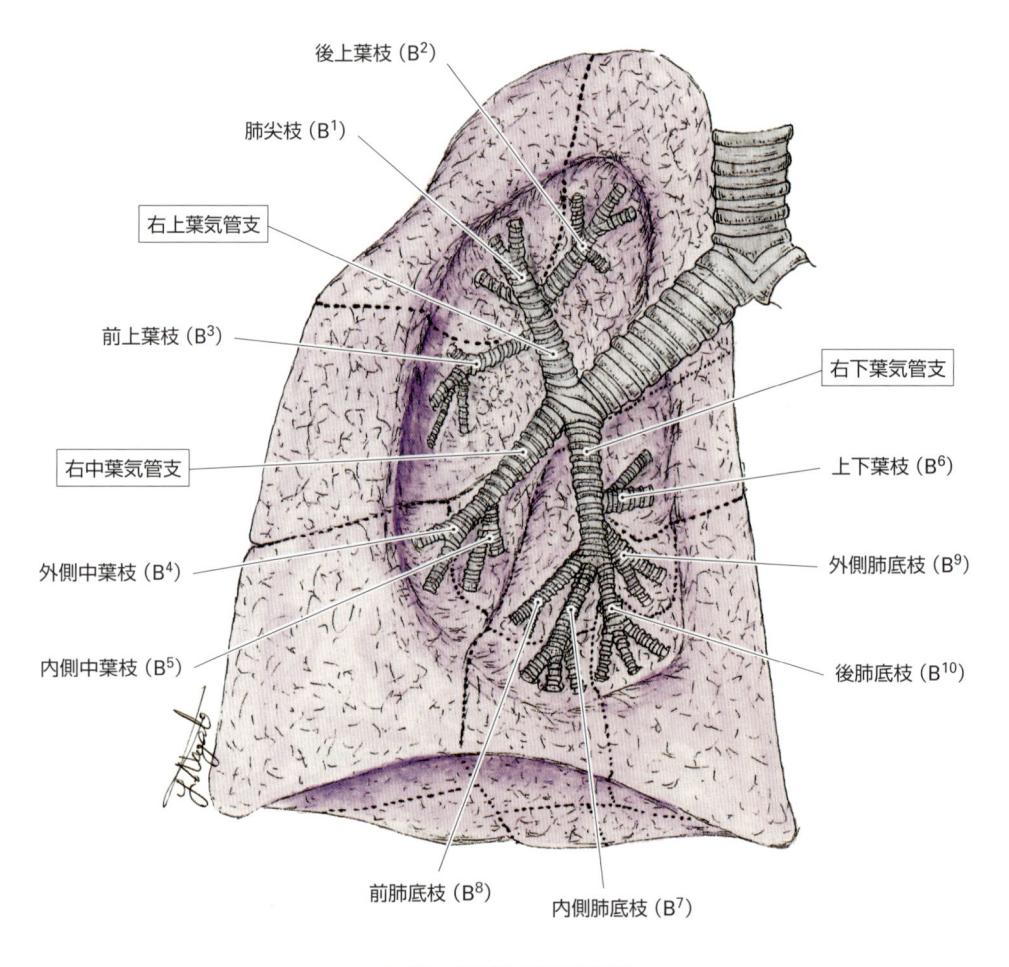

A-33 区域気管支の剖出

【効率的な呼吸システムのための戦略】 ヒトがエベレストに登るためには酸素ボンベを背負い，高山病に気をつける必要があるが，鳥はそれよりはるか上空を飛ぶことができる。なぜなのだろうか。それは，鳥類のほうが効率的な呼吸システムを持っているためである。哺乳類の肺は袋状であり，これに外気を取り込んで吐き出す。このシステムでは肺内の空気をすべて入れ換えることはできず，約1.5リットルの空気が肺に残る。これを残気量という。鳥類の呼吸システムでは残気量が発生しない。なぜなら，吸気はいったん気嚢に入りそこから肺に送られ，呼気は別の気嚢に送られて排出される。そのため肺内の空気は完全に換気され，また肺内の空気が一定方向に流れるので，ガス交換がより効率的になる。鳥類の呼吸システムは，哺乳類に比べて約30％呼吸効率が良いとされる。

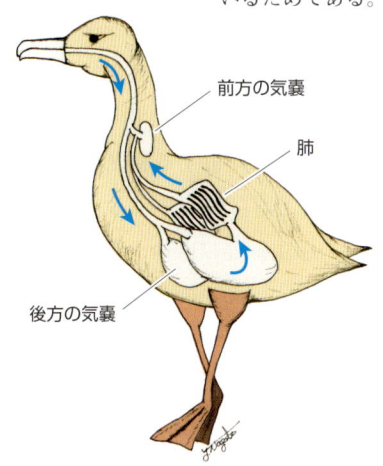

前方の気嚢
肺
後方の気嚢

剖出器官	肺の外観
	☐ 肺尖　☐ 肺底　☐ 肺門　☐ 肋骨面　☐ 縦隔面　☐ 横隔面
	☐ 斜裂　☐ 水平裂　☐ 心切痕
	☐ 右肺（上葉・中葉・下葉）　☐ 左肺（上葉・下葉）
	☐ 壁側胸膜　☐ 臓側胸膜（肺胸膜）　☐ 胸膜腔　☐ 肺間膜
	肺門部
	☐ 気管支　☐ 肺動・静脈　☐ 気管支動脈　☐ 肺神経叢　☐ 肺門リンパ節
	肺実質内
	☐ 葉気管支　☐ 区域気管支　☐ 肺区域

学習課題
○ 胸膜洞とは何か？
○ 肺の血管系について，機能血管と栄養血管に分けて理解する。
○ 肺に接する血管は何か？　その圧痕を観察できたか？
○ 肺尖と第1肋骨，鎖骨下動脈，腕神経叢との位置関係は？
○ 気管軟骨を縦方向と横方向から押してみる。変形しやすいのはどちら？
○ 気管の背側にある器官，腹側にある器官を整理する。
○ 左右の気管支の分岐角度を観察する。異物はどちらに入りやすいか？
○ 区域気管支を剖出できたか？　肺区域との対応関係を理解したか？
○ 肺門や気管・気管支周囲のリンパ節が炭化し黒くなっているのは，なぜか？また，これらのリンパ節から出たリンパは，どこに流れ出ているのだろうか。

B. 腹部内臓の解剖

　腹部内臓の解剖において注意すべき点は，①血管の支配領域を明らかにすること，②各臓器の位置関係を把握することである。

　血管系は動脈と静脈が伴行しているが，別々に考察する必要がある。動脈は，横隔膜や後腹壁に向かう**壁側枝**と，内臓に分布する**臓側枝**があるが，臓側枝のほうがはるかに強大である。消化器に分布する3本の動脈（腹腔動脈，上腸間膜動脈，下腸間膜動脈），尿生殖器に向かう腎動脈と精巣（卵巣）動脈，および中副腎動脈がある。

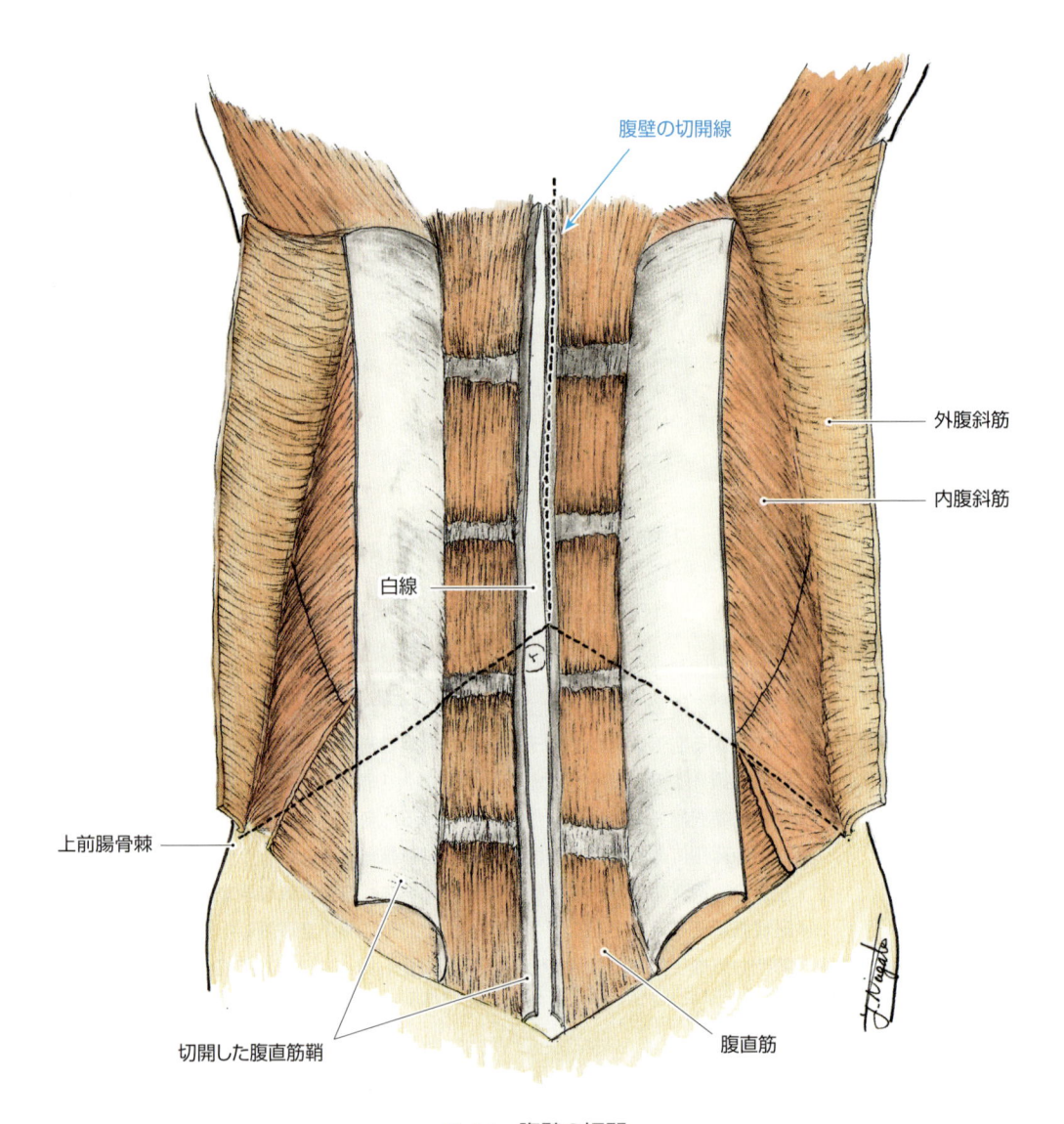

B-01　腹壁の切開

一方，静脈系は，肝臓に流入する**門脈系**（消化管と膵臓・胆嚢）と，**下大静脈**に流入する経路（腎静脈や精巣静脈など）がある。門脈系の中には，肝臓を経由しないルート（側副路）があることに注意したい。
　腹膜は，内臓の位置関係を知る大きな手がかりとなる。特に**間膜**の構成は，内臓相互間の連続性を理解する上で欠かせない。間膜が血管の通路になっていることも忘れてはならない。

1. 開腹と腹膜の観察

1.1 開 腹 B-01

①臍の上部で白線の左側に沿って胸骨剣状突起まで腹壁を切開する。白線の左側を切開するのは，肝臓と臍を結ぶ**肝鎌状間膜**を損傷しないようにするためである。

②次に臍の上部から左右の上前腸骨棘に向かって腹壁を切開する。

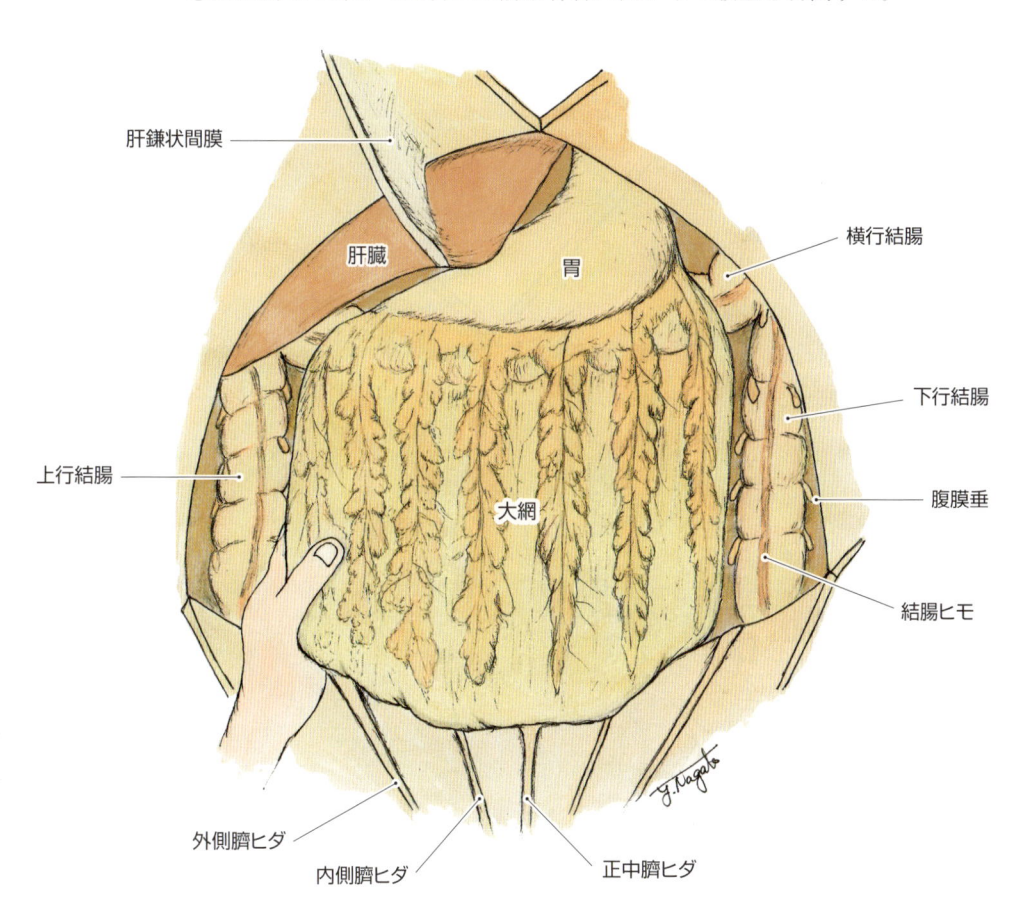

B-02　前腹壁のヒダと大網の観察

1.2 大網・小網および前腹壁のヒダの観察

1) **大網・小網の観察** B-02・03

①大網を観察する。通常は胃の大弯から垂れ下がっているが，移動している場合は，胃の大弯に付着している膜状の構造物を見つけ出す。

②肝臓と胃の間を広げ，間膜（**小網**）を確認する。小網の右端部分（**肝十二指腸間膜**）を指で圧迫し，内部を走る管（総胆管，門脈，固有肝動脈）を確認する。

③肝十二指腸間膜の右端は自由縁になっている。ここから後方の**網嚢孔**に指を入れ，奥に広がる空間（**網嚢**）を理解する。

④上腹部の左側壁に沿って手を入れ，**脾臓**に触れる。胃と脾臓の間の間膜（**胃脾間膜**）を観察する。

◆ 網嚢と網嚢孔（ウィンスロー孔）

網嚢は，胃の背側に広がる袋状の腹膜腔である。背側の壁は後腹壁，腹側の壁は小網であり，小網の右端に入口（網嚢孔）がある。

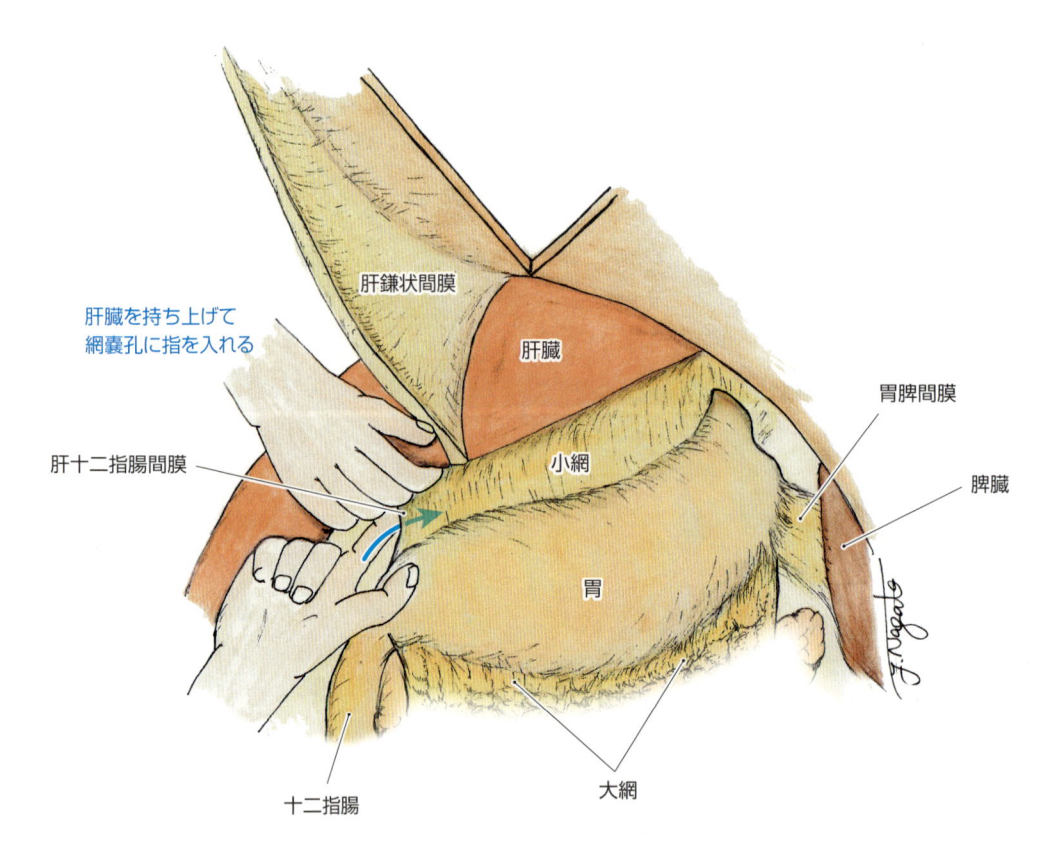

B-03 小網の観察と網嚢孔の確認

◆ 大網の役割 B-04

　　大網は，胃の大弯と横行結腸の間の間膜である。この中には，胃の大弯側に分布する血管のほか，リンパ系の器官も含まれている。腹腔内で炎症が発生すると大網がその場所に移動し，炎症の拡大を防ぐ機能がある。そのため，別名を abdominal policeman という。

【内臓脂肪】　脂肪細胞は腹膜にも存在する。大網，小網あるいは腸間膜が脂肪組織で厚くなっている場合や，後腹壁の壁側腹膜が脂肪組織で厚く盛り上がっている場合がある。これらが内臓脂肪と総称される脂肪組織である。

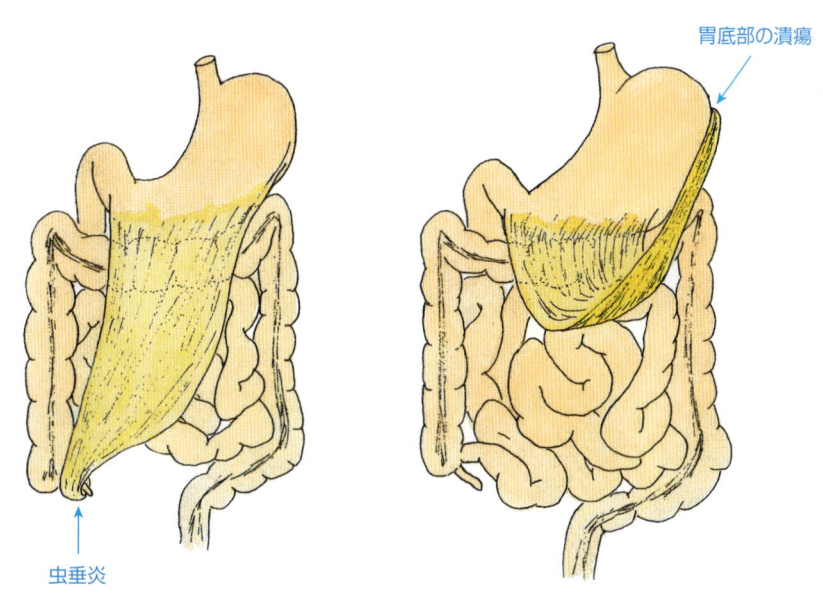

胃底部の潰瘍

虫垂炎

B-04　大網の移動

2) 前腹壁のヒダの観察 B-02

①前腹壁下部で**正中臍ヒダ**（正中臍索；尿膜管の痕跡），**内側臍ヒダ**（臍動脈索；臍動脈の痕跡），**外側臍ヒダ**（下腹壁動・静脈）を観察する。
②肝臓と前腹壁の間で**肝鎌状間膜**，肝臓と横隔膜の間で**三角間膜**を確認する。肝鎌状間膜の下縁を**肝円索**（臍静脈の痕跡）が通る。
③鼠径部で深鼠径輪，鼠径管を観察する。

◆ 腹膜腔と腹膜のヒダ

　　壁側腹膜と臓側腹膜で囲まれた空間を**腹膜腔**という。胸膜腔と同様，閉鎖された空間であるが，女性では唯一卵管口が腹膜腔に開くので，卵管・子宮・腟を経て外界と連続している。壁側腹膜にはヒダがある。ヒダは，胎児期の痕跡器官や腹壁の血管，間膜などによってつくられる。

1.3 腸間膜・結腸間膜の観察

先に観察した大網や小網は臓器間を結ぶ間膜であるが，腸間膜や結腸間膜は後腹壁と腸管を結ぶ間膜である。**腸間膜**は空腸と回腸にあり，**結腸間膜**は横行結腸とS状結腸に存在する。これらの間膜を目印として腸管の外観を観察する。

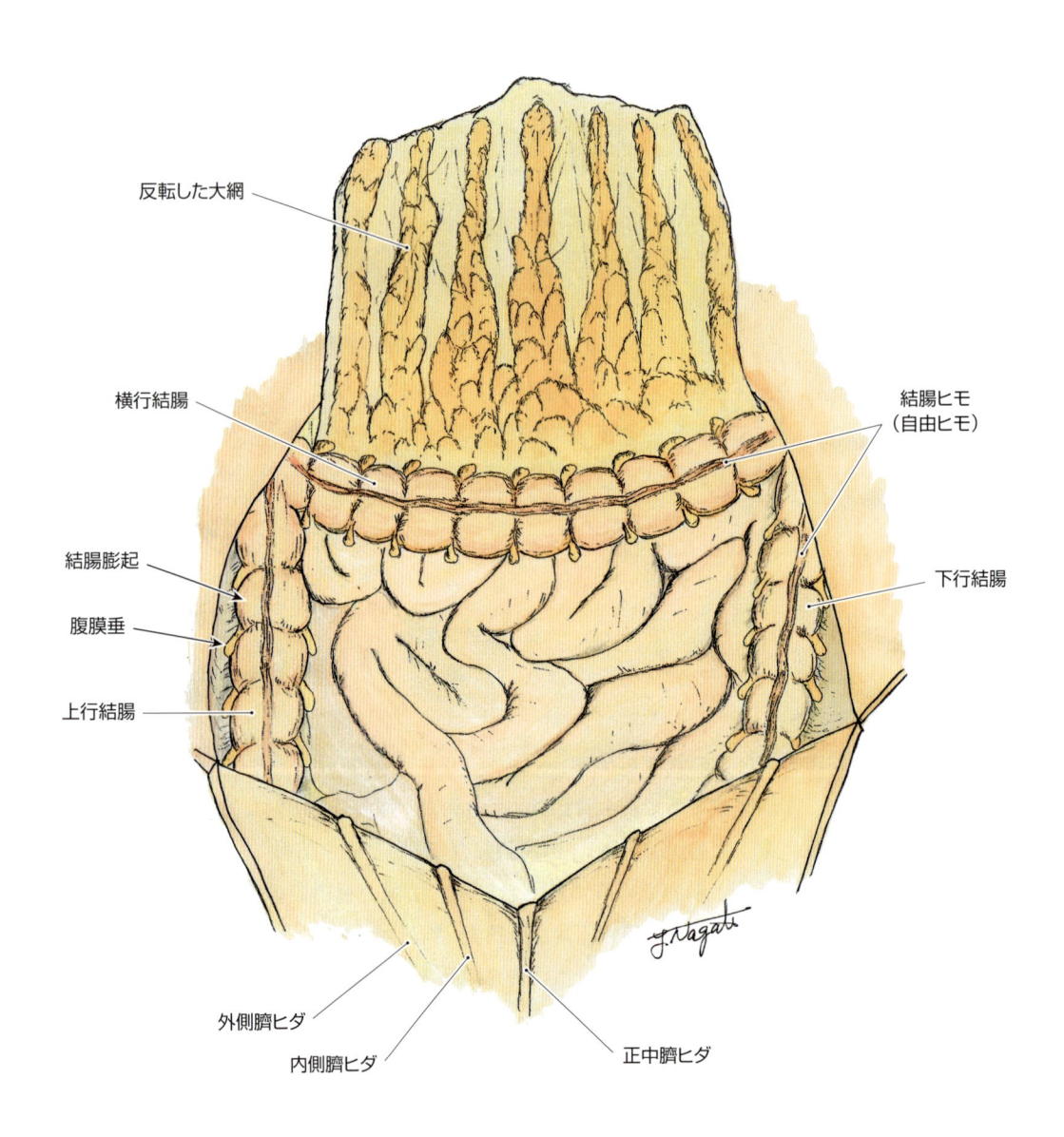

B-05　腸管の観察

①大網を持ち上げ，大網の一端が横行結腸に付着することを確認する（**B-05**）。

②小腸（空腸・回腸）と結腸（上行・横行・下行およびS状結腸）の位置を確認する。小腸と結腸の外見上の違い（**結腸ヒモ**，**腹膜垂**）に注目する。

③空腸と回腸を腹腔外に引っ張り出し，腸間膜を観察する。腸間膜の中を走る血管が上腸間膜動・静脈である（**B-06**）。

④回盲部を見つけ，**盲腸**と**虫垂**を観察する。

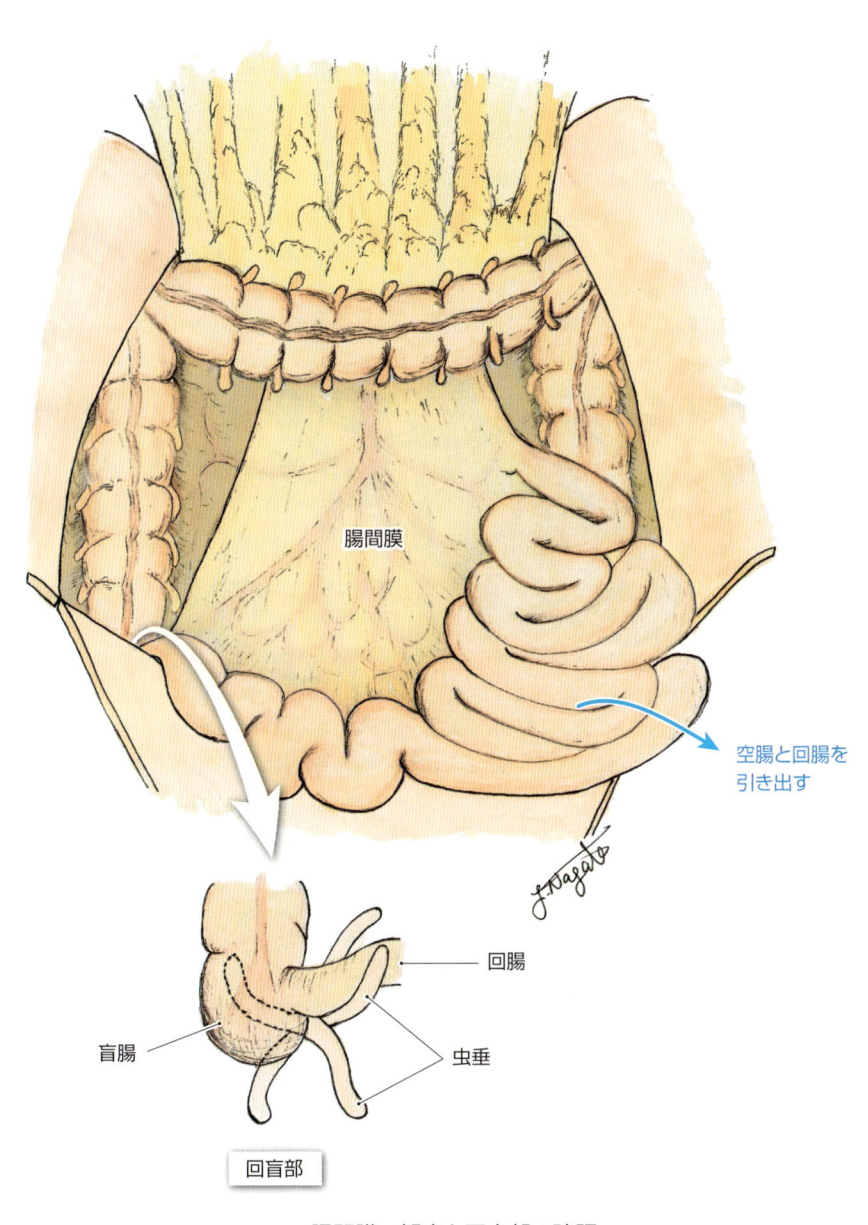

B-06 腸間膜の観察と回盲部の確認

⑤次に，空腸と回腸を反転し右側に寄せる。腸間膜の後面が明らかになるとともに**十二指腸空腸曲**が現れる（B-07）。
⑥十二指腸空腸曲で腹膜のヒダ（**トライツ靱帯**）と陥凹を確認する。
⑦S状結腸を手前に引き出し，**S状結腸間膜**を観察する（B-07）。
⑧後腹壁の器官（膵臓，腎臓など）の位置を確認し，腸管との位置関係に注意する。

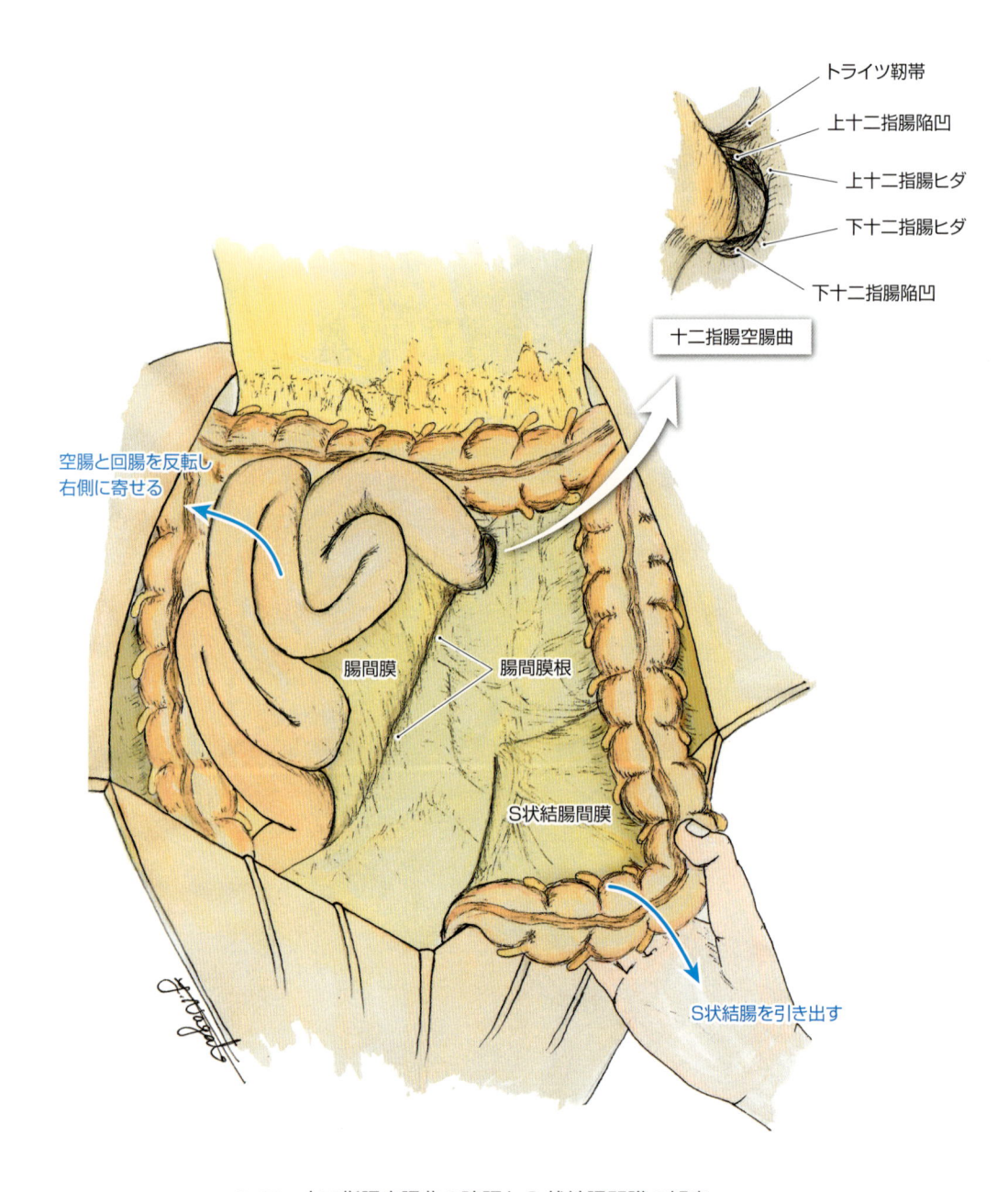

B-07　十二指腸空腸曲の確認とS状結腸間膜の観察

◆ トライツ靱帯

十二指腸空腸曲を固定する。平滑筋を含んだヒダ状の結合組織で，十二指腸空腸曲から出て横隔膜右脚に付着する。外科手術の際の指標となる。

⚠ 虫垂を見つけるには，盲腸に広がる自由ヒモを確認し，これを末梢側へたどればよい。虫垂切除術では，虫垂動脈を切断した後，虫垂を切除する。

【腹膜と腹痛】 壁側腹膜には脊髄神経の知覚（痛覚）神経が分布し，痛みを感じる。この知覚神経の分布は，皮膚と同様に分節状である。一方，臓側腹膜では，伸展や化学的刺激に対しての痛みが発生する。これが内臓痛である。内臓痛は局在性に乏しく，知覚神経が入力する脊髄の位置での皮膚知覚領域に痛みを感じることがある。つまり，内臓の痛みを皮膚で感じることになる。これを関連痛と呼ぶ。たとえば，虫垂炎では最初に心窩部（みぞおち付近）に痛みが出る。これは第10胸神経の領域で感じる関連痛である。その後，炎症が進行すると右下腹部の鈍い痛み（内臓痛）となる。さらに，炎症が臓側腹膜に及ぶと右下腹部（マックバーネー点）での鋭い痛みが発生する（体性痛）。腹壁の筋も反射的に収縮し，腹壁が硬直する（筋性防御）。

剖出器官	腹膜ヒダ
	☐ 正中臍ヒダ　　☐ 内側臍ヒダ　　☐ 外側臍ヒダ
	間膜
	☐ 肝鎌状間膜　☐ 肝円索　☐ 大網　☐ 小網　☐ 網嚢孔　☐ 網嚢
	☐ 腸間膜　☐ 腸間膜根　☐ 横行結腸間膜　☐ S状結腸間膜　☐ 虫垂間膜
	腸管
	☐ 十二指腸空腸曲　☐ トライツ靱帯　☐ 十二指腸ヒダ　☐ 十二指腸陥凹
	☐ 空腸・回腸　☐ 盲腸　☐ 虫垂　☐ 上行結腸　☐ 横行結腸
	☐ 下行結腸　☐ S状結腸　☐ 結腸の特徴（腹膜垂・結腸ヒモ・結腸膨起）
学習課題	○ 腹部消化管の中で間膜を持たないものはどれか？
	○ 間膜を3種類に分けて整理する。①前腹壁と器官の間の間膜，②器官と器官の間にある間膜，③後腹壁と器官の間の間膜
	○ 小腸と結腸の外観上の違いは何か？
	○ 十二指腸空腸曲を確認したか？　十二指腸の大部分が後腹膜にあることが理解できたか？

2. 上および下腸間膜動・静脈の剖出

　腹部消化管の観察が終わったら，血管支配を確認する．腹腔動脈，上腸間膜動脈，下腸間膜動脈および門脈系を順次剖出する．

　最初に，上腸間膜動・静脈と下腸間膜動・静脈の支配領域を剖出する．空腸から横行結腸までの領域は上腸間膜動・静脈に支配され，下行結腸から直腸上部までの領域は下腸間膜動・静脈が支配する．両者とも末梢部でループ状に吻合し，密な血管網を形成している．また，<u>動脈の周囲は自律神経線維とリンパ管が網状に分布し，厚い線維層となっている</u>．これらに注意して剖出を進める．

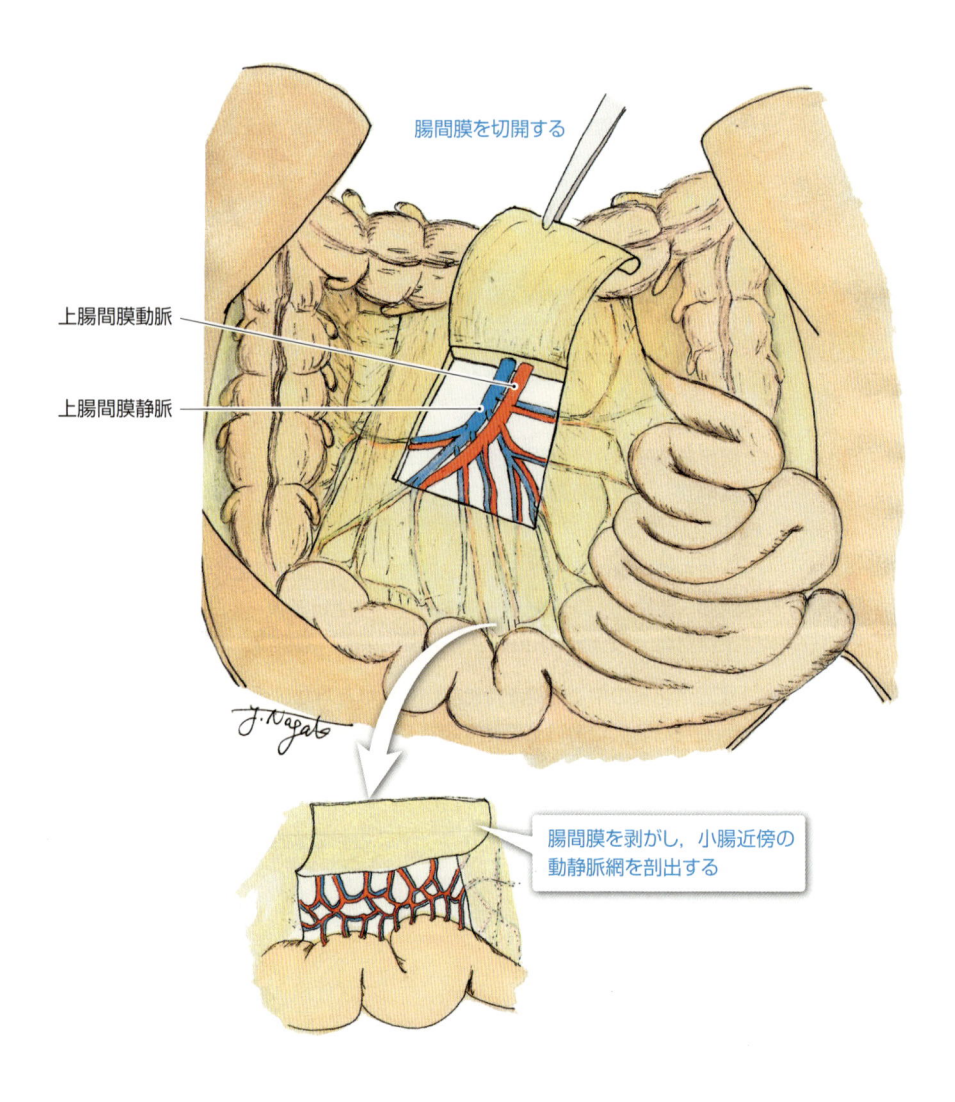

B-08　上腸間膜動・静脈の剖出

2.1 上腸間膜動・静脈の剖出 B-08・09

①腸間膜を元の位置に戻し，メスとピンセットで腸間膜を剥離して上腸間膜動・静脈の枝を剖出する。ここで，血管の周囲に付着する線維状の構造物（自律神経線維やリンパ管）を丁寧に取り除く。

②できるだけ腸管まで枝を追跡し，数本の**空腸動脈**と**回腸動脈**，および回盲部に分布する**回結腸動脈**およびその枝の**虫垂動脈**などを順次剖出する。

③**右結腸動脈**と**中結腸動脈**を追跡し，上腸間膜動脈の支配領域が横行結腸左端（左結腸曲）までであることを確認する。

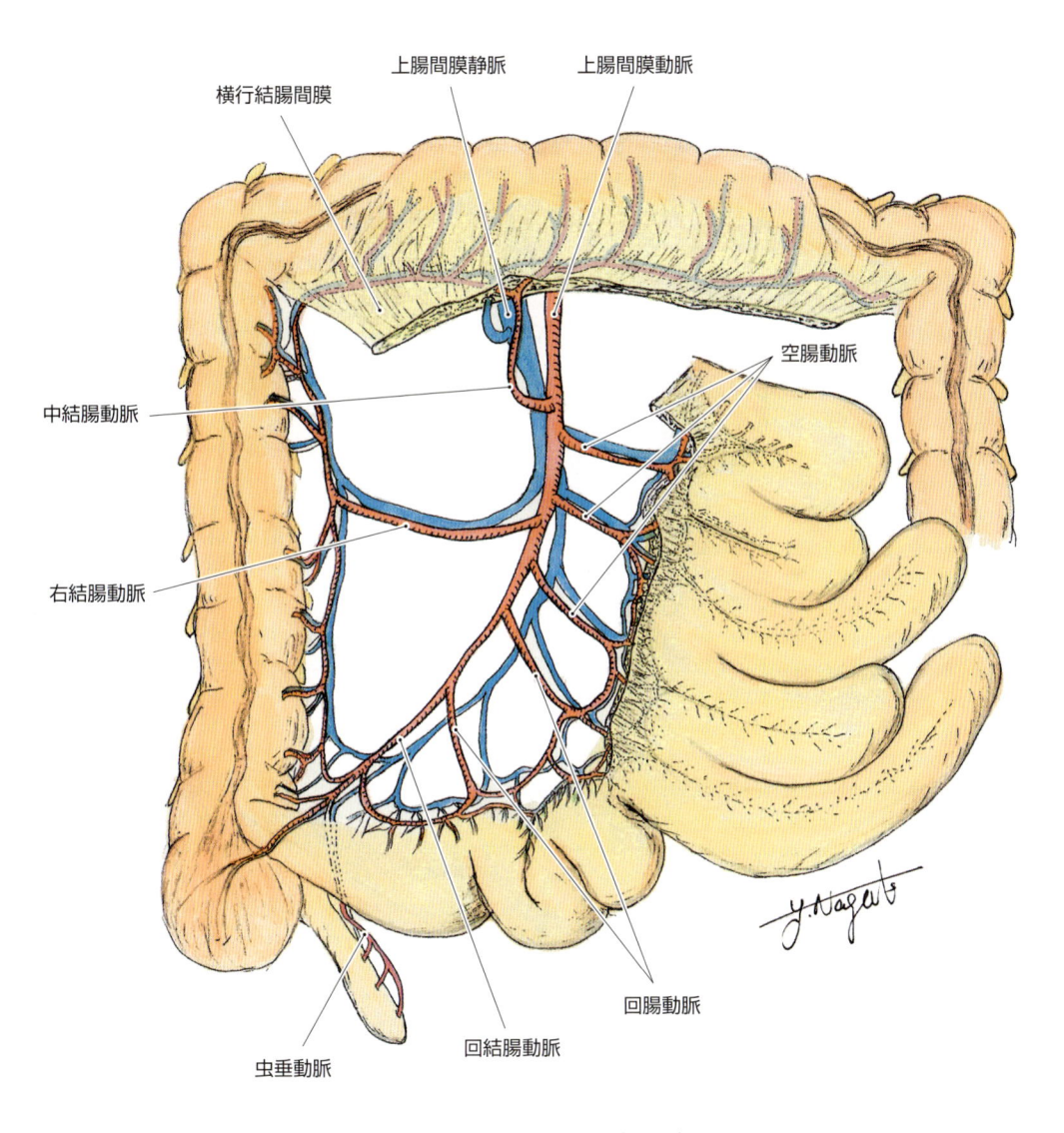

B-09 上腸間膜動・静脈の分布

2.2 下腸間膜動・静脈の剖出 B-10

①空腸と回腸を右側に寄せて，後腹壁にある腹大動脈と下大静脈を確認する（指で圧迫して確認する）。
②腹大動脈の左から斜め下方にのびる隆起部を見つけ，メスの背で切り開いて**下腸間膜動脈**を剖出する。そこから中枢側と末梢側に動脈を追跡する。

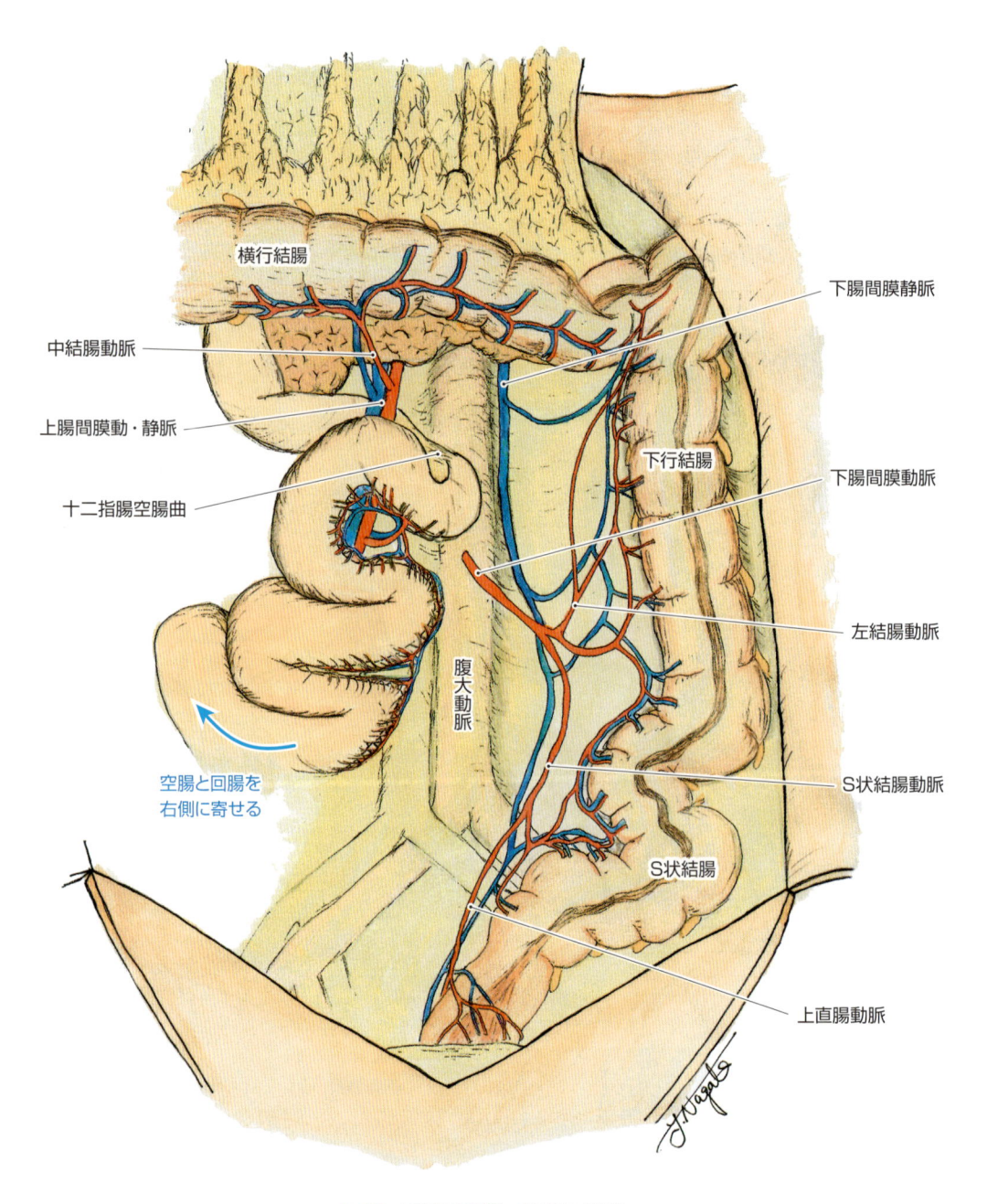

B-10 下腸間膜動・静脈の剖出

③伴行する**下腸間膜静脈**も剖出し，動脈と同じ作業を行う。
④下腸間膜動・静脈の支配領域が下行結腸から直腸までであることを確認する。

◆ 消化管の発生と動脈支配 B-11

腹部の消化管は，発生学的には前腸，中腸，後腸からなる。それぞれの領域には，腹大動脈から分岐した動脈が1本ずつ分布する。その後の過程で，**前腸**は食道下部〜十二指腸に分化し，さらに肝臓，胆嚢，膵臓が発生する。**中腸**は十二指腸〜横行結腸に，**後腸**は下行結腸〜直腸上部に分化する。前腸・中腸・後腸に分布していた動脈も，それぞれの領域内で枝分かれする。これらが腹腔動脈，上腸間膜動脈および下腸間膜動脈である。

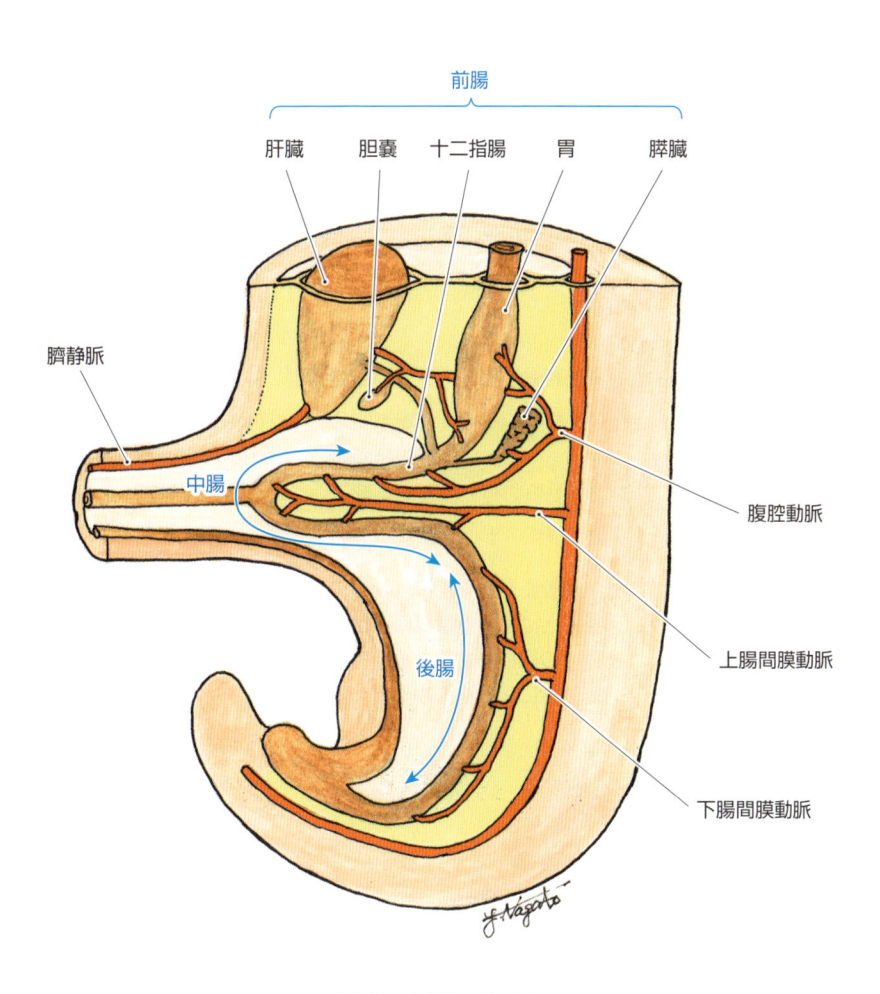

B-11 消化管の発生と動脈支配

◆ 消化管の静脈 B-12

　　消化管の静脈は，吸収した栄養分を肝臓へ輸送するという役割を担っている。そのため，他の器官の静脈が心臓へ還流するルートを形成しているのに対し，消化管の静脈は肝臓へ向かうルートを構築している。これが**門脈系**と呼ばれる静脈系である。このような静脈系は下垂体や副腎にもあるため，特に区別する場合，肝門脈系と呼ばれる。

◆ 上直腸静脈と静脈瘤

　　上直腸静脈は，直腸上部の静脈血を集め下腸間膜静脈に合流する静脈であるが，直腸壁では中直腸静脈と吻合する（**B-12**）。**中直腸静脈**は，内腸骨静脈に合流し，総腸骨静脈を経て下大静脈に注ぐ。したがって，直腸上部の血液は，下腸間膜静脈を経て門脈に流入するだけでなく，中直腸静脈を経て下大静脈へも流れる。このように門脈系の一部には，肝臓を通らずに体循環系に戻る**側副路**が存在する。上記のほか，奇静脈へ流れる側副路（食道下部），浅腹壁静脈へ流れる側副路（腹壁皮下）が知られる。これらの側副路を流れる血液は通常はわずかであるが，肝硬変などで門脈循環が障害された場合に増加し，静脈瘤の好発部位となる。

剖出器官	□ 上腸間膜動・静脈　　□ 下腸間膜動・静脈
上腸間膜動脈の枝	□ 空腸動脈　　□ 回腸動脈　　□ 回結腸動脈 □ 右結腸動脈　□ 中結腸動脈　□ 虫垂動脈
下腸間膜動脈の枝	□ 左結腸動脈　□ S状結腸動脈　□ 上直腸動脈
下腸間膜静脈の根	□ 上直腸静脈

| 学習課題 | ○ 上腸間膜動脈と下腸間膜動脈の分布域の境界はどこか？
○ 門脈系とは？　体循環系とはどう違うか？
○ 肝硬変の際に食道静脈瘤が生じる理由は？
○ 血管以外に腸間膜の中を走る器官は何か？ |

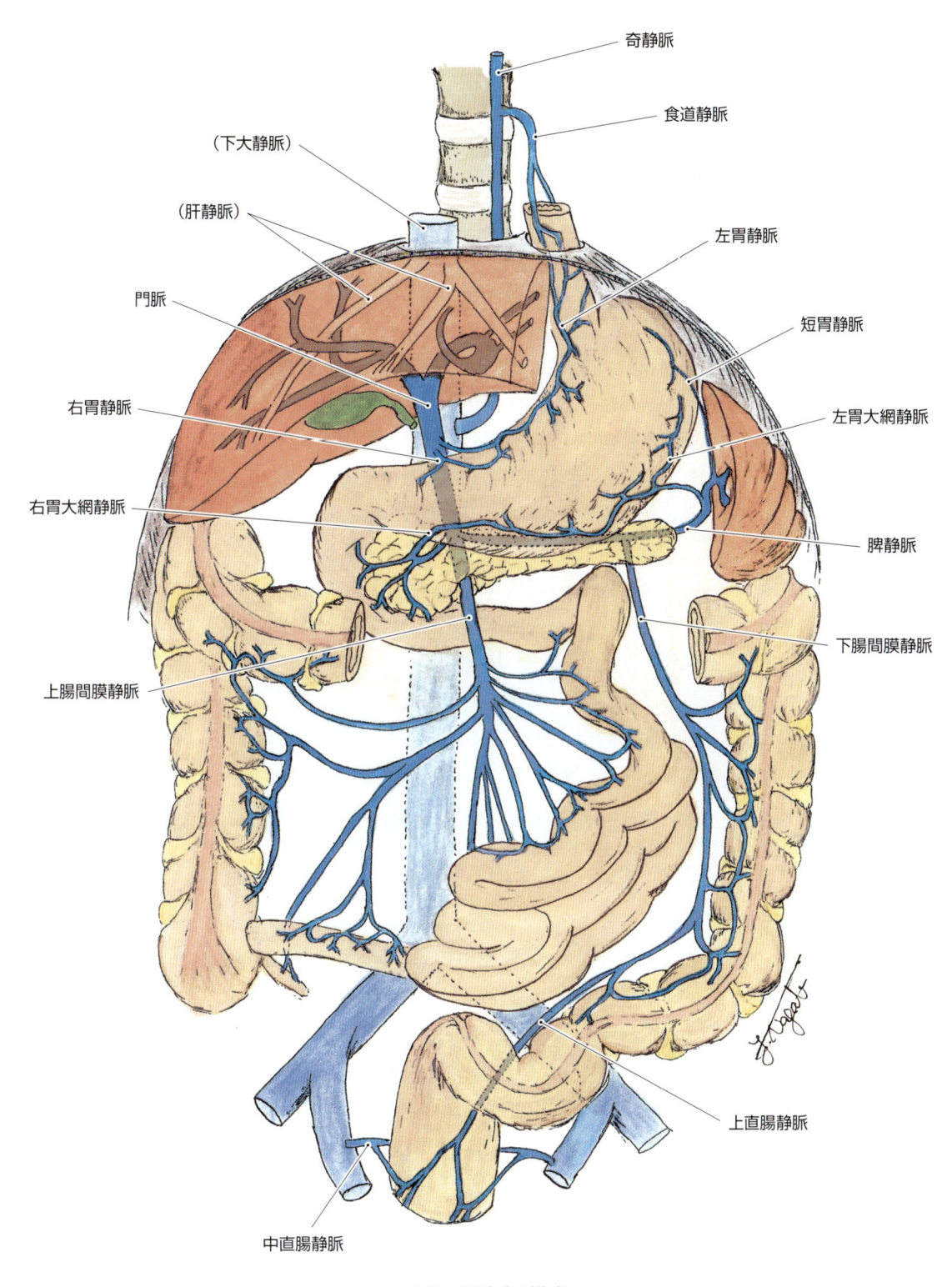

B-12 門脈系の構成

3. 腸管の摘出と解剖

小腸を十二指腸空腸曲で切断し，空腸からS状結腸まで，上腸間膜動脈と下腸間膜動脈の支配領域にほぼ相当する部位を摘出する。

3.1 腸管の摘出 B-13

摘出に先立って血管を切断する必要がある。上腸間膜動・静脈，下腸間膜動・静脈，およびそれらの枝を再度確かめておく。

① 上腸間膜動・静脈は，膵臓下部付近で空腸から横行結腸までの枝（空腸動脈〜中結腸動脈）を剖出した後，切断する。

② 下腸間膜動脈は，大動脈分岐部付近で切断する。下腸間膜静脈は，膵臓後面まで追跡し，脾静脈と合流する手前で切断する。

③ 上直腸動・静脈を切断する（大腸をS状結腸と直腸の間で切断するため）。

④ 十二指腸空腸曲とS状結腸下部を二重結紮して切断する。

⑤ 大網を横行結腸から剥がす。大網は横行結腸と胃をつなぐ間膜である。この操作によって，上腹部の消化器と腸間膜や横行結腸間膜でつながれている腸管とを分離することができる。

⑥ 上行結腸および下行結腸から壁側腹膜を剥がす。

⑦ 最後に**腸間膜根**，虫垂間膜などを切除して，空腸からS状結腸までを摘出する。

⚠ 血管を切断した後で断端を見つけるのは容易ではない。異なる色の糸を断端に結びつけておくのもよい。

◆ 腸管壁の構造

腸管のようなチューブ状の器官を**中空性器官**と呼ぶ。その基本構造は，粘膜・筋層・外膜の3層構造である。**粘膜**は腸管機能の主役であり，表面の上皮細胞層（粘膜上皮）は消化・吸収を行う。**筋層**は輪走筋と縦走筋の2層の平滑筋からなり，消化管の運動（分節運動，蠕動運動）を行う。**外膜**は臓側腹膜であり，間膜や壁側腹膜に移行する。

◆ 小腸の区分

小腸は，十二指腸，空腸，回腸に分ける。胃の幽門から十二指腸空腸曲までが十二指腸で，後腹壁に固定される（**腹膜後器官**）。その後，回盲弁までを空腸と回腸に分けるが，明確な区別はない。空腸では活発な分節運動が行われるため，平滑筋層が発達し，管壁が厚くしなやかである。

【粘膜の働き】　粘膜は，中空性器官の内面を被う膜である．その面積は皮膚の200倍，約400 m² (テニスコート1.5面分) もあり，ここで消化・吸収・呼吸・排泄・生殖などの活動が行われる．それらの機能に則して粘膜の形態は変化する．また，粘膜はいわば「内なる外」を被う膜であり，外界から侵入した異種抗原や病原微生物にさらされる．そのため，「粘膜免疫」と呼ばれる生体防御機構が存在する．

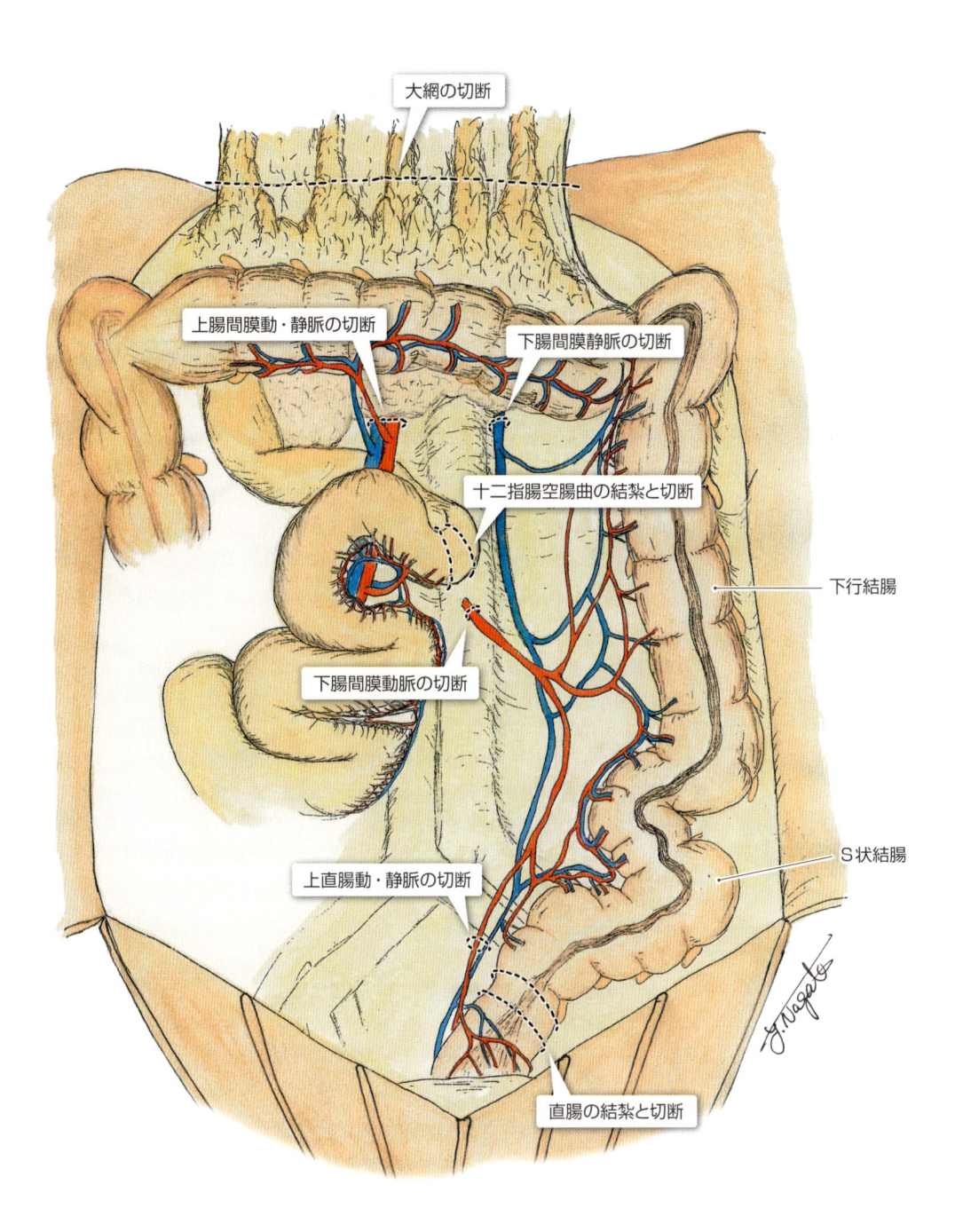

B-13　腸管の摘出

3.2 腸管の解剖 B-14

小腸と結腸を切開し，粘膜の形態を観察する．切開線は **B-14** に示すように，小腸では血管が分布する腸間膜側を避ける．結腸では自由ヒモの外側に沿って切開し，ヒモを損傷しないようにする．
①摘出した腸管を切開し，内容物を水洗して取り除く．
②結腸と小腸の粘膜の違いを観察する．それぞれの特徴的な構造，すなわち**輪状ヒダ，絨毛，パイエル板，半月ヒダ**などに注目する．
③回盲部を切開して観察する．

◆ パイエル板

腸管関連リンパ組織（gut-associated lymphoid tissue；GALT）の中心的な部位で，回腸にある．周囲の絨毛に囲まれた楕円形のくぼみになっており，粘膜上皮には抗原の取り込みを積極的に行うM細胞が存在する．その直下にはマクロファージやB細胞などの免疫担当細胞群が存在し，粘膜表面から侵入する病原微生物に対して直ちに応答する．

◆ 回盲弁（バウヒン弁）

小腸と大腸の境界部となる弁．肥厚した平滑筋でつくられる．回腸から盲腸への内容物の流出を調節し，盲腸から回腸への逆流を防止する．

【蠕動運動】 食物の塊が腸管内に入ると，その刺激によって口腔側の腸管壁が収縮し，肛門側が弛緩する．これは，食物を肛門に向かって輸送する反射運動である．腸管の一部を切り取って実験しても同じ反応が起こることから，この現象は中枢神経系とは関係がない．腸管の壁にセンサー（機械的あるいは化学的）があり，その情報に基づいて腸管壁内の神経系（アウエルバッハ神経叢）が平滑筋に指令を伝えている．自律神経系が腸管の運動に影響を与えていることは事実であるが，これらの神経回路が絶たれても腸管は正確に働くのである．事故などで脊髄に損傷を受けても腸管の機能が損なわれないのは，このような腸管自身の自動能による．

剖出器官			
小腸	☐ 輪状ヒダ	☐ 絨毛	☐ パイエル板
回盲部	☐ 回盲弁	☐ 盲腸	☐ 虫垂
結腸	☐ 自由ヒモ	☐ 腹膜垂	☐ 結腸半月ヒダ

学習課題
○ 小腸と大腸の形態的な違いは？
○ パイエル板はなぜ回腸にあり空腸にないのだろうか？
○ 上行・下行あるいはS状結腸を切除する場合，どの血管を切断すればよいか？
○ 結腸の粘膜がなめらかで滑りやすいのは，なぜか？

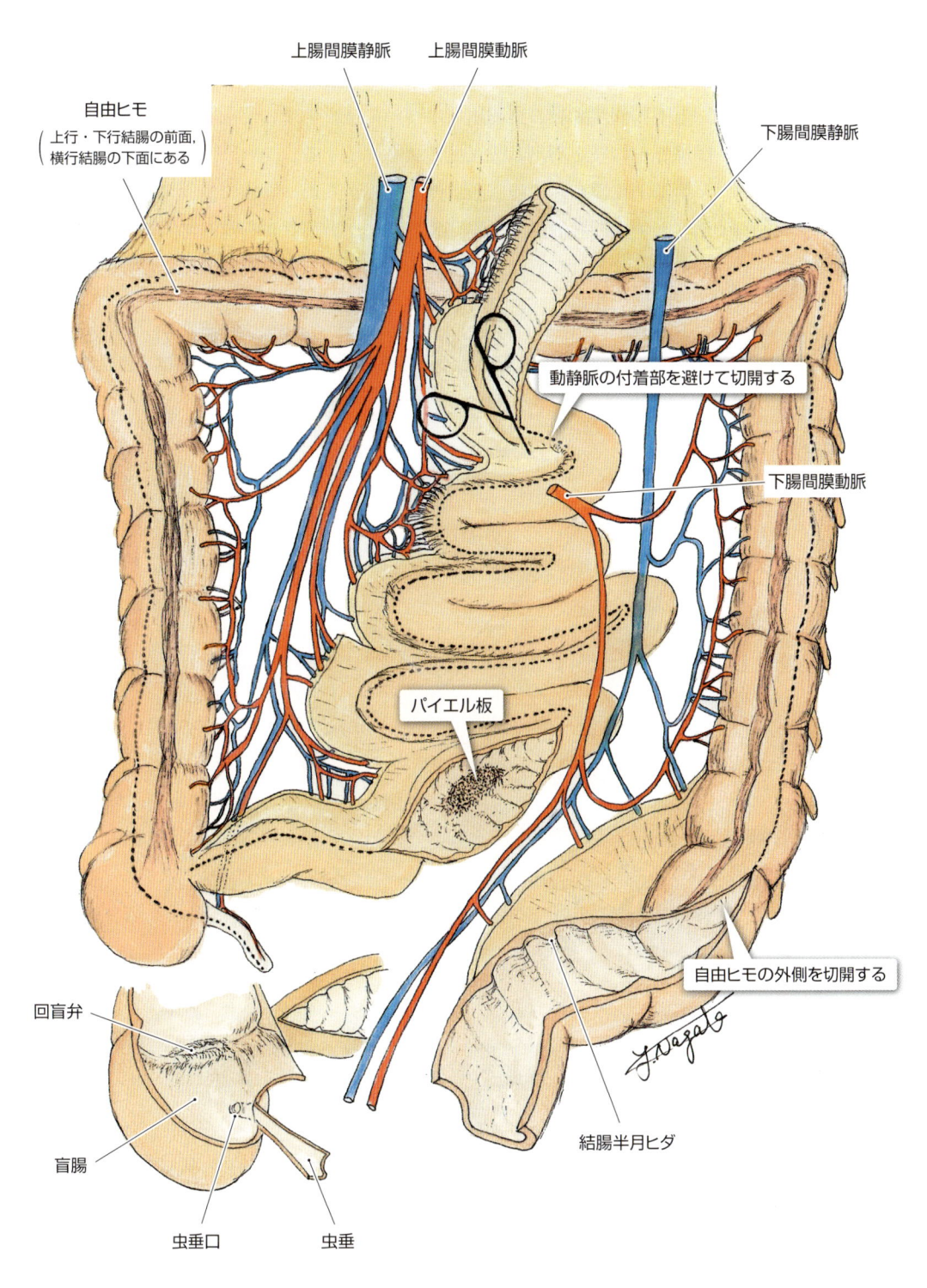

B-14　腸管の切開と内部の観察

4. 腹腔動脈と門脈の剖出

　腹部消化器には，腹大動脈から３本の動脈が分岐している。上腸間膜動脈と下腸間膜動脈の支配領域については，すでに解剖した。ここでは腹腔動脈とその枝を剖出し，支配領域を確認する。

　腹部消化器からの静脈血は門脈に集められ，肝臓に流入する。すでに観察した上腸間膜静脈と下腸間膜静脈に，脾静脈が合流して門脈となる。これらの合流部は膵臓の後面にある。門脈は，固有肝動脈および総胆管とともに肝十二指腸間膜を通って肝臓に入る。

　⚠ 肝臓が肥大し硬化している場合は，腹腔動脈や門脈の剖出が困難な場合が多いが，腹腔動脈が腹大動脈から分岐する部位の剖出を優先するとよい。

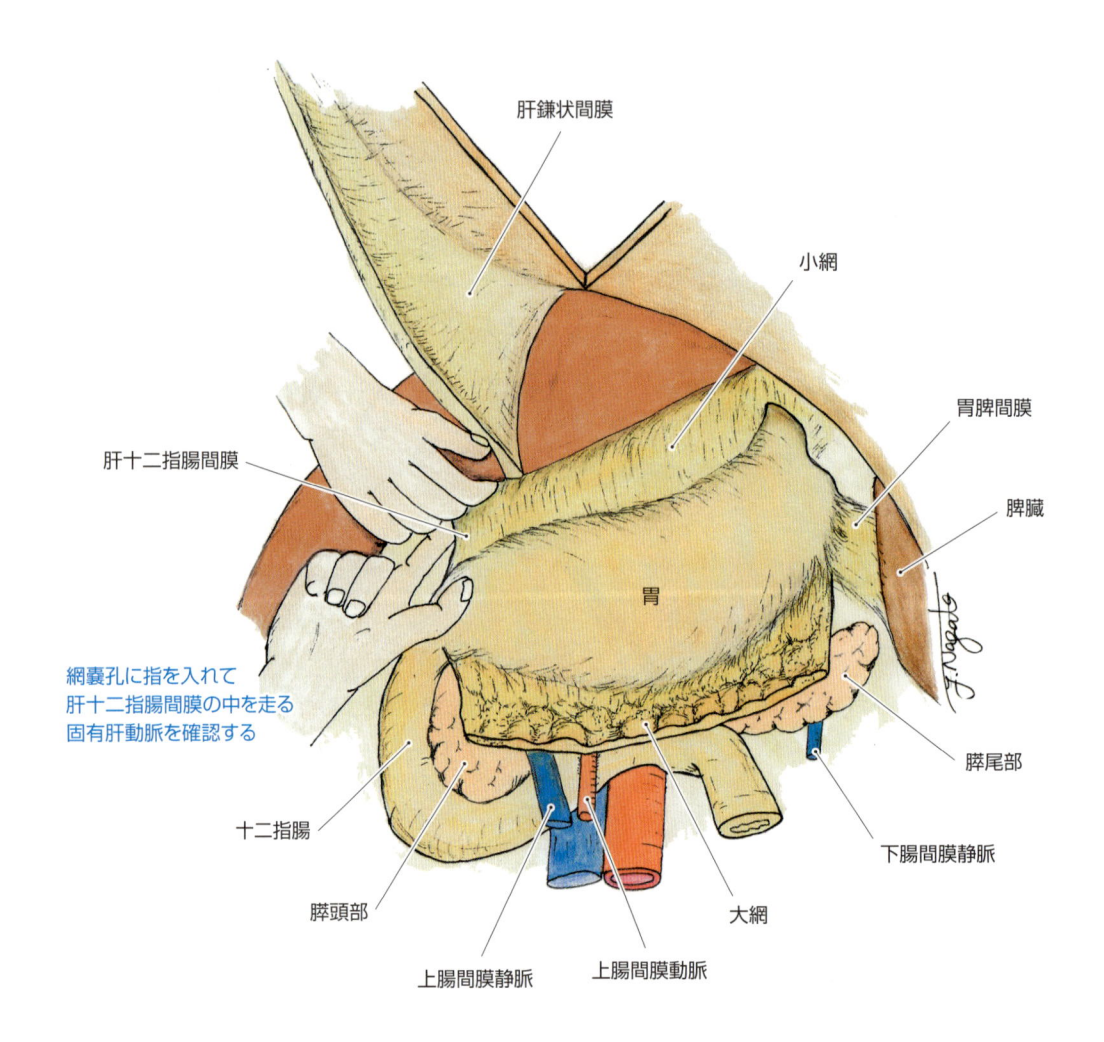

B-15　固有肝動脈の確認

4.1 腹腔動脈と門脈の剖出 B-15・16

①肝十二指腸間膜付近で**固有肝動脈**を剖出し，小網を取り除きながら中枢側に追跡し，**腹腔動脈**の位置を確認する。

②腹腔動脈の基部は，厚い線維状の組織（**腹腔神経叢**）が取り囲んでいる。この神経叢をメスで切除しながら，腹腔動脈の腹大動脈分岐部を明らかにする。

③同じ要領で，腹腔動脈から分岐する枝（**総肝動脈**，**左胃動脈**，**脾動脈**）を剖出する。腹腔動脈の分岐には変異があるので慎重に進めること。

④固有肝動脈に伴行する**門脈**と**総胆管**を明らかにする。門脈は膜状に広がった管であり，壁は薄い。3者の位置関係に注意しながら解剖を進める。

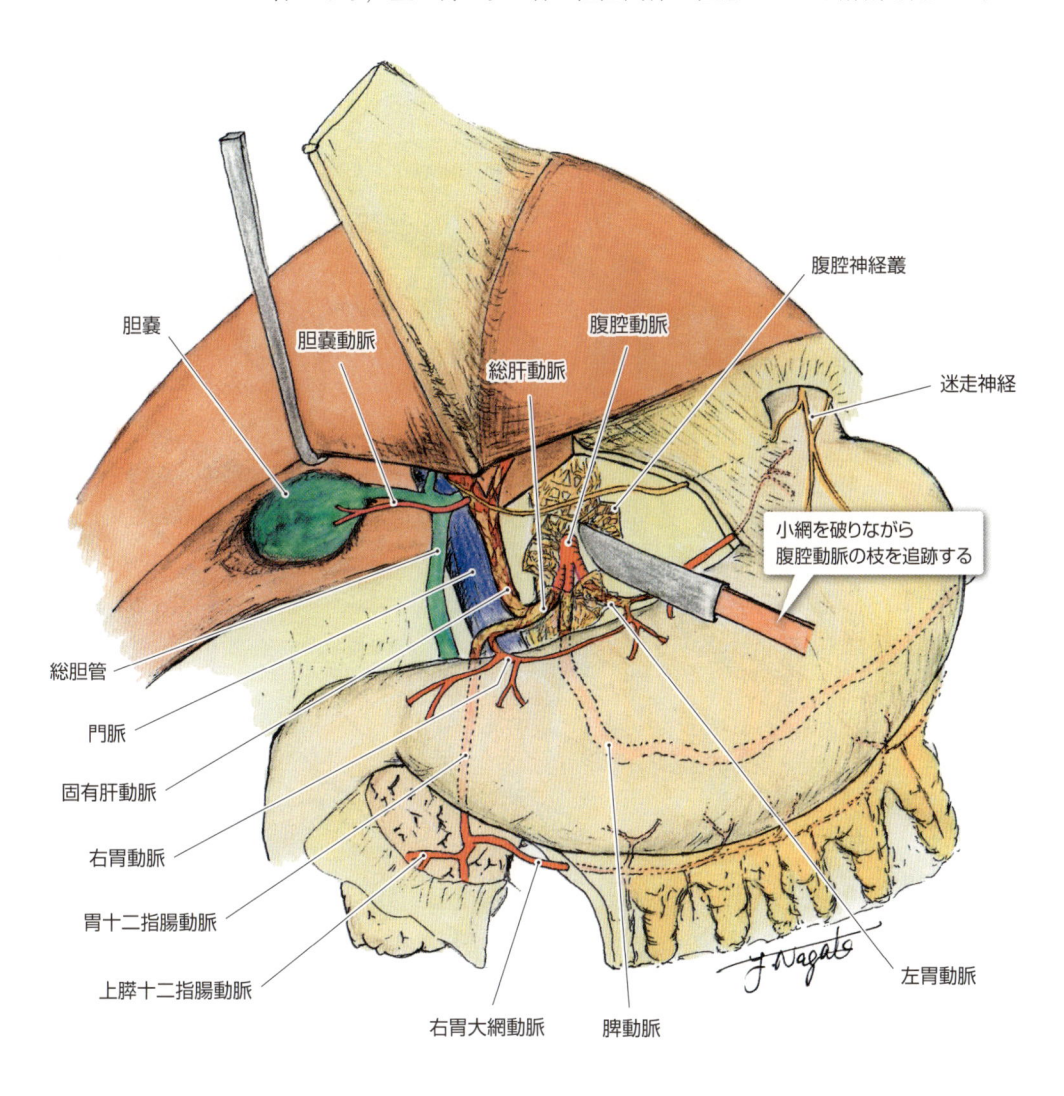

B-16 腹腔動脈とその枝の剖出

4.2 脾動脈・脾静脈の剖出 B-17

①胃を持ち上げ，その後面で**脾動脈**と**脾静脈**を剖出し，末梢側へ追跡する。
②膵臓を持ち上げ，その後面で上腸間膜動脈の起始部を明らかにする。ここでも動脈を囲んでいる線維状の神経叢を取り除く。さらに，上腸間膜静脈を中枢側へ追跡する。これらの血管が膵臓のどこを通過しているのかを確認する。
③**下膵十二指腸動脈**を剖出する。

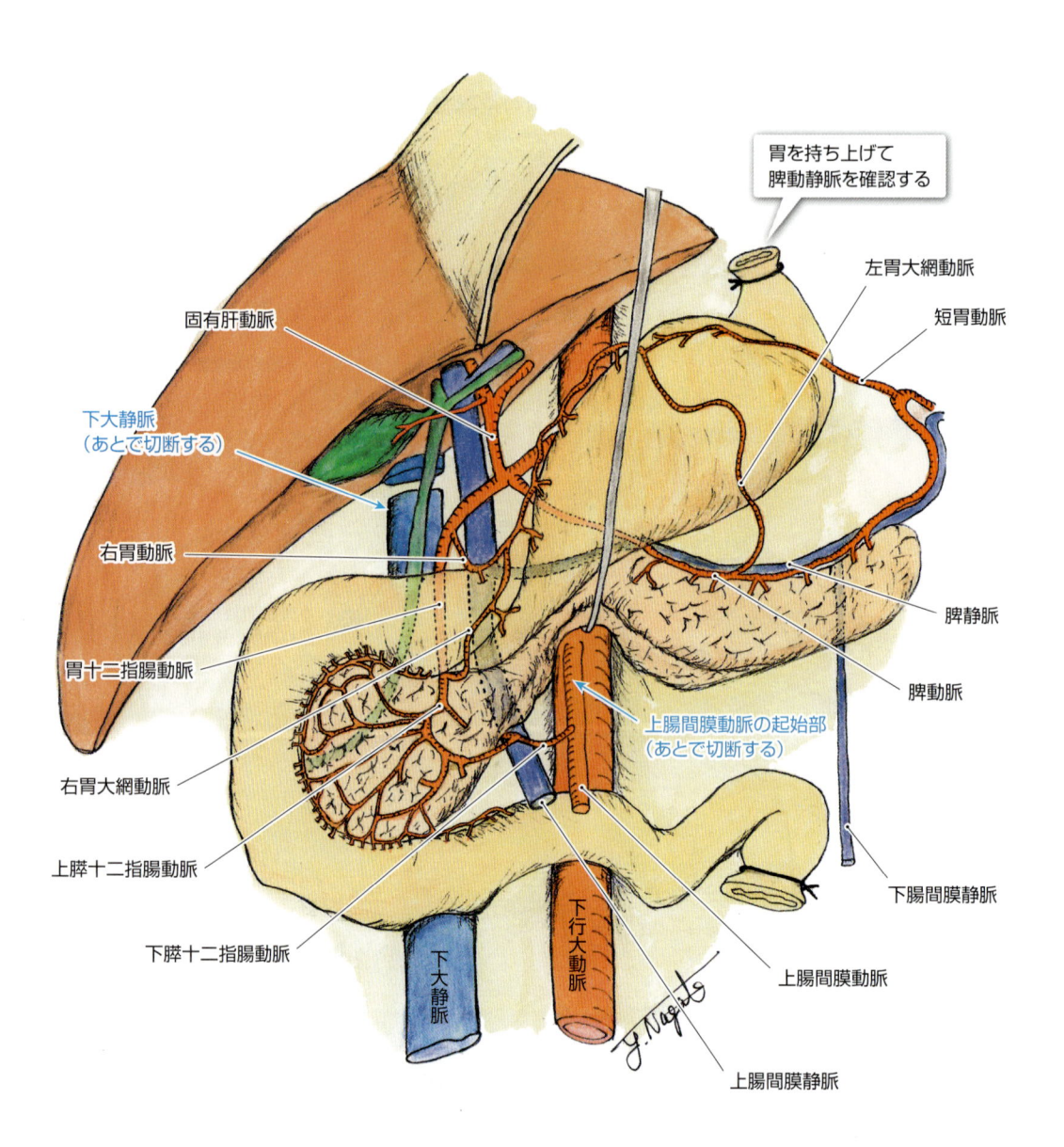

B-17　脾動・静脈および上腸間膜動脈起始部の剖出

◆ **腹腔神経叢**

腹大動脈の前面には自律神経叢が形成され，大動脈の分枝に伴って各臓器に自律神経線維を送っている。なかでも腹腔動脈の基部に広がる神経叢を**腹腔神経叢**という。この神経叢は，胸部から下行してきた大・小内臓神経（交感神経幹から分岐）や迷走神経の枝で構成される。ここには**腹腔神経節**と呼ばれる大きな神経節があり，多数の神経線維が網状に連絡し厚い線維層を形成している。腹腔神経叢は，上腸間膜動脈神経叢，下腸間膜動脈神経叢などへ枝を送る。

剖出器官

- ☐ 腹腔動脈　☐ 門脈　☐ 総胆管
- 腹腔動脈の枝　☐ 左胃動脈　☐ 脾動脈　☐ 総肝動脈
- 総肝動脈の枝　☐ 固有肝動脈　☐ 右胃動脈　☐ 胃十二指腸動脈
  　　　　　　　☐ 右胃大網動脈　☐ 上膵十二指腸動脈
- 脾動脈の枝　☐ 左胃大網動脈　☐ 短胃動脈
- 上腸間膜動脈の枝　☐ 下膵十二指腸動脈
- ☐ 腹腔神経叢　☐ 腹大動脈神経叢

学習課題

- ○ 腹腔動脈の枝をすべて剖出できたか？　その支配領域を把握できたか？
- ○ 門脈に合流する静脈を列挙せよ。
- ○ 門脈はどこから始まり，どこで終わるか？

5. 上腹部内臓の摘出と解剖

上腹部の内臓（胃，十二指腸，肝臓，胆嚢，膵臓，脾臓）を一団として取り出す。次いで，各器官の構造を詳しく観察する。

5.1 上腹部内臓の摘出 B-18

①胃の噴門部で迷走神経を剖出する。
②肝臓の後面で**下大静脈**を剖出する。
③肝臓と横隔膜をつなぐ腹膜（**三角間膜**や**線維付属**など）を切断する。
④肝臓と前腹壁をつなぐ腹膜（**肝鎌状間膜**）を腹壁から剥がす。
⑤肝臓を持ち上げ，肝臓の上面と下面で再度，下大静脈を剖出する。
⑥肝臓の上下で下大静脈を切断する。
⑦肝臓を反転し，腹腔動脈と上腸間膜動脈の起始部を切断する。
⑧胃の**噴門部**を二重結紮し，迷走神経とともに切断する。
⑨脾臓周囲の腹膜を剥離し，上腹部器官を一団として摘出する。

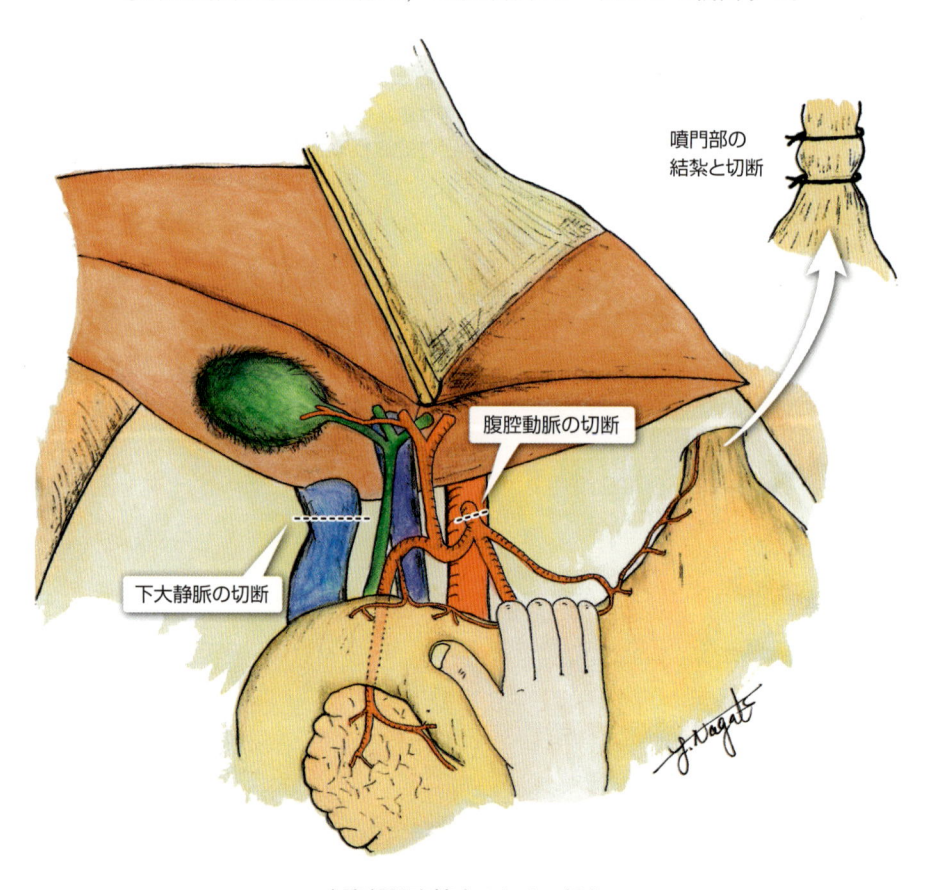

B-18 上腹部器官摘出のための操作

◆ 肝臓の固定装置 B-19

　　　　肝臓は前腸から分化した器官であり，胃と前腹壁を結ぶ間膜（前胃間膜）の中に発生する。そこで，腹側の間膜（**肝鎌状間膜**）は前腹壁に，背側の間膜（**肝胃間膜**）は胃に続く。肝鎌状間膜は肝臓の上面で**肝冠状間膜**に移行し，さらに左右に分かれて**三角間膜**になる。これらの間膜は折り返して横隔膜を被う壁側腹膜へと移行するが，その際，肝臓の一部は間膜に被われず，直接横隔膜と接することになる。ここを**無漿膜野**という。

　　肝胃間膜は小網とも呼ばれ，右端は**肝十二指腸間膜**である。ここに総胆管とその左側に固有肝動脈を確認できる。門脈はこれらの背側に位置する。そのほか，腎臓との間に**肝腎ヒダ**がある。これは腹膜が二次的に癒着した間膜である。

【**肝臓の栄養血管と機能血管**】　肝臓に入る血液量は，門脈からの血液が 70 〜 75% を占め，残りが固有肝動脈からの血液である。固有肝動脈は，肝細胞に酸素と栄養素を供給する血管（栄養血管）である。これに対し門脈は，肝細胞が代謝を行うために必要な血管（機能血管）である。

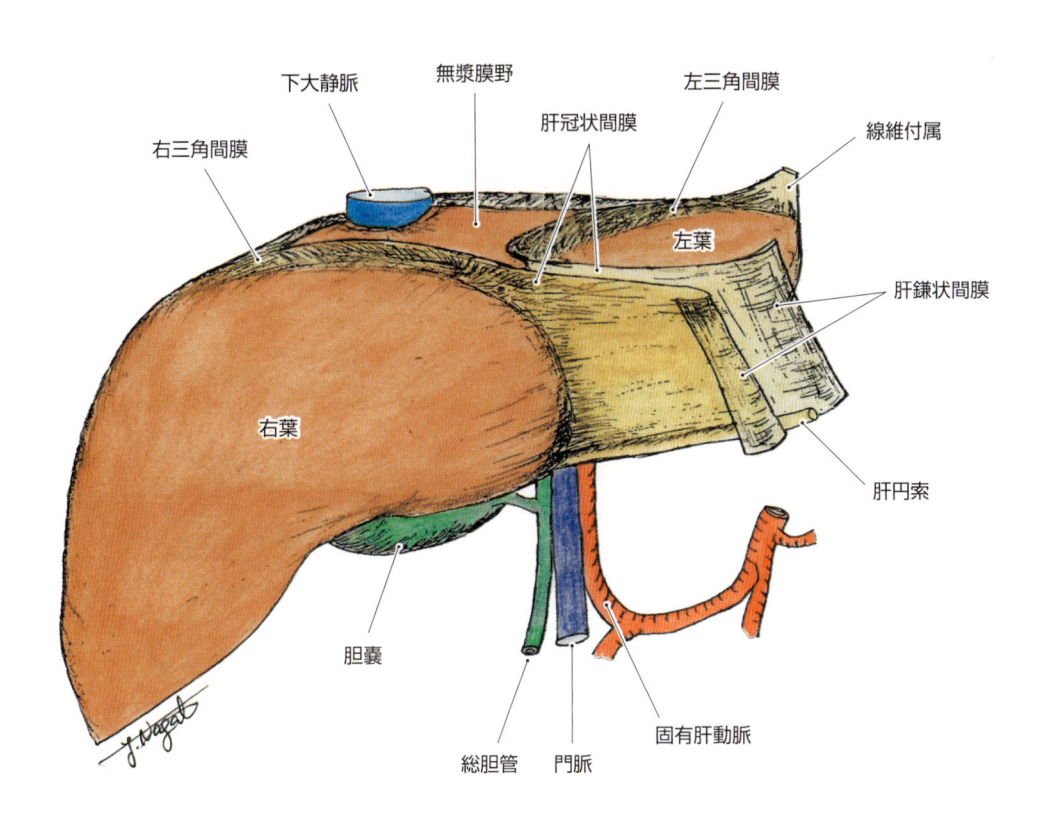

B-19　肝臓を固定する間膜

5.2 上腹部内臓の解剖

①腹腔動脈の枝を剖出する。特に胃と膵臓に分布する枝を追跡する（**B-20**）。
②肝門付近を解剖する。門脈，固有肝動脈，肝管を明らかにする（**B-21**）。
③胆道系（**胆嚢**と**肝管**，**胆嚢管**，**総胆管**）を剖出する。
④動脈を保存しながら，胃の大弯と十二指腸壁を切り開く（**B-22**）。
⑤胃と十二指腸の粘膜の構造を観察する。胃では，粘膜ヒダと粘膜ヒダにある小さな穴（**胃小窩**（か））などを確認する。また，**幽門部**の粘膜や十二指腸の輪状ヒダを観察する。
⑥十二指腸で**大十二指腸乳頭**（ファーター乳頭）を確認する。
⑦膵臓の実質をピンセットで取り除き，**膵管**を確認する。
⑧総胆管と膵管を大十二指腸乳頭まで追跡する。

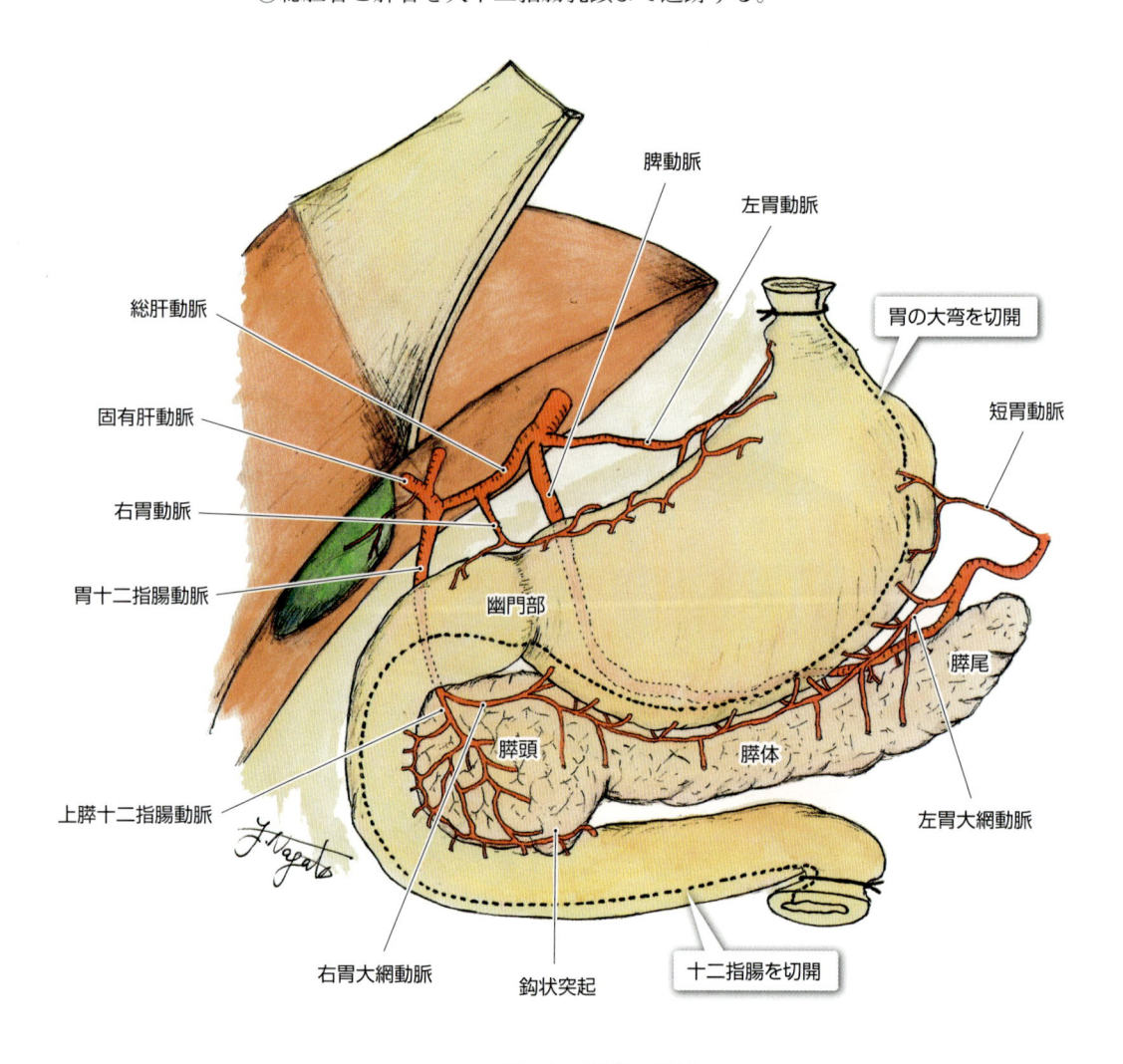

B-20 胃・十二指腸の解剖

◆ 胃の構造

　　　　胃は3層の平滑筋を持つ中空性器官である。内腔は**噴門**，**胃底**，**胃体**および**幽門部**に分けられ，弓状に弯曲した右を**小弯**，左を**大弯**という。幽門部では輪状筋が発達し，逆流を防いでいる。生体ではある程度の収縮を保っているため，その容積は1.2～1.5リットル程度であるが，遺体から生体での容積を測ることは難しい。

◆ 胃の固定装置

　　　　胃の間膜は，腹側（小弯側）と背側（大弯側）にある。小弯側は肝臓に続く肝胃間膜すなわち小網であり，大弯側は横行結腸に続く**胃結腸間膜**および脾臓と連絡する**胃脾間膜**である。

◆ 胃の動脈

　　　　小弯側で**左胃動脈**と**右胃動脈**，大弯側で**右胃大網動脈**と**左胃大網動脈**がそれぞれループを形成する。胃底部には**短胃動脈**が分布する。これらの動脈の分布を確認することは，胃癌の手術で動脈起始部のリンパ節を郭清する際に重要となる。

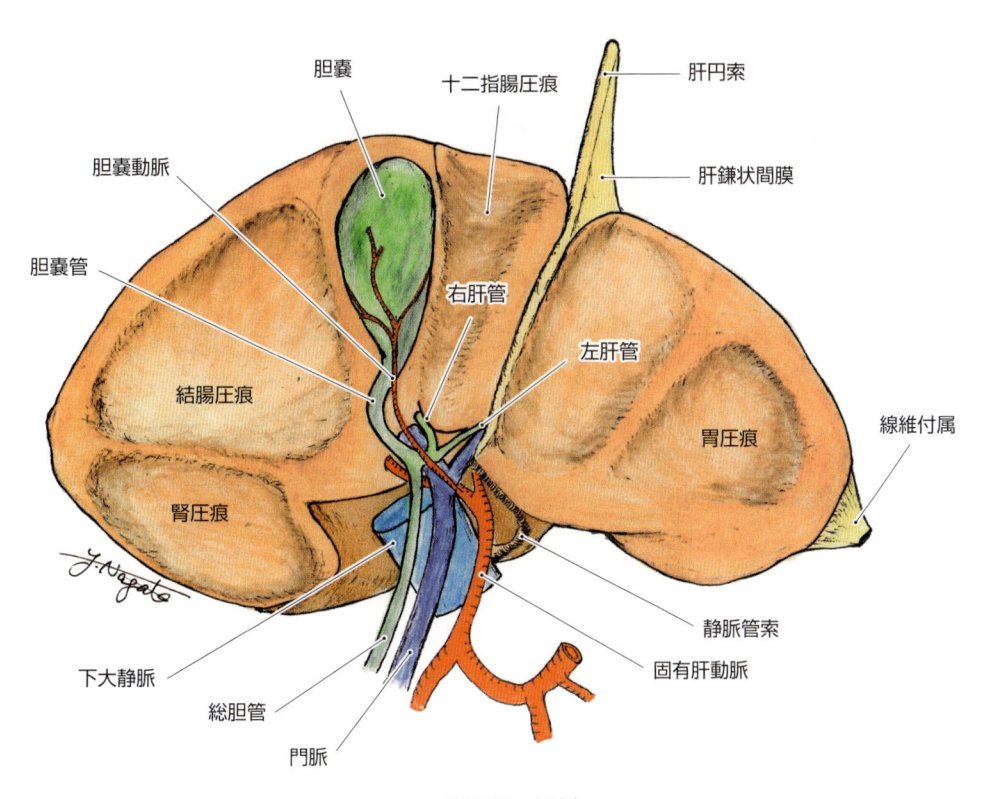

B-21　肝門部の解剖

◆ 肝臓の区域

　肝切除術が行われる機会が増え，肝臓内部の血管系の構築に関する知識が重要となっている．遺体ではそれを観察することはほとんど不可能であるが，肝切除術の指標として重要なクイノーの肝区域を，摘出した肝臓で確認しておこう．クイノーの肝区域では，肝臓内の血管系の走行から下大静脈と胆嚢を結ぶ線（**カントリー線**）で左右に分割し，さらに，左を内側区と外側区に分け，右を前区と後区に分ける．

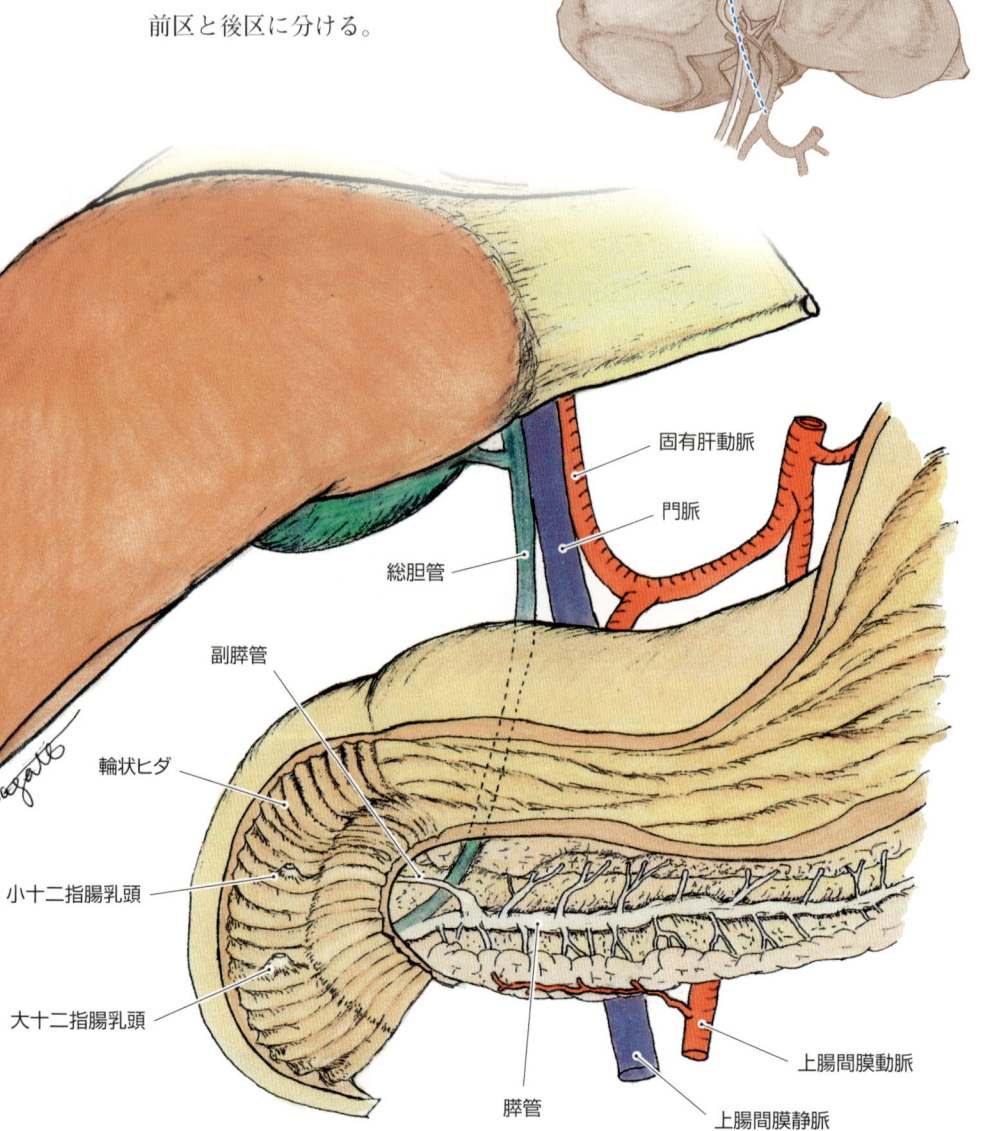

カントリー線

B-22　胆道と膵管の剖出

固有肝動脈
門脈
総胆管
副膵管
輪状ヒダ
小十二指腸乳頭
大十二指腸乳頭
膵管
上腸間膜動脈
上腸間膜静脈

【肝臓の線維化】 解剖中の遺体で肝臓が肥大し，硬化している場合がある。これは，肝臓の機能単位である肝小葉の周囲を取り囲む結合組織の中に含まれる線維成分が増殖したために起こる現象である。線維化が進行すると，肝小葉の機能が低下し，いわゆる肝硬変の状態となる。門脈の循環が低下し，消化管でのうっ血，側副路への還流が起こる。

◆ 胆道の変異 B-23

胆嚢管と肝管の長さや走行，総胆管との合流部位などは，変異が多い。胆嚢動脈の走行の変異（約25％）とともに胆嚢摘出術に際して重要である。

【胆石】 胆嚢，胆嚢管あるいは総胆管を切開すると，結石が見つかることがある。これは，胆汁が濃縮して形成されたものである。結石は女性に多く，またコレステロール結石が大部分である。約半数の患者は症状がない。結石が胆嚢管を閉塞すると激しい痙攣性の痛み（疝痛発作）を起こす。

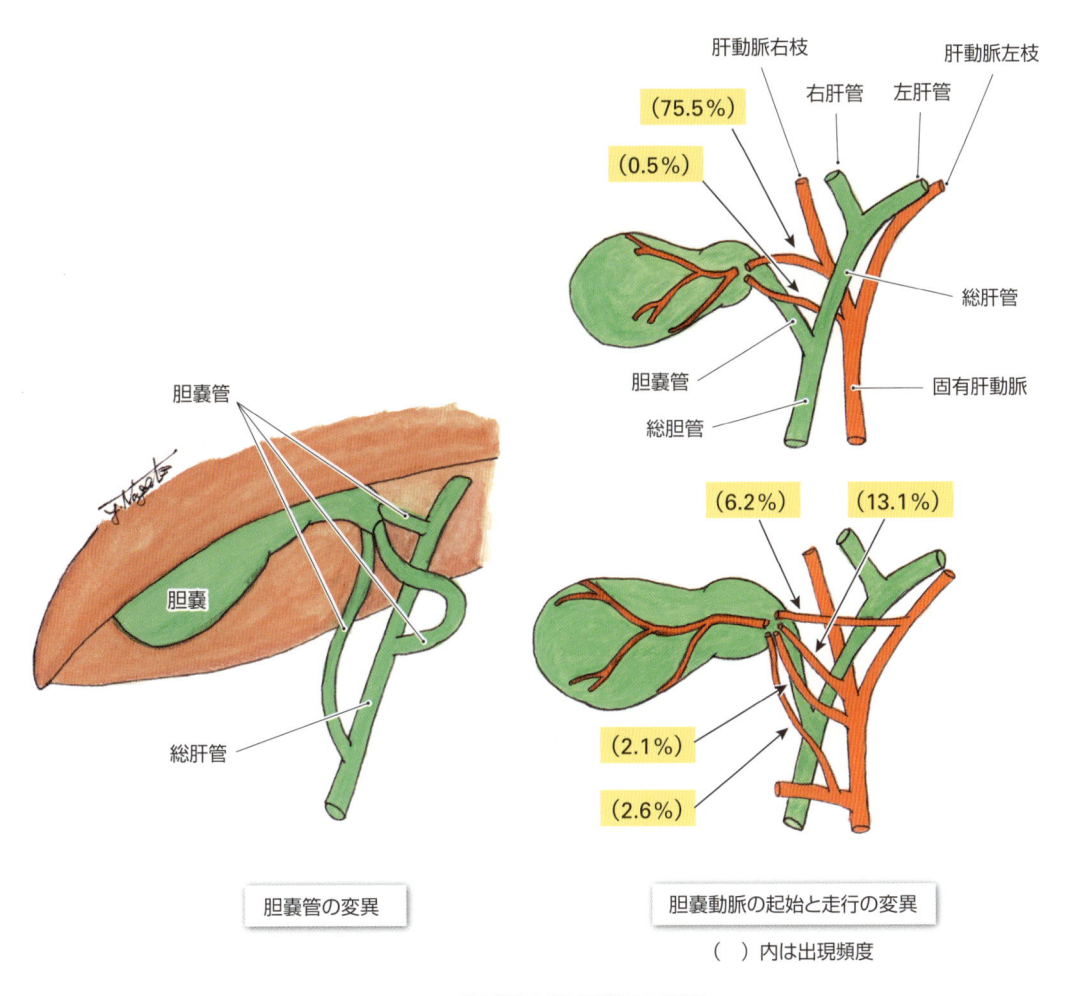

B-23　胆嚢管と胆嚢動脈の変異

【消化器と癌】　悪性腫瘍の中で上皮性のものを「癌」と総称している。消化器で発生する癌は，癌全体の約60％を占める。癌は細胞分裂時の遺伝子の変異が原因と考えられる。消化器は細胞分裂が活発であり，外的な刺激（発癌物質など）を受けやすい。このため，癌の好発器官なのである。

剖出器官

間膜
- ☐ 肝鎌状間膜（肝円索）　☐ 肝冠状間膜　☐ 三角間膜　☐ 無漿膜野　☐ 胃脾間膜

胃
- ☐ 噴門　☐ 胃底　☐ 胃体　☐ 幽門洞　☐ 幽門管　☐ 幽門括約筋　☐ 胃の動脈系

十二指腸
- ☐ 輪状ヒダ　☐ 大十二指腸乳頭　☐ 十二指腸と膵臓の動脈系

肝臓・胆嚢
- ☐ 肝門　☐ 肝門部の器官（☐ 固有肝動脈　☐ 門脈　☐ 総肝管）
- ☐ 胆嚢　☐ 胆嚢管　☐ 総胆管

膵臓
- ☐ 膵頭　☐ 膵体　☐ 膵尾　☐ 鉤状突起　☐ 膵管　☐ 副膵管

学習課題

- ○ 噴門には括約筋が発達していないが，胃の内容物の逆流は制限される。その理由を解剖学的に考えてみよう。
- ○ 生体における胃の位置を調べる。
- ○ 肝臓を固定する間膜はどれか？　無漿膜野とは？
- ○ 肝門部の器官について位置関係も含めて理解する。
- ○ 胆汁と膵液の分泌経路を剖出できたか？
- ○ 胆嚢は何のためにあるのか？

C. 後胸壁・後腹壁と横隔膜の解剖

　上腹部の内臓を取り除いた後，壁側腹膜の背側の空間（腹膜後隙）の広がりと，そこに位置する器官（後腹膜器官）について学習する。

1. 後腹膜器官とは C-01

　腹膜後隙とは，壁側腹膜と体壁の筋との間にある空間である。ここに十二指腸，膵臓，腹大動脈，下大静脈，上行結腸，下行結腸，副腎および腎臓が位置し，これらを**後腹膜器官**と呼ぶ。すでに摘出した器官も含めて，現状での位置を確認しておく。

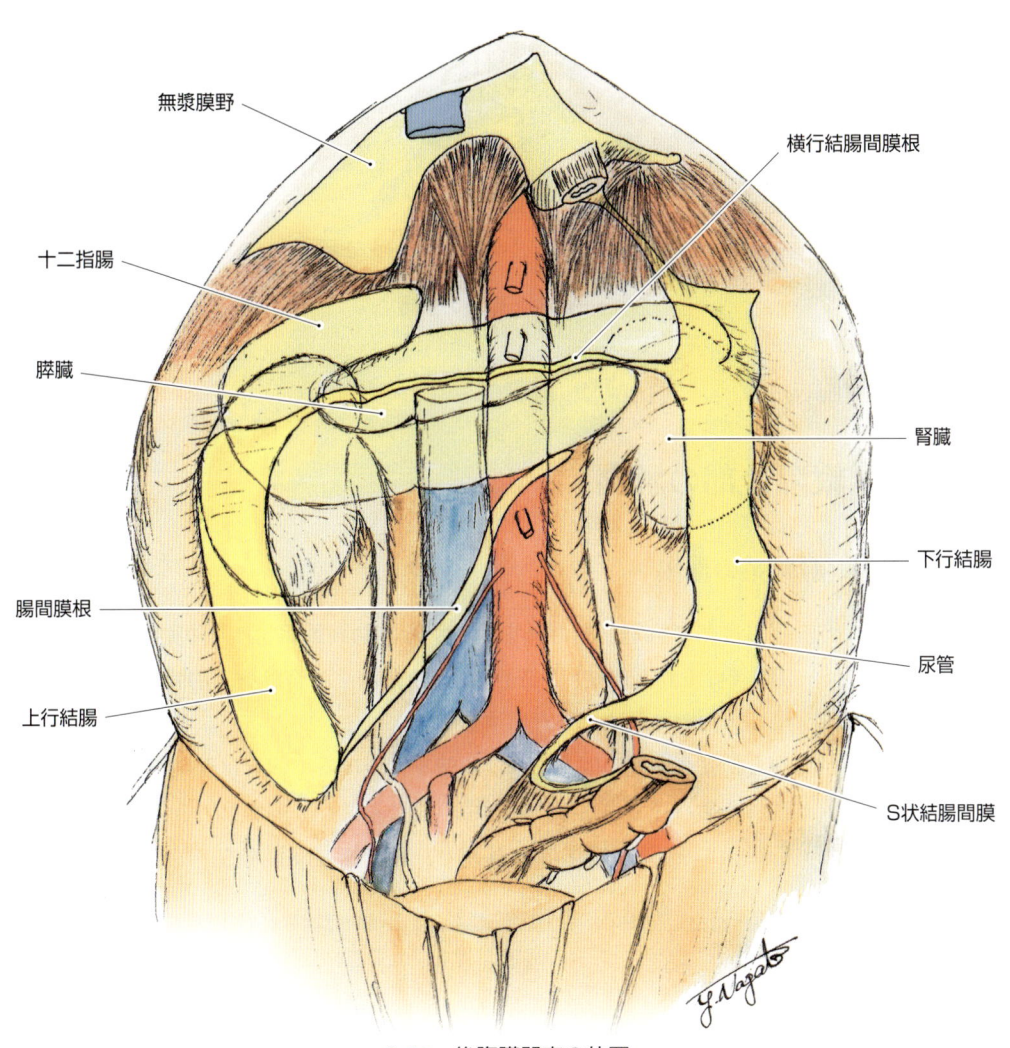

C-01 後腹膜器官の位置

◆ 腎臓の位置 C-02

腎臓は長さ約10cm，幅約5cm，厚さ約3.5cm，脊柱の両側で第11胸椎から第3腰椎の間にある。背部から透視すると，その中央部を第12肋骨が横切る。また，肝臓の右葉が大きいため右の腎臓の位置が低くなる。

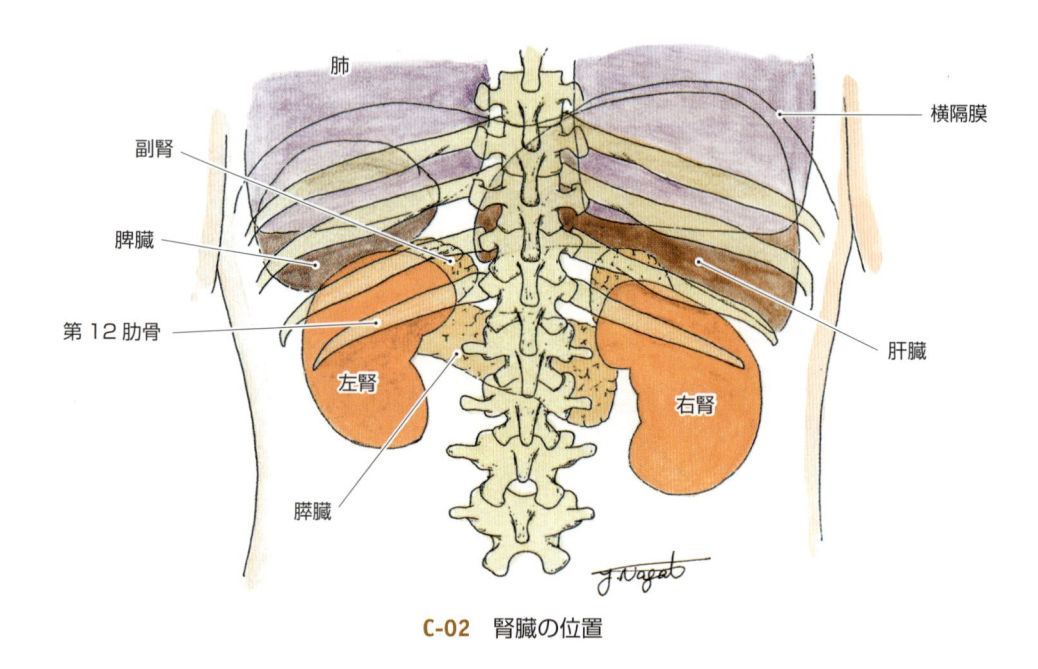

C-02 腎臓の位置

2. 縦隔後部の解剖 C-03・04・05

2.1 脈管系の剖出

①縦隔後部で胸壁の動静脈を剖出する。**肋間動脈**（胸大動脈の枝），**肋頚動脈**（鎖骨下動脈の枝）と奇静脈系（**奇静脈，半奇静脈，肋間静脈**など）を剖出し，胸壁の循環系を理解する。

②胸大動脈と食道の間をわけ，**胸管**を見つける。胸管は管壁が薄く半透明の細いリンパ管である。これを中枢側に追跡し，静脈との合流部（**左静脈角**）を確認する。次に末梢側に追跡し，**乳ビ槽**を確認する。

⚠ 内臓を摘出した後の胸腔や腹腔内は，浸出液や血塊などで視野が妨げられていることが多い。厚手のペーパーや布などを使ってこれらをよく取り除くことで，解剖をうまく進めることができる。

◆ 胸壁の動脈系

　　各肋間の動脈は，胸壁の内側を回って前胸壁で内胸動脈と吻合する。第1肋間動脈と第2肋間動脈は肋頸動脈の枝であり，第3肋間動脈以下は胸大動脈の枝である。

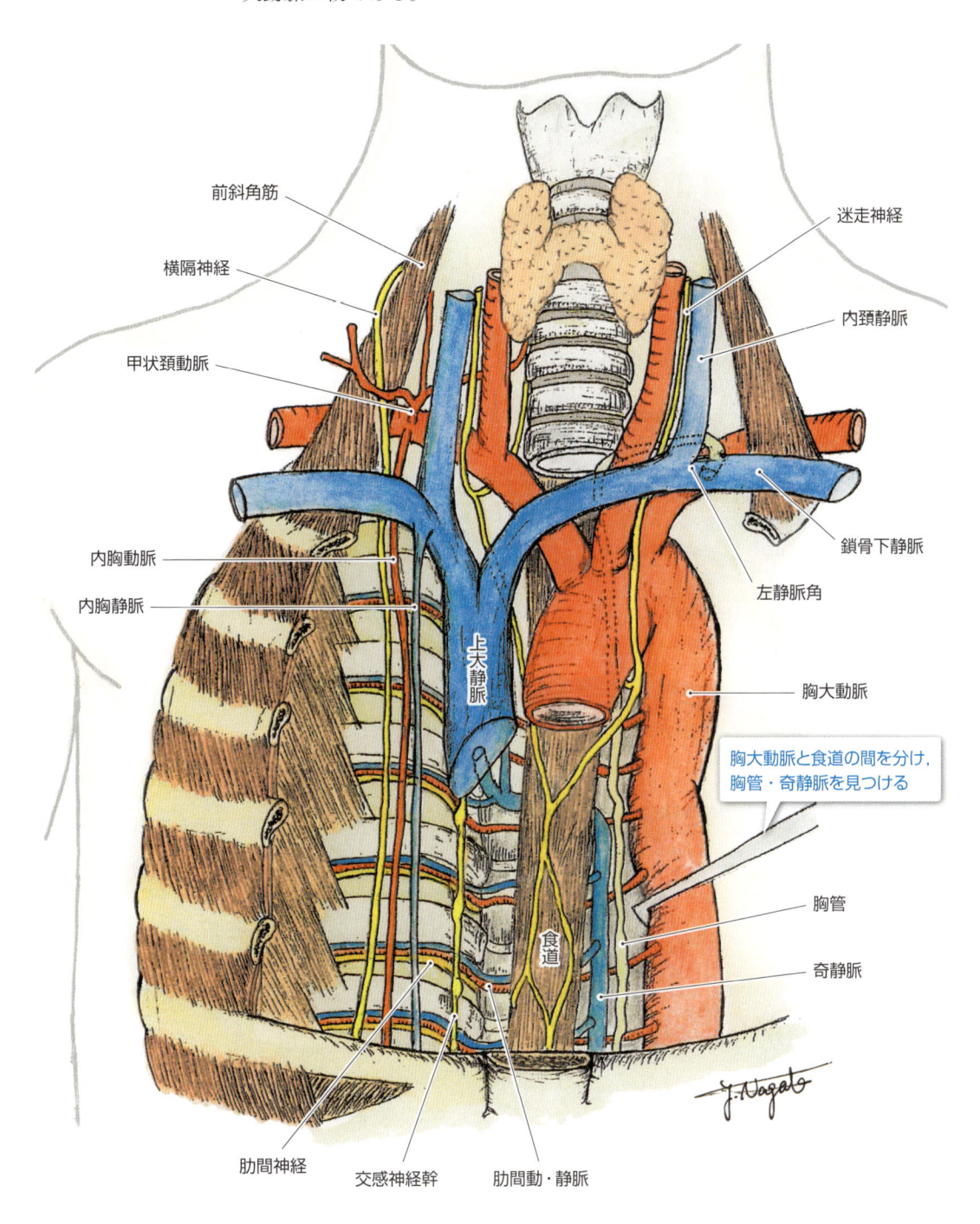

C-03　縦隔後部の解剖

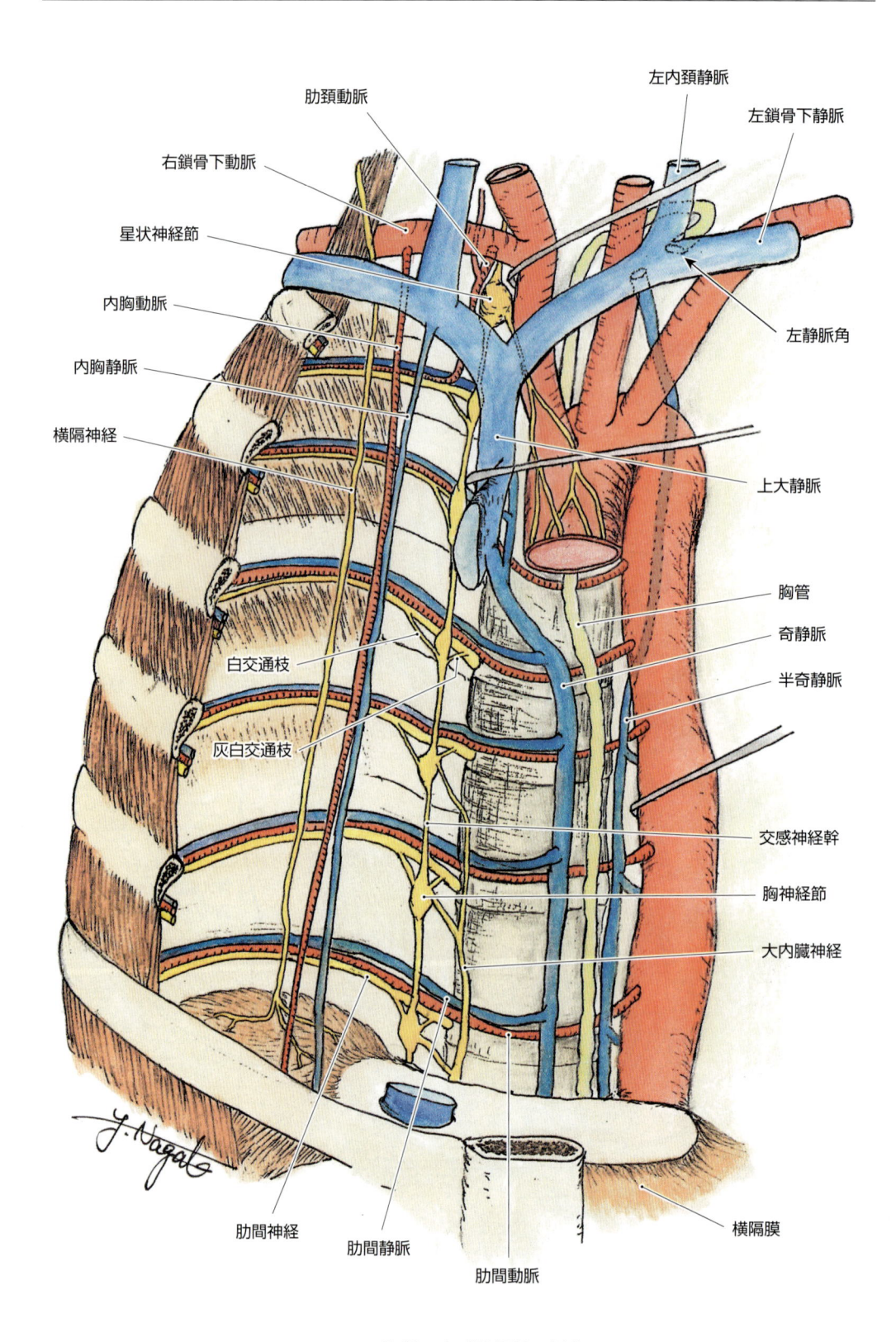

C-04　胸部の交感神経幹の剖出

2.2 神経系の剖出

①食道壁で**迷走神経**の走行を横隔膜まで追う。左右の位置に注意すること。

②メスで壁側胸膜を剥がし，**肋間神経**と**交感神経幹**を明らかにする。肋間神経は，肋骨の下面に沿って肋間動・静脈と伴行する。

③交感神経幹は，膨らんだ交感神経節がつらなった構造物である。胸腔入口付近（第1肋骨と第1胸椎の関節付近）で大きな**星状神経節**（頸胸神経節）を見つける。また，交感神経幹から分岐する**大内臓神経**と**小内臓神経**を剖出し，横隔膜を越えて追跡する。

④交感神経幹と肋間神経との交通枝（**灰白交通枝**，**白交通枝**）を確認する。

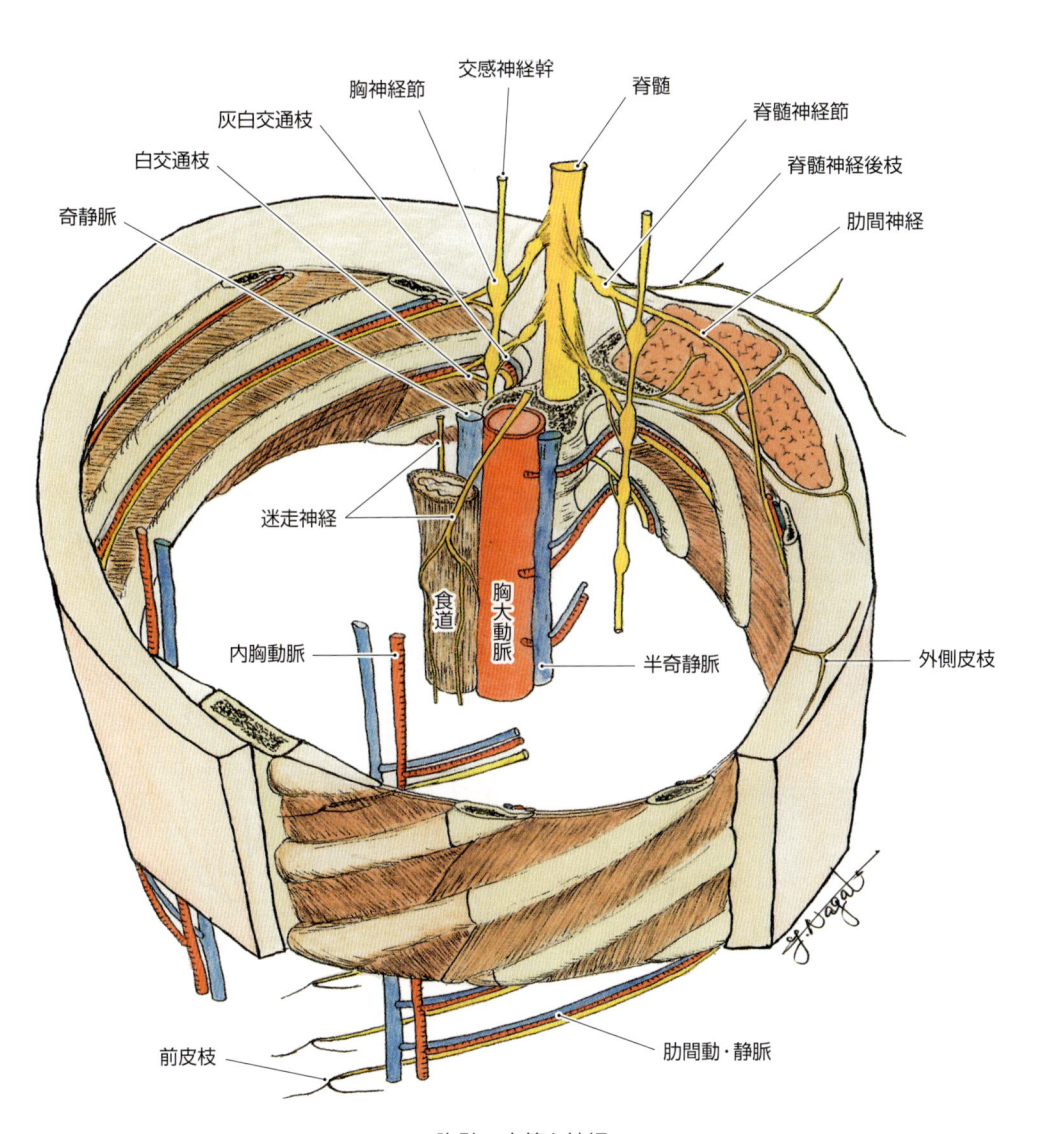

C-05 胸壁の血管と神経

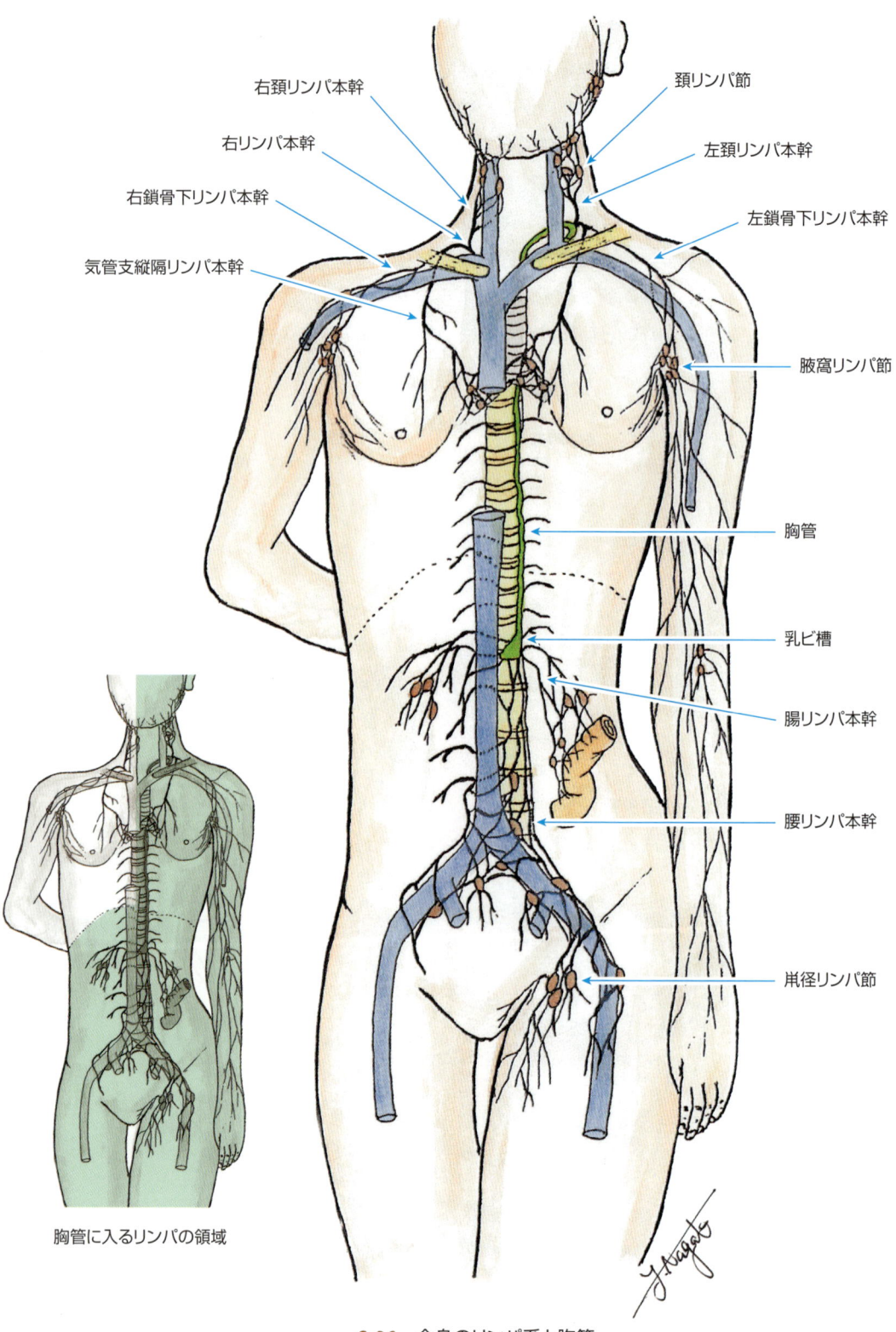

C-06　全身のリンパ系と胸管

◆ 胸管 C-06

　　リンパ系は，組織液を回収して静脈に送るシステムである。組織内の毛細リンパ管に始まり，各所のリンパ節を経ながら次第に大きなリンパ管となり，最終的には**リンパ本幹**となって左右の**静脈角**（内頸静脈と鎖骨下静脈の合流点）で腕頭静脈に流入する。この中で最大のリンパ管が**胸管**である。

　　胸管は，横隔膜の直下で**乳ビ槽**から始まり，胸腔内に入って胸大動脈の後ろを上行し，**左静脈角**に注ぐ。乳ビ槽は，左右の腰リンパ本幹と腸リンパ本幹が合流するところである。また，左静脈角に注ぐ直前で，左上半身からのリンパ本幹が合流する。したがって胸管は，下半身と左上半身のリンパを集めるリンパ管といえる。

◆ リンパ管

　　リンパ管は組織液のほかに，リンパ球などの免疫担当細胞や，小腸で吸収された脂肪などを収容する。**毛細リンパ管**は組織から様々な物質を回収する部分，つまりリンパ管の起始部にあたる。**集合リンパ管**はリンパを輸送するための管であり，平滑筋と弁がある。

　　【リンパ浮腫】　リンパ管が閉塞されると組織液の回収が滞るため，浮腫が起きる。このような浮腫は，バンクロフト糸状虫などのフィラリアがリンパ管に寄生して発生する象皮症（下肢や陰嚢の浮腫）が知られている。また，子宮癌や乳癌の外科手術でリンパ節が郭清された場合，術後に下肢や上肢の浮腫が起きることがある。

剖出器官	☐ 胸管　　☐ 肋間神経　　☐ 食道　　☐ 迷走神経
	胸大動脈の壁側枝　☐ 肋頸動脈　　☐ 肋間動脈
	奇静脈系　　☐ 奇静脈　　☐ 半奇静脈　　☐ 肋間静脈
	交感神経幹　☐ 胸神経節　　☐ 星状神経節　　☐ 節間枝　　☐ 灰白交通枝
	☐ 白交通枝　　☐ 大内臓神経　　☐ 小内臓神経
学習課題	○ 第1および第2肋間動脈はどこから来るか？
	○ 肋間静脈はどこに流入するか？
	○ 星状神経節はどこにあるか？　鎖骨下動脈との位置関係は？
	○ 胸管を，始点（乳ビ槽）から終点（左静脈角）まで追跡できたか？

3. 横隔膜の解剖 C-07

横隔膜は，胸腔と腹腔を隔てる筋性の隔膜である．横隔膜の主要な部分（横中隔）は，胎生期に心臓とともに頸部で作られ，下降する．そのため支配神経である**横隔神経**も頸神経（C4）に由来する．

①横隔神経を追跡し，横隔膜での分布を確認する．
②上面と下面で筋束を明らかにし，**腱中心**と**裂孔**を確認する．
③下面で**右脚・左脚**，**弓状靱帯**，支配血管（**下横隔動脈**）を剖出する．下横隔動脈の枝である上副腎動脈を切断しないよう注意する（**C-10**）．

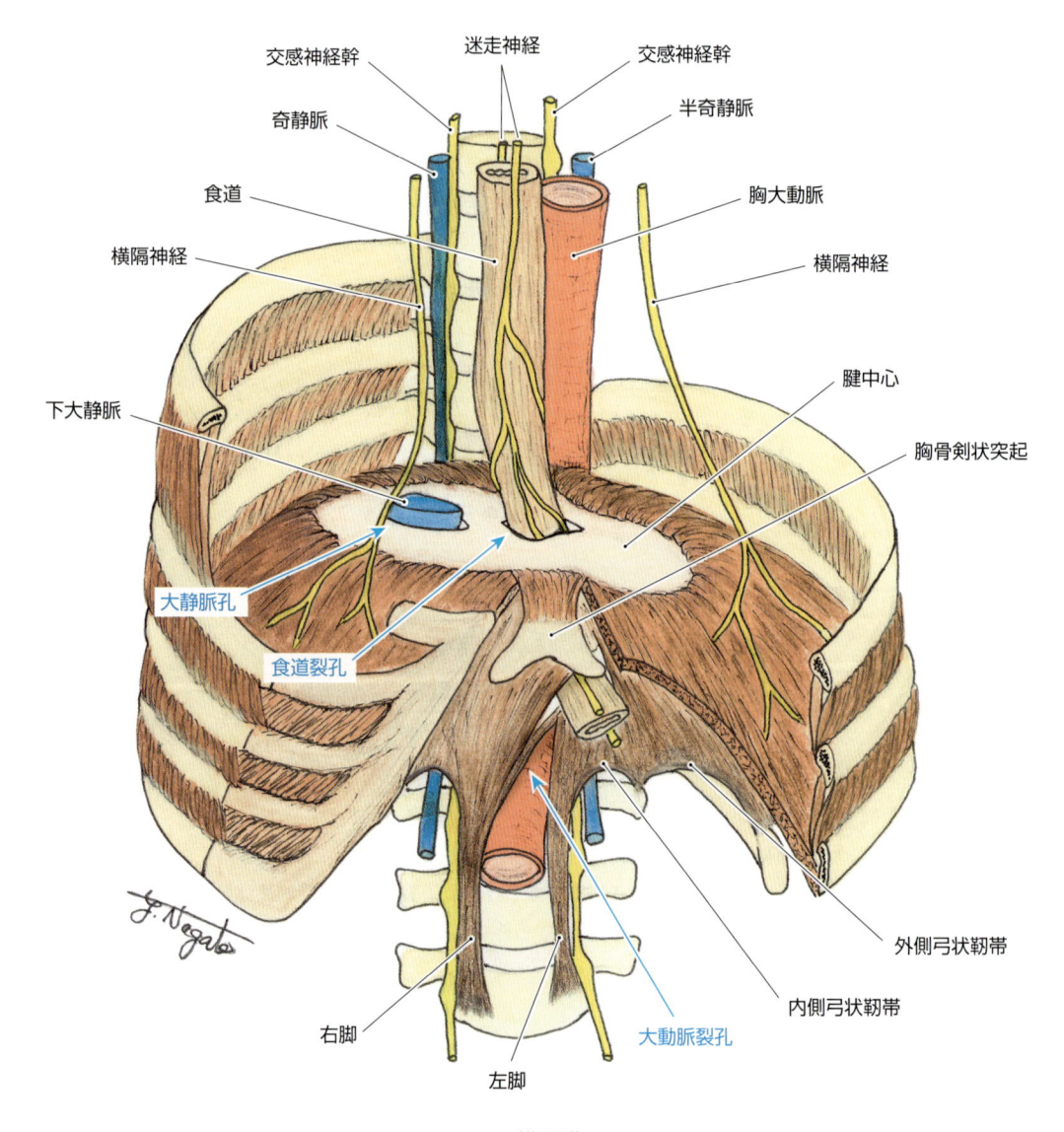

C-07　横隔膜

◆ 横隔膜を貫くもの

大静脈孔は最も腹側で正中線のやや右側にあり，下大静脈が通過する。**食道裂孔**は正中線の左側で腱中心の後方にあり，食道と迷走神経，左胃動脈などが通過する。ここはヘルニアが発生する部位としても知られる。**大動脈裂孔**は右脚と左脚の間にできる空間であり，最も背側に位置する。ここを下行大動脈と胸管が通過する。奇静脈・半奇静脈は大動脈裂孔を通る場合と，左脚・右脚を貫く場合がある。

なお，横隔膜が大腰筋をまたぐ部分を**内側弓状靭帯**，腰方形筋をまたぐ部分を**外側弓状靭帯**という。前者の下を交感神経幹が通過する。

【横隔膜の作用】 横隔膜は胸腔に向かってドーム状に盛り上がっている。筋収縮は腱中心に向かい，ドームの天井部分が平坦になる。同時に腹壁の筋が弛緩すると，胸腔が拡大する。これが腹式呼吸である。横隔膜の収縮と同時に腹壁の筋が収縮すると，腹圧が高くなる。これは排便，排尿，分娩などに関わる。

◆ 断面で見る横隔膜 C-08

胸腹部内臓は摘出された後であるが，横隔膜の断面と胸腹部内臓の位置を考えてみよう。断面にすると横隔膜はリング状となり，腹部内臓はリングの内側に，胸部内臓は外側に位置する。

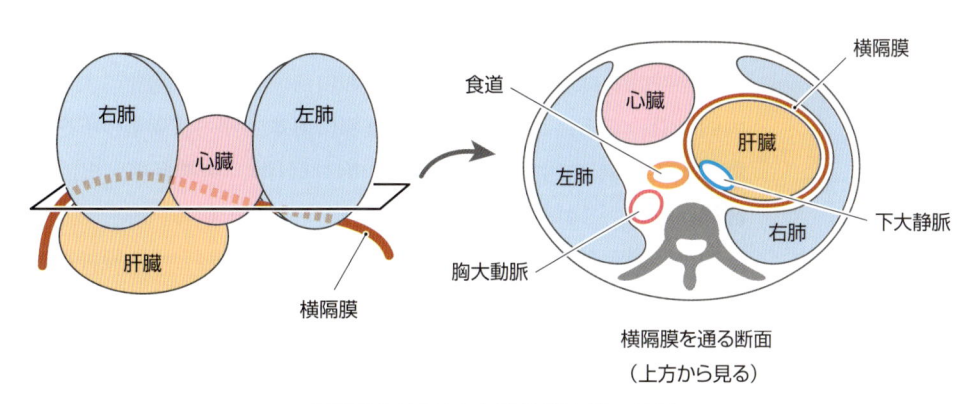

C-08 横隔膜を境界とした胸腹部内臓の位置

剖出器官 ❏食道裂孔 ❏大動脈裂孔 ❏大静脈孔 ❏腱中心 ❏横隔神経
❏右脚 ❏左脚 ❏下横隔動脈 ❏内側弓状靭帯 ❏外側弓状靭帯

学習課題 ○横隔膜の裂孔とその中を通る器官を確認したか？
○吸気時・呼気時の横隔膜の変化を理解しよう。

4. 腹大動脈と下大静脈周囲の解剖

　　ここでは，交感神経幹とそこから分岐する大・小内臓神経，腹大動脈周囲の神経叢などを確認する。さらに，腹大動脈から分岐する臓側枝（腎動脈，中副腎動脈，精巣／卵巣動脈）を剖出する。

◆ 第1腰椎の高さ

　　腹大動脈から消化管に分布する3本の動脈が分岐する。このうち<u>腹腔動脈と上腸間膜動脈は第1腰椎の高さで分岐する</u>。両者の分岐部は接近しており，周囲は神経叢で取り囲まれている。リンパ管やリンパ節もこの付近に集中し，ここから乳ビ槽を経て胸管へ続く。ここは腹部の脈管系と神経系の交通の要所といえる重要な場所である。

4.1 腹部の交感神経幹・神経叢の剖出 C-09

①胸腔内で剖出した**大内臓神経**と**小内臓神経**を追跡し，腹大動脈周囲の神経叢（**腹腔神経叢，上腸間膜動脈神経叢**など）に入ることを明らかにする。
②腰椎の両側で交感神経幹を剖出し，上下腹神経叢へのルートを確認する。

◆ 胸腹部の交感神経系の構成

　　交感神経幹は，頸部から第1肋骨頸の前面を通って胸腔に入り，脊柱の両側に沿って下行し，横隔膜の腰椎部にある内側弓状靱帯の下を通って腹腔に入る。胸部では**星状神経節**（頸胸神経節），**胸神経節**，腹部では**腰神経節**があり，これらの神経節を**節間枝**がつないでいる。

　　<u>胸神経節から腹部内臓へ向かう枝は，大内臓神経と小内臓神経を構成する</u>。これらは横隔膜を貫き，腹大動脈の周囲を厚く取り囲み，腹大動脈神経叢（腹腔神経叢，上腸間膜動脈神経叢など）を形成したのち，各臓器に分布する。一方，体壁および上下肢へ向かう枝は，灰白交通枝を通って脊髄神経の中に入り，動脈・汗腺・立毛筋などに分布する。

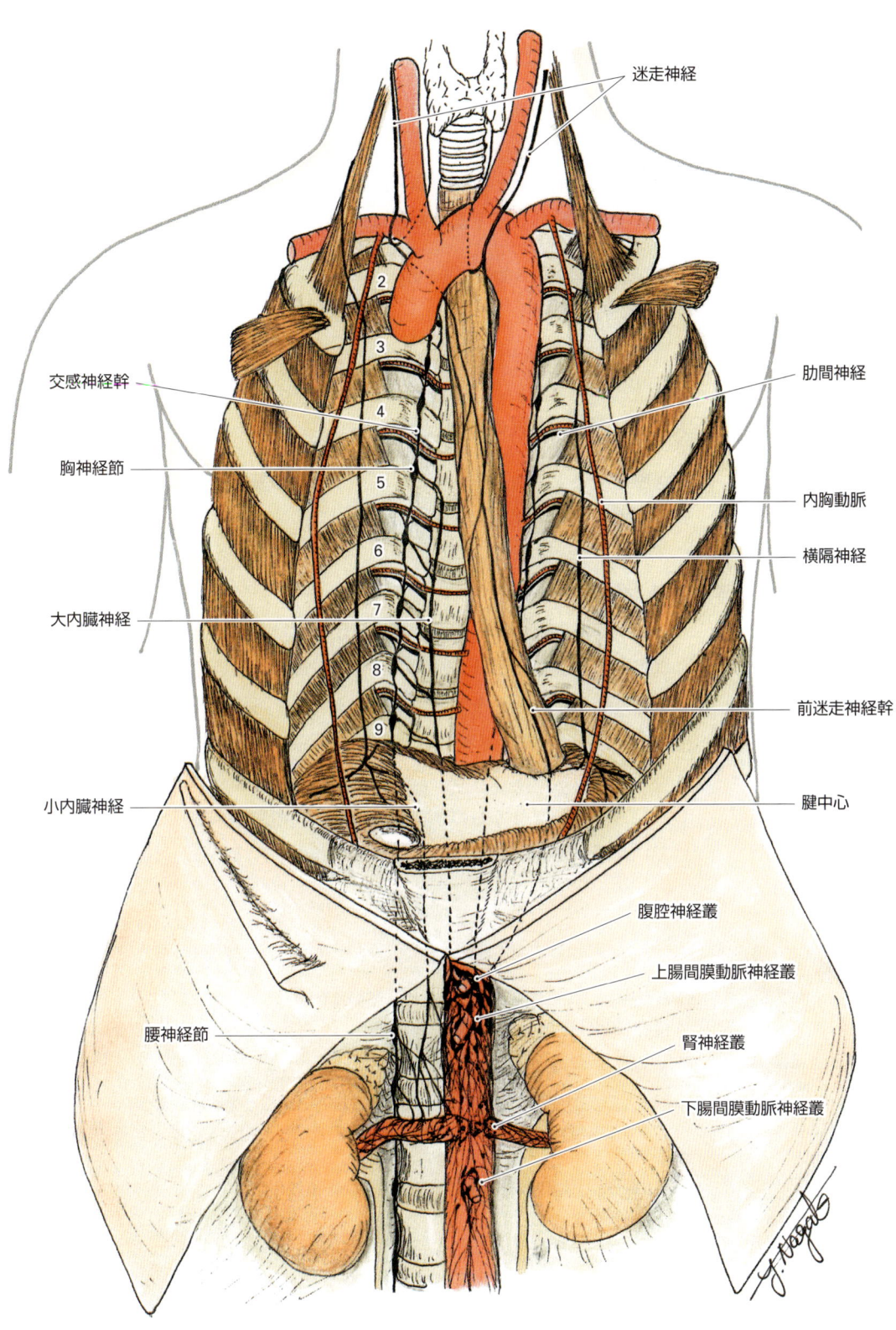

C-09　胸腹部の交感神経幹・神経叢

4.2 腹大動脈の臓側枝の剖出 C-10

①大動脈周囲の神経叢を取り除き，**中副腎動脈**，**腎動脈**，**精巣（卵巣）動脈**を剖出する。
②副腎の支配血管（上・中・下副腎動脈）を明らかにする。**上副腎動脈**は下横隔動脈から分岐し，**下副腎動脈**は腎動脈から分岐する。

> ⚠️ 上記の動脈のうち，腎動脈以外の動脈はかなり細いので，剖出にあたっては注意が必要である。

4.3 下大静脈に入る静脈の剖出 C-10

後腹壁で下大静脈に流入する静脈，すなわち**腎静脈**，**精巣（卵巣）静脈**，**奇静脈**などを剖出する。

◆ 精巣（卵巣）動静脈の由来

他の生殖器官が内腸骨動・静脈の支配を受けるのと異なり，生殖腺への動脈は腹大動脈から分岐し，静脈は下大静脈に入る。これは，生殖腺が腎臓周辺で発生し，血管を伴って移動するためである。

また，精巣（卵巣）静脈は右と左で流入部位が異なる。右は下大静脈に入るが，左は腎静脈に入る。これは，一対の下主静脈の左が胚子期に消滅し，左腎静脈となって右の下主静脈に注ぐため，本来，左の下主静脈に注いでいた静脈が左腎静脈に注ぐことになったからである。

剖出器官	☐ 腎動脈　☐ 腎静脈　☐ 上・中・下副腎動脈 ☐ 精巣（卵巣）動脈　☐ 精巣（卵巣）静脈　☐ 下大静脈
学習課題	○ 腹部内臓に分布する自律神経のルートを説明しなさい。 ○ 腹大動脈では壁側枝よりも臓側枝が発達していることを理解しよう。 ○ 3本の副腎動脈を確認する。副腎はなぜこれほどの血流を必要とするのだろうか？ ○ 精巣（卵巣）動静脈を追跡し，左右の違いを確認したか？

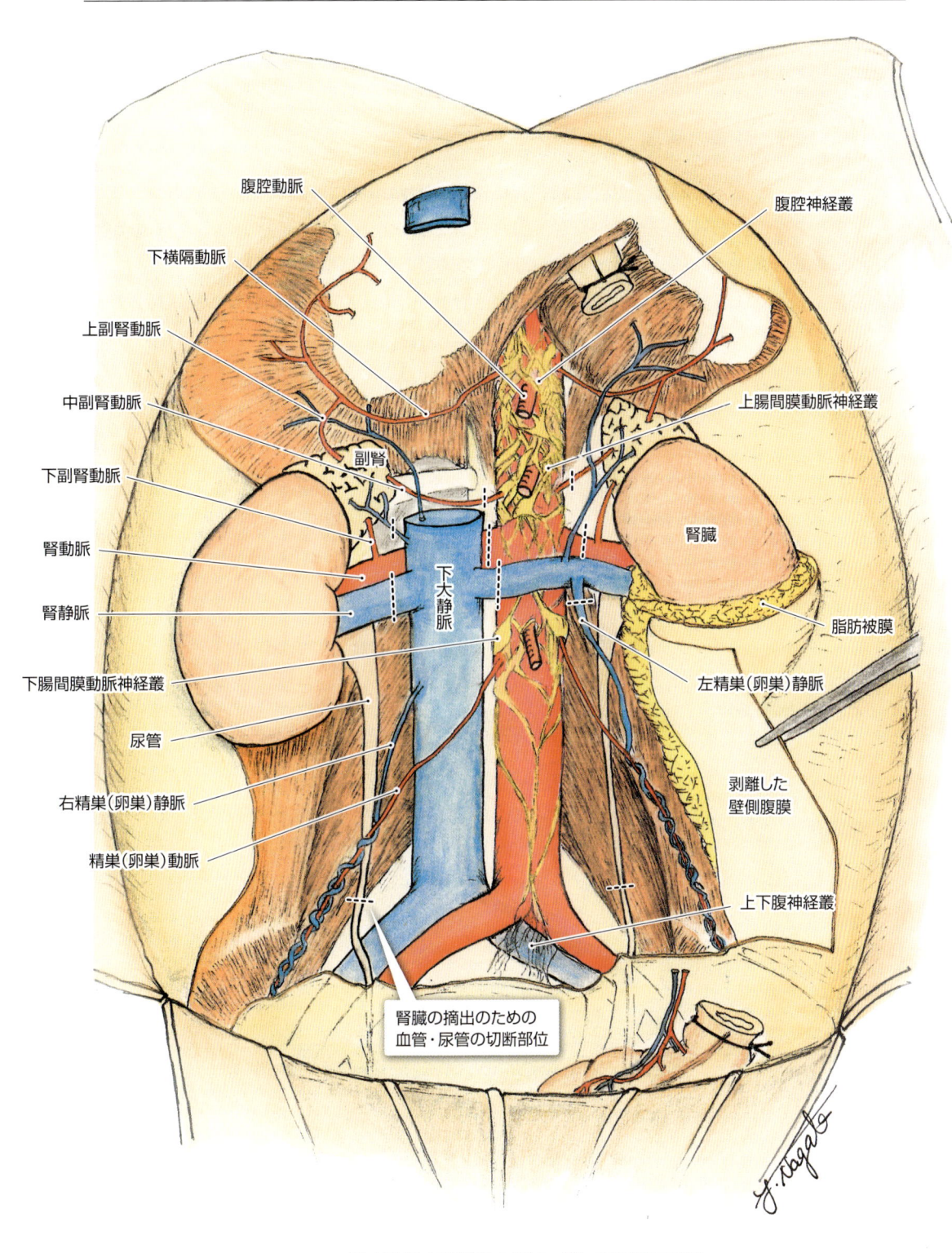

C-10 腹大動脈の臓側枝の剖出，続いて腎臓の剖出

5. 腎臓・副腎の摘出と解剖 C-10

5.1 腎臓の解剖

　腎臓は，壁側腹膜の背側で厚い脂肪組織に被われている (**C-11**)。壁側腹膜を取り除いた後，脂肪組織を取り除きながら血管と尿管を剖出する。さらに，血管と尿管を切断して副腎とともに摘出する。

①腎臓を覆う被膜を取り除き，腎臓を剖出し，第12肋骨との位置関係を確かめる。
②腎門部で**腎動・静脈**と**尿管**を剖出する。
③尿管の走行を膀胱まで明らかにし，精巣（卵巣）動脈との位置関係を確認する。
④ **C-10** に示した位置で血管と尿管を切断し，腎臓を副腎とともに摘出する。
⑤腎臓を前頭断して，内部構造を観察する (**C-12**)。

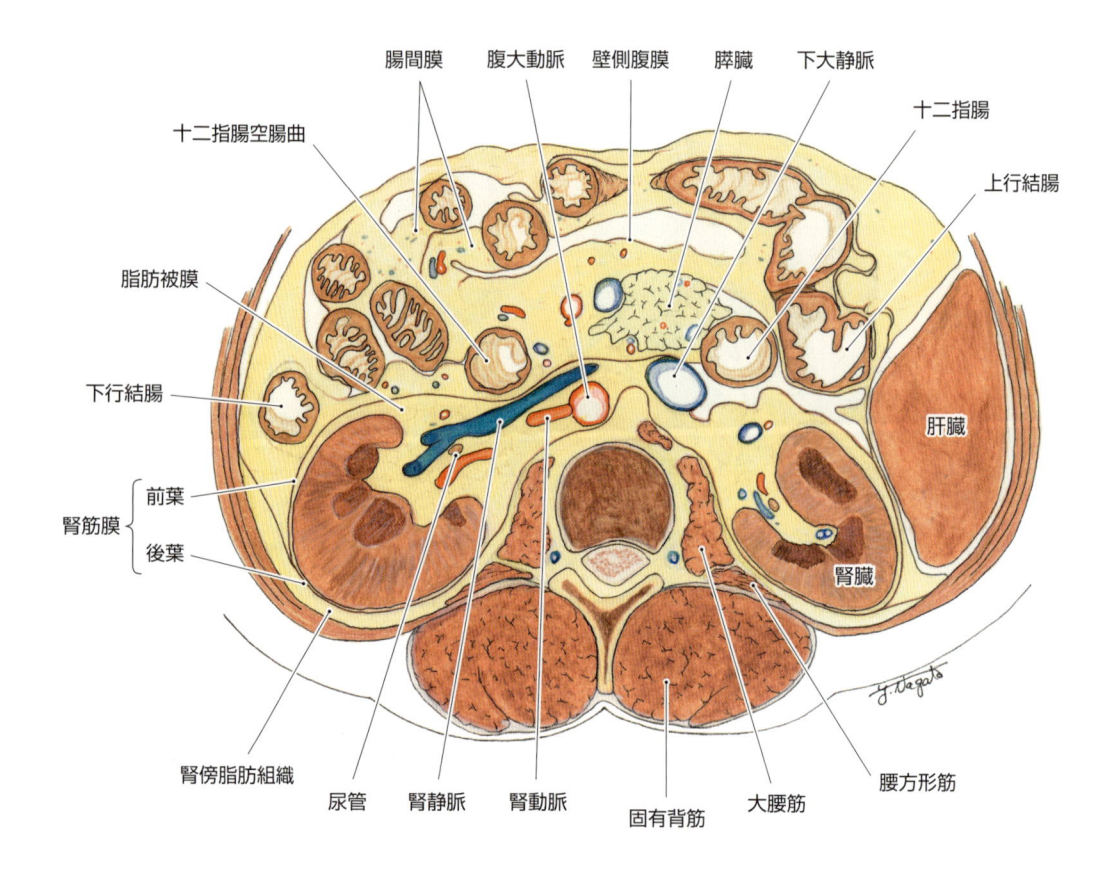

C-11 腎臓の被膜（第2腰椎の高さ；上方から見る）

◆ 腎筋膜（ゲロタ筋膜）C-11

　　壁側腹膜を取り除くと豊富な脂肪層が存在する。これが**腎傍脂肪組織**であり，この中に線維性の膜が存在する。これが**腎筋膜（ゲロタ筋膜）**であり，腎臓と副腎の全体を包む膜である。腎筋膜の内側には**脂肪被膜**と呼ばれる脂肪組織があり，腎臓を囲む。腎筋膜を腹側と背側に分け，それぞれ前葉，後葉と呼ぶ。これらは尿管を包みながら骨盤の筋膜に移行する。

◆ 腹膜後隙の区分

　　腹膜後隙は，腎筋膜前葉より腹側の空間（前傍腎腔），腎筋膜で囲まれた空間（腎周囲腔），腎筋膜後葉より背側の空間（後傍腎腔）に分ける。腹膜後隙の病変が前傍腎腔で発生している場合には，膵臓などの器官由来であると判断できる。

【腎嚢胞】　腎臓の表面に嚢胞が認められることがある。多発性の腎嚢胞は，腎不全の主要な原因である。

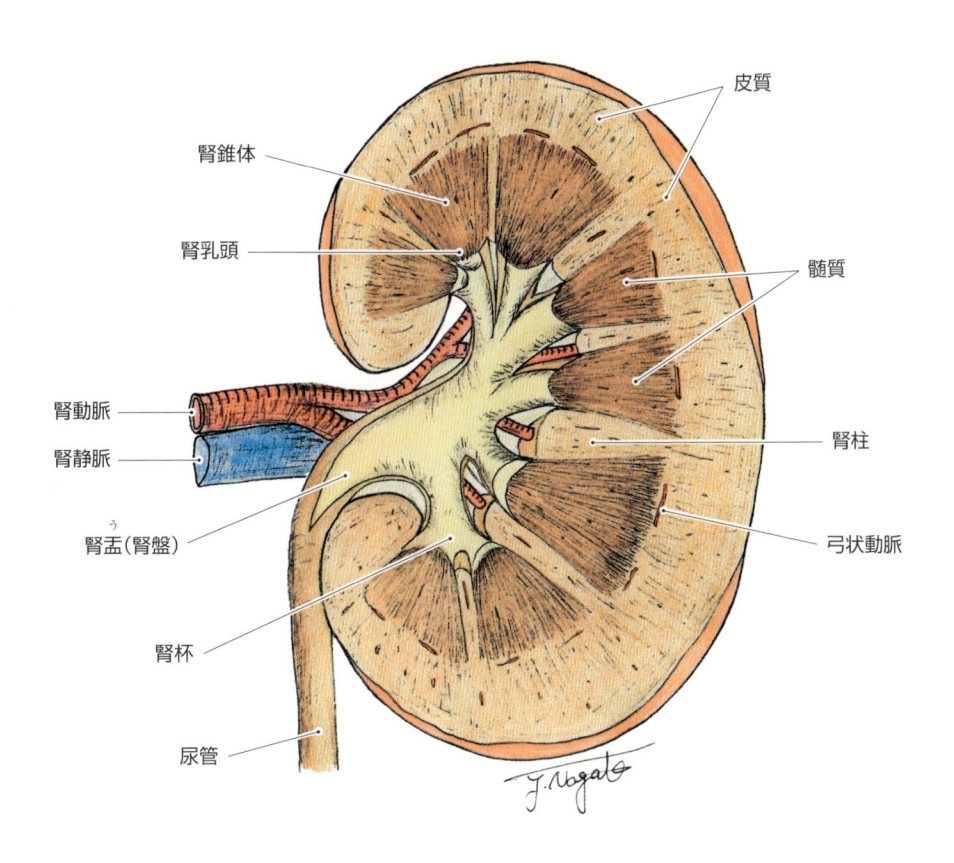

C-12　腎臓の割面（前頭断）

◆ 腎臓と尿管の異常 C-13

腎臓は骨盤で発生し，胎児期に上方に移動する。移動に伴って上方の血管との間で血液循環が行われ，下方の血管は消滅する。この過程で血管の退縮がうまく行われないと，複数の血管が残る。このような異所性腎動・静脈は約25％にみられる。また，左右の腎臓が癒合した**馬蹄腎**(ばてい)が形成される場合がある。この場合，下腸間膜動脈の分岐部により腎臓の移動が妨げられる。

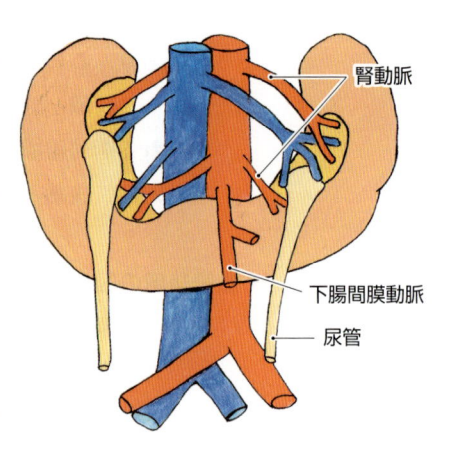

C-13　馬蹄腎

◆ 尿管と交叉する管

尿管は長さ約25〜27cm，直径3mm程度の管である。後腹壁で大腰筋の前面を下行するとき，精巣（卵巣）動・静脈が前面を横切る。第4腰椎付近で総腸骨動・静脈を横切って骨盤腔に入る。骨盤内では，男性では精管と交叉し，女性では子宮動脈と交叉して膀胱に至る（D-07 参照）。外科手術時には尿管を損傷しないよう注意が必要である。

5.2 副腎の解剖

摘出した副腎を切断し，割面を観察する。大部分を占める黄褐色の**皮質**と，深部の狭く色の薄い**髄質**とが，肉眼でも区別できる。周囲の脂肪組織との境界がわかりにくいので，脂肪組織を含めて切断するとよい。

剖出器官	腎臓
	腎臓の被膜（□ 腎筋膜　□ 脂肪被膜　□ 線維被膜）
	□ 腎門　□ 腎動脈　□ 腎静脈　□ 尿管　□ 皮質と髄質
	□ 腎錐体　□ 腎乳頭　□ 大腎杯・小腎杯　□ 腎盤（腎盂）
	副腎
	□ 副腎の血管系　　□ 皮質と髄質
学習課題	○ 腎筋膜の前葉と後葉を剖出できたか？
	○ 腎臓の割面を観察しよう。皮質と髄質は何でできているか？
	○ 尿管の走行を確認しよう。生理的狭窄部位はどこか？

6. 腹部の交感神経系と腰神経叢の剖出

6.1 腹部の交感神経幹・神経叢の剖出 C-14

①腎臓と副腎を摘出した後，腰椎の両側で交感神経幹を剖出し，**腰神経節**を確認する。

②大動脈分岐部付近で**上下腹神経叢**を確認する。この神経叢は，すでに剖出した腹大動脈神経叢（腹腔神経叢，上腸間膜動脈神経叢，**腎神経叢**，**下腸間膜動脈神経叢**など）の続きで，腰神経節からの枝が加わって形成される。

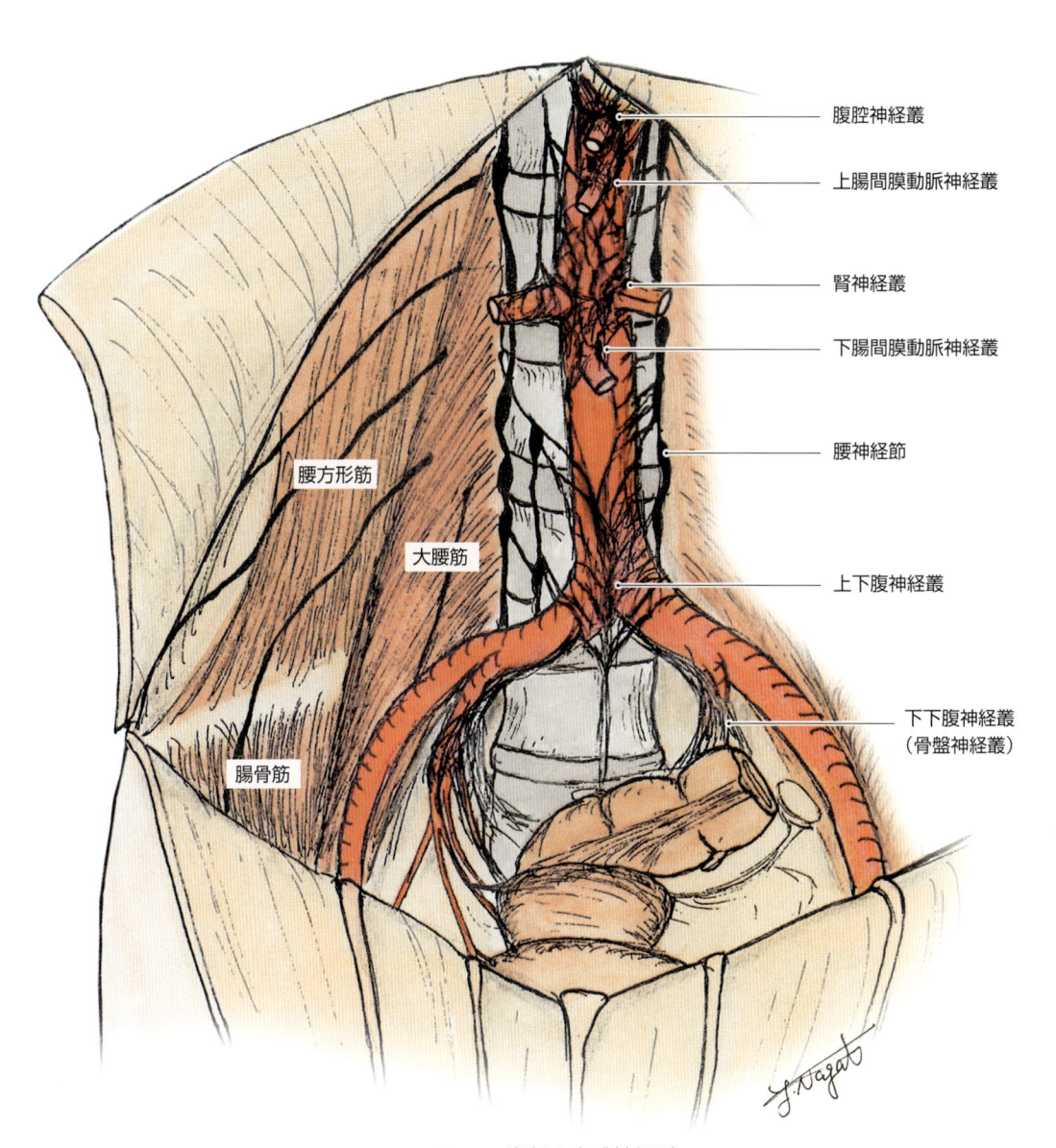

C-14　腹部の交感神経系

6.2 腰神経叢とその枝の剖出 C-15

①腰方形筋や大腰筋の筋束を貫いて後腹壁を走る神経を確認する。上方から肋下神経，腸骨下腹神経，腸骨鼠径神経，外側大腿皮神経，陰部大腿神経，大腿神経，閉鎖神経がある。

②片側で大腰筋・小腰筋を取り除き，腰神経叢の構成を確認する。

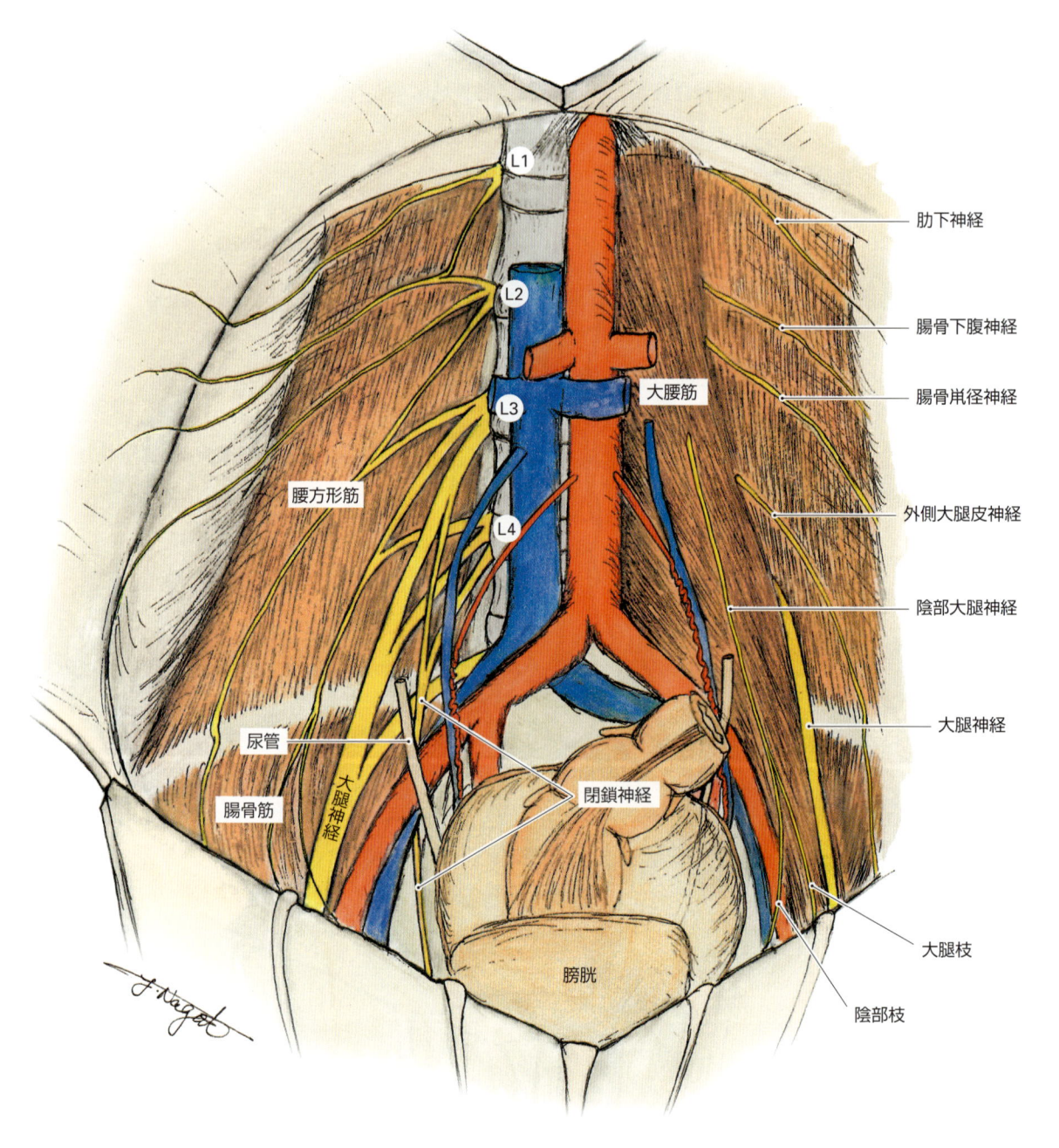

C-15 腰神経叢の剖出

剖出器官
- 腎神経叢
- 下腸間膜動脈神経叢
- 上下腹神経叢
- 腰神経節
- 大腰筋
- 小腰筋
- 腰方形筋

腰神経叢とその枝
- 肋下神経
- 腸骨下腹神経
- 腸骨鼡径神経
- 外側大腿皮神経
- 陰部大腿神経（ 陰部枝　 大腿枝）
- 大腿神経
- 閉鎖神経

学習課題
○ 腹大動脈神経叢と上下腹神経叢の連絡を確認する。
○ 腰神経叢の枝の支配領域は？

D. 骨盤腔の解剖

　骨盤は，寛骨・仙骨・尾骨とこれらを固定する靱帯や筋によって形成され，体幹の最下部に位置する．骨盤に囲まれたスペースのうち，**分界線**より下方を（狭義の）**骨盤腔**あるいは**小骨盤**と呼ぶ．

　骨盤腔は，腹膜腔と**腹膜外腔**（腹膜腔の外）に分割され，骨盤内臓の大部分は腹膜外腔に存在する．まず，腹膜で被われた状態の骨盤内臓を観察する．

1. 骨盤内臓の観察

①**尿管**が膀胱に入る位置を確認する．**膀胱**と前腹壁のヒダ（正中・内側・外側臍ヒダ）との関係をみる．膀胱尖，膀胱体，膀胱頚を確認する．
②深鼠径輪から伸びる**精管**を見つける．膀胱の後面で**精嚢**を確認する．精管と尿管との関係を理解する．
③膀胱頚の下方で**前立腺**を触れる．精嚢との位置関係を確認する．
④子宮底，子宮体，子宮頚部を確認する．子宮に付着する**子宮広間膜**や**子宮円索**を同定する．子宮の後方で直腸子宮窩（ダグラス窩）を確認する．
⑤**卵管**を観察し，卵管腹腔口，卵管漏斗，卵管采，峡部，膨大部を確認する．

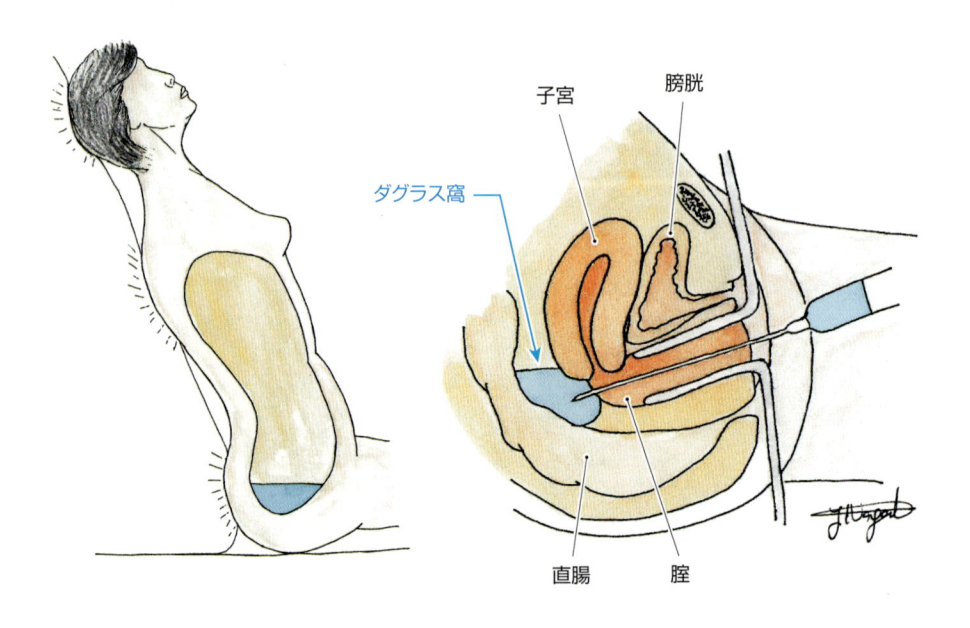

D-01　直腸子宮窩（ダグラス窩）の位置と穿刺

⑥**卵巣動脈**を確認する。卵巣を固定する構造（**卵巣提索**など）を確認する。

> ⚠️ 子宮が見つからないときは？
> 高齢者の遺体では子宮や卵巣が萎縮し，癒着していることが多い。この場合は，子宮円索を探す。深鼡径輪から索状に伸びる子宮円索を見つけ，付着部まで手繰ればよい。

◆ **直腸子宮窩（ダグラス窩）** D-01

　　骨盤腔で最も低い位置にあり，少量の腹水が貯留している。悪性腫瘍の手術時にはここを穿刺して腹水を採取し，細胞学的に検査する。

◆ **前立腺の触診** D-02

　　直腸壁から前立腺を触れ，大きさや硬さを調べる診察法。通常，前立腺の大きさは縦横 4cm 程度，硬さは母指と小指を対立させたときの母指球筋の硬さである。

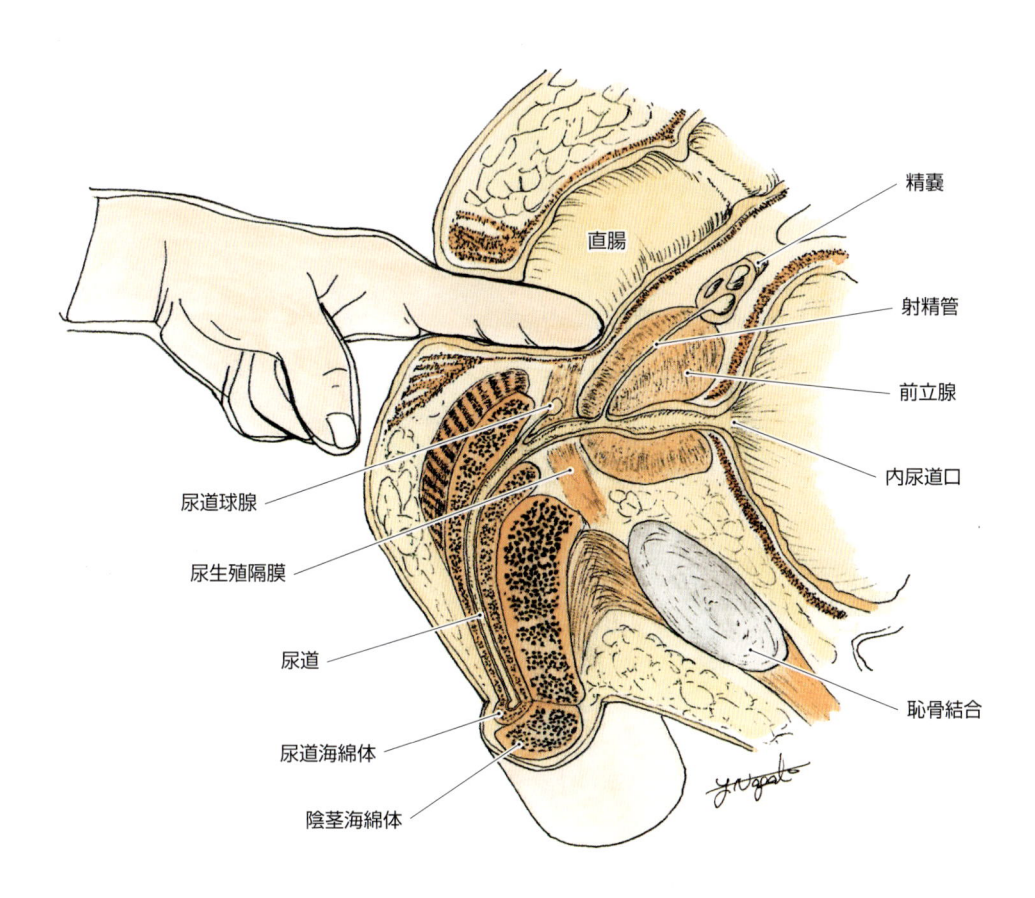

D-02　前立腺の触診法

2. 内腸骨動脈とその枝の剖出 D-03・04・05

骨盤内臓は内腸骨動脈の支配を受ける。内腸骨動脈の枝を剖出し，各臓器との関係を理解する。

①骨盤腔の壁側腹膜を剥がしながら，内腸骨動脈の壁側枝と臓側枝を剖出する。<u>内腸骨動脈は骨盤の内壁に沿って走行し，下行しながら臓側枝を内側に向かって分岐する。</u>

②内側臍ヒダで**臍動脈索**を確認し，中枢側に追跡すると**上膀胱動脈**に至る。

③膀胱と直腸を片側に寄せる（女性の場合は子宮も）。骨盤壁と骨盤内臓の間にできた空間で結合組織を取り除く。ここで**下膀胱動脈，精管動脈（子宮動脈）**が明らかになる。すでに途中まで剖出した上直腸動脈（下腸間膜動脈の枝）の分布も追跡する。

④さらに骨盤壁の結合組織を取り除いていくと，前方の閉鎖孔に向かう**閉鎖動脈**が，閉鎖神経や閉鎖静脈とともに剖出できる。

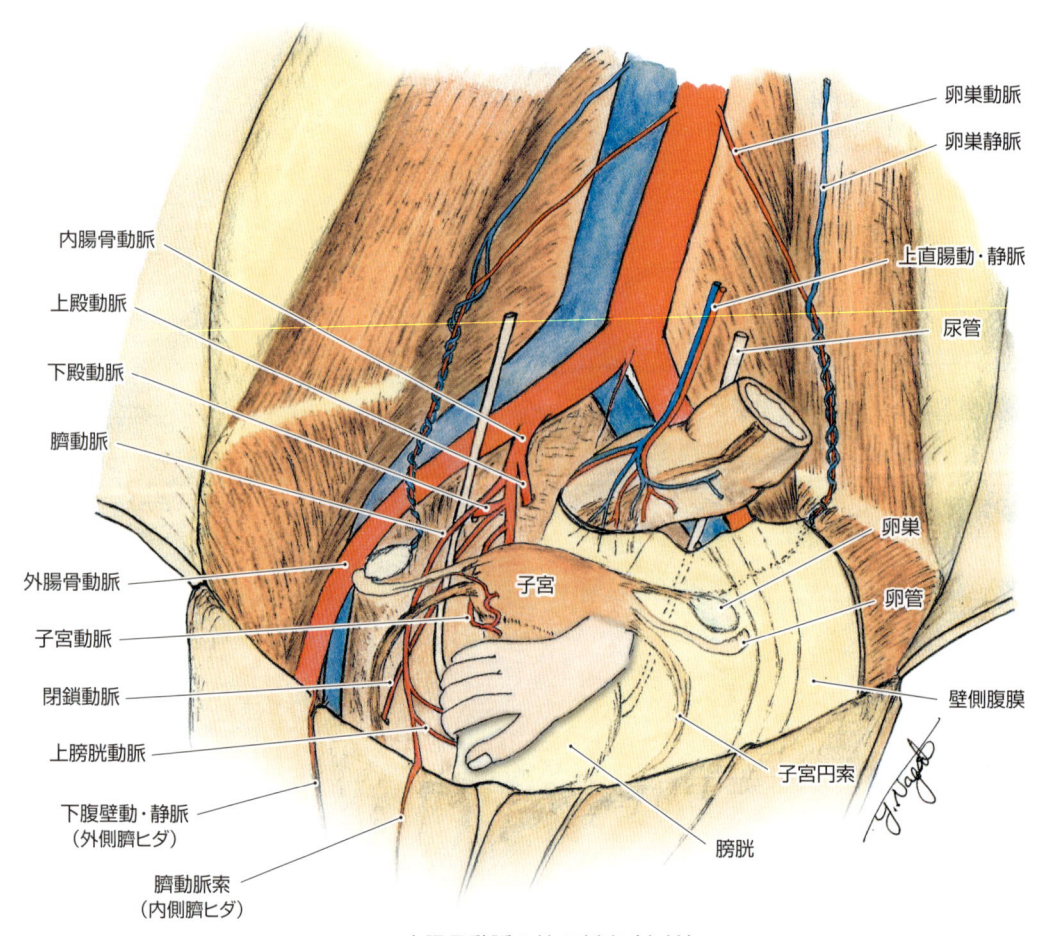

D-03 内腸骨動脈の枝の剖出（女性）

⑤骨盤腔の後部まで結合組織を除去し，**腸腰動脈，上殿動脈，下殿動脈**および**中直腸動脈，内陰部動脈**を剖出する。

⚠ 一般に動脈の分岐は変異を伴うが，内腸骨動脈においても同様である。壁側枝では，上殿動脈，下殿動脈および内陰部動脈の分岐に数種のタイプが知られている。臓側枝では，下膀胱動脈から精管動脈が分岐したり，数本ある上膀胱動脈の中で後部のものから下膀胱動脈が分岐したりすることがある。

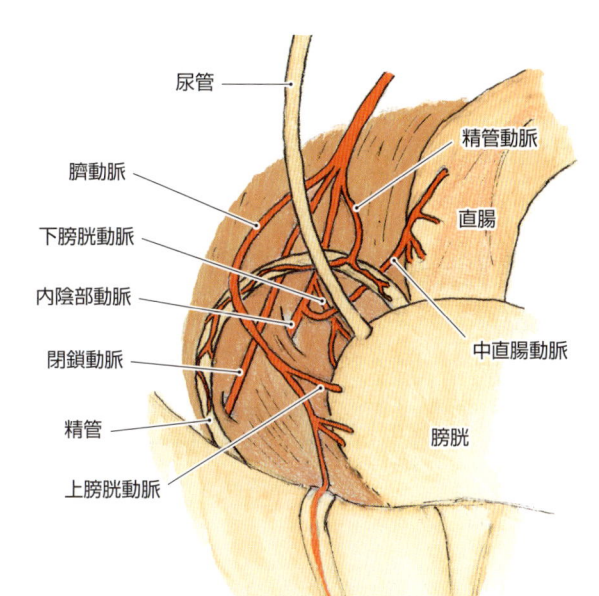

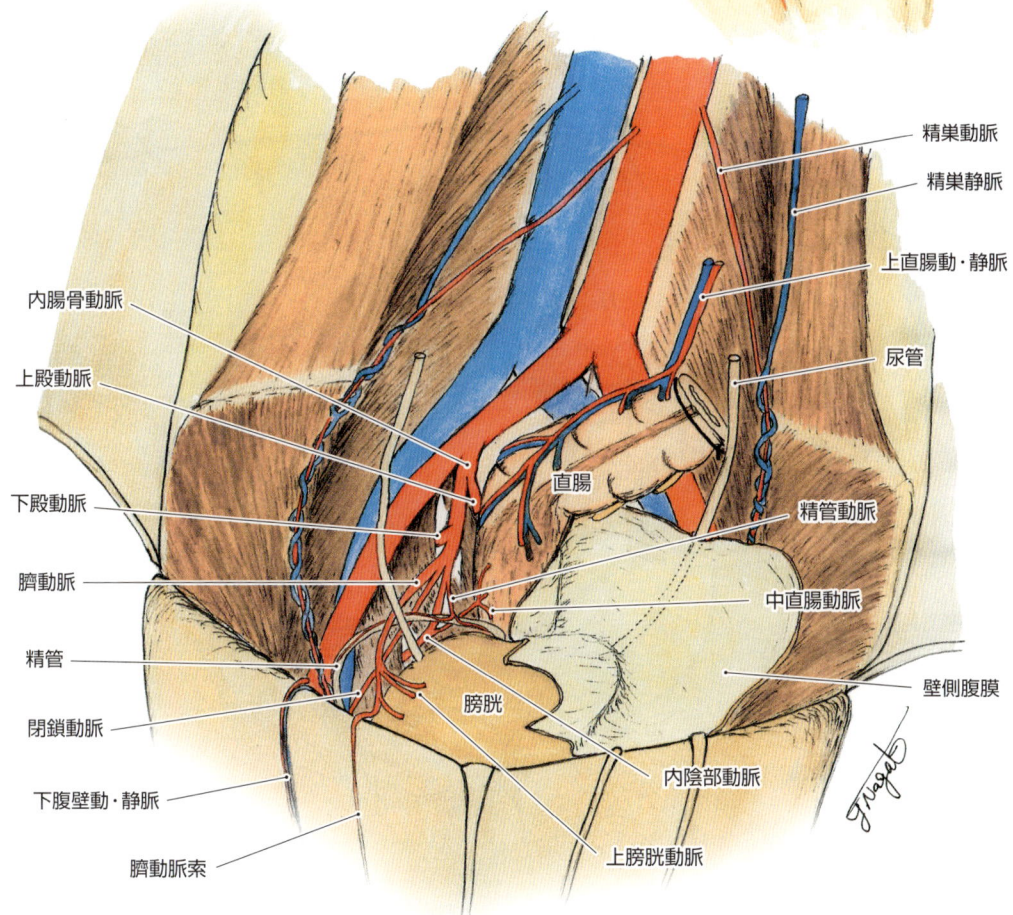

D-04 内腸骨動脈の枝の剖出（男性）

> 骨盤内臓が，癌などの疾患によって著しく変形している場合がある。このような場合，**内臓全体を左右どちらかに移動させて骨盤壁との間を確保すると**，動脈を追跡することができる。臓側枝は，**骨盤腔の側壁から正中部に向かって分岐しているので**，水平方向に追跡する。一気にできなくても徐々に間隙を広げていくとよい。深部の解剖には，浸出液を丹念に取り除き，照明を工夫する。

【死冠】 内腸骨動脈から分岐する閉鎖動脈は，下腹壁動脈（外腸骨動脈の枝）と吻合するが，閉鎖動脈の発達が悪い場合，下腹壁動脈から分岐した枝が太くなり，閉鎖管に入り内転筋群に分布する現象。この場合，閉鎖管に入る動脈は大腿輪付近を通過するので，手術時（大腿ヘルニアなど）に損傷を受けると大出血を起こしたり，結紮されると内転筋群が壊死したりする。

【中直腸動脈】 結腸癌の手術でS状結腸を摘出する際，上直腸動脈は結紮される。術後，直腸上部は中直腸動脈から血液の供給を受けることになる。直腸上部は門脈循環の側副路として重要であるが，動脈血の供給ルートも忘れてはならない。

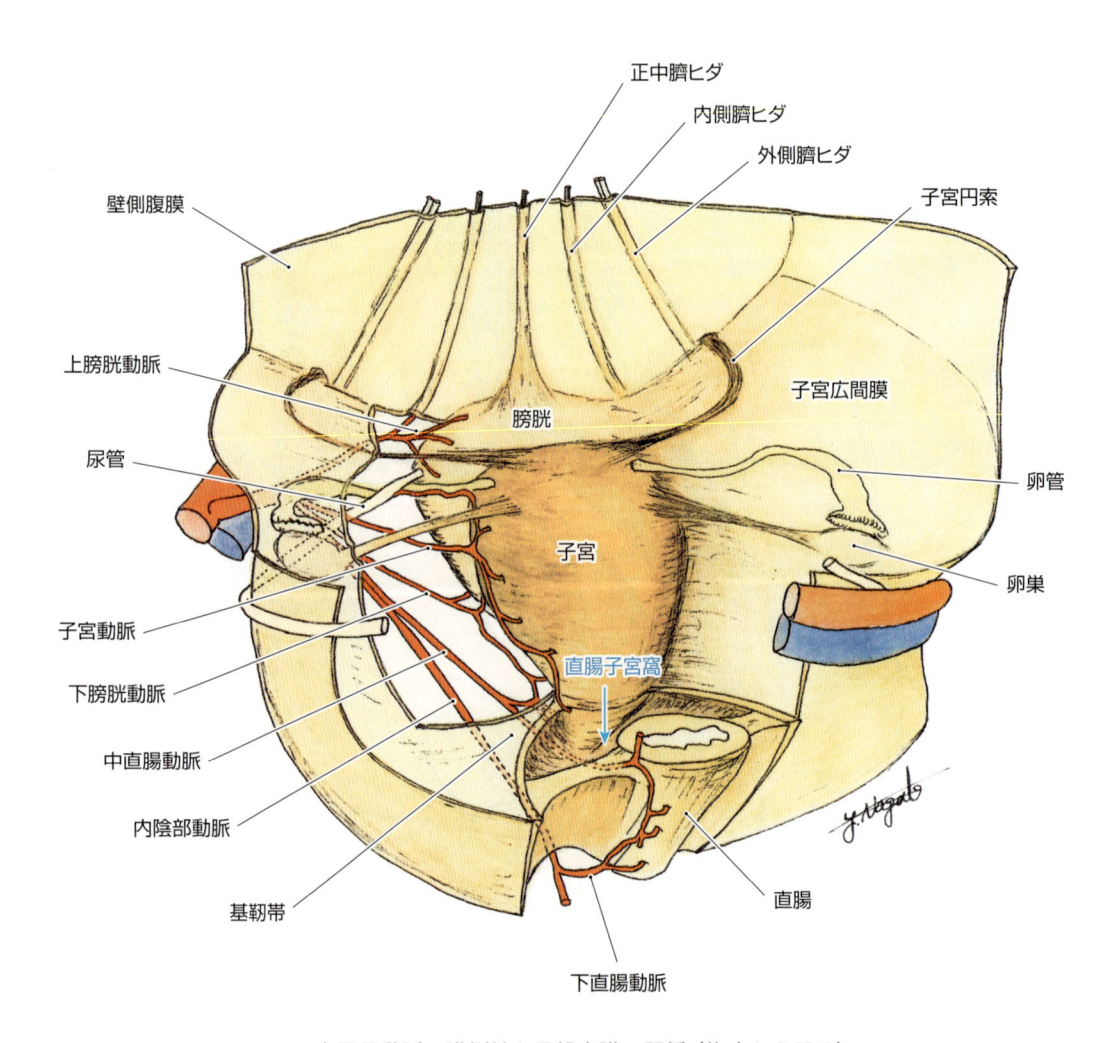

D-05 内腸骨動脈の臓側枝と骨盤内臓の関係（後方から見る）

◆外腸骨動脈と内腸骨動脈の分布 D-06

腹大動脈は，第4腰椎の前面で左右に分かれて**総腸骨動脈**となる。総腸骨動脈は，外腸骨動脈と内腸骨動脈に分岐する。**外腸骨動脈**は腹壁に枝を出す。これに対し**内腸骨動脈**は，骨盤壁・外陰部に分布する壁側枝と，骨盤内臓に分布する臓側枝を出す。

壁側枝　①**腸腰動脈**と**外側仙骨動脈**；骨盤壁の内側や脊髄に分布する
　　　　②**上殿動脈**と**下殿動脈**；梨状筋上孔と下孔を通って殿部に分布する
　　　　③**内陰部動脈**：陰部神経管を通って外陰部に分布する
　　　　④**閉鎖動脈**；閉鎖孔を通って内転筋群と股関節に分布する

臓側枝　①**臍動脈**；上膀胱動脈を分岐した後，内側臍ヒダの中で臍動脈索となる
　　　　②**精管（子宮）動脈**；女性では太く発達し，腟にも分布する
　　　　③**下膀胱動脈**；膀胱と前立腺，精嚢などに分布する
　　　　④**中直腸動脈**

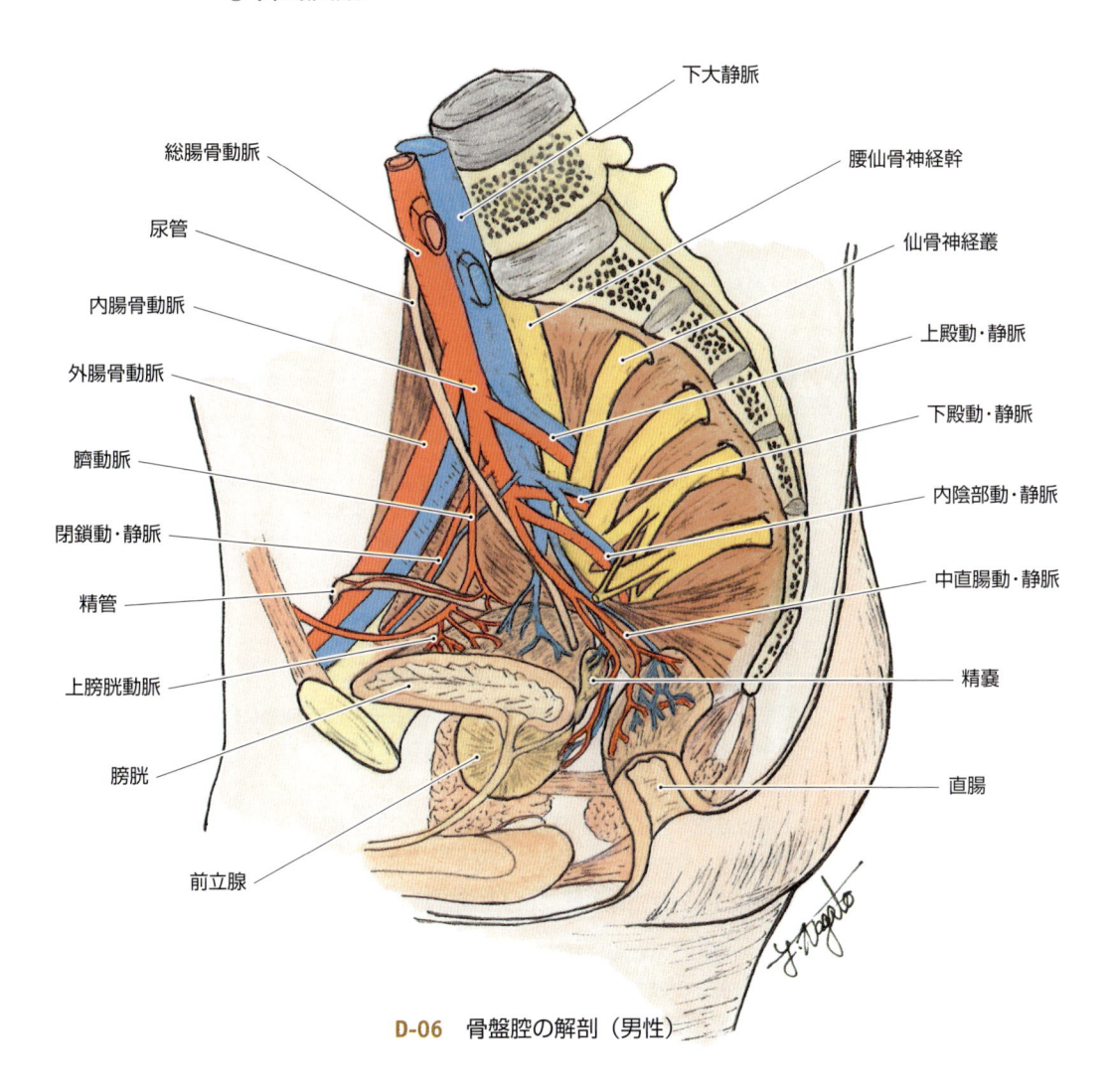

D-06　骨盤腔の解剖（男性）

◆ 水（尿管）は橋（子宮動脈）の下を通る D-07

卵巣摘出時に卵巣動静脈を結紮したり，子宮摘出時に子宮動脈を結紮したりする際，尿管が損傷されることがある。尿管がこれらの動脈の近くを通過するためである。特に腟円蓋の外側では，尿管は子宮動脈のすぐ下を走っているので，注意が必要である。

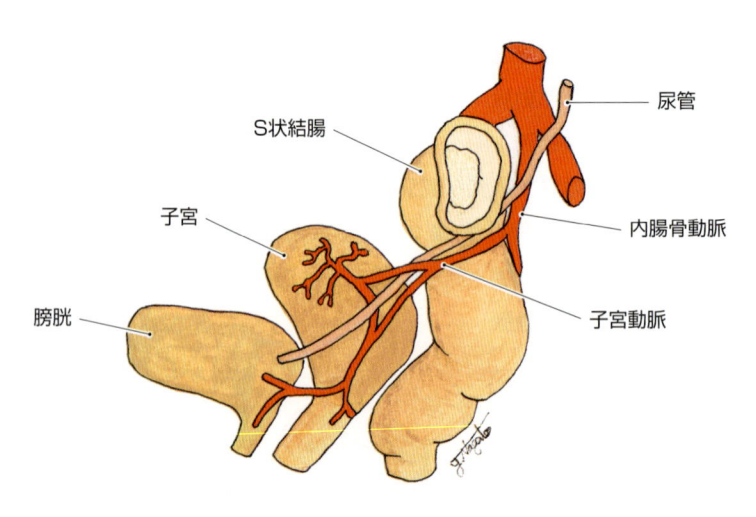

D-07　尿管と子宮動脈の走行

剖出器官

男性の骨盤内臓
☐ 膀胱　☐ 尿管　☐ 前立腺　☐ 精囊　☐ 精管　☐ 精管膨大部
☐ 直腸　☐ 直腸膀胱窩

女性の骨盤内臓
☐ 膀胱　☐ 尿管　☐ 子宮　☐ 子宮広間膜　☐ 子宮円索
☐ 卵管　☐ 卵巣　☐ 卵巣提索　☐ 固有卵巣索
☐ 腟　☐ 直腸　☐ 直腸子宮窩（ダグラス窩）　☐ 膀胱子宮窩

脈管
☐ 総腸骨動脈　☐ 内腸骨動脈　☐ 外腸骨動脈
☐ 精巣（卵巣）動脈（腹大動脈の臓側枝）
☐ 下腹壁動・静脈（外側臍ヒダの中に含まれる）
☐ 臍動脈索（内側臍ヒダの中に含まれる臍動脈の痕跡。上膀胱動脈に続く）
☐ 正中臍索（正中臍ヒダの中に含まれる尿膜管の痕跡）

内腸骨動脈の臓側枝
☐ 上膀胱動脈　☐ 精管（子宮）動脈　☐ 下膀胱動脈　☐ 中直腸動脈

内腸骨動脈の壁側枝
☐ 腸腰動脈　☐ 上殿動脈　☐ 下殿動脈　☐ 閉鎖動脈　☐ 内陰部動脈

学習課題
○ 骨盤内臓のうち腹膜に被われているものはどれか？
○ 内腸骨動脈の枝を臓側枝と壁側枝に分け，それぞれの分布を確認しよう。
○ 閉鎖動脈と下腹壁動脈の吻合について調べる。その臨床的な意義は？

3. 骨盤内臓の摘出と観察

　　骨盤隔膜と尿生殖隔膜を骨盤下口から剥離するとともに，内腸骨動脈の臓側枝を切断して骨盤内臓を摘出する。

3.1 精索（子宮円索）の解剖

　　骨盤内臓の摘出に先立って陰嚢と精索の解剖を行い，精巣を鼠径管から腹腔内に引き込む操作を行う。女性の遺体では子宮円索を剖出する。

1）精索と陰嚢・陰茎の解剖
　　①浅鼠径輪からのびる精索を確認する。
　　②陰嚢の皮膚と**肉様膜**を切開し，取り除く。
　　③**外精筋膜**（外腹斜筋に続く）を切開し，**精巣挙筋**（内腹斜筋に続く）を剖出する（**D-08**）。

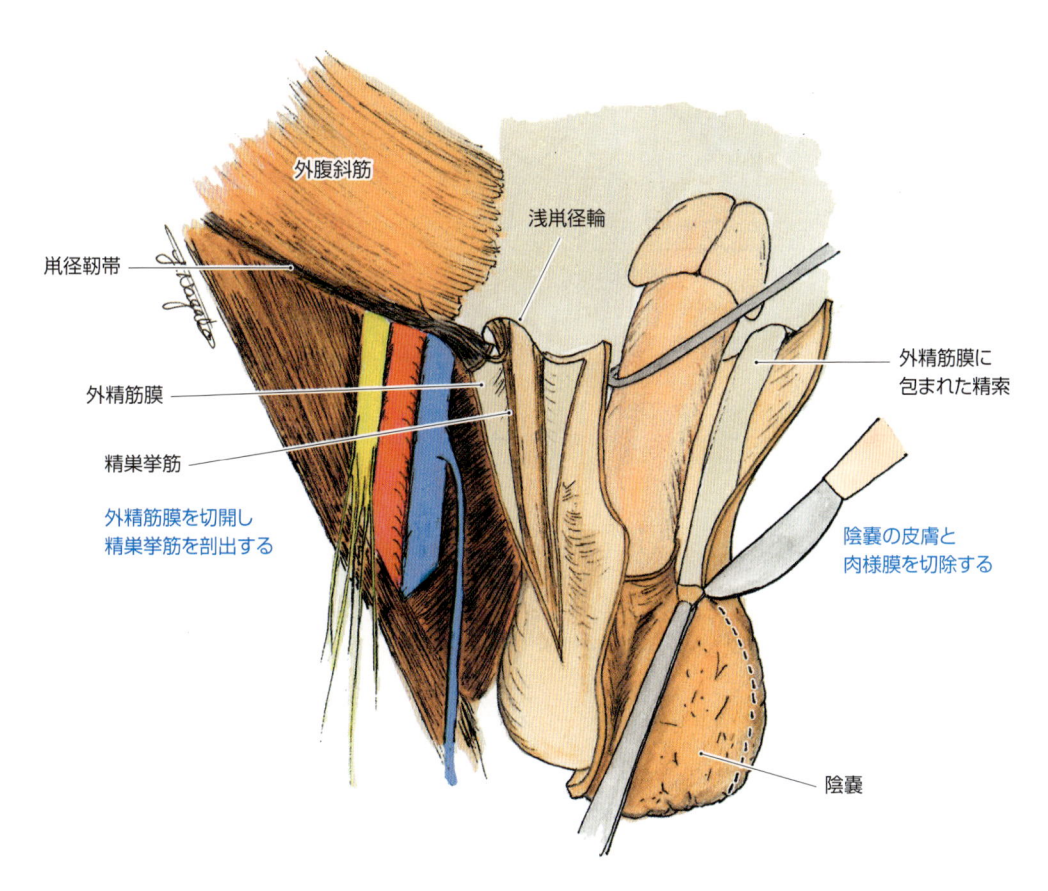

D-08　陰嚢の皮膚および外精筋膜の切開

④**内精筋膜**を切開し，その中に含まれる**精管**，**精巣動脈**，精巣静脈（**蔓状静脈叢**）および陰部大腿神経の**陰部枝**を剖出する（D-09）。

⑤深鼠径輪から精索を引っ張り，精巣を腹腔内に引き入れる。つまり，鼠径管の中を浅鼠径輪から深鼠径輪の方向に精巣を通す（D-10）。

⑥陰茎の皮膚を剥離し，陰茎背動・静脈（内陰部動・静脈の枝）と陰茎背神経（陰部神経の枝）を剖出する。

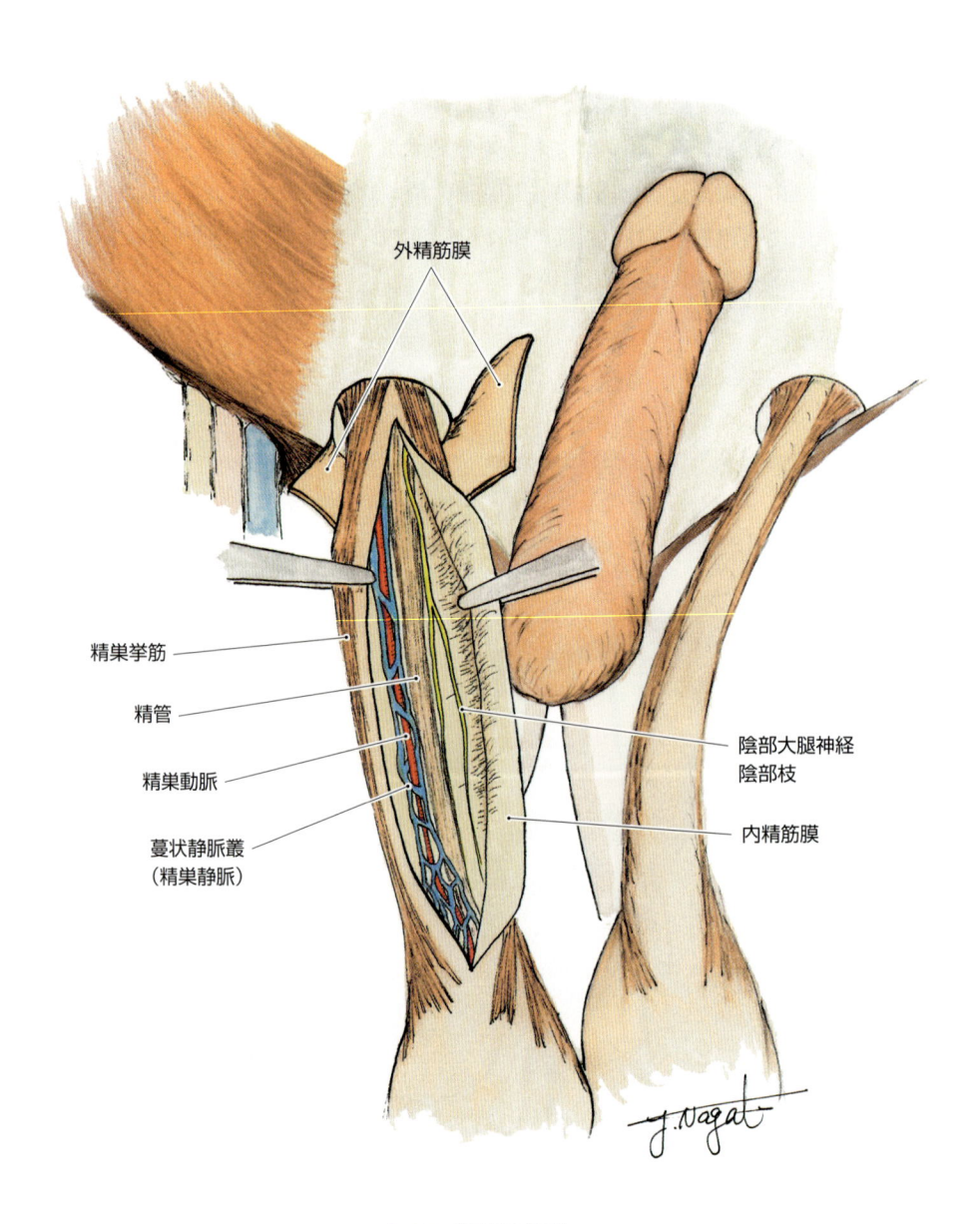

D-09　精索の解剖

【鼠径ヘルニア】 精巣は腹腔から下降し，鼠径管を通って陰嚢内に収まる。この際，腹膜も陰嚢内に突出し（腹膜鞘状突起），その後，腹腔との連絡が絶たれて閉鎖腔となる（精巣鞘膜）。腹膜鞘状突起が閉鎖されないと，陰嚢は腹腔とつながった状態になり，腸管が鼠径管を通って陰嚢内に脱出する。これを先天性外鼠径ヘルニアと呼ぶ。

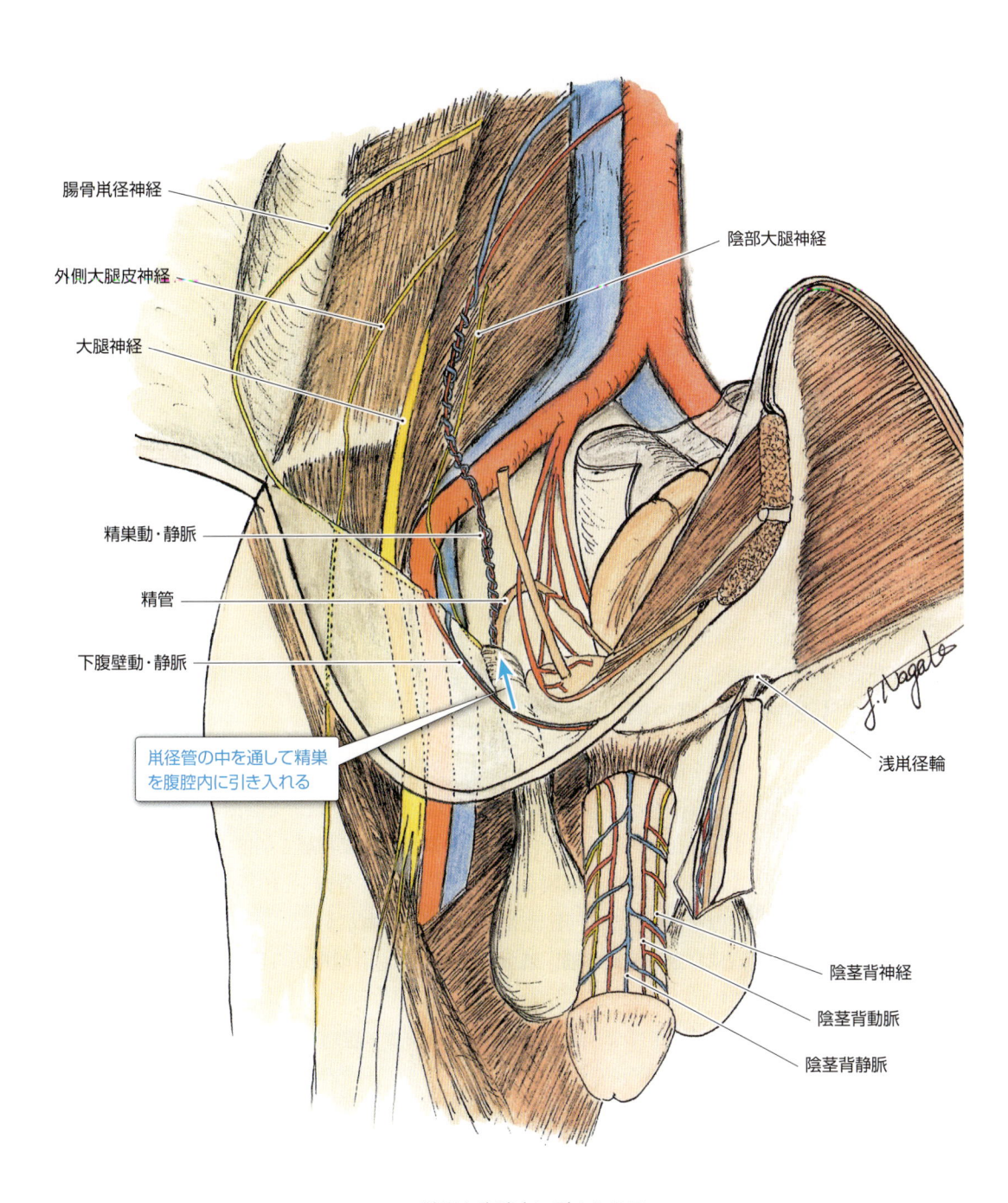

D-10 精巣を腹腔内に引き入れる

2) 子宮円索の解剖 D-11

①浅鼠径輪から大陰唇の皮下にのびる線維状の子宮円索を見つける。
②大陰唇の皮下脂肪を取り除き，子宮円索を追求する。

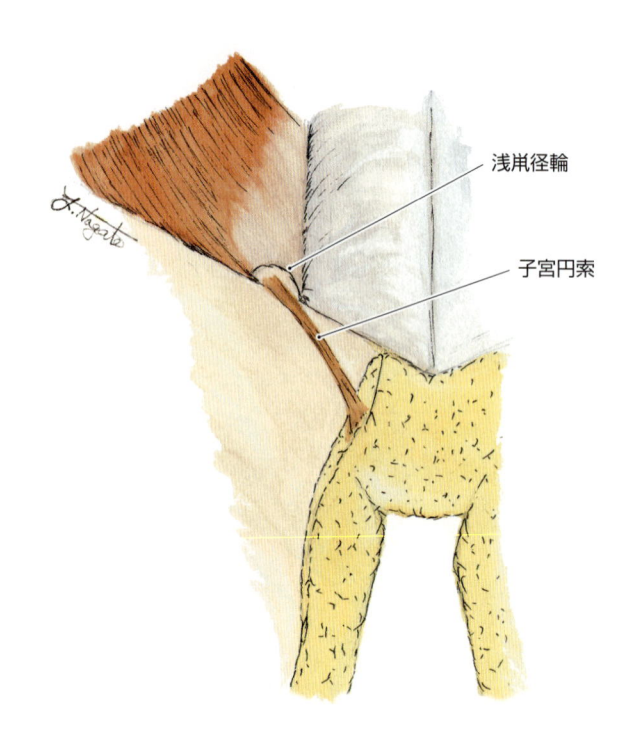

D-11 子宮円索の剖出

3.2 骨盤内臓の摘出 D-12

①遺体を伏臥位（うつぶせ）にし，会陰部の筋と支配神経，血管を確認する。これらの剖出については外陰部の解剖（第Ⅰ章F）を参照のこと。
②小坐骨孔に入る手前で**内陰部動・静脈**と**陰部神経**を切断する。
③骨盤隔膜と尿生殖隔膜を剥離する。まず，骨盤下口に沿って**肛門挙筋**を骨盤内壁から剥がす（骨盤壁に沿って手で剥がす）。
④同様に**坐骨海綿体筋**，**浅会陰横筋**なども骨盤壁から剥がす（メスで切断する）。
⑤恥骨結合下部で恥骨と膀胱の間（**レチウス腔**）に手を入れ，膀胱と陰茎（陰核）を骨盤壁から遊離する。
⑥遺体を再び仰向けにする。
⑦内腸骨動脈の臓側枝を糸などでマークした後，分岐部から離れた位置で切断する。

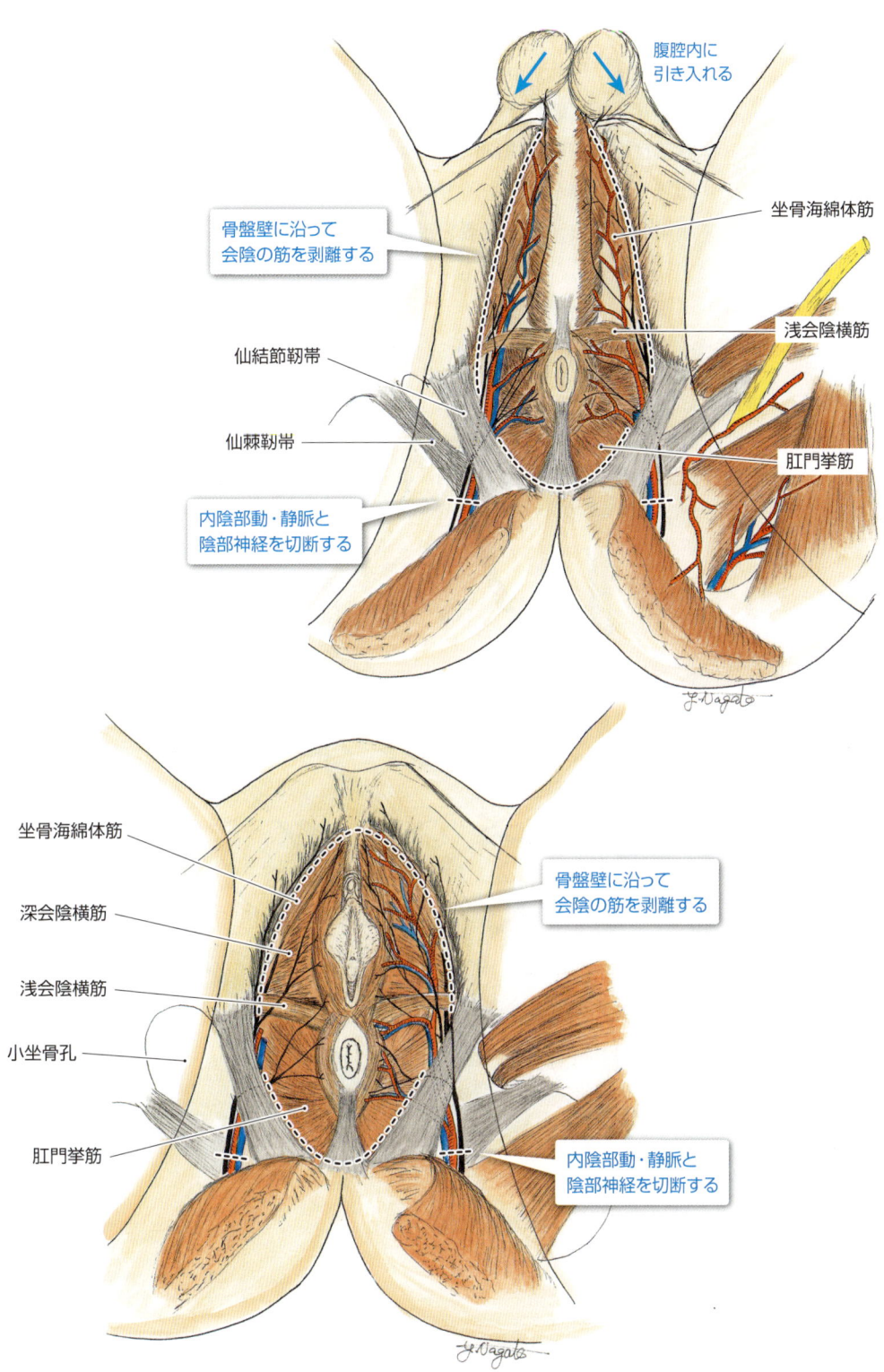

D-12　骨盤隔膜の剥離

3.3 男性骨盤内臓の解剖

①泌尿器系（尿管，膀胱，尿道）と生殖器系（精巣，精管，精囊，前立腺，射精管）を確認する。

②各器官の支配動脈を剖出し，同定する（D-13）。

③膀胱・前立腺・陰茎を前方から切開し，内部構造を観察する（D-14）。

④精巣を切開し，内部構造を観察する（D-16）。

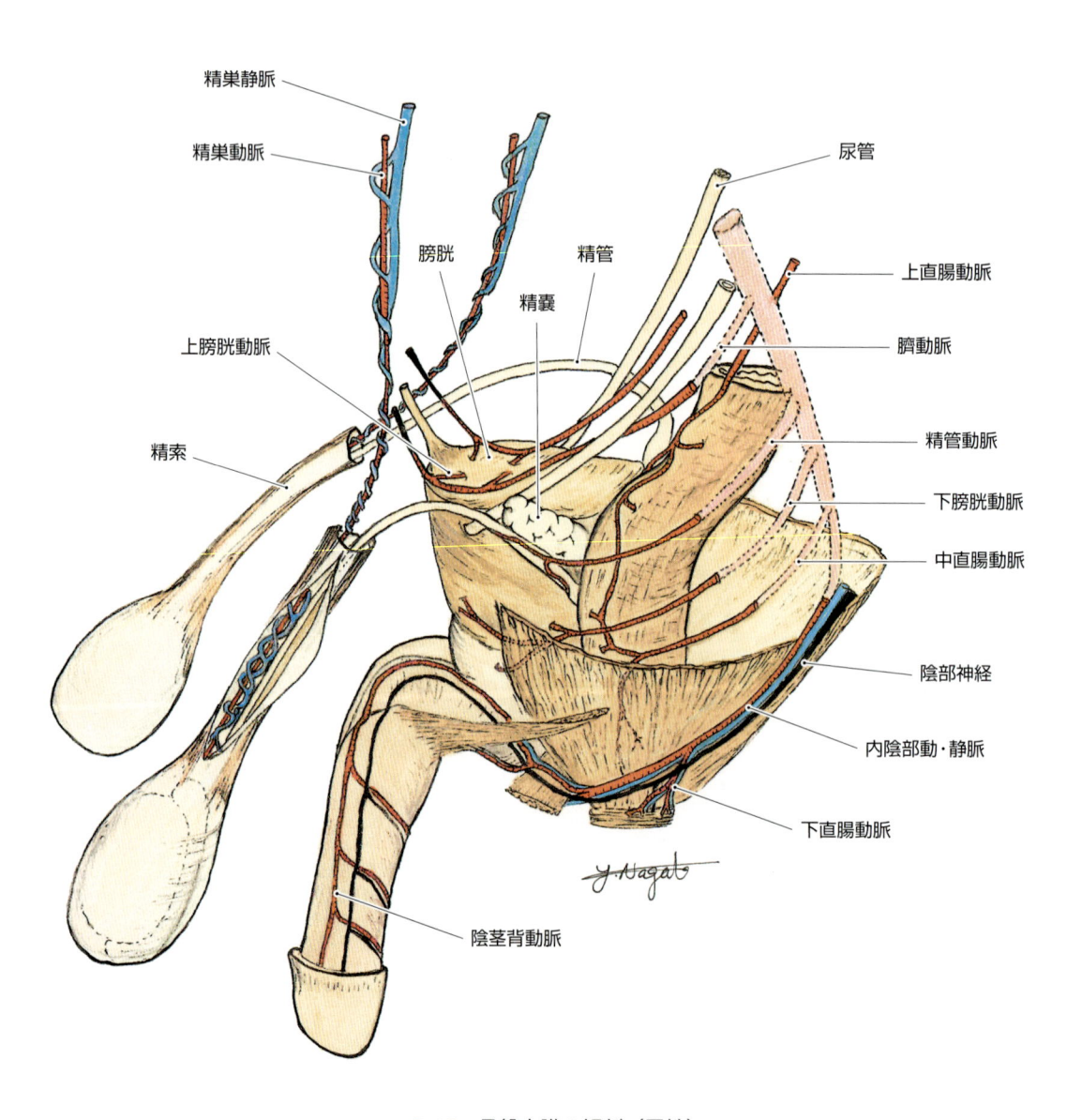

D-13　骨盤内臓の解剖（男性）

◆ **膀胱三角**

左右の**尿管口**と**内尿道口**の間に広がる三角形の部分。ここは膀胱粘膜のヒダがなく，平滑である。

【膀胱穿刺】　膀胱の容量は成人で300〜500 mℓである。尿が充満すると，膀胱の上面は恥骨結合の上縁を越える。このとき恥骨上縁に沿って膀胱穿刺を行うと，障害を起こさない。

【膀胱に波及する病変】　膀胱前壁では，膀胱尖から臍に向かって正中臍索がある。これは胎児期の尿膜管の痕跡であり，ここに腫瘍が形成されると膀胱尖に浸潤する。膀胱後壁は直腸や子宮（女性）と隣接するので，直腸癌や子宮癌が膀胱底に浸潤することがある。また，直腸や腟との間に瘻孔が形成され，尿が漏れ出すこともある。

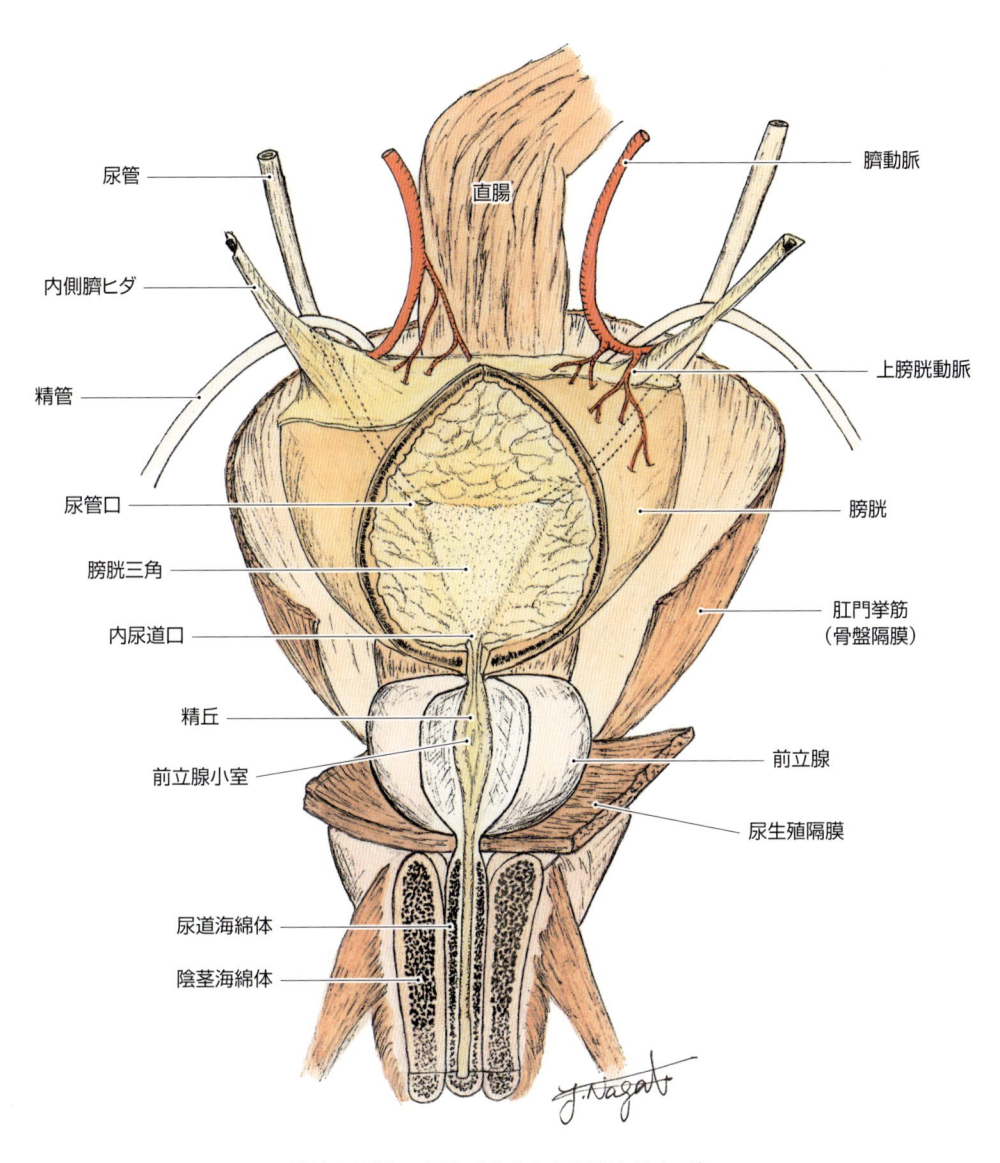

D-14　膀胱と尿道の内腔（前方から切開を入れる）

◆ 尿が膀胱から尿管に逆流しないわけ D-15

　尿管と膀胱の間には弁がないのに，尿の逆流は起こらない．その理由の1つは，尿管が膀胱壁を斜めに貫通するためである．つまり，尿が充満すると膀胱壁が伸展し，壁内の尿管が圧迫されるので逆流が起こらないのである．この部の尿管は輪筋層が消失し，縦走筋が発達しており，膀胱壁の伸展に対応する．この構造の発達が悪いと，尿が尿管へ逆流することがある（膀胱尿管逆流症）．膀胱を切開した際，ゾンデを尿管口に入れて確かめてみる．

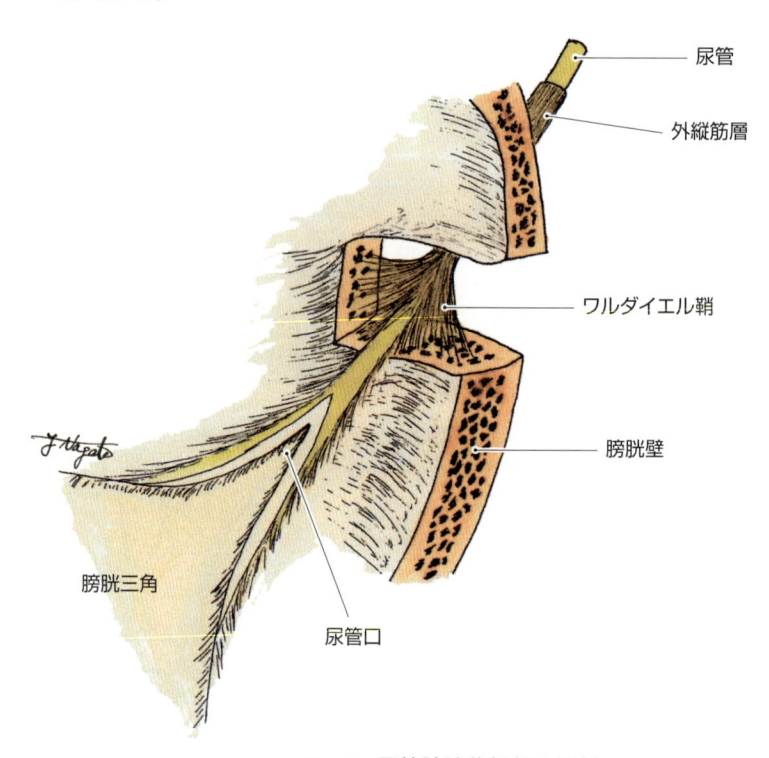

D-15 尿管膀胱移行部の解剖

【排尿反射】　膀胱の筋（内縦・中輪・外縦）は，全体として膀胱の内圧を高め，排尿筋と呼ばれる．また膀胱頸では，内縦筋層がコックの役割を果たしていると考えられている．これらはいずれも平滑筋であり，その収縮は副交感神経（骨盤神経叢）の支配を受ける．膀胱に尿が貯まると膀胱壁が伸展し，その刺激が骨盤神経から脊髄に入り排尿反射が起こる．この情報は大脳にも伝えられ，尿意が生じる．排尿反射は大脳によってある程度抑制できる．抑制が解除されると，副交感神経によって排尿筋が収縮して排尿が起こる．この反射の中枢は仙髄にある．そのほか尿道括約筋（横紋筋；陰部神経支配）の弛緩や，腹壁筋の収縮も排尿に関わっている．

◆ 前立腺

精液の一成分を分泌する外分泌腺で，導管は尿道に開口する。膀胱頸に密着し，その中央部を尿道が貫く（D-02）。**射精管**は，前立腺の後縁から前立腺内を斜め下方に斜走して尿道に開口する。前方は**恥骨前立腺靱帯**で恥骨後面に結合し，後面は直腸と接している。下膀胱動脈支配。

【前立腺肥大症と前立腺癌】　加齢とともに尿道周囲にある前立腺組織（内腺）が増殖する。これが前立腺肥大症であり，尿道を圧迫し排尿障害を起こす。これに対し，前立腺癌は内腺の周囲を囲む腺組織である外腺に発生する。癌が周囲に浸潤する場合は，椎骨静脈叢を経て椎骨に転移することが多く，直腸へは比較的浸潤しにくい。これは，直腸との間に存在するデノンビリエ筋膜が防御的な役割を果たしていると考えられる。

◆ 精巣の被膜 D-16・17

精巣は腹腔で発生し，精巣導帯に引かれて陰嚢内に下降する。この際，腹膜と腹壁の筋層も一緒に下降し精巣を包む。このため外腹斜筋・内腹斜筋・腹横筋も延長し，外腹斜筋の腱膜が**外精筋膜**，内腹斜筋が**精巣挙筋**，そして腹横筋膜が**内精筋膜**となる。

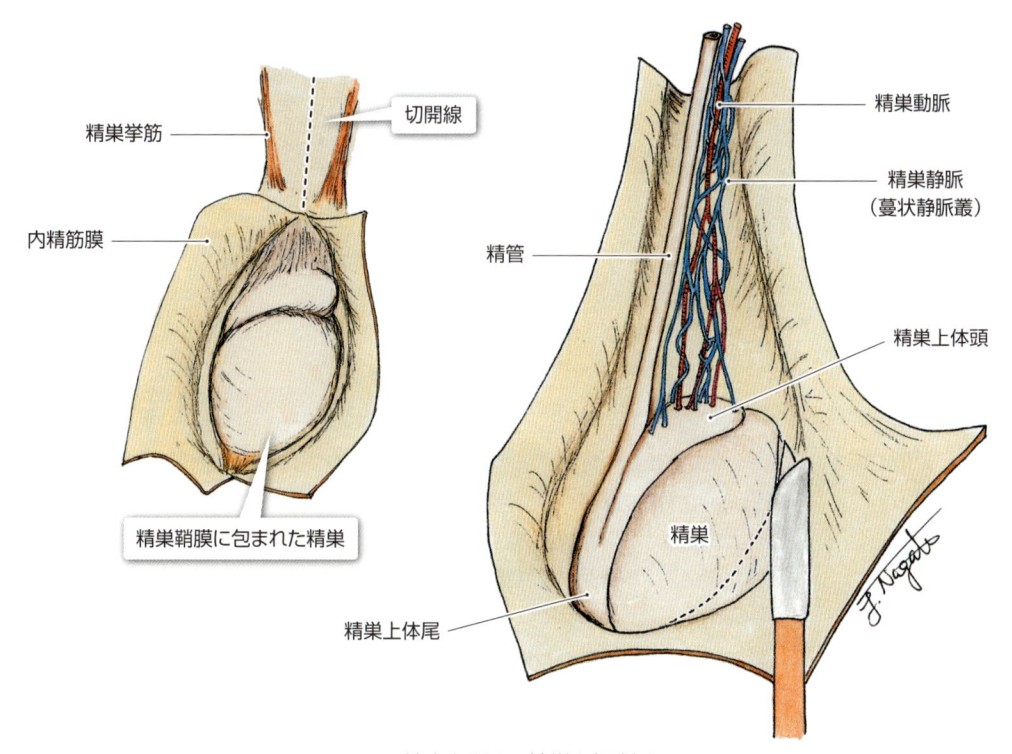

D-16　精索を開き，精巣を切断する

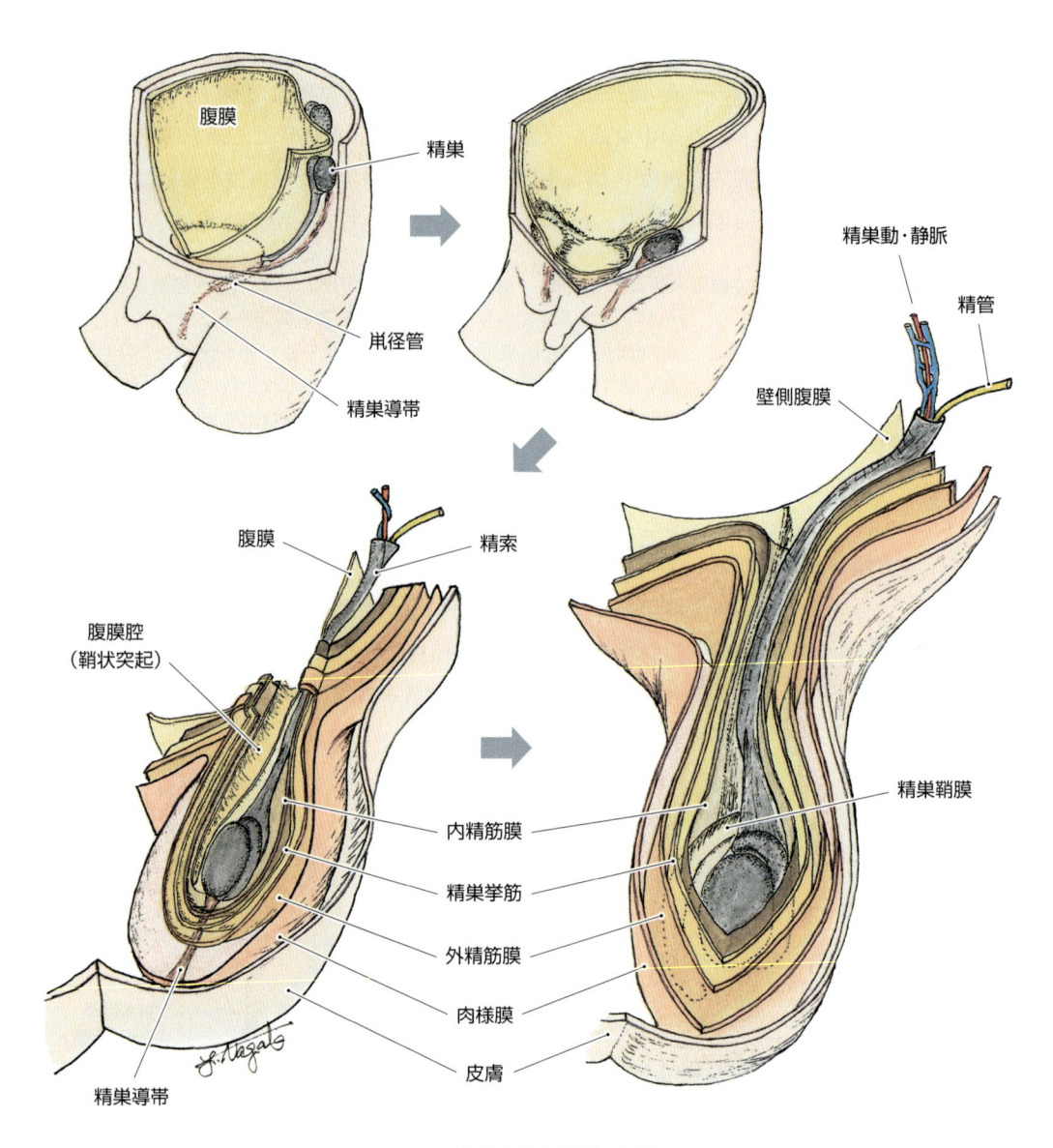

D-17　精巣下降と精巣の被膜

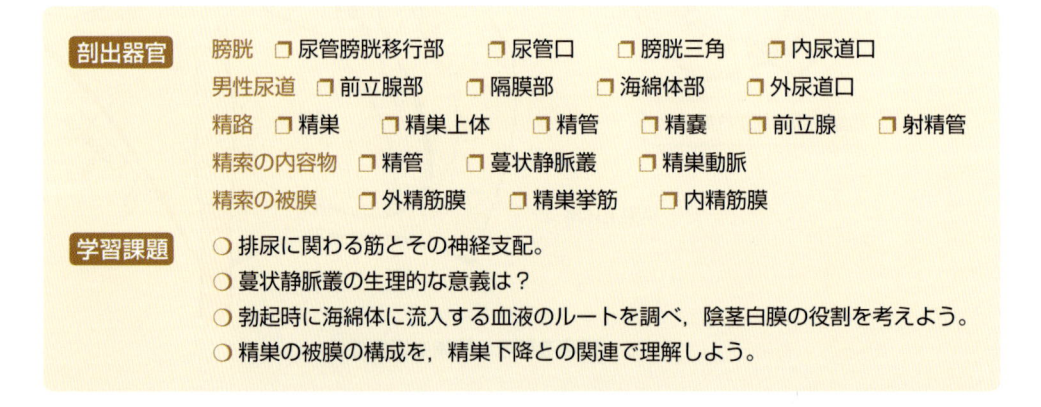

剖出器官	膀胱　☐尿管膀胱移行部　☐尿管口　☐膀胱三角　☐内尿道口
	男性尿道　☐前立腺部　☐隔膜部　☐海綿体部　☐外尿道口
	精路　☐精巣　☐精巣上体　☐精管　☐精嚢　☐前立腺　☐射精管
	精索の内容物　☐精管　☐蔓状静脈叢　☐精巣動脈
	精索の被膜　☐外精筋膜　☐精巣挙筋　☐内精筋膜
学習課題	○ 排尿に関わる筋とその神経支配。
	○ 蔓状静脈叢の生理的な意義は？
	○ 勃起時に海綿体に流入する血液のルートを調べ，陰茎白膜の役割を考えよう。
	○ 精巣の被膜の構成を，精巣下降との関連で理解しよう。

3.4 女性骨盤内臓の解剖

①泌尿器系（尿管，膀胱，尿道）と生殖器系（卵巣，卵管，子宮，腟）を確認する。
②各器官の支配動脈を剖出し，同定する（D-18）。
③膀胱および尿道を前方から切開し，内部構造を観察する。
④子宮・腟の後壁を切開し，内腔を観察する（D-19）。
⑤卵巣を切開し，内部構造を観察する（D-20）。

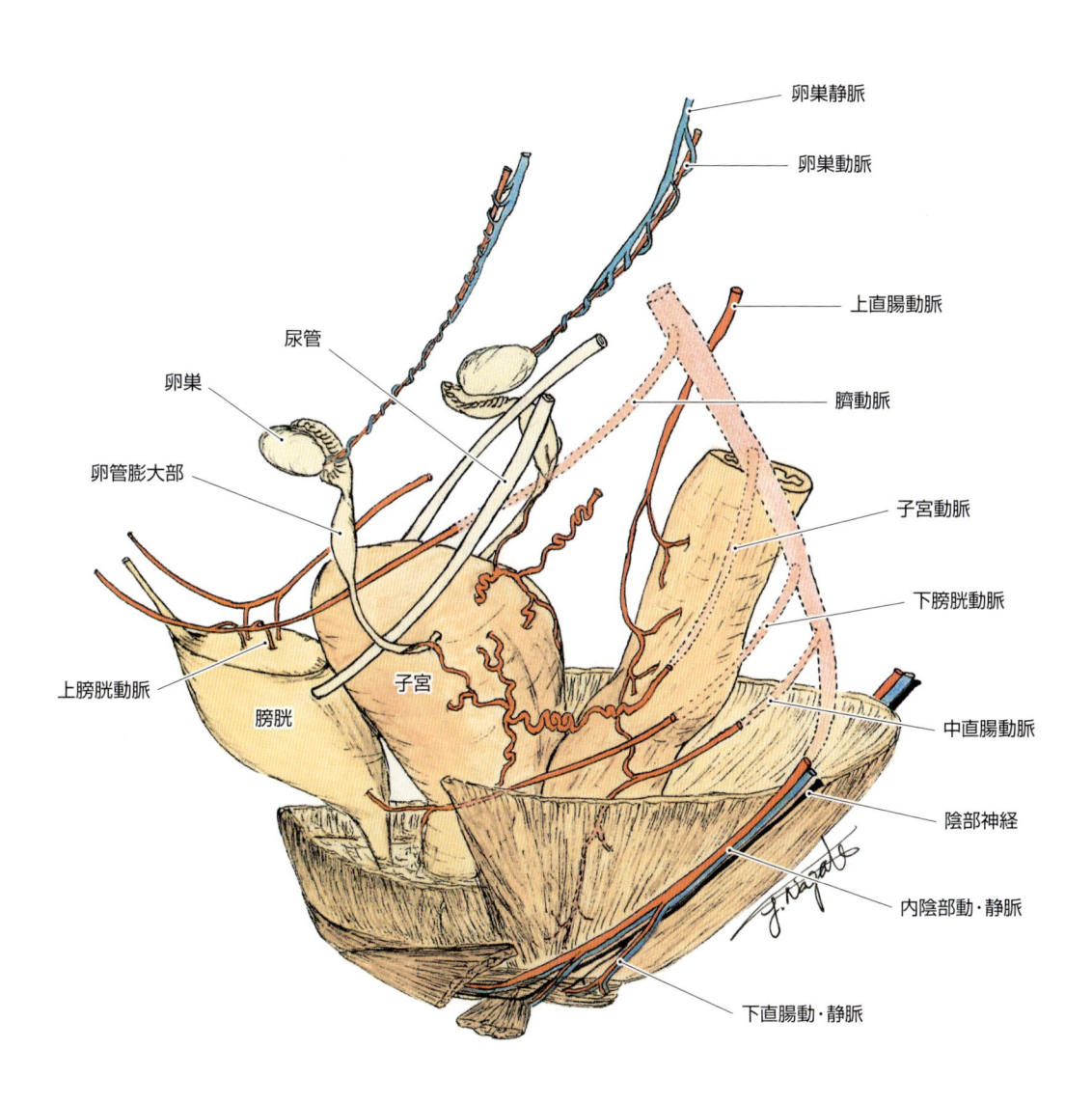

D-18　骨盤内臓の解剖（女性）

◆ 子宮の内腔

子宮の内腔は，袋のような中空状になっているのではない。厚い平滑筋層に被われ，前後壁はほとんど接している。内膜の癒着が容易に起こることがわかる。**子宮頸管**は，腟に突出している。射精され，腟（後腟円蓋）に溜まった精子を吸引するための構造と考えられている。**卵管子宮口，内子宮口，外子宮口，子宮頸**などを確認する。

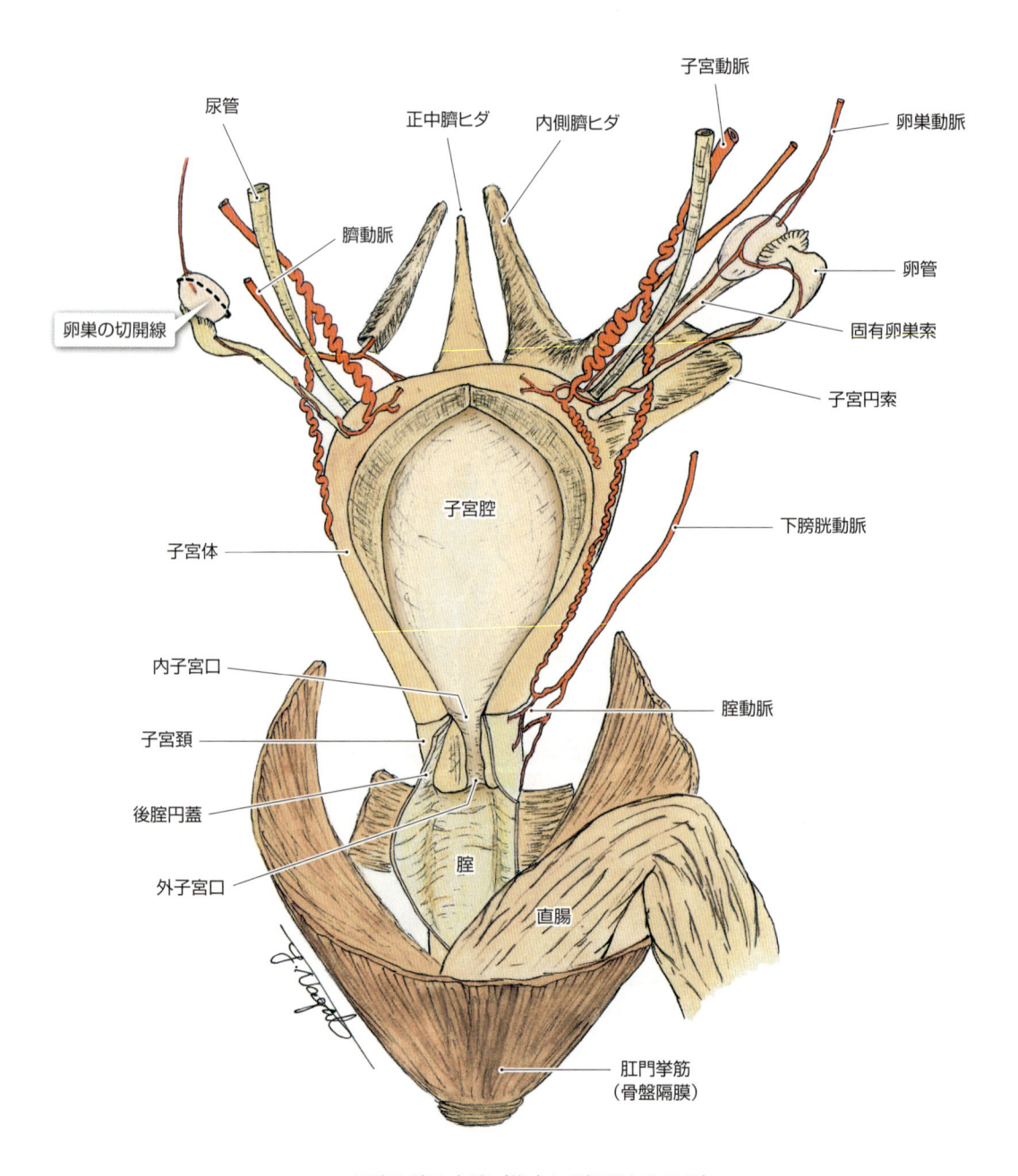

D-19　子宮と腟の内腔（後方から切開を入れる）

◆ 腟の内腔

　　　前後壁が接する扁平な筒状で，上端は子宮頚（子宮腟部）を囲む。ここを**腟円蓋**と呼ぶ。子宮が前傾前屈しているので，腟円蓋の後部（後腟円蓋）が深くなっている。腟壁は，腟粘膜から浸出した体液（腟液）で柔軟性が保たれる。腟液にはグリコーゲンが多く含まれ，これを栄養源とする細菌によって腟内は酸性に保たれ，病原菌の繁殖を妨げている。

◆ 卵巣・卵管の解剖 D-20

　　　卵巣を包む**卵巣間膜**は**子宮広間膜**の一部であり，**卵管間膜**に連なる。卵管の先端部は漏斗状に広がり，指のような**卵管采**が付いている。**卵管漏斗**の内部を探り，開口部（**卵管腹腔口**）を確認しよう。次に卵巣を切開し，割面を観察する。卵巣動・静脈は**卵巣門**から卵巣に入る。割面で白く見える結合組織の塊を**白体**という。これは黄体が瘢痕化したものである。

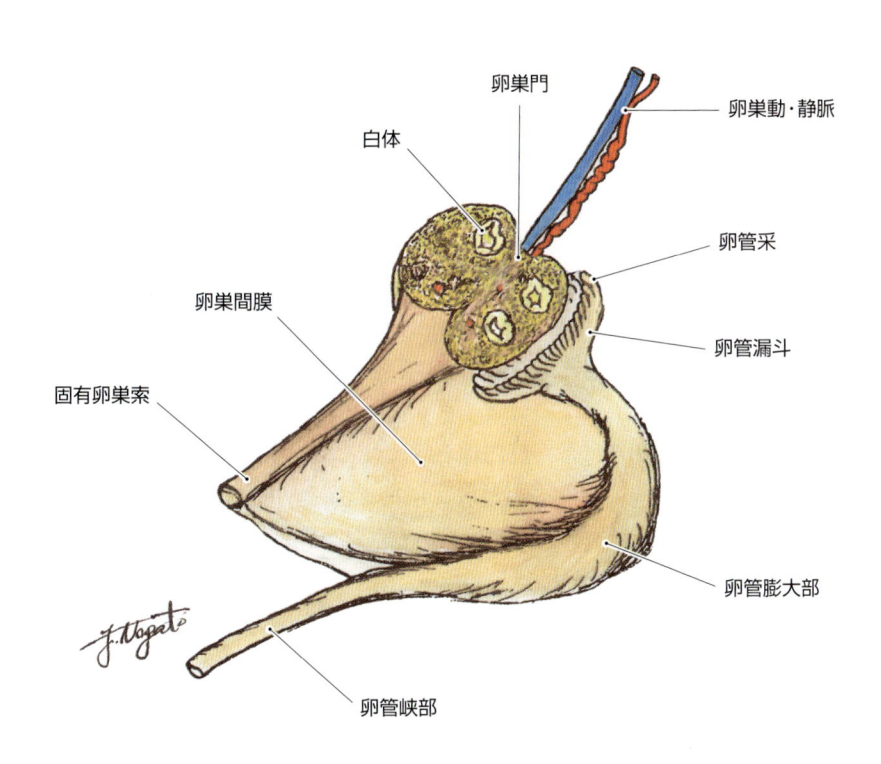

D-20　卵巣と卵管の解剖

◆ 骨盤内臓の神経支配

　　　　上下腹神経叢からは，尿管・精巣（卵巣）の神経叢に枝を送る。**下下腹神経叢（骨盤神経叢）**からは，内腸骨動脈の枝に沿って，膀胱・前立腺・精管・子宮・腟および直腸の神経叢へ枝を送る。この中に含まれる<u>副交感神経線維は排尿・排便反射に関わる</u>重要な神経である。

剖出器官	卵巣　□卵巣間膜　□卵巣門　□白体
	卵管　□卵管漏斗　□卵管采　□卵管腹腔口　□峡部　□膨大部
	子宮　□子宮底・子宮体・子宮頚　□内子宮口・外子宮口　□卵管子宮口
	腟　　□腟円蓋　□腟口　□腟粘膜ヒダ　□腟前庭
学習課題	○ 子宮壁が厚い平滑筋でできていること，内腔が前後につぶれた形をしていることを理解する。
	○ 子宮動脈の枝を剖出できたか？　その支配領域は？
	○ 排卵された卵子をキャッチする構造に注目しよう。

3.5　直腸の解剖 D-21

①直腸の後壁を切開して内腔を観察する。死後処理として直腸内に綿などが挿入されている場合には，取り除く。

②内腔には数条の**直腸横ヒダ**がある。直腸下部は膨らんでおり**直腸膨大部**という。

③肛門管には，**肛門柱**と呼ばれる縦走する隆起部がある。肛門柱の上端が，直腸と肛門管の境界に相当する。肛門柱の下端は不規則な線状構造となる。これを**櫛状線**といい，<u>粘膜と皮膚の境界</u>に相当する。

◆ 直腸周囲の器官

　　　　直腸周囲の器官は，直腸内からその状態を指で診察できる（直腸指診）。直腸下部は腹膜外腔に位置する。直腸の前方に位置する器官は男女で異なる。男性では膀胱・前立腺・精管・精嚢であり，女性では腟と子宮である。直腸の後方は，結合組織を介して仙骨・尾骨がある。直腸とその前方の器官との間には結合組織があり，**直腸膀胱中隔（デノンビリエ筋膜）**，あるいは**直腸腟中隔**と呼ぶ。

◆ 直腸の血管支配と櫛状線

　櫛状線は肉眼で確認でき，内臓性と体性との移行部を示す指標として重要である。櫛状線より上部は内臓性であり，胎生期の後腸の一部である。したがって，この部分の血管支配は下腸間膜動脈の枝である**上直腸動脈**である。これに対し，櫛状線より下部は体性であり，内腸骨動脈の枝である**中・下直腸動脈**の支配を受ける。

　静脈は，上部は上直腸静脈から門脈に流れ，下部は中・下直腸静脈から下大静脈に入る。これらは末梢で互いに吻合し，門脈系の側副路となる。S状結腸癌や直腸癌の血行性転移は，上直腸静脈から肝転移を起こす場合と，中・下直腸静脈から下大静脈を経て肺に転移する場合がある。

　神経支配については，櫛状線より上部は**自律神経**であり，下部は体性神経（**陰部神経**）となる。

【**痔核**】　肛門管の粘膜下には直腸静脈叢が発達している。ここがうっ血を起こして静脈瘤となり，結節状に隆起したものが痔核である。櫛状線より上方に形成された痔核（上直腸静脈領域の静脈瘤）を内痔核，櫛状線から下の痔核（下直腸静脈領域の静脈瘤）を外痔核と呼ぶ。外痔核は肛門から突出することが多い。

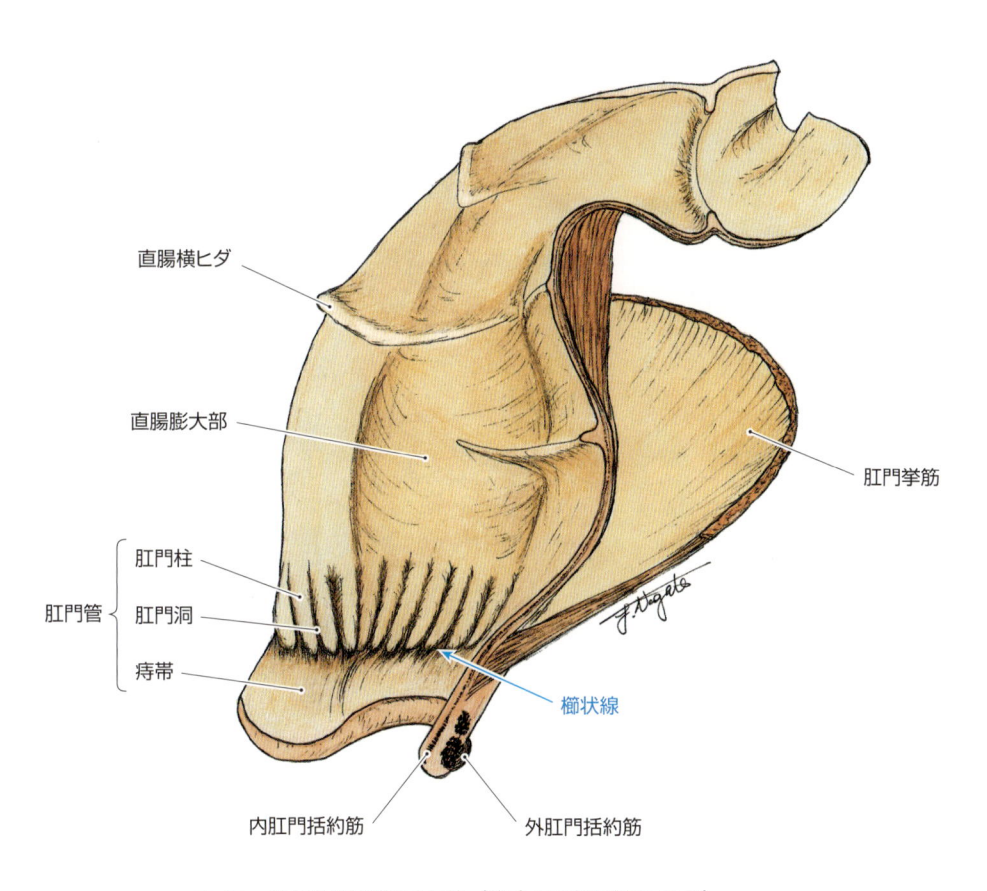

D-21　直腸と肛門管の内腔（後方から切開を入れる）

【排便反射】 蠕動運動によって便がS状結腸から直腸に流入すると，その刺激が骨盤神経によって仙髄に伝えられ，排便反射が起こる。その情報は大脳皮質に伝わり，便意を生じる。便意が起こっても，排便はある程度抑制できる。排便反射では，副交感神経の興奮によって大腸の蠕動運動が起こり，内肛門括約筋が弛緩する。同時に，陰部神経が支配する外肛門括約筋も弛緩する。また，腹圧を高める筋収縮（横隔膜や腹壁の筋など）が起こり，排便を助ける。

剖出器官	☐ 直腸横ヒダ　☐ 直腸膨大部 ☐ 肛門管　☐ 肛門柱　☐ 肛門洞　☐ 肛門弁 ☐ 内肛門括約筋　☐ 外肛門括約筋　☐ 肛門挙筋
学習課題	○ 櫛状線を確認できたか？　櫛状線の上下で何が違うか？ ○ 排尿・排便に関わる自律神経線維はどこから来るか？

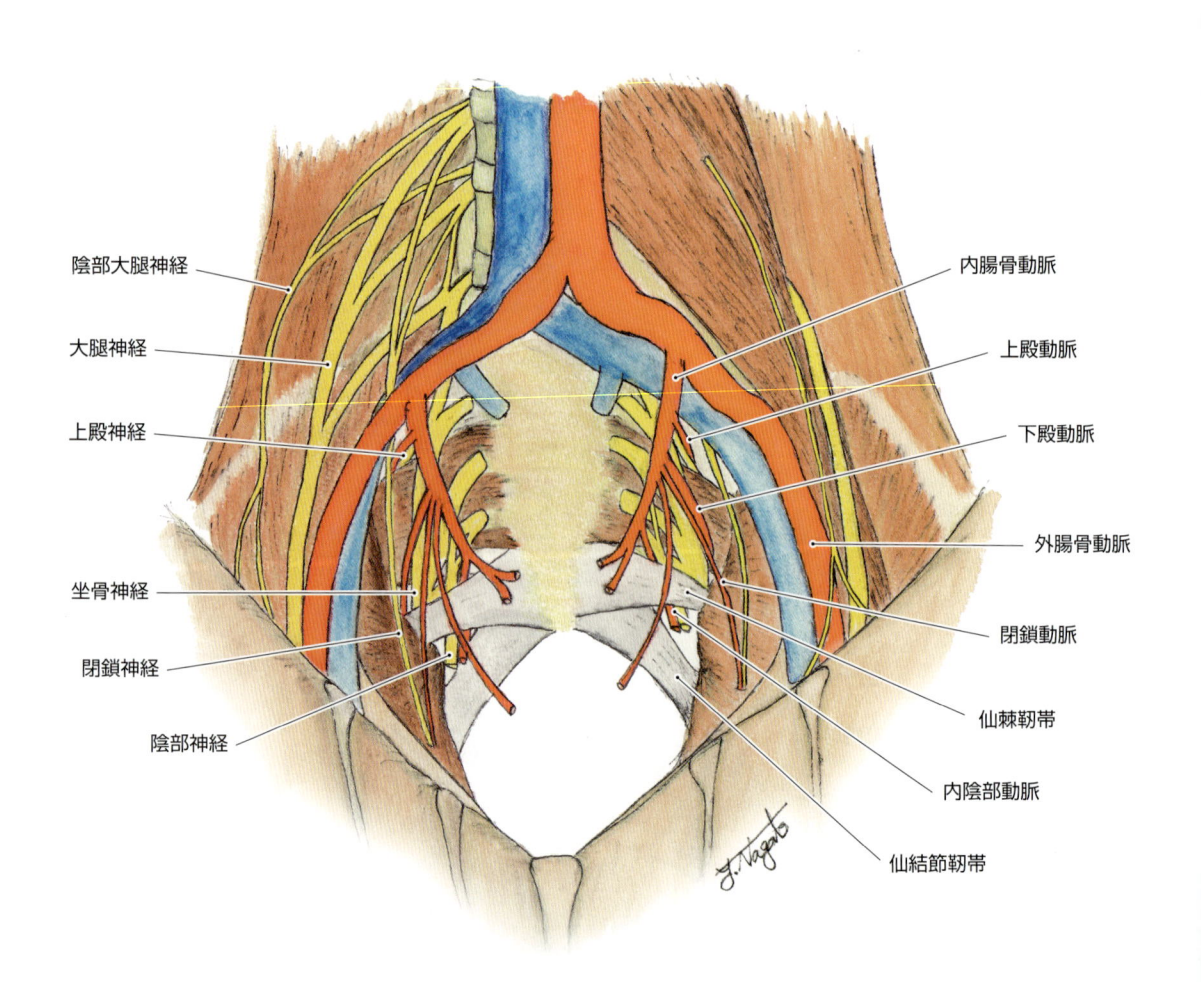

D-22　骨盤腔の観察

4. 骨盤壁の解剖

骨盤内臓を摘出した後，骨盤内壁で内腸骨動脈の壁側枝および仙骨神経叢を剖出する（D-22・23）。

4.1 内腸骨動脈の壁側枝の剖出 D-24

内腸骨動脈の臓側枝が骨盤の内側に向かって分岐するのと異なり，壁側枝は4箇所の空間を通って骨盤の外側に向かう。①梨状筋上孔を通る**上殿動脈**，②梨状筋下孔を通る**下殿動脈**，③閉鎖管を通る**閉鎖動脈**，および④陰部神経管を通る**内陰部動脈**である。これらを剖出し，骨盤の外壁まで追跡し，分布域を確認する。

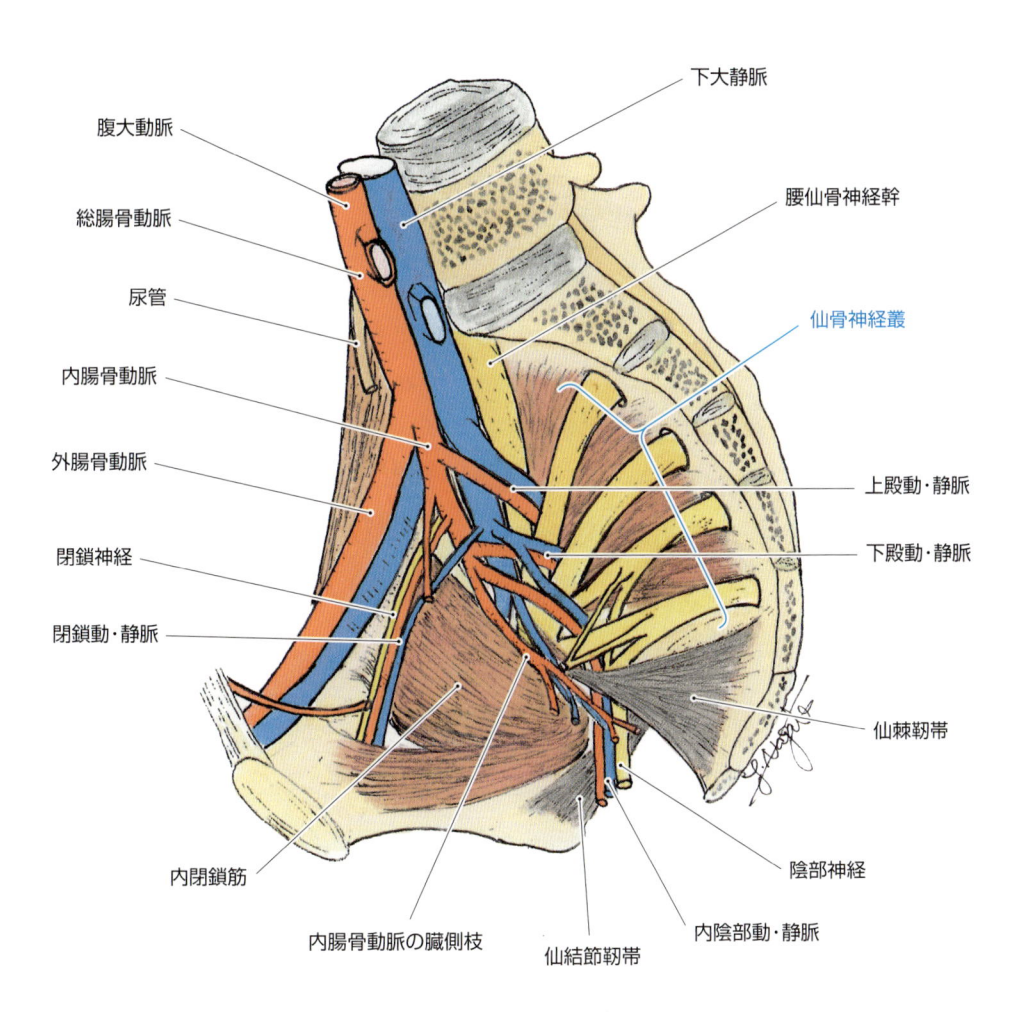

D-23　骨盤内壁の解剖

4.2 仙骨神経叢の剖出 D-23・25

　腰神経と仙骨神経はそれぞれ神経叢を構成するが，腰仙骨神経幹で連絡し**腰仙骨神経叢**となる．腰神経叢はすでに後腹壁で剖出したので，ここでは骨盤部にある**仙骨神経叢**を剖出する．

　仙骨神経叢からの枝は，骨盤腔を出た後，①殿部・下肢に分布するものと，②会陰部に分布するものがある．①は**上殿神経，下殿神経，坐骨神経**および**後大腿皮神経**，②は**陰部神経**である．

　陰部神経は内陰部動脈とともに陰部神経管を通り，次の枝を出す．肛門周囲の皮膚と外肛門括約筋に分布する下直腸神経，会陰部や陰嚢（大陰唇）の皮膚と筋に分布する会陰神経，陰茎（陰核）に分布する陰茎（陰核）背神経．これらの剖出については外陰部の解剖（第Ⅰ章F）を参照のこと．

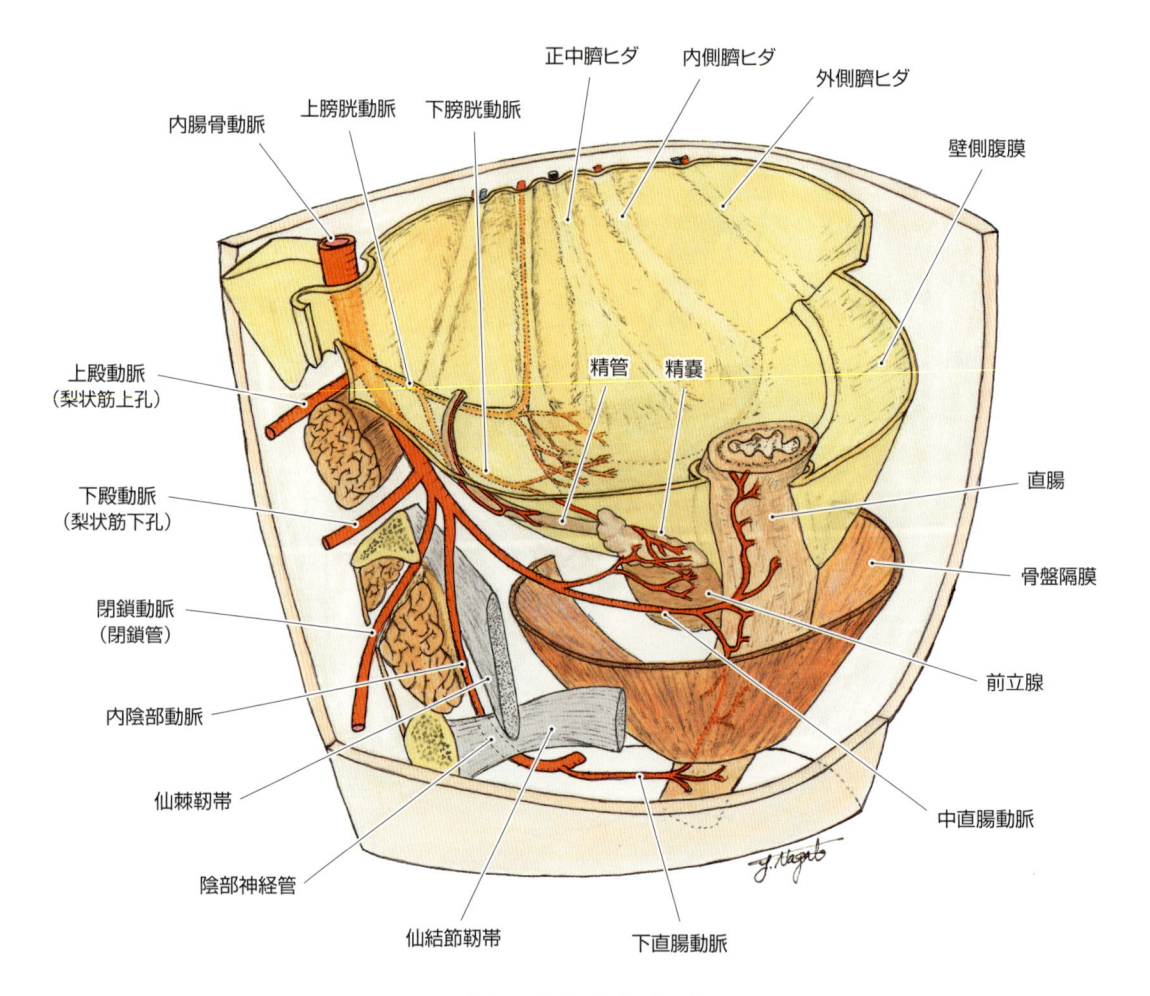

D-24　内腸骨動脈の分布（後方から見る）

4.3 骨盤壁の筋の観察 D-25

骨盤内壁から起こる筋としては，腸骨筋，梨状筋および内閉鎖筋がある。**腸骨筋**は大腰筋とともに腸腰筋を構成し，筋裂孔を通って大腿骨の小転子に付く強力な筋である。**梨状筋**は大坐骨孔を上下に二分し，大腿骨の大転子に向かう。**内閉鎖筋**は閉鎖孔をふさぎ，坐骨棘の下で大きくカーブして大腿骨の転子窩に付く。

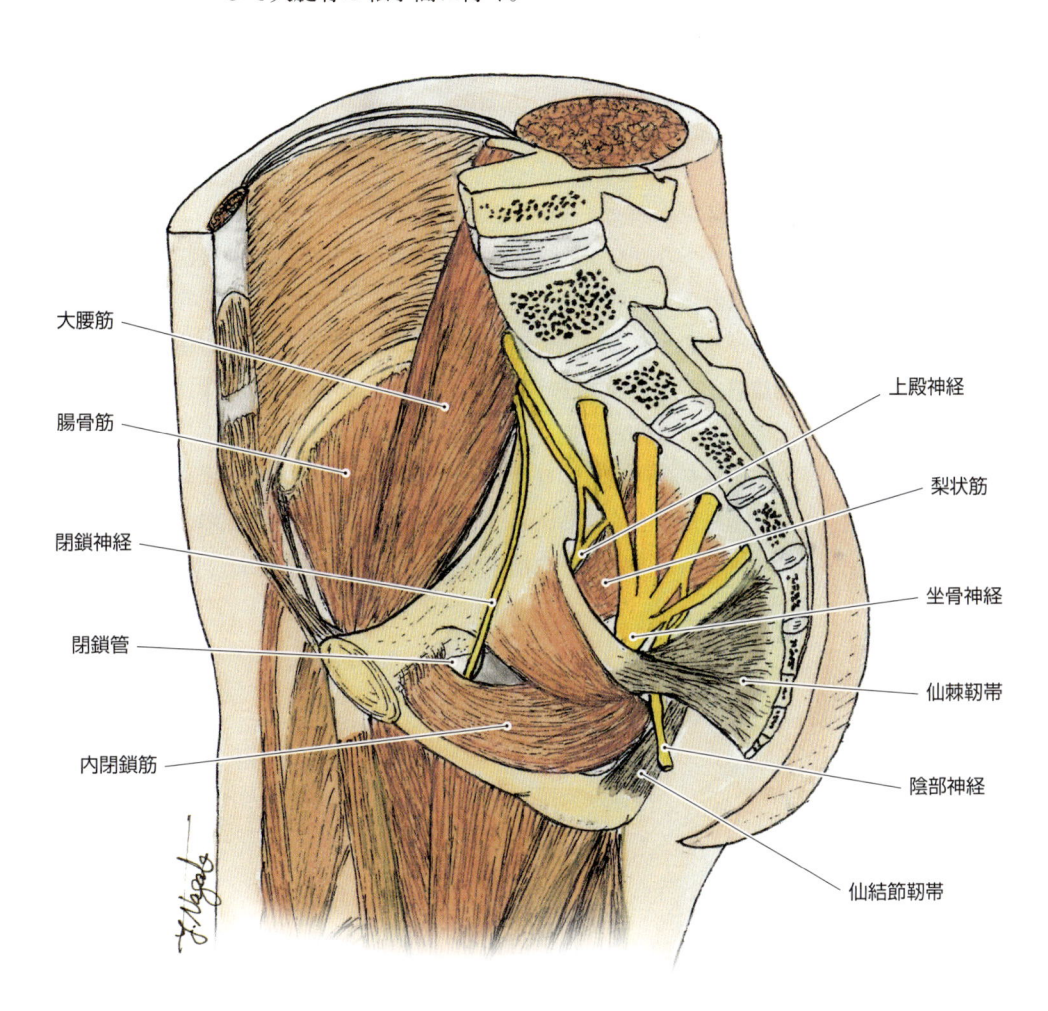

D-25 仙骨神経叢と骨盤壁の筋

剖出器官	□ 上殿動脈　□ 下殿動脈　□ 閉鎖動脈　□ 内陰部動脈
	□ 上殿神経　□ 下殿神経　□ 坐骨神経　□ 後大腿皮神経　□ 陰部神経
	□ 腸骨筋　□ 梨状筋　□ 内閉鎖筋
学習課題	○ 壁側枝が通る空間（梨状筋上孔・下孔，閉鎖管，陰部神経管）を確認できたか？
	○ 仙骨神経叢が下肢の大部分を支配していることを理解しよう。

E. 腹膜の解剖

　腹部内臓は，胎生期にその位置を移動しながら形態を完成させる．特に消化器官は著しく発達し，腹腔の大部分を占めるまでに成長する．ただし，成長に伴って位置や形態が変化しても，発生の初期段階で形成された腹膜との関係は保たれる．したがって，腹膜の発生を理解することは，消化器官の配置を理解するための手がかりとなる．

腹膜腔の発生

　腹部体壁の表面は腹膜で被われている．消化器官は，この膜に包まれた状態を保ちながら分化する．まず，前腸，中腸および後腸が分化し，体壁から離れるが，腹膜も一緒に移動する．そのため，消化管と体壁の間にも腹膜が新設される．これが間膜である．つまり，腹膜が体壁表面を被う**壁側腹膜**，臓器表面を被う**臓側腹膜**，およびその間の**間膜**に分かれる．さらに間膜は，腹側と背側に分かれる（E-01）．

　前腸からは肝臓，胆嚢，膵臓が発生する．これらの器官も腹膜で被われた状態で位置を変えるため，完成した器官どうしは間膜によってつながれる（E-02）．**小網**（肝十二指腸間膜）や**胃脾間膜**がそれである．

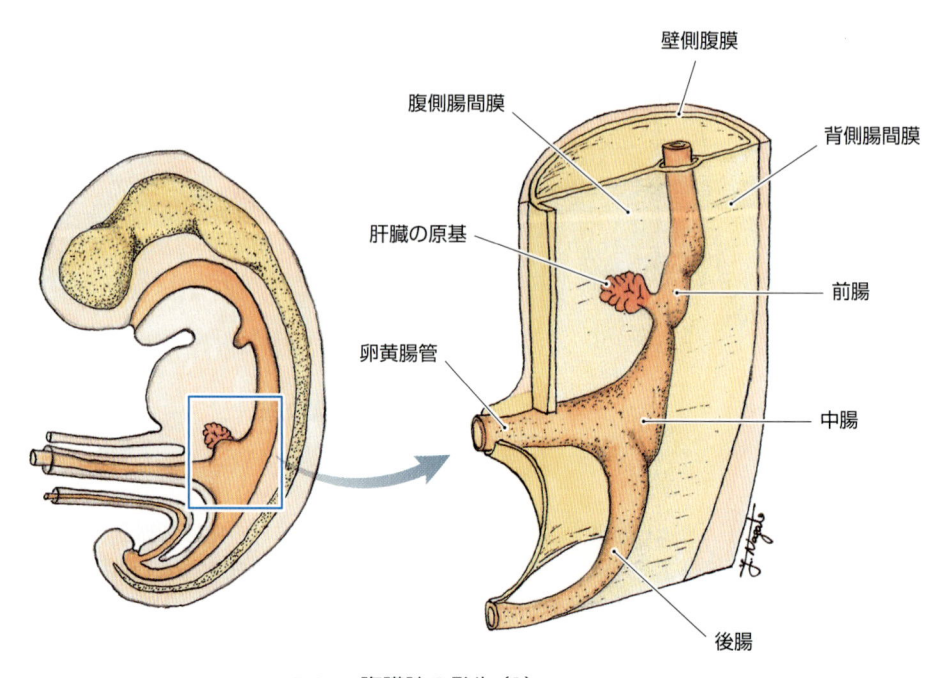

E-01　腹膜腔の発生（1）

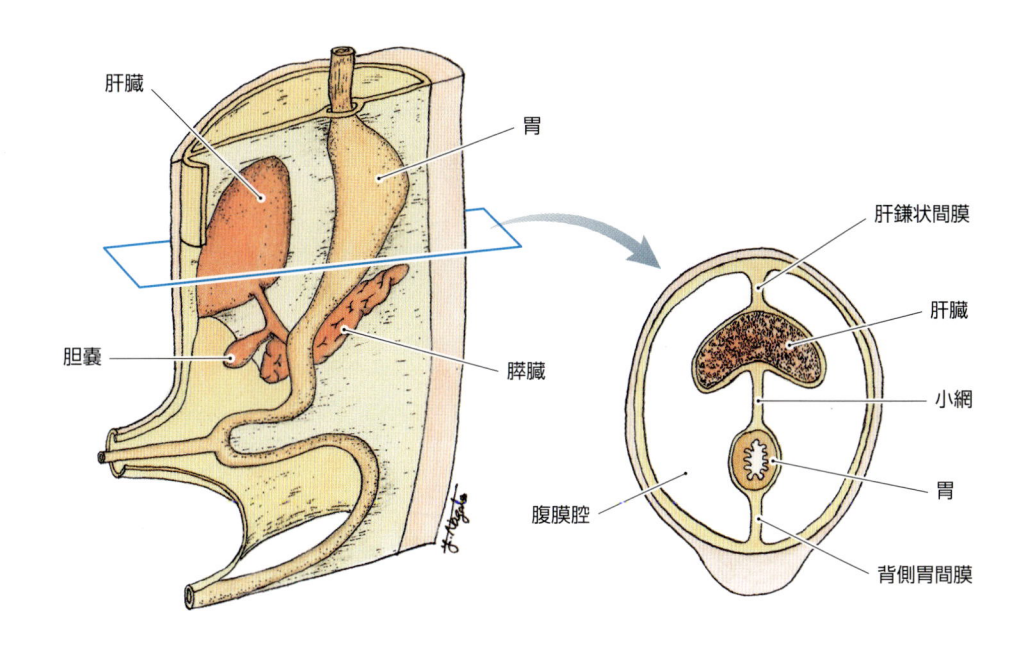

E-02 腹膜腔の発生（2）

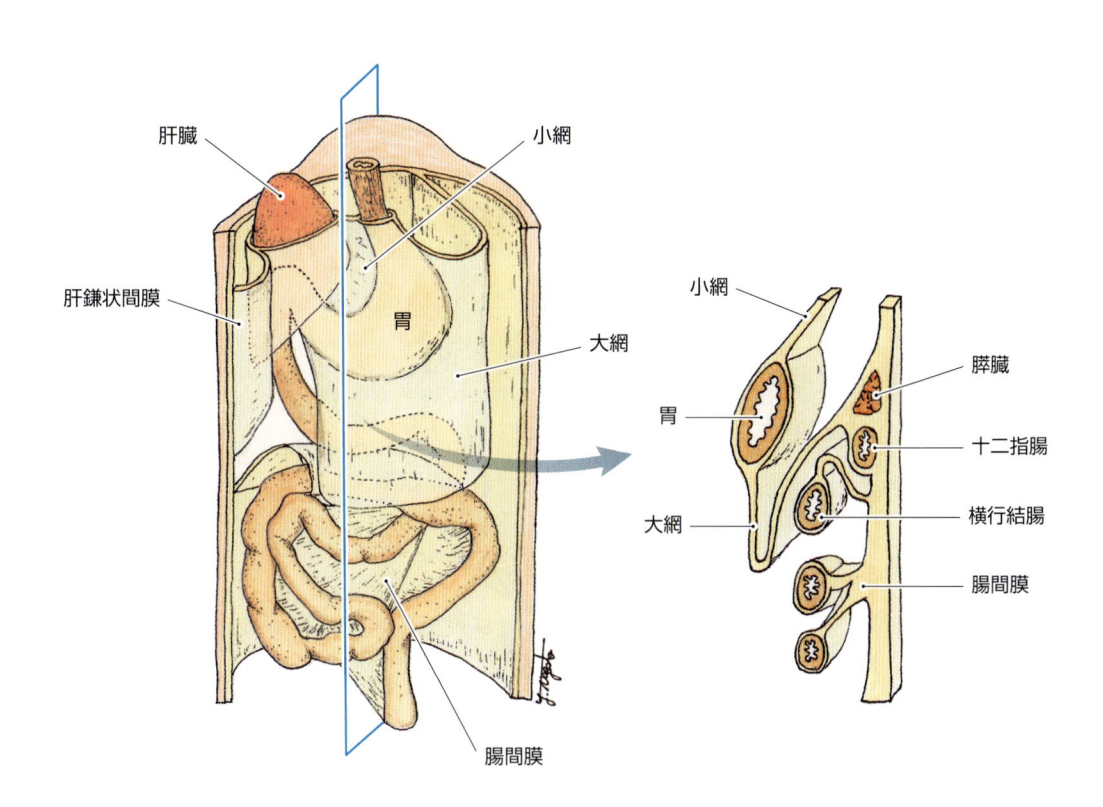

E-03 腹膜腔の発生（3）

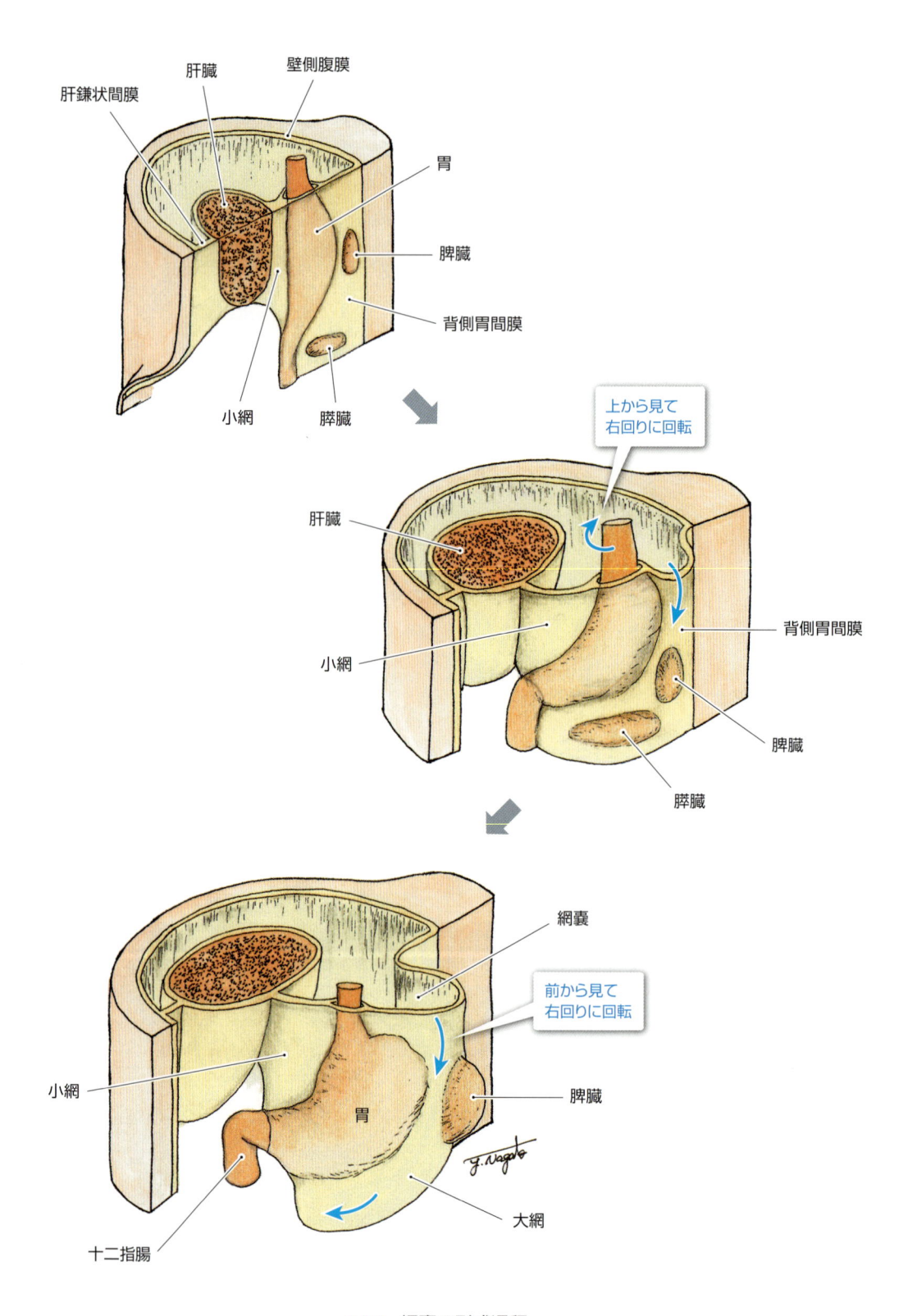

E-04　網嚢の形成過程

胃は，大弯側が拡張して右回りに回転する。そのため，後腹壁と胃の間の間膜が腹側に移動する。これが**大網**である（**E-03**）。同時に本来，前方にあった小網が後方に移動するため，後腹壁との間に閉鎖された空間ができる。これが**網嚢**である（**E-04・05・06**）。

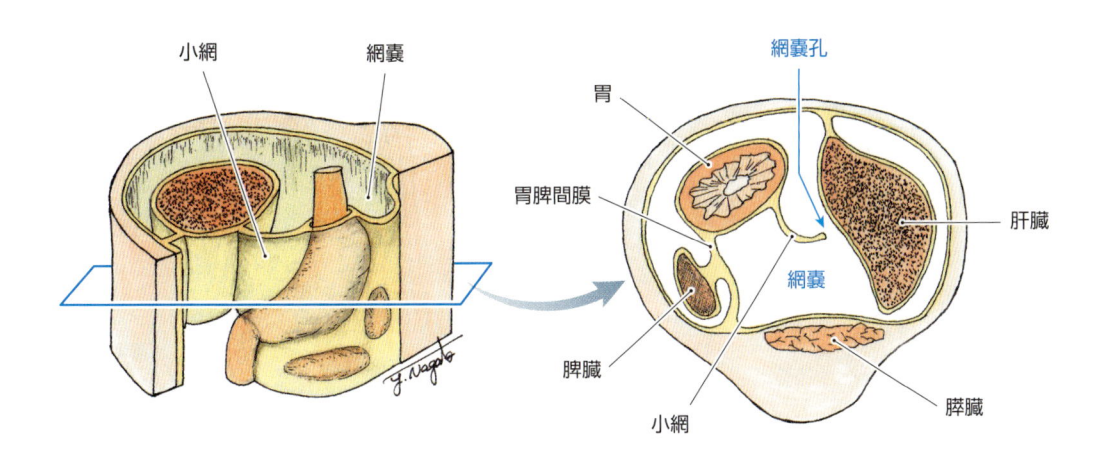

E-05 網嚢と網嚢孔

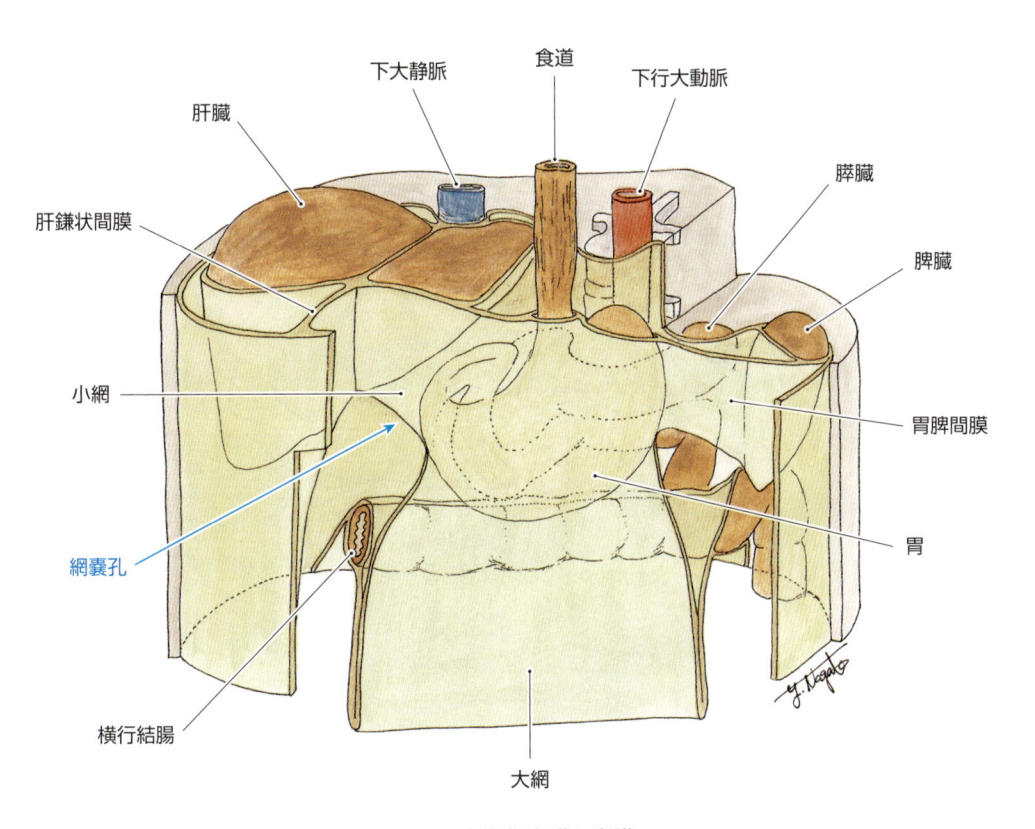

E-06 上腹部内臓と腹膜

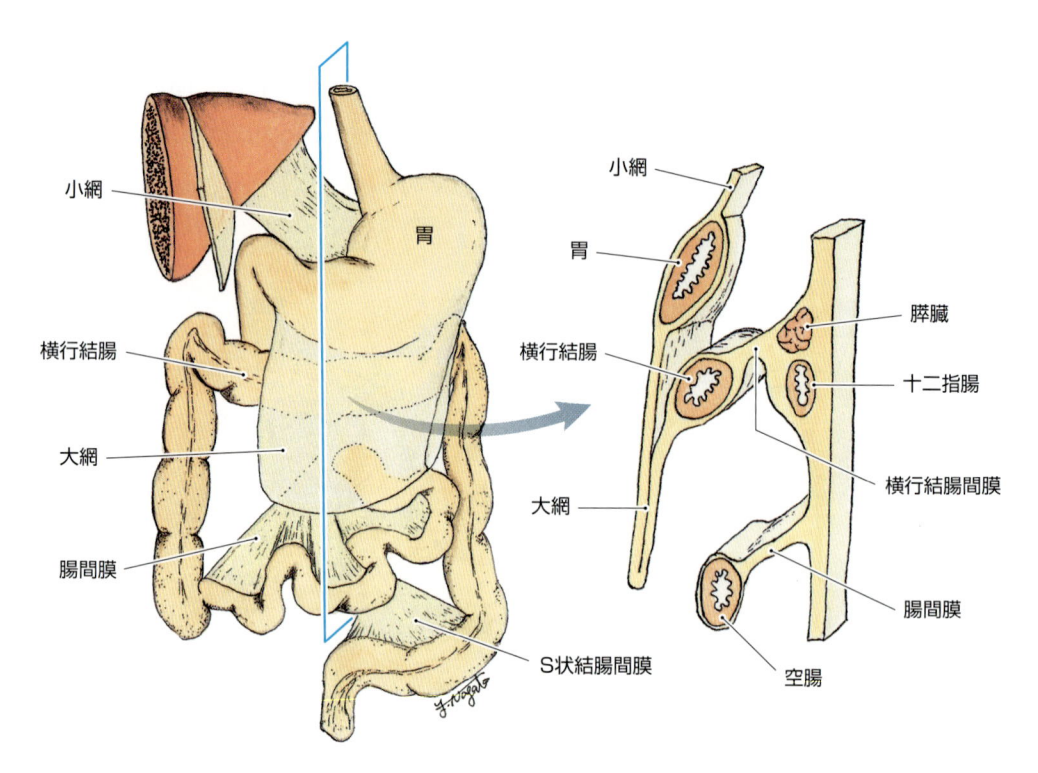

E-07　大網の形成

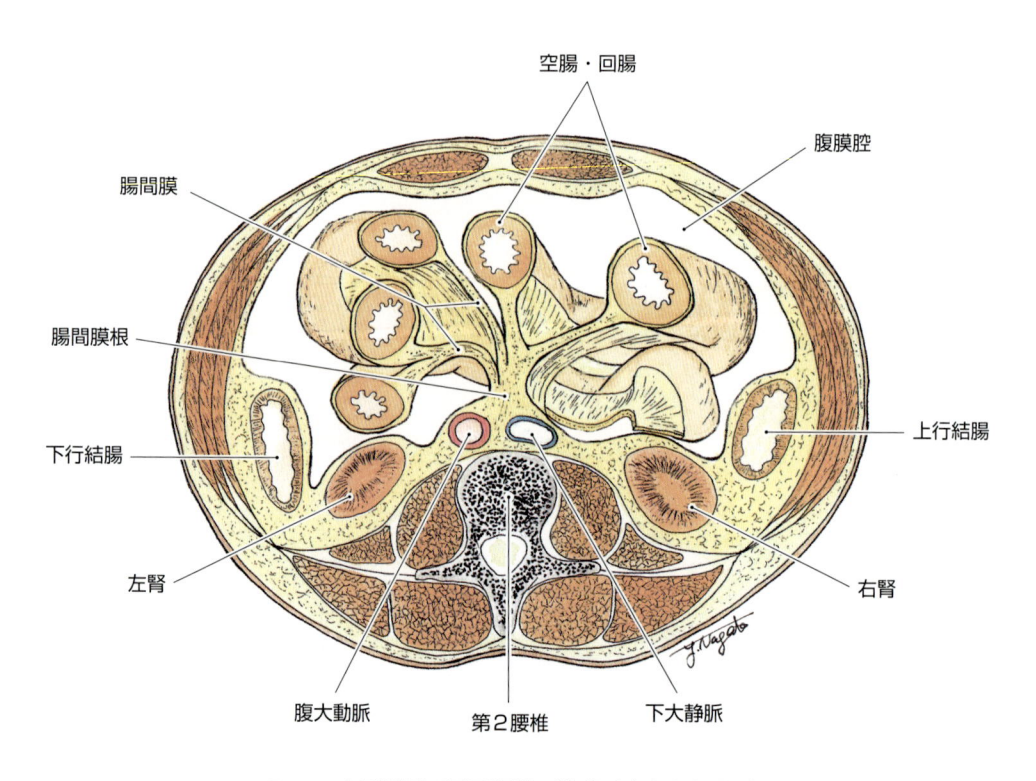

E-08　水平断面で見る腹膜の構成（上方から見る）

二次的に間膜が癒着して作られる構造もある。大網が横行結腸と癒着したため，胃が大網によって横行結腸につながる（E-07）。逆に，間膜を失う場合もある。完全に失った場合，後腹壁に固定される。これが上行結腸と下行結腸であり，前腹壁との間膜だけを失ったのが空腸・回腸およびS状結腸である（E-08・09）。

◆ 女性の腹膜腔

女性の場合，卵管は腹膜腔に開いている。卵巣と卵管が連続していないため，卵子はいったん腹膜腔に排卵された後，卵管采に取り込まれる。つまり，理論的には細菌が卵管を経由して腹膜腔に侵入することが可能であるが，このような原因によって女性が腹膜炎になることはまれである。卵管閉鎖の有無を検査する場合，造影剤を子宮に注入し，それが卵管から腹膜腔にもれるかどうかで診断される（子宮卵管造影法）。

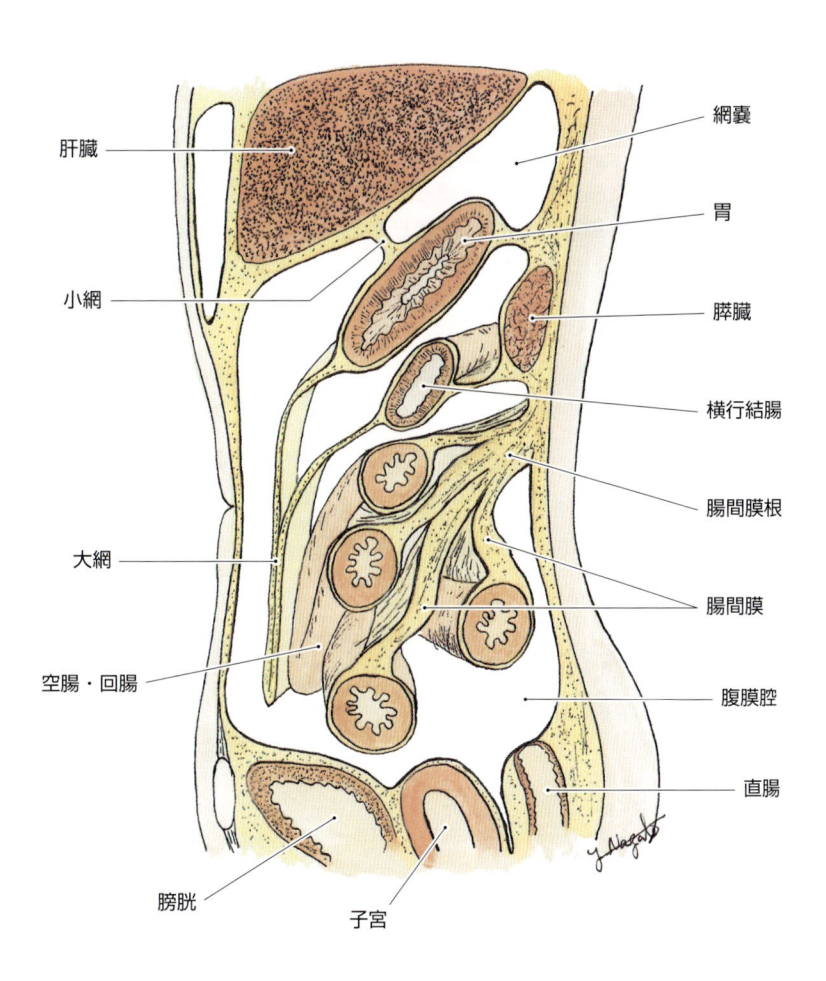

E-09　矢状断面で見る腹膜の構成

◆ 腹膜炎，腹水

　　壁側腹膜には体性神経系の知覚神経が分布する。このため，外科的に広く切開すると強い痛みを伴う。また，開腹の際の細菌汚染，腸管の穿孔や破裂，虫垂炎などの感染症では，腹膜の炎症（**腹膜炎**）が起こる。

　　腹膜腔には，過剰の液体（**腹水**）が溜まることがある。門脈圧の亢進，内臓への機械的な障害，癌の転移あるいは飢餓などの場合，過剰な液体で腹部が膨隆し，内臓機能の低下が起きる。

　　【腹膜透析】　腹膜は，広い面積を持つ半透性の膜であり，吸収力に優れている。このため，腹膜炎などで腹水に細菌や毒素が含まれる場合，これらが急速に全身に広がる恐れがある。一方，この性質を利用して，慢性腎不全の患者に対して腹膜透析が行われる。透析液を腹膜腔に注入すると，血液中の老廃物などは腹膜を通して腹水中に入るので，これらを回収することによって血液から老廃物が取り除かれる。わが国では，慢性腎不全の患者に対して行われる透析は血液透析がほとんどであり，腹膜透析の割合は少ない。

学習課題
- 小網と大網の発生を理解しよう。胃の成長に伴う位置変化（回転）と，それによって間膜がどう動くか考えよう。
- 網嚢も同様に，胃と肝臓の位置変化によって形成されることを理解しよう。
- 網嚢孔の位置は確認できたか？

IV 頭頚部の解剖

A. 頭蓋底の観察と眼窩の解剖
1. 脳硬膜の観察と脳神経の確認 　277
2. 眼窩の解剖 　283

B. 頭頚部浅層の解剖
1. 顔面の浅層 　291
2. 頚部の浅層 　295

C. 頭頚部深層の解剖
1. 頭頚部の離断と咽頭後壁の解剖 　304
2. 咽頭と喉頭の解剖 　310
3. 鼻腔・副鼻腔・咽頭・喉頭の観察 　316
4. 咀嚼筋の剖出と側頭下窩の解剖 　325
5. 口腔の解剖 　331

D. 副交感神経節の剖出
1. 毛様体神経節の剖出 　337
2. 翼口蓋神経節の剖出 　339
3. 顎下神経節の剖出 　341

E. 三叉神経の知覚枝
1. 眼神経 　342
2. 上顎神経 　342
3. 下顎神経 　342

F. 頭頚部の血管系 　344

G. 頭蓋骨の観察 　346

H. 脳神経のまとめ 　351

はじめに

　ヒトの脳（大脳）の重量は，同じ体重を持つ他の哺乳類（霊長類も含めて）と比較すると格段に大きい。これがヒトの顔や頭の存在を特徴づけていると強調されることが多い。また，高度な社会生活を営むヒトにとって，顔には「見られるものとしての役割」があるといわれる。たとえば，赤ちゃんはお母さんの顔を見分けることから対人関係を築き，コミュニケーション能力を発達させる。つまり，お母さんの顔には，赤ちゃんから見られるという役割がある。

　ところが，動物の顔は身体の尖端にまず摂食器官の入口，つまり口が形成され，それに伴って嗅覚・視覚・聴覚器官の配置が決められ，さらにこれらの器官の機能を統合する中枢神経系（脳）が発達してきたという経緯を持っている。また，哺乳類にとって基本的な機能は，「移動する」「食べる」「殖える」「暑さ寒さをしのぐ」「考える」ことである。これらの機能のうち，顔面には「食べる」ことに関する構造が集中している。

　頭頸部の解剖は，このような視点から進めることになる。つまり，「食」に関する構造と機能について形態学的に検証し，その基本構造を読み解くことである。これは単に咀嚼や嚥下に関わる構造にとどまらず，食物の色や形を見分ける視覚，匂いを嗅ぐ嗅覚，および味を味わう味覚に関わる構造も含まれる。

　したがって，頭頸部の解剖は，頭蓋骨の形態に始まり，筋肉の形態とその運動，感覚器の構造と機能といった多岐におよぶ。さらに，これらを機能的に統合する神経系（脳神経）についても理解しなければならない。

　脳神経は，12対の神経で構成される末梢神経である。その中には，骨格筋の運動を支配する運動神経（筋枝）と皮膚知覚を伝導する感覚神経（皮枝）に加え，視覚・聴覚・平衡覚・味覚などの**特殊感覚**を伝導する神経や，腺（唾液腺など）の分泌や消化活動に関わる**副交感神経**が含まれる。このことは，頭頸部が「食」に関わる器官群で構成されていることと密接に関連し，脳神経を理解することが頭頸部器官の全貌を解き明かす糸口となる。また，頭頸部の様々な疾患の中には，脳神経の機能と密接に関係しているものがあることも理解できよう。

A. 頭蓋底の観察と眼窩の解剖

1. 脳硬膜の観察と脳神経の確認

　頭蓋冠は，脳の摘出（抜脳）のためにあらかじめ切断されている。頭蓋冠を被う皮膚と一緒に頭蓋冠を取り除き，脳硬膜を観察する。また，内頭蓋底で脳神経を確認する。

　脳硬膜は，脳を被う3層の膜（軟膜，クモ膜，硬膜）の中で最外層の膜である。白く硬い結合組織性の膜で，外側は頭蓋骨の内面を被う骨膜となり，内頭蓋底では骨と密着する。また，この膜は左右の大脳半球の間（**大脳鎌**），小脳半球の間（**小脳鎌**），大脳後頭葉と小脳の間（**小脳テント**）に入り込む。大後頭孔を出ると，脊髄を包む脊髄硬膜となる。また，視神経鞘となって視神経を包み，眼球の線維膜（強膜）に続く。

1.1 頭蓋冠の除去

①皮膚を頭蓋冠の切断線に沿って切断し，頭蓋冠とともに取り除く（**A-01**）。
②**大脳鎌，小脳鎌，小脳テント**を観察する（**A-02**）。
③脳硬膜の頭頂部の正中線に沿って袋状の構造物（**クモ膜顆粒**）を確認する。これは，頭頂骨のくぼみ（クモ膜顆粒小窩）と一致する。

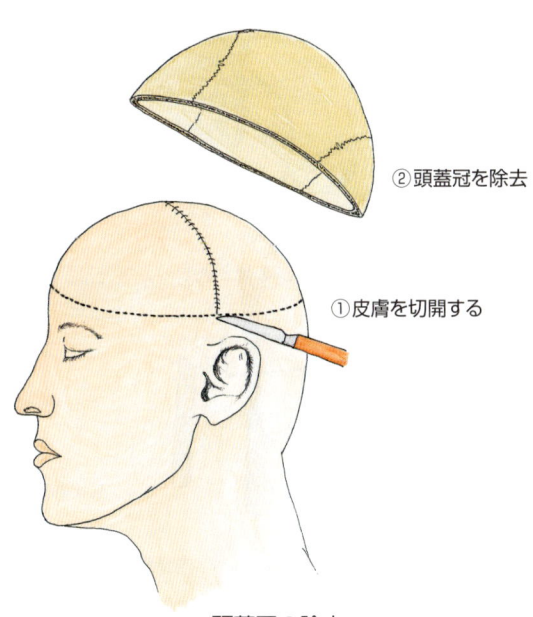

A-01　頭蓋冠の除去

④**硬膜静脈洞**の分布を観察する。**上矢状静脈洞**をメスで切開し静脈洞を確認するとともに，**静脈洞交会**を経て**横静脈洞**，**S状静脈洞**，頚静脈孔まで追跡する（A-02）。

⑤**中硬膜動脈**を確認する。中硬膜動脈が脳硬膜の側面，側頭骨付近で分岐し（前頭枝，頭頂枝），脳硬膜全体に広がることを観察する（A-03）。

⑥**下垂体**，12対の脳神経，**内頚動脈**，**椎骨動脈**の位置を確認する（A-03）。

◆ 中硬膜動脈と硬膜外出血

中硬膜動脈は，脳硬膜の最も重要な栄養血管である。顎動脈の枝として**棘孔**から内頭蓋底に入り，側頭部を走行して分岐する。この走行に沿って，頭蓋骨の内面に溝（動脈溝）がある。側頭骨は頭蓋骨の中では薄い部分であり，ここを強打すると骨折と同時に出血を起こす（硬膜外出血）ことがある。脳硬膜の栄養血管として，ほかに前硬膜動脈（眼動脈の枝）と後硬膜動脈（上行咽頭動脈の枝）がある。

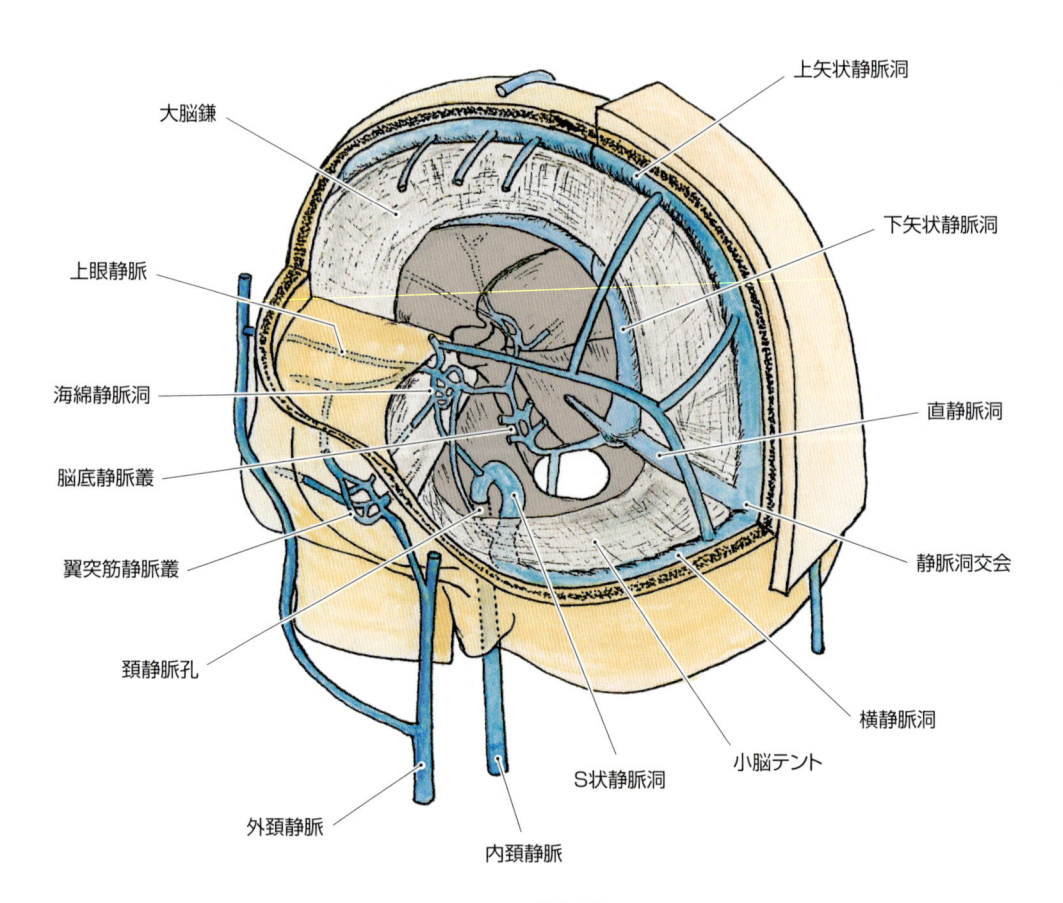

A-02　硬膜静脈洞

◆ 脳の血液循環

脳に分布する動脈は内頚動脈と椎骨動脈である。これらは脳底部で互いに吻合し，**大脳動脈輪**（ウィリス動脈輪）を形成して脳の各部に枝を送る（**前・中・後大脳動脈**など）。一方，脳から回収された血液は，脳の表面に分布する静脈洞に流入し，**内頚静脈**に送られる。

剖出器官	☐ 大脳鎌　☐ 小脳鎌　☐ 小脳テント　☐ クモ膜顆粒 ☐ 上矢状静脈洞　☐ 静脈洞交会　☐ 横静脈洞　☐ S状静脈洞 ☐ 中硬膜動脈と棘孔　☐ 内頚動脈　☐ 頚静脈孔　☐ 椎骨動脈　☐ 下垂体
学習課題	○ 脳硬膜の張り出し（大脳鎌，小脳鎌，小脳テント）は何のためにあるのか？ ○ 脳硬膜の血管系（動脈と静脈洞）の構成を理解しよう。

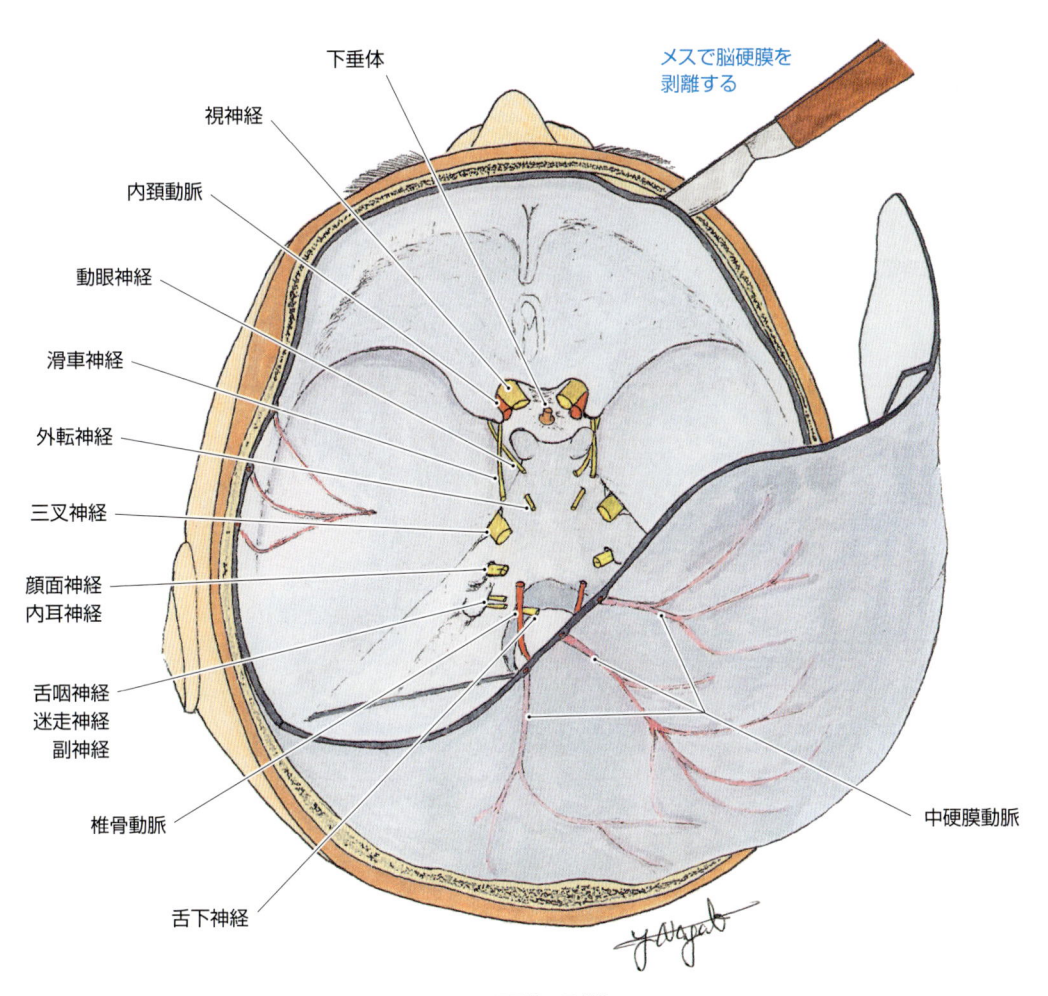

A-03 硬膜の剥離

1.2 脳硬膜の剥離

①頭蓋骨と硬膜の間にメスを入れ間を広げる。さらに手で硬膜を強く引っ張り，骨から引き剥がす。前頭部から側頭部，後頭部とこの作業を行っていく（**A-03**）。

②内頭蓋底の正中部付近では，硬膜は骨と固く結合しているので手では剥がせない。メスを使って丁寧に剥がしていく。

③**斜台**を中心とした領域では，硬膜を剥がすことが困難である。メスで剥がせない部分だけを骨に残し，硬膜を除去する（**A-04**）。

④取り外した硬膜で再度，硬膜静脈洞を観察する。

⑤骨格標本も参考にして，頭蓋底の孔（**視神経管，上眼窩裂，正円孔，卵円孔，内耳孔，頚静脈孔，舌下神経管**）の位置を確認する。これらの孔から出入りする脳神経を確認する（**A-04**）。

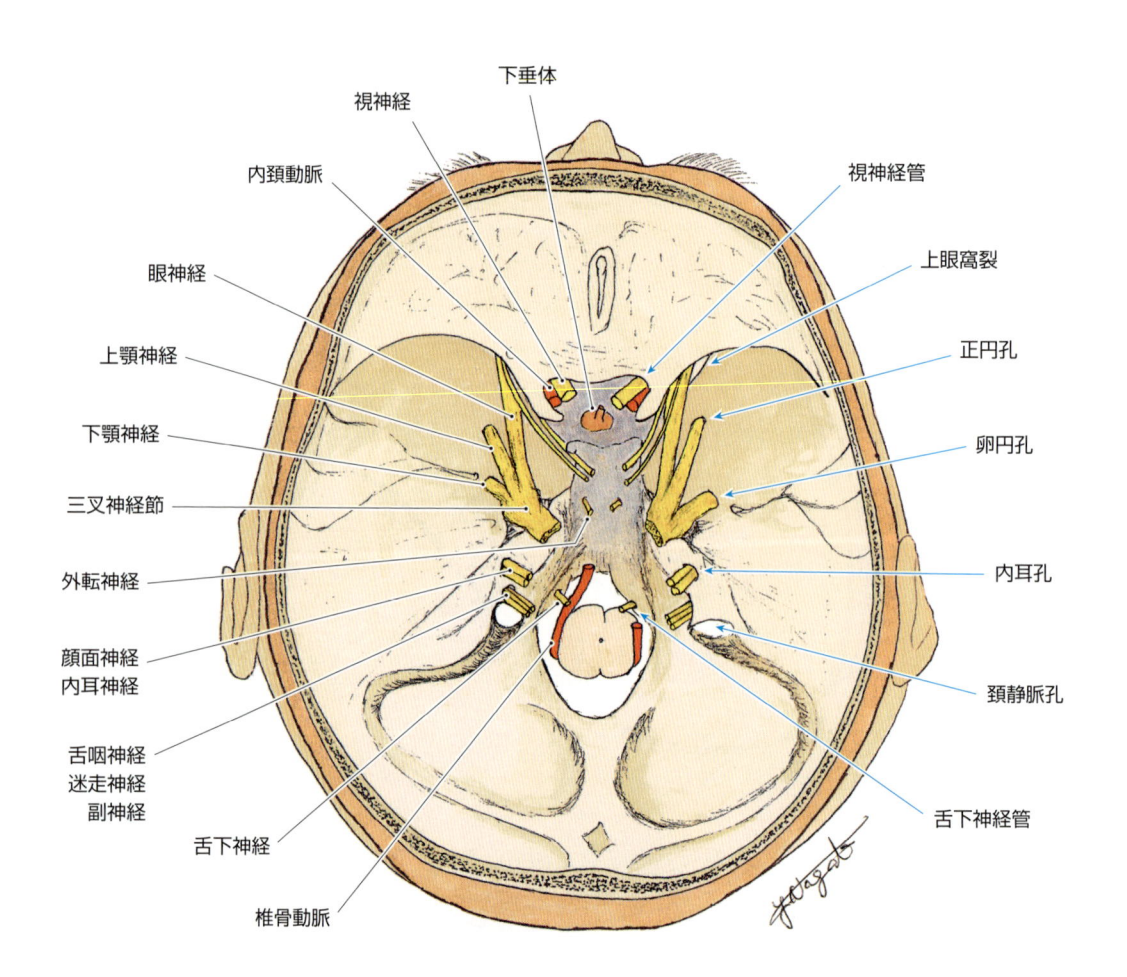

A-04 硬膜剥離後の内頭蓋底

1.3 海綿静脈洞の観察

　斜台の両側で頚動脈管を被う領域では，脳硬膜は内頭蓋底に固く結合し，**海綿静脈洞**を形成している。海綿静脈洞の中を眼神経，動眼神経，滑車神経，外転神経および内頚動脈が通過している。硬膜を切開し，海綿静脈洞とこれらの神経・血管の関係を観察する。

①視神経，内頚動脈，三叉神経節，外転神経，動眼神経，滑車神経の位置を確認する。
②外転神経に注意しながら，斜台付近の脳硬膜を切開する（**A-05**）。
③外転神経の走行に沿って脳硬膜を取り除く。
④海綿静脈洞の中に**内頚動脈**が現れる。その外側を走る**動眼・滑車・外転神経**を確認する。三叉神経節から分岐する**眼神経**も追跡しながら脳硬膜を取り除く（**A-06**）。

　海綿静脈洞は上眼静脈を介して顔面の静脈と交通するため，顔面の炎症が波及することがある。また，海綿静脈洞内を走る神経が圧迫されると，眼筋の麻痺が起こる。

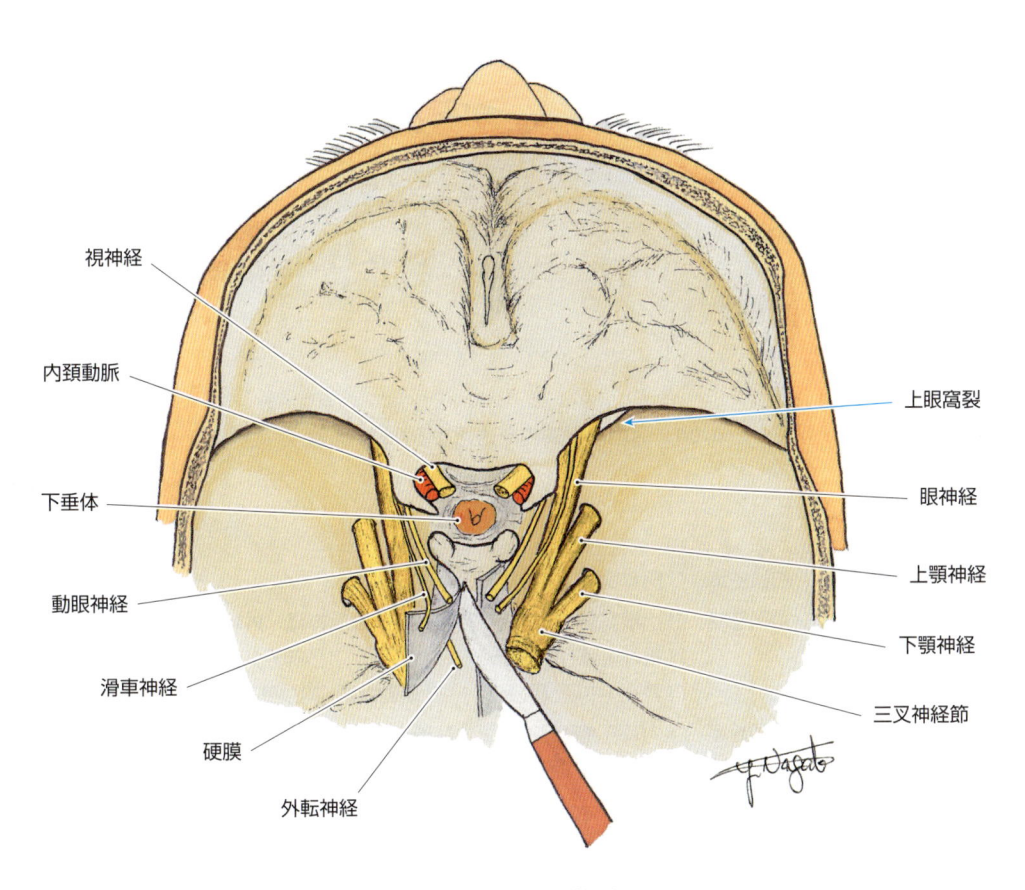

A-05　斜台付近の硬膜の切開

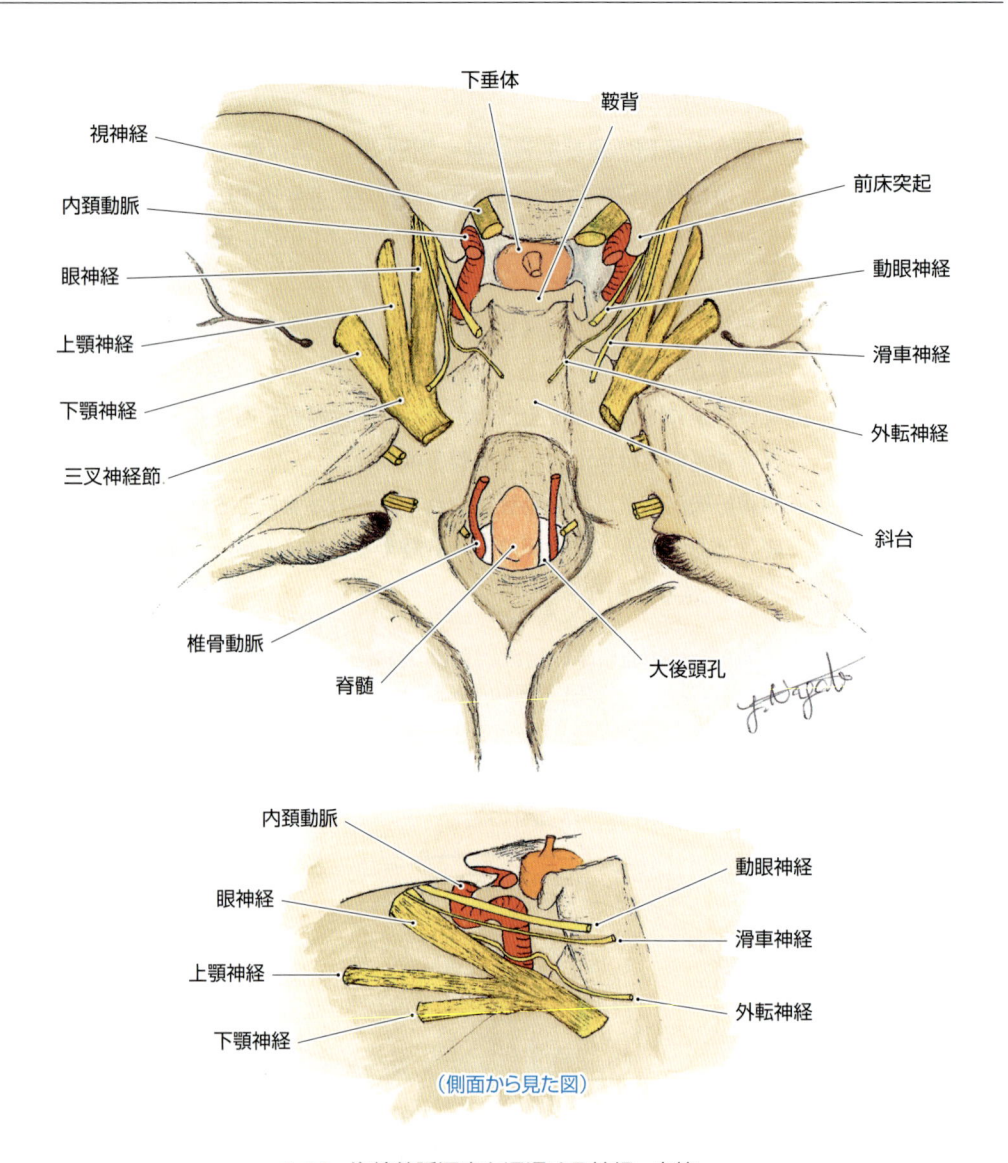

A-06　海綿静脈洞内を通過する神経・血管

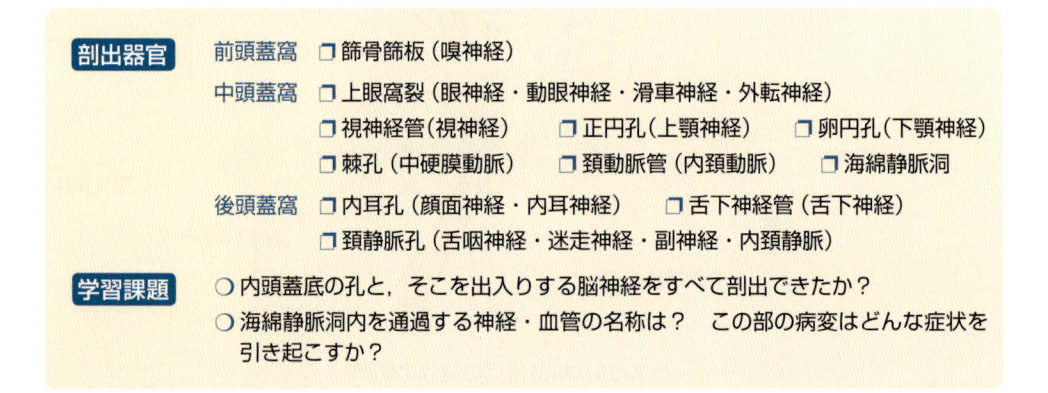

（側面から見た図）

剖出器官	前頭蓋窩	❏ 篩骨篩板（嗅神経）
	中頭蓋窩	❏ 上眼窩裂（眼神経・動眼神経・滑車神経・外転神経）
		❏ 視神経管（視神経）　❏ 正円孔（上顎神経）　❏ 卵円孔（下顎神経）
		❏ 棘孔（中硬膜動脈）　❏ 頚動脈管（内頚動脈）　❏ 海綿静脈洞
	後頭蓋窩	❏ 内耳孔（顔面神経・内耳神経）　❏ 舌下神経管（舌下神経）
		❏ 頚静脈孔（舌咽神経・迷走神経・副神経・内頚静脈）
学習課題		○ 内頭蓋底の孔と，そこを出入りする脳神経をすべて剖出できたか？
		○ 海綿静脈洞内を通過する神経・血管の名称は？　この部の病変はどんな症状を引き起こすか？

2. 眼窩(か)の解剖

　　眼窩の上壁をノミで壊して眼窩の内容を解剖する。すでに剖出した**眼神経**および**動眼・滑車・外転神経**を眼窩内に追跡しながら，その支配領域を明らかにする。同時に眼窩内の血管と涙腺も剖出する。

　　眼神経は知覚性の神経であるが，それ以外の神経は主として眼筋[注]に分布する運動神経である。

　　注) 眼球内の筋(毛様体筋や瞳孔括約筋・散大筋)に対して外眼筋と呼ぶこともある。ここでは解剖学名にしたがって眼筋とする。

2.1 眼窩の観察 A-07

　　解剖を始める前に骨格標本を観察し，眼窩に開く孔を確認する。
① 頭蓋腔との連絡口（**視神経管，上眼窩裂**）
② 鼻腔との連絡口（**鼻涙管**）
③ 篩(し)骨洞や鼻腔との連絡口（**前篩骨孔，後篩骨孔**）
④ 外頭蓋底との連絡口（**下眼窩裂**）
⑤ 顔面との連絡口（**眼窩上孔**（切痕），**眼窩下孔，頬骨顔面孔**）

　　涙腺を収める**涙腺窩**，涙嚢を収める**涙嚢窩**とそれに続く鼻涙管についても観察しておく。

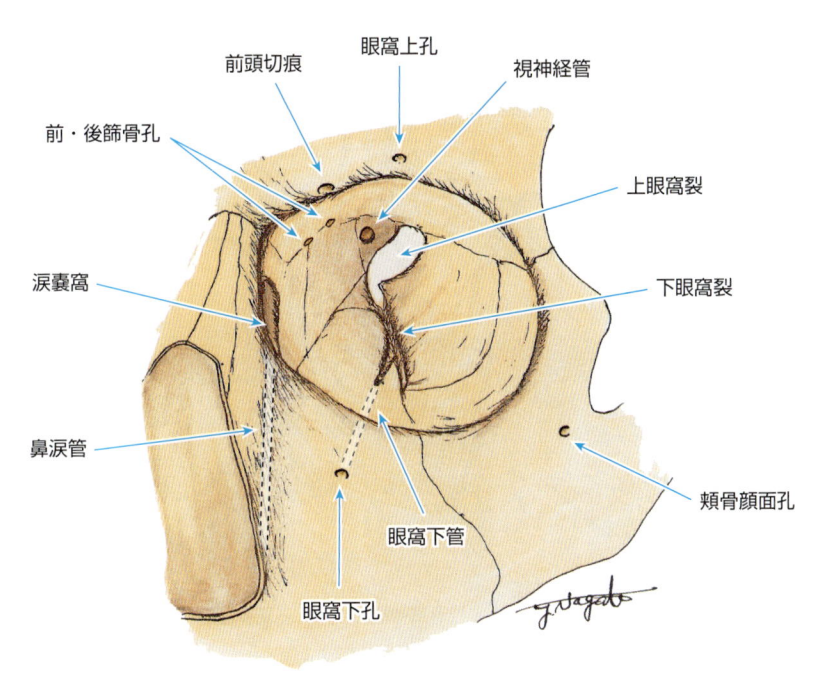

A-07 眼窩の構造

【鼻涙管】 ヒトは視覚が発達しているが，脊椎動物では一般に嗅覚が最も重要な感覚である．高度に発達した中枢神経系も，その初期は嗅覚と深く結びついていた（嗅脳）．魚類の嗅覚器は体外から水を取り入れ，体外に放出する構造を持つ．つまり，鼻の穴は体外に開いていたのである．その後，口蓋への通路がつくられ，そこに鼻腔という空間が新設された．こうして，四足動物では鼻腔は嗅覚と呼吸器の役割を担うようになり，最初にあった嗅覚器は鼻腔と眼窩をつなぐ管（鼻涙管）として残った．

2.2 眼窩の上壁（前頭蓋窩）の除去 A-08

①視神経管と上眼窩裂の上壁を取り除く．
②篩骨洞の外側から前頭部・側頭部までの骨壁をノミで切除する．ノミは刃先の一端を骨にあててハンマーで打つ．少しずつ骨を砕きながら作業を進め，A-08 の範囲で眼窩上壁を取り除く．

⚠️ 眼窩上壁はできるだけ前方（厚くなっている）まで除去する．また，篩骨洞の上壁にあたる部分は特に薄くなり，篩骨洞の粘膜が裏打ちしている．この粘膜が眼窩まで拡張している場合があるので，砕いた骨片を取り除く際には粘膜を破損しないように十分注意する．

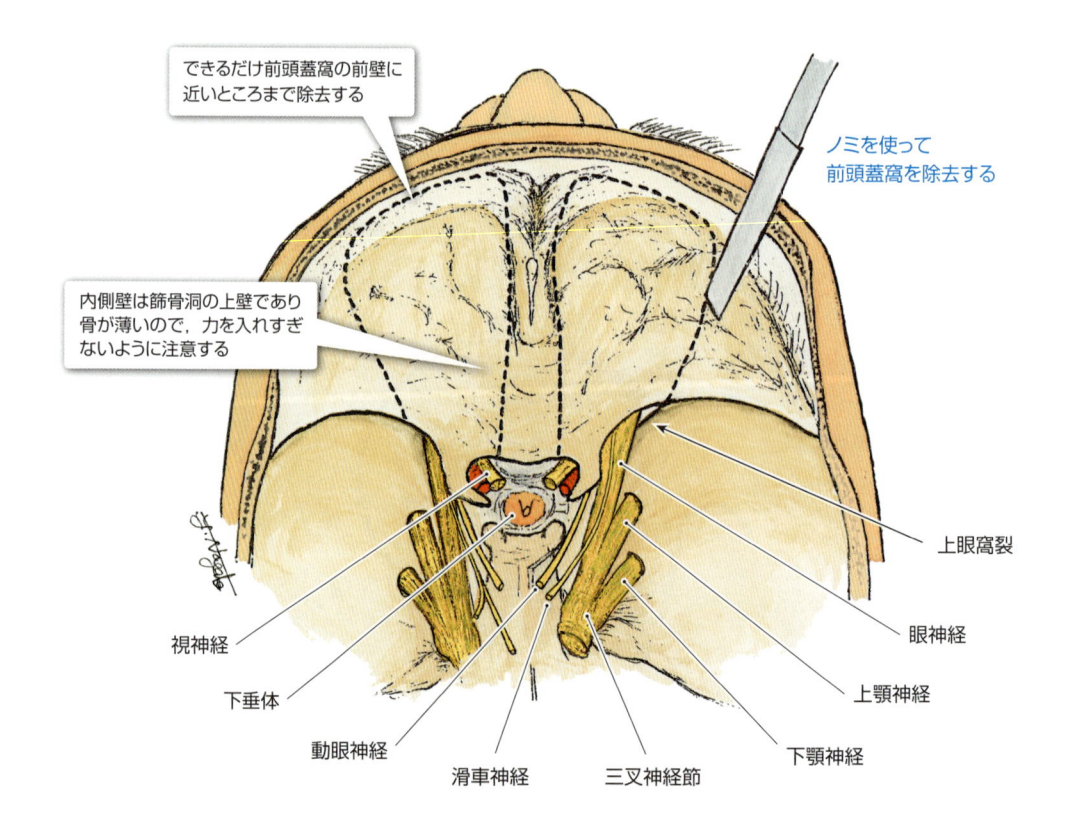

A-08　前頭蓋窩の除去

2.3 眼神経・滑車神経の剖出 A-09・10

眼神経の分岐と滑車神経を明らかにする。

①眼窩内を満たす脂肪（**眼窩脂肪体**）の中で，前頭部に向かって走る**前頭神経**（眼神経の枝）と，その内側寄りで眼神経に重なる細い**滑車神経**を確認する。

②眼窩脂肪体を包む眼窩骨膜を破りながら，ピンセットで脂肪を取り除く。

③脂肪を除去し，滑車神経を明らかにすると，<u>**上斜筋**が現れる。滑車神経が上斜筋の上面からこの筋肉に入る</u>ことを確認する。

④前頭神経の周囲はメスを使って脂肪を除去しながら，前頭骨の内壁まで前頭神経を追跡し，**眼窩上神経**（内側枝と外側枝）を確認する。

> ⚠ 眼窩脂肪体は袋状になっていて，ピンセットで強く圧迫すると破れ，神経・血管の剖出が難しくなる。ピンセットでつまみ出す要領で取り除くとよい。

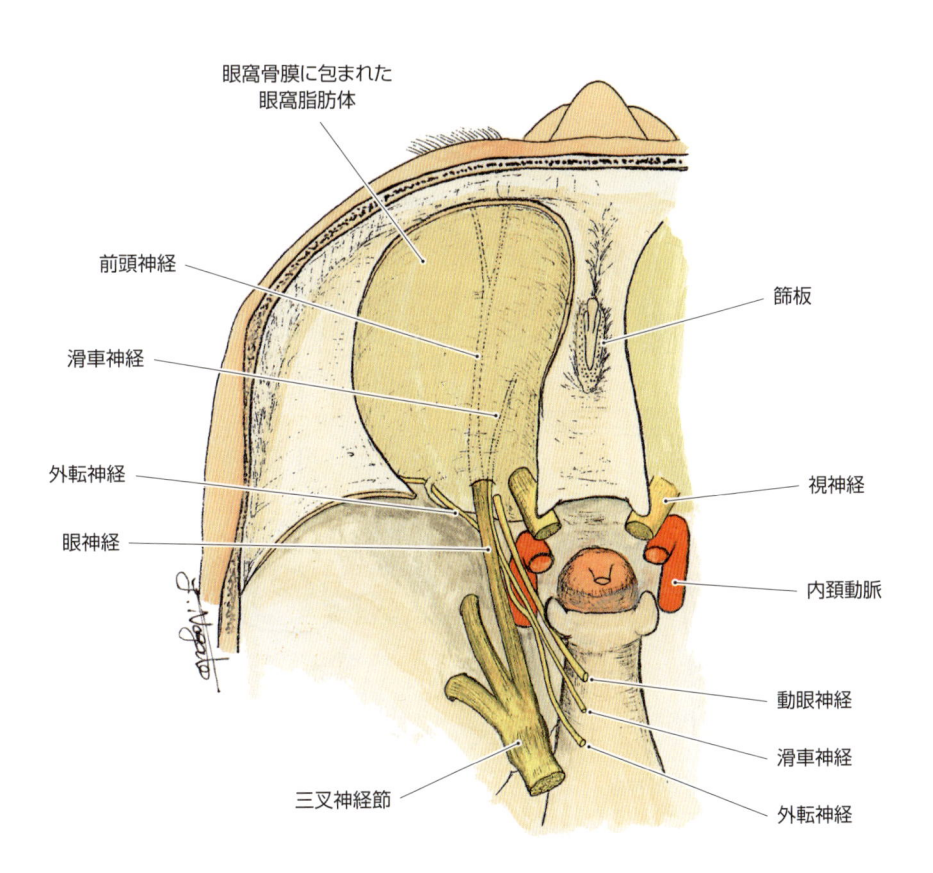

A-09 眼窩脂肪体の剖出

◆ 眼神経の分岐

眼神経は三叉神経の第1枝で，知覚性の神経である。眼窩に入ると次の枝に分かれる。①**前頭神経**は最も太く，眼窩上神経（前頭部皮下），滑車上神経（上眼瞼，結膜）に分岐する。②**鼻毛様体神経**は，長毛様体神経（虹彩，毛様体，角膜），前・後篩骨神経（副鼻腔，鼻腔），滑車下神経（内眼角付近）に分岐する。③**涙腺神経**は最も細く，涙腺動脈とともに涙腺に至る。

2.4 動眼神経・外転神経と眼筋，涙腺の剖出 A-10・11

動眼神経と外転神経を剖出し，眼筋との関係を理解する。
①眼窩の前外側壁をノミで切除し，**涙腺**を明らかにする。涙腺は脂肪体よりも固い団塊である。脂肪を取り除き，**涙腺動脈**と**涙腺神経**（細い！），**鼻毛様体神経**を剖出する。
②眼窩内で**眼動脈**を剖出する。内側で**前・後篩骨動脈**を剖出する。

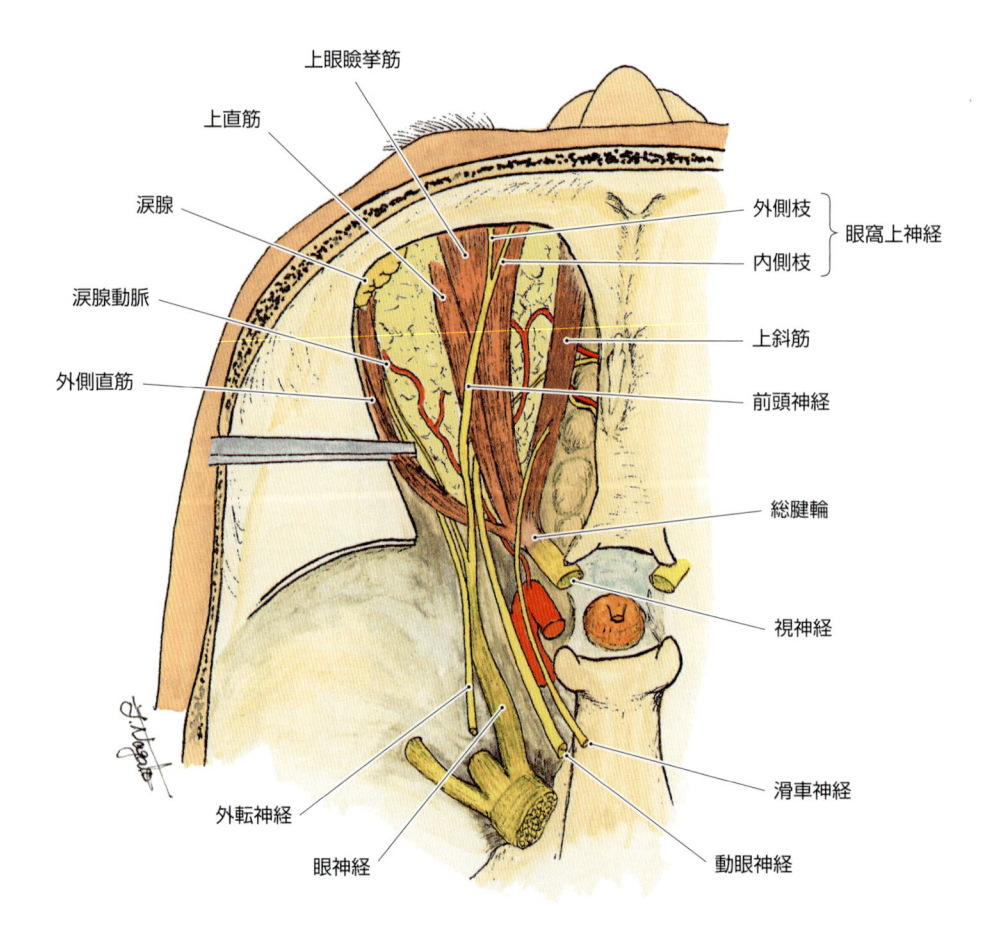

A-10 眼筋と支配神経の剖出

③鼻毛様体神経を追跡し（上直筋の下で視神経管の上を横切る），**前・後篩骨神経**を確認する。
④前頭神経の直下で**上眼瞼挙筋**と**上直筋**を明らかにする。
⑤これらを中枢側に追跡し，起始部である**総腱輪**を確認する。
⑥**動眼神経**を確認し，周囲の脂肪組織を除去する。この神経が上眼瞼挙筋と上直筋に分布することを確認する。
⑦脳底部で**外転神経**（滑車神経よりも太い）を確認し，眼窩内に追跡する。追跡が困難な場合には，上眼窩裂の外側壁を取り除く。
⑧眼窩の外側壁に沿って脂肪を取り除き，**外側直筋**を剖出する。外転神経が外側直筋に入ることを明らかにする。

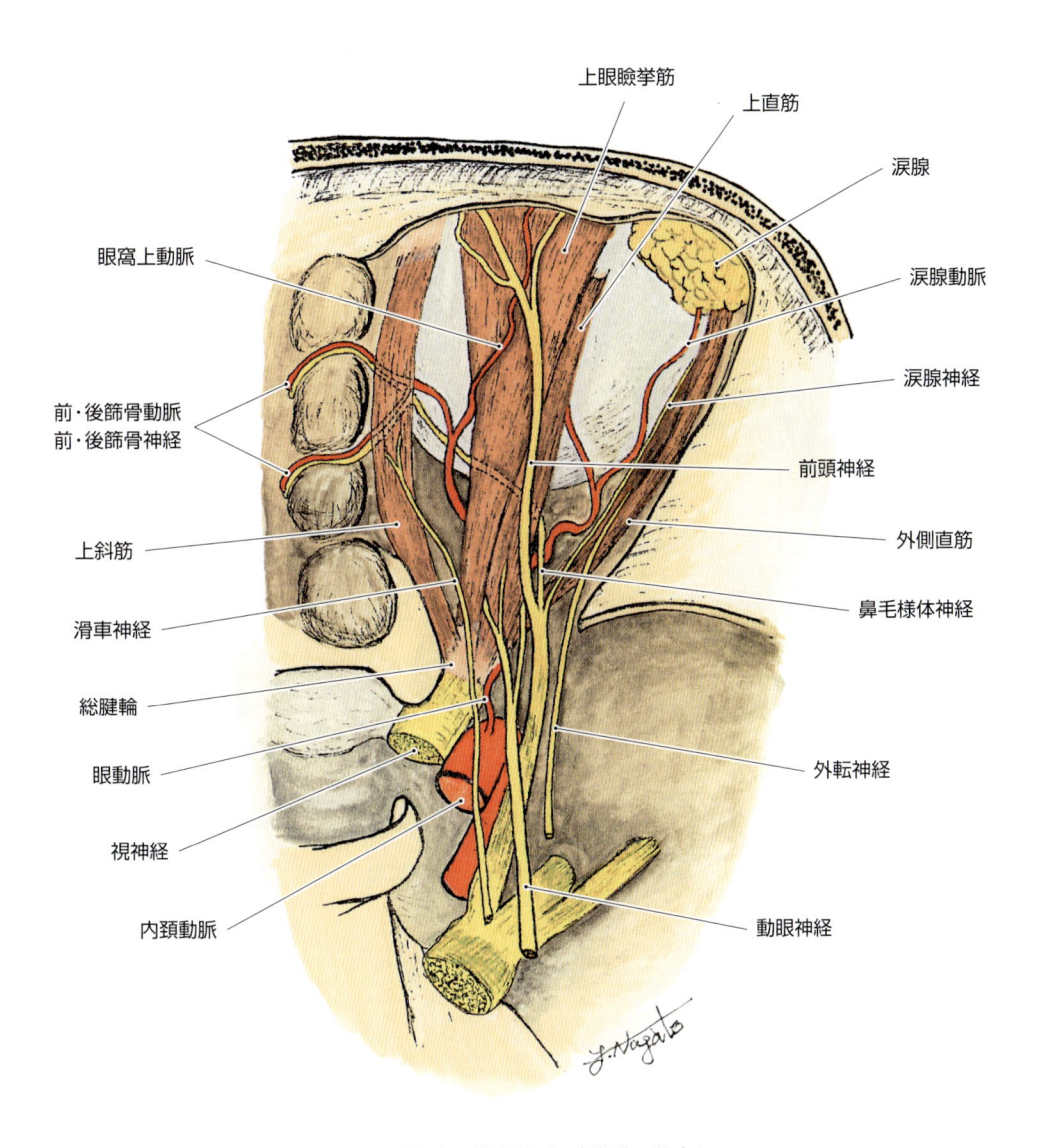

A-11 眼窩内の神経および動脈の分布

◆ 眼筋と眼球運動 A-12

　　眼筋は眼球の発生する部位にある３つの体節から発生し，４対の直筋と２対の斜筋からなる。同じ体節から発生した筋は，同一の神経で支配される。これらの筋に上眼瞼挙筋（上眼瞼を引き上げ，瞬きをする）が加わる。

　　眼筋の作用は眼球運動であるが，１つの筋が単独で動くのではない。同じ視野を確保するには両眼の筋の運動が必要であり，片眼の眼球を動かすにも２つの筋で筋収縮が必要である（共役運動）。視線を中央に集めるには両眼の内側直筋が同時に働き（内転），両眼で同じ方向（たとえば右）を見るには，右眼では外側直筋が働き（外転），左眼では内側直筋が働く（内転）。

　　眼球を上に向ける（上転）には上直筋と下斜筋，下に向ける（下転）には下直筋と上斜筋が働く。このとき直筋のほうが主動筋であり，直筋に異常があると眼球は上下に偏位する。眼筋を支配する脳神経の異常は，眼球運動検査で明らかになる。

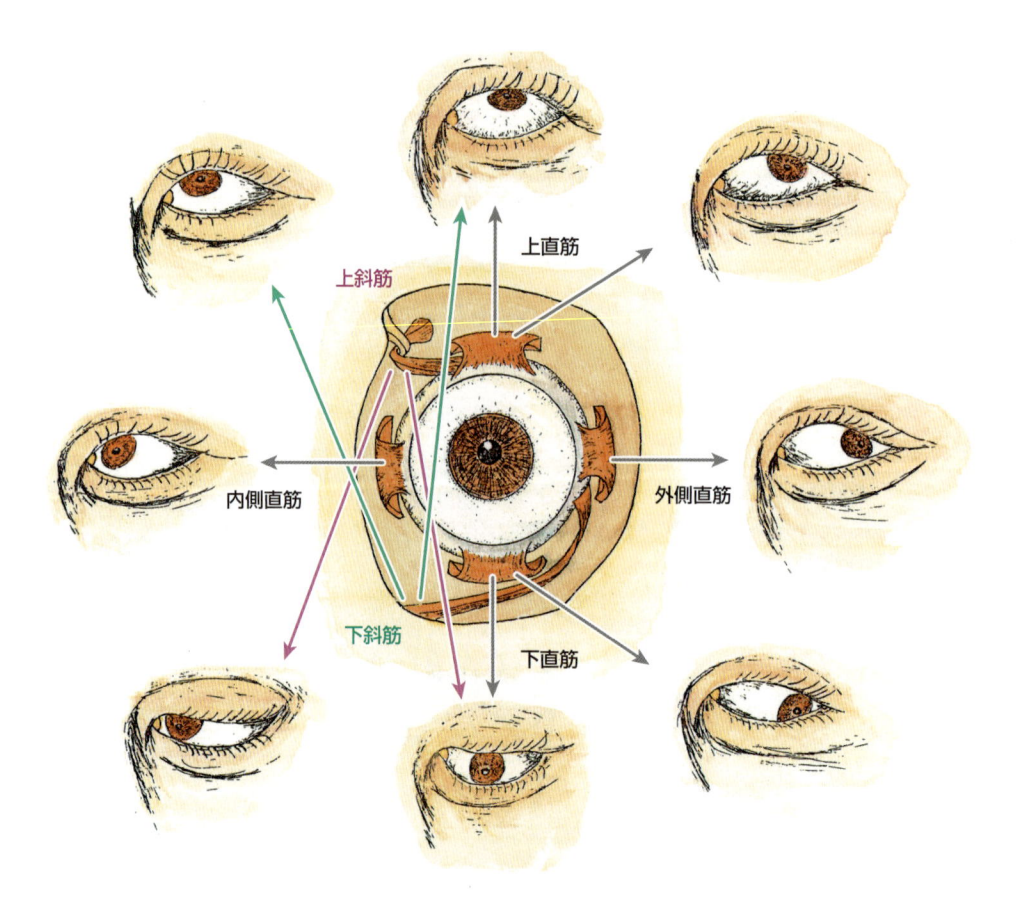

A-12　眼球の運動に関わる筋（左眼）

【両眼の共同運動】　目標に視点を合わせるためには，両眼の共同運動が必要である。たとえば，右方を見るためには右眼を外側に，左眼を内側に向けなければならない。つまり，右眼では外側直筋，左眼では内側直筋が働かなくてはならない。そのため，外転神経と動眼神経を協調的に機能させる中枢が存在する。傍正中橋網様体（PPRF）と呼ばれる側方注視中枢である。これは橋下部に存在し，脳からの情報に従って左右の眼球運動を統合する。同様に垂直運動に関する中枢も別に存在する。

2.5　眼窩の血管系 A-13

眼動脈は，脳の動脈と同じく内頸動脈から分岐する。眼球が脳から派生した器官であることから容易に納得できよう。眼動脈の枝には，眼球に入る①網膜中心動脈と②毛様体動脈，鼻腔に分布する③前・後篩骨動脈，眼筋に分布する④筋枝，涙腺に分布する⑤涙腺動脈，顔面皮下に向かう⑥眼窩上動脈などがある。

眼窩の静脈（**上眼静脈，下眼静脈**）は，硬膜静脈洞および顔面の静脈と交通する。頭蓋腔内の静脈血が顔面に流出するルートの1つでもある。

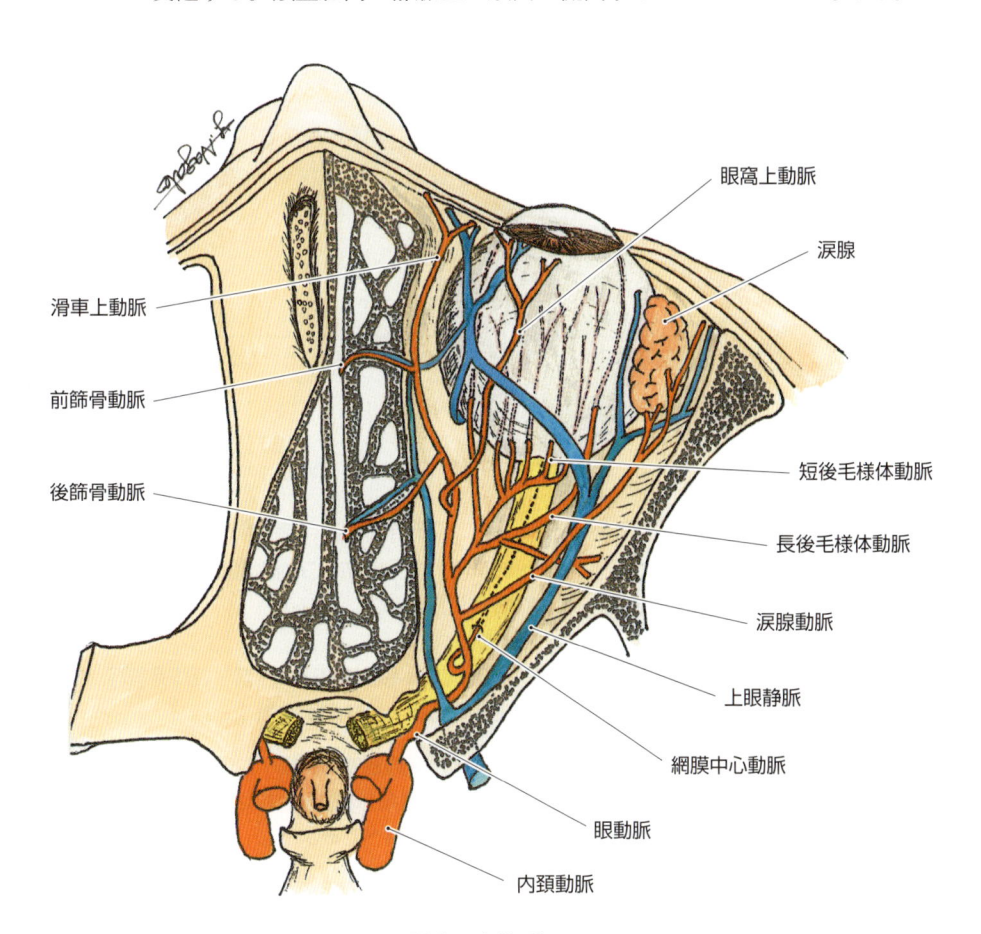

A-13　眼窩の血管系

【霊長類の視野の特徴】 ヒトもサルも眼窩口が前方を向き，両眼は顔の正面に平行に並んでいる。このため両眼視（立体視）が可能となる。左右の網膜にはそれぞれ平面的な像が投影されるが，眼が離れているために，両視野の間にずれ（視差）が生じる。視差は視覚中枢で統合され，立体的な像として展開される。このおかげで一瞬にして遠近感がわかり，奥行きを測ることができる。

立体視は樹上生活をするサルにとっては絶対に必要な能力である。枝から枝へ飛び移るとき，目標とする枝までの距離を正確に目測できなければならない。誤ったら最後，「サルも木から落ちる」。我々も片眼に眼帯をあてて階段を降りるとき，足元がおぼつかなくなる。距離の目測ができないためである。

ウマなど草食獣の眼は顔の側面に位置している。さらに眼球は顔面から突き出し，眼が大きく見えて愛くるしい。この眼を動かすと片眼の視野は180°以上になり，両眼を合わせると360°以上の視野が得られる。これは肉食獣に襲われる危険を回避するために必要な機能である。

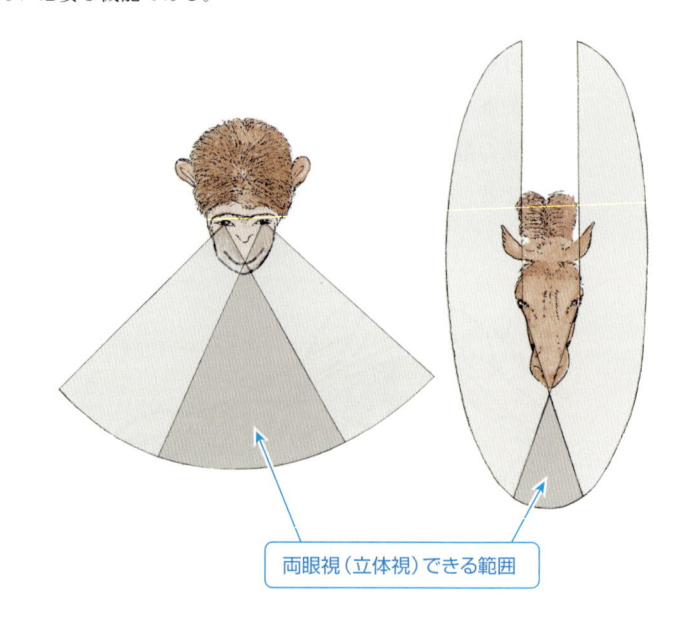

両眼視（立体視）できる範囲

剖出器官	□眼窩脂肪体　□眼球　□視神経　□眼動脈　□涙腺
動眼神経支配	□上眼瞼挙筋　□上直筋　□内側直筋　□下斜筋　□下直筋
滑車神経支配	□上斜筋
外転神経支配	□外側直筋
眼神経の枝	□前頭神経　□鼻毛様体神経　□前・後篩骨神経　□涙腺神経
眼動脈の枝	□前・後篩骨動脈　□涙腺動脈

学習課題
○眼窩に開いている孔と，そこを通過する神経・血管の名称。
○眼筋（6種類）と支配神経（3種類）の組み合わせを確認できたか？
○涙の分泌に関わる神経について調べてみよう。

B. 頭頸部浅層の解剖

1. 顔面の浅層

1.1 顔面の皮膚剥離 B-01

① 円刃刀または尖刃刀を使って切開線を入れる（B-01）。顔面の皮膚は薄いので、鉛筆で線を引くぐらいの力で刃をあてる。

② 切開線を入れ終わったら、皮膚を剥離する。真皮に皮下脂肪が付かないよう十分注意して薄く剥離する。

③ 特に口唇や眼瞼は皮下脂肪が少なく、真皮の直下に口輪筋や眼輪筋が存在する。このため、注意深くできるだけ薄く剥離する。

④ 外鼻の部分は剥離しにくいので、最後に薄く削ぎ落とす。

⑤ 剥離した皮膚は切除する（B-01 の点線部分）。その後は防腐液で十分に浸したガーゼなどで被う。乾燥を防ぐため、解剖が進んでもこの作業は怠らないこと。

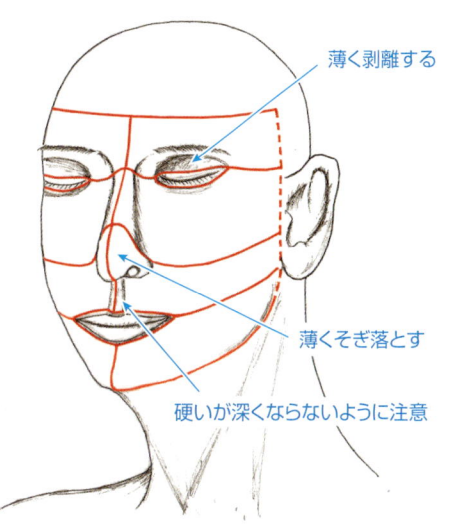

B-01 皮膚の剥離

◆ 表情筋と支配神経

　　表情筋は第2咽頭弓の筋（鰓弓筋）に由来する。咽頭弓の支配神経は脳神経である。第2咽頭弓の支配神経が顔面神経となるので、表情筋の支配神経も顔面神経となる。同様の関係は、第1咽頭弓から発生する咀嚼筋と三叉神経（下顎神経）との関係にもあてはまる。

　　【表情筋のルーツ】　爬虫類が持つ堅いウロコを捨て、毛で被われた柔らかい皮膚を動かすため、哺乳類で非常に発達したのが皮筋である。皮筋の主体は体幹部を被うが、一部は頸部を越えて顔面まで達している。これが表情筋の元であり、器官の出入り口（眼裂、鼻孔、口裂および外耳孔）を開閉する機能を担った。ヒトでは顔面に毛がなく、皮膚の動きは他の哺乳類に比べ格段によくわかる。そのため、「表情」の演出装置としての機能が加わったと考えられている。

1.2 表情筋とその支配神経（顔面神経）の剖出 B-02・03

顔面神経の運動枝を中心に剖出を進め，顔面浅層の筋（**表情筋**）との関係を明らかにする。

①比較的皮下脂肪が少なく筋束が皮下に露出している筋肉から解剖を進める。つまり，眼窩周囲で**眼輪筋**，口角付近で**口輪筋**を剖出する。

②次に口角付近の皮下脂肪を切除しながら**口角挙筋**，**口角下制筋**，**大頬骨筋**，**上唇鼻翼挙筋**など深層筋の筋束を明らかにする。

③頬骨付近で水平に走る神経を見つける。これが顔面神経の**頬骨枝**である。末梢側に追跡し，大頬骨筋や上唇鼻翼挙筋に入ることを確認する。

④同様にして顔面神経の**頬筋枝**，**下顎縁枝**，**側頭枝**などを剖出する。

⑤**広頚筋**が剖出の妨げになる場合は，側面の筋束をメスで剥がして正中部に向かって反転させる（**B-03**）。

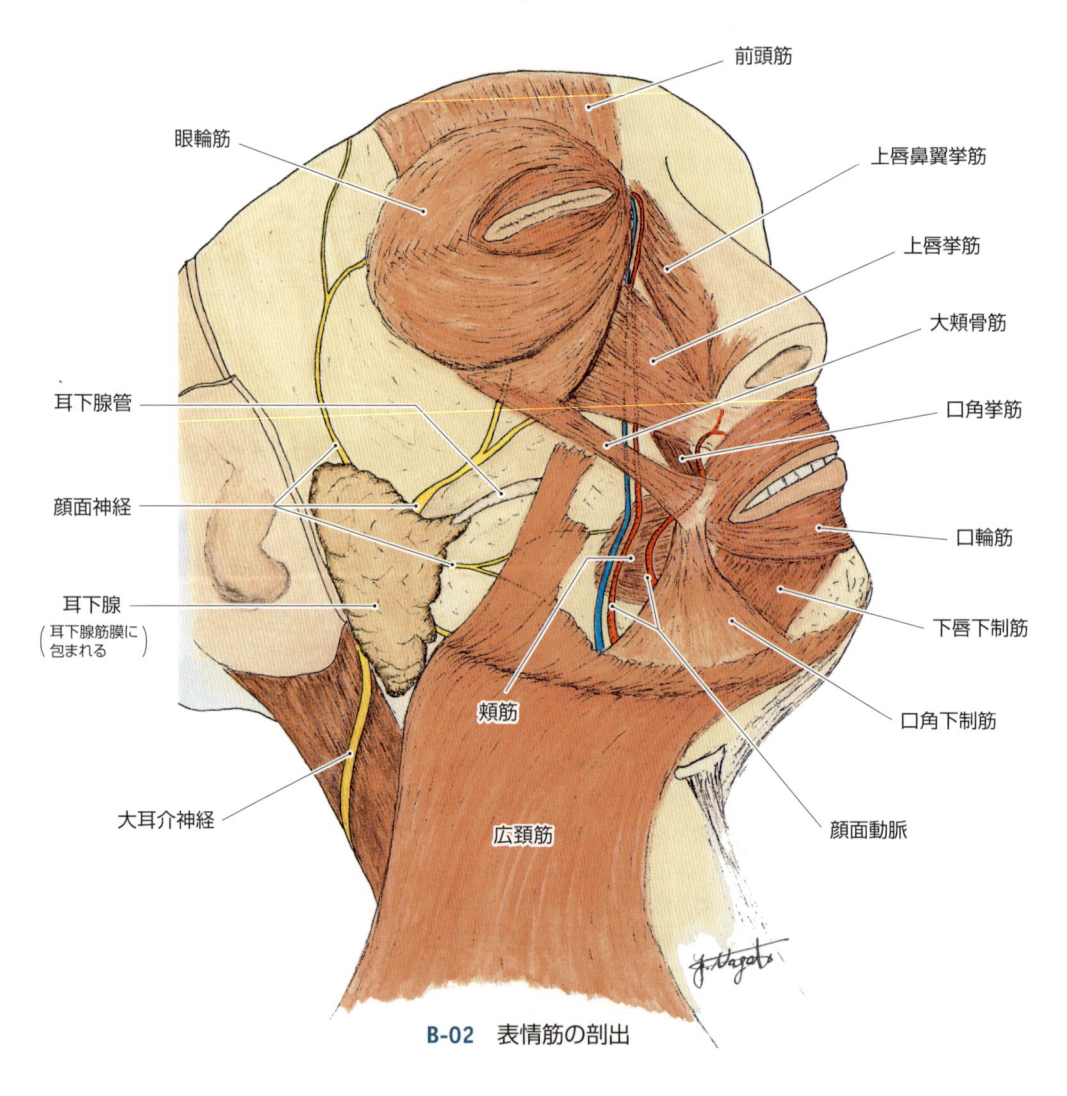

B-02 表情筋の剖出

1.3 顔面動脈の追跡 B-02

①口角付近で口角下制筋の深層，あるいは上唇挙筋と口角挙筋の間などで**顔面動脈**を確認する。
②周囲の皮下脂肪を取り除きながら顔面動脈を遠位側に追跡し，鼻根付近までの走行を確認する。

◆ 顔面動脈と顔面横動脈

　　どちらも顔面の浅層に分布する。顔面動脈は外頸動脈から分岐し，下顎縁から上行して内眼角へ向かう。顔面横動脈は，側頭部で扇形に分岐する浅側頭動脈の最初の枝で，耳介前方から水平に走る（**B-06**）。

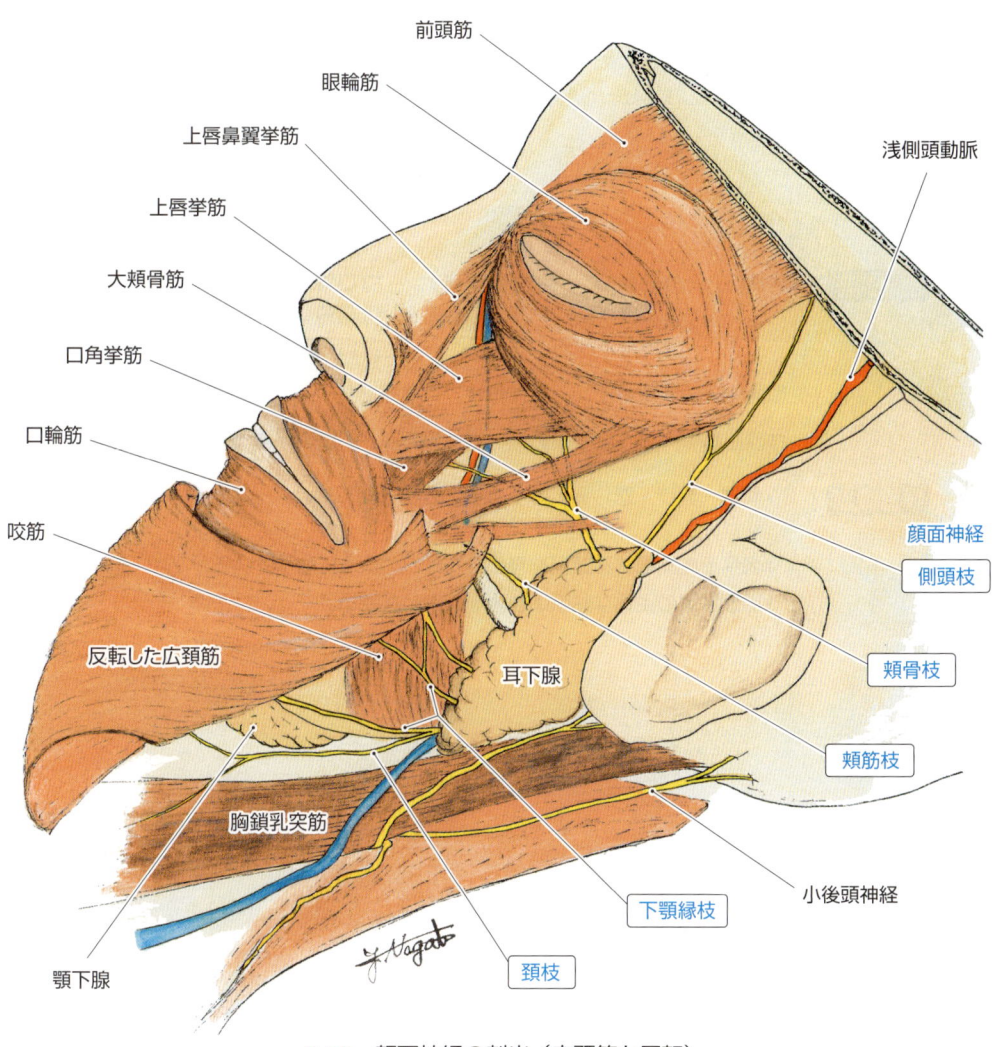

B-03　顔面神経の剖出（広頸筋を反転）

1.4 耳下腺と耳下腺管の剖出 B-02・03

　　耳下腺，顎下腺および舌下腺を大唾液腺といい，粘膜内や粘膜下に散在する小唾液腺と区別する。これらのうち最大の腺が耳下腺である。流行性耳下腺炎（おたふくかぜ）などの炎症を起こしやすい。

①耳下腺は，厚い被膜（**耳下腺筋膜**と呼ばれる）に被われている。それをメスで取り除くと耳下腺の組織が明らかになる。

②導管である**耳下腺管**（ステノ管）は咬筋の表面を前方に走り，頬粘膜の**耳下腺乳頭**（上顎第2大臼歯付近）で口腔に開口する。耳下腺管を追跡し，**頬脂肪体**の中に入ることを確認する。

【唾液腺と進化】　唾液腺は陸上動物で発達していることから，食物を濡らして飲み込みやすくするために発達したと考えられている（ヘビなどの毒腺は特殊化した唾液腺である）。しかしそれだけでなく，多くの鳥類やヒトを含む哺乳類では，唾液の中に消化酵素を含んでいる。下等脊椎動物の消化作用が腸管でしか行われないことを考えると，このことは進化に伴って消化作用の最前線が消化管の入口まで進んできたことを意味している。

剖出器官	表情筋	☐ 前頭筋　☐ 眼輪筋　☐ 口輪筋　☐ 上唇鼻翼挙筋 ☐ 上唇挙筋　☐ 大頬骨筋　☐ 口角挙筋　☐ 下唇下制筋 ☐ 口角下制筋　☐ 頬筋　☐ 広頸筋
	顔面神経	☐ 側頭枝　☐ 頬骨枝　☐ 頬筋枝　☐ 下顎縁枝　☐ 頸枝
	☐ 顔面動脈　☐ 顔面横動脈　☐ 耳下腺　☐ 耳下腺管	
学習課題	○驚き・喜び・悲しみ・怒りなどの表情を鏡に映し，その表情に関わる筋を考えよう。 ○表情筋を支配する顔面神経の分布はどのようになっているか？ ○顔面浅層の主要な動脈の位置を図示しなさい。	

2. 頚部の浅層

　　引き続き顔面神経の剖出を続ける。そのため，耳下腺を除去し，耳下腺神経叢を剖出する。その後，頚部で副神経と頚神経叢を剖出し，さらに外頚動脈の走行を追跡する。

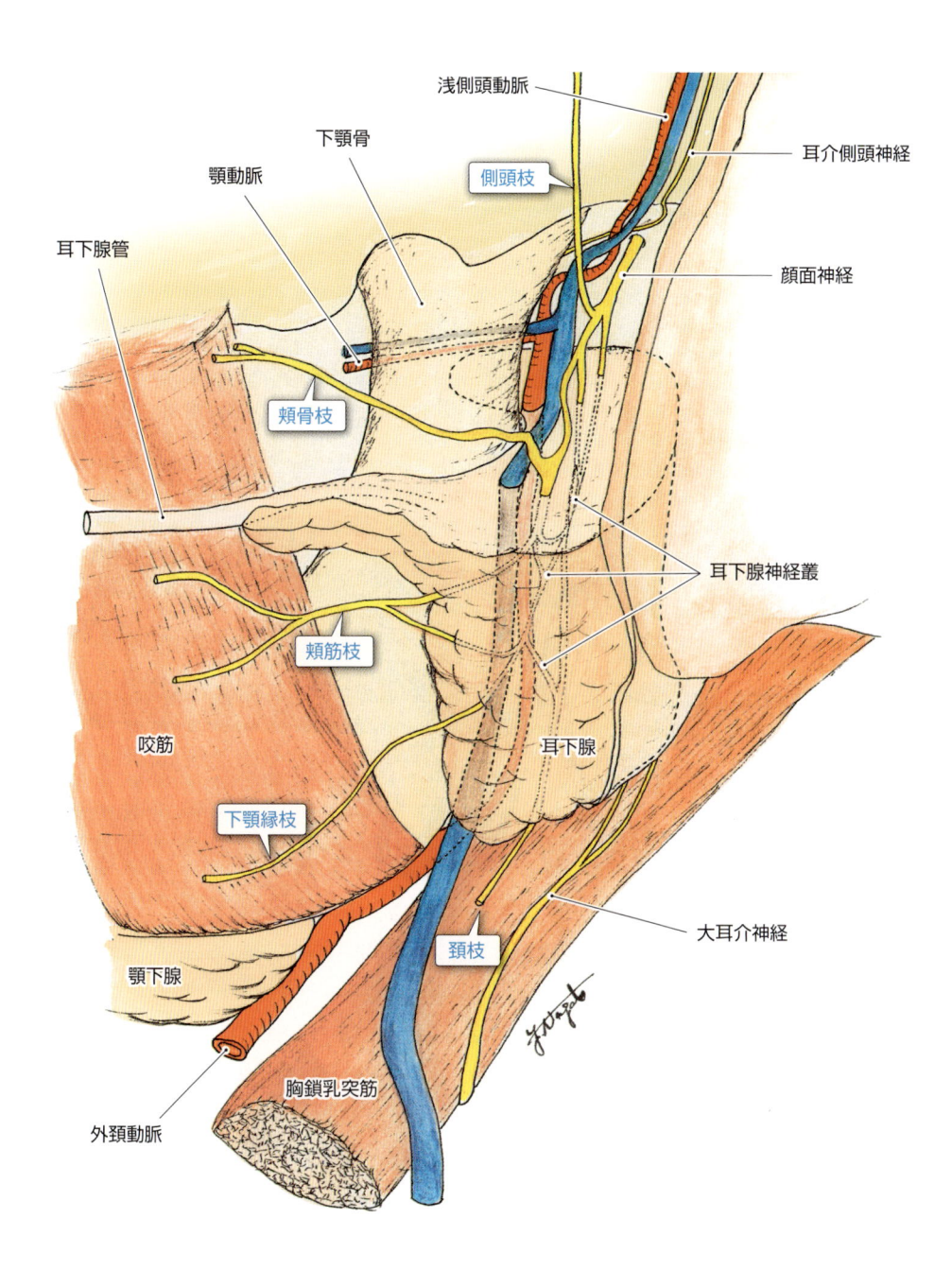

B-04　耳下腺神経叢の構成

2.1 耳下腺神経叢の剖出 B-04・05・06

　　この作業は顔面表層の解剖で最も時間がかかり，慎重に進めなければならない。**耳下腺の切除を中途半端にしないこと**が成功のポイントである。
①耳下腺管を耳下腺から出たところで切断する。
②顔面神経を切断しないようにして耳下腺を取り除く。顔面神経は**茎乳突孔**から出た後，耳下腺を通過する間に分岐する。その枝は耳下腺組織の中で網目状にネットワークを形成する。これを**耳下腺神経叢**と呼ぶ。

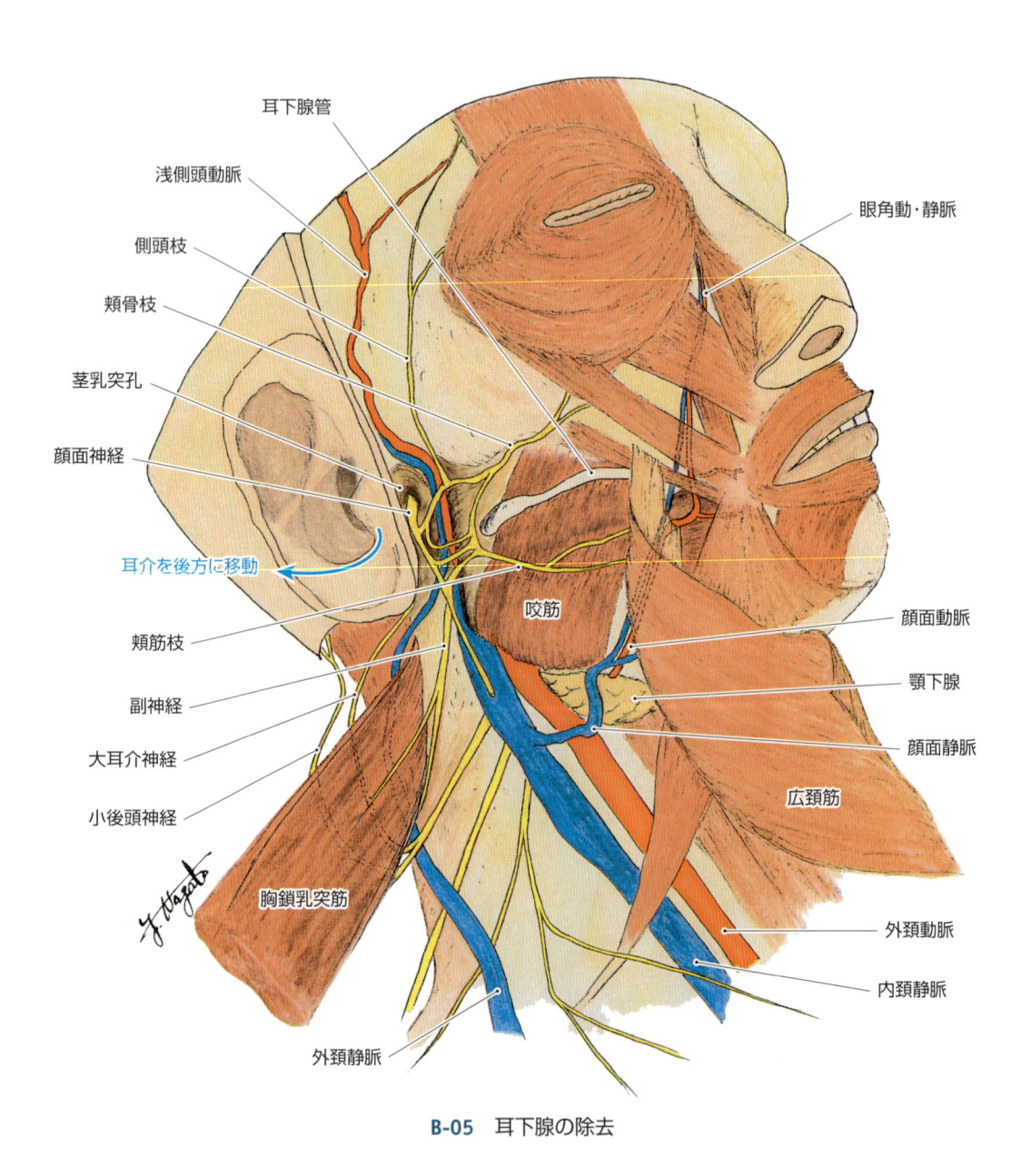

B-05　耳下腺の除去

③耳下腺は下顎骨の後面まで広がり，外頸動脈などもこの中を通過する。また，胸鎖乳突筋の停止部を被う。このため，表面の組織だけでなく深部の組織までメスを使って完全に切除し，茎乳突孔を確認して作業を終える。

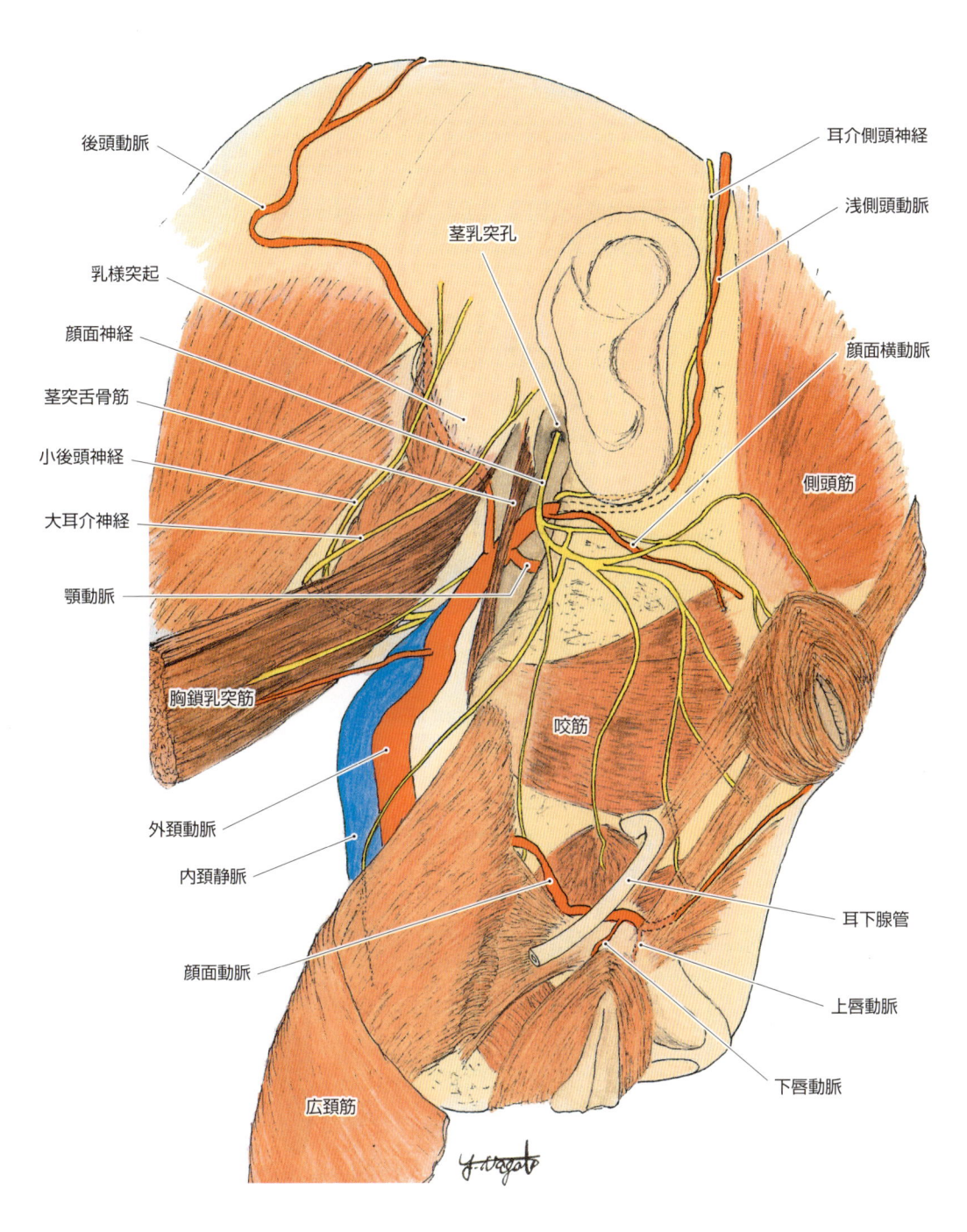

B-06　顔面神経の追跡

◆ 顔面神経麻痺 B-07

末梢性顔面神経麻痺（ベル麻痺）：顔面神経管内の圧迫や顔面の外傷などで顔面神経が障害されると，表情筋の麻痺が起こる．症状としては，眼裂を完全に閉じることができない（眼輪筋の麻痺），口角の下垂や流涎，口笛が吹けない（口周囲の筋の麻痺）などである．

中枢性顔面神経麻痺：顔面神経の中で眼球より上の筋を支配する神経線維は，左右の大脳半球からの線維を受ける両側性支配であるが，眼球より下の筋の支配神経は，反対側の大脳半球からの線維だけを受ける一側性支配である．このため，顔面神経核よりも中枢側で障害を受けると，障害を受けた側の反対側で眼球より下の表情筋の麻痺が起こる．この場合，前頭筋は両側性支配であるため，額のシワには影響がない．

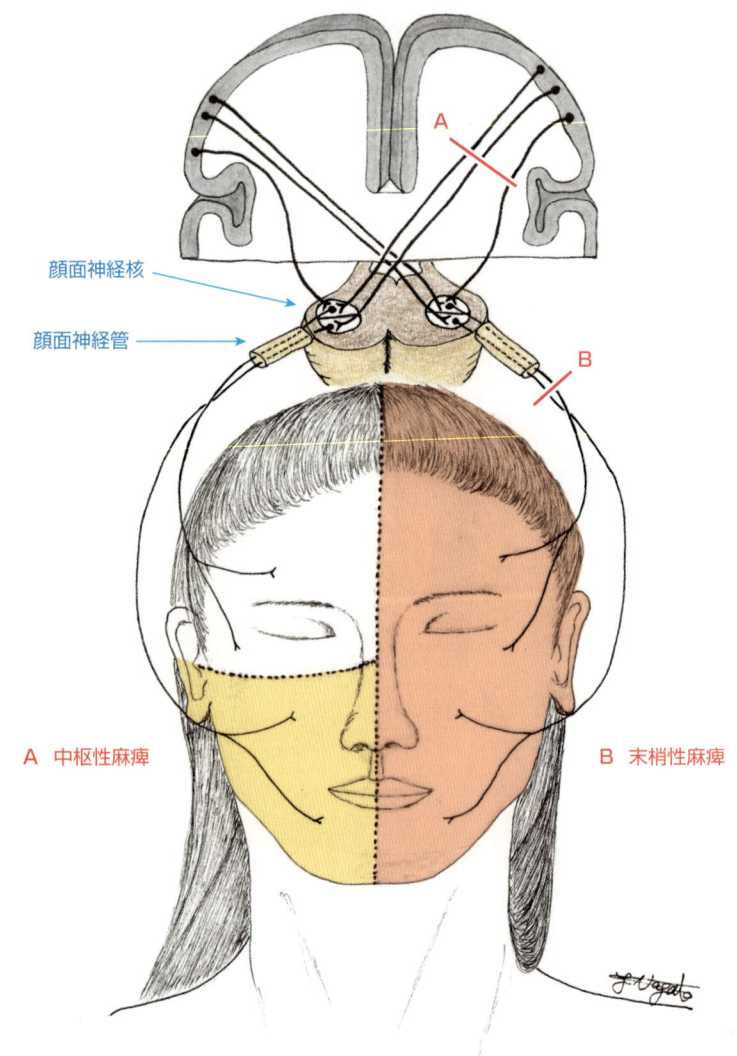

B-07　顔面神経麻痺

2.2 副神経と頚神経 (C3・C4) の剖出 B-08

胸鎖乳突筋と僧帽筋の支配神経である**副神経**を剖出する。また，小後頭神経，大耳介神経，頚横神経，鎖骨上神経などの知覚神経や頚神経ワナ，横隔神経といった運動神経を分岐する**頚神経叢**の構成を観察する。

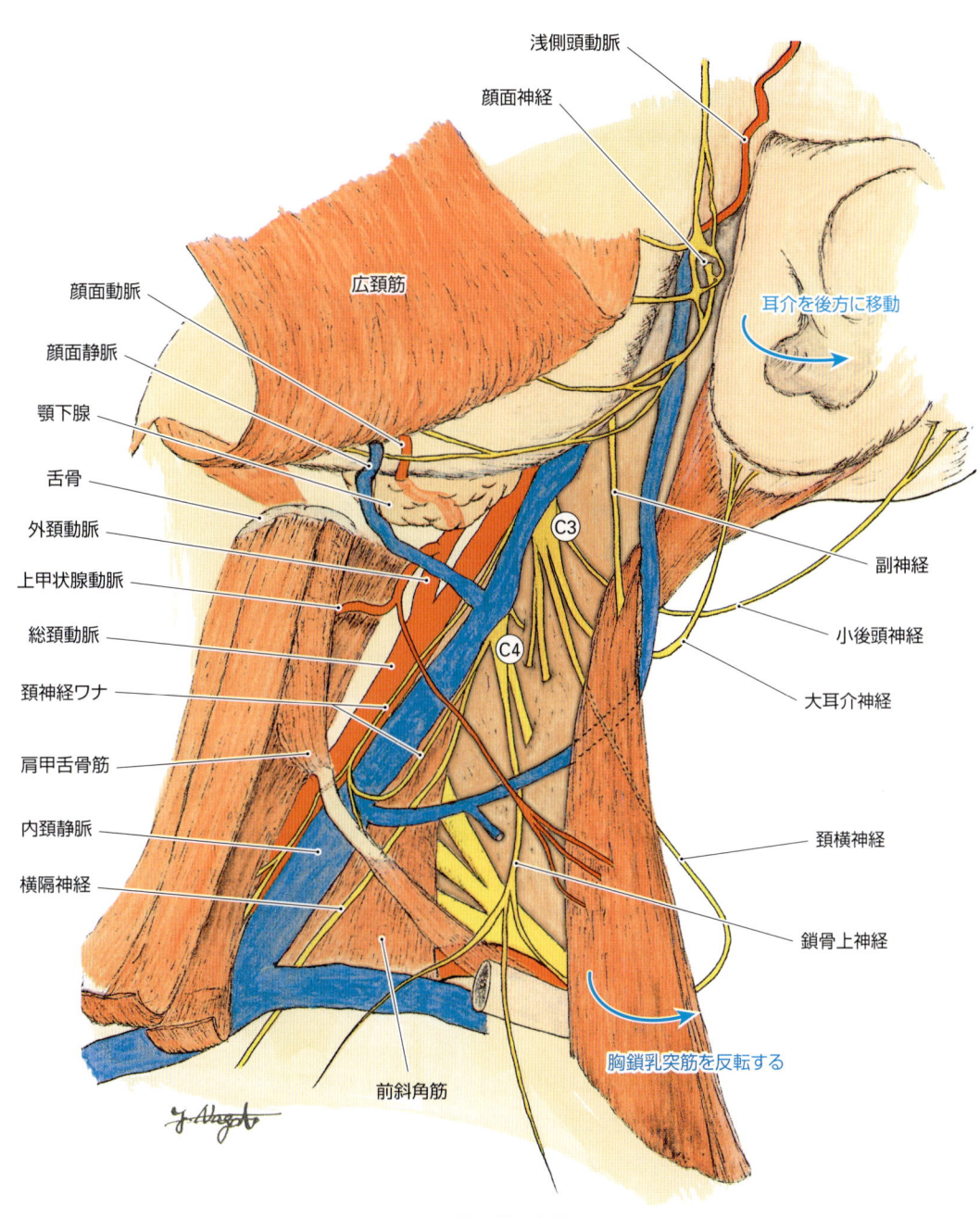

B-08 頚神経叢の剖出

①耳下腺を完全に除去すると，胸鎖乳突筋の停止部（**乳様突起**）が明らかになる．すでに起始部の胸骨および鎖骨とは切り離してあるので，筋束を反転することができる（**B-08**）．
②胸鎖乳突筋を反転して支配神経（**副神経**）を明らかにする．副神経は，下顎骨後縁から斜め下方にのびる比較的太い神経線維として認められる．
③僧帽筋に入る副神経の神経線維は，背部浅層の解剖（第Ⅰ章A）で剖出してある．胸鎖乳突筋に入る神経線維とつながっていることを確認する．
④胸鎖乳突筋を反転すると深部にC3とC4が明らかになる．**鎖骨上神経**，**頚横神経**などここから出る頚神経は剖出してあるが，さらに**小後頭神経**，**大耳介神経**や筋枝などを剖出し，根部まで追跡する．

2.3 外頚動脈の剖出と追跡 B-08・09

外頚動脈は，脳・眼球・内耳などを除く頭頚部の器官に枝を送る重要な動脈である．先に剖出した顔面動脈も外頚動脈の枝であるが，**顎下腺**に隠れているので分岐部は確認できない．その他の枝として，上甲状腺動脈，舌動脈，上行咽頭動脈，後耳介動脈，後頭動脈，顎動脈，浅側頭動脈がある（ここで剖出しない枝は，頭頚部の離断後に剖出する）．
①外頚動脈が総頚動脈から分岐する部位を明らかにする．その後，下顎後縁に沿って上行し，側頭部で**浅側頭動脈**となるまで追跡する．
②総頚動脈から分岐して最初に**上甲状腺動脈**が分岐する．これを剖出し末梢まで追跡する．

◆ 外頚動脈と内頚動脈

いったん分岐した動脈が末梢で再び吻合するという例はよく認められる（腹腔動脈と上腸間膜動脈など）．頭頚部でも，脳に分布する内頚動脈と，頚部や顔面に分布する外頚動脈が，末梢部で吻合する．代表的な部位として，①鼻根部；眼動脈と顔面動脈，②鼻腔；前・後篩骨動脈と蝶口蓋動脈がある．

2.4 甲状腺の観察 B-09

①胸骨舌骨筋と胸骨甲状筋を反転し，甲状腺を明らかにする．
②**左葉**，**右葉**および中間部の**峡部**を確認する．
③上甲状腺動・静脈，下甲状腺動・静脈を剖出する．

甲状腺は原始咽頭底部（将来舌根部になるところ）の内胚葉肥厚部として発生し，頚部前面を下降する。発生初期には甲状舌管で舌盲孔につながっているが消失する。消失しない場合，甲状舌管嚢胞として残り，これが体表に開口すると甲状舌管瘻となる。甲状腺ホルモン（サイロキシン）とカルシトニンを分泌する。上甲状腺動脈（外頚動脈の枝）と下甲状腺動脈（鎖骨下動脈の枝）から豊富な血液供給を受け，静脈血は上・下甲状腺静脈に流れる。thyroid とは thureos（楯）に似ているという意味である。

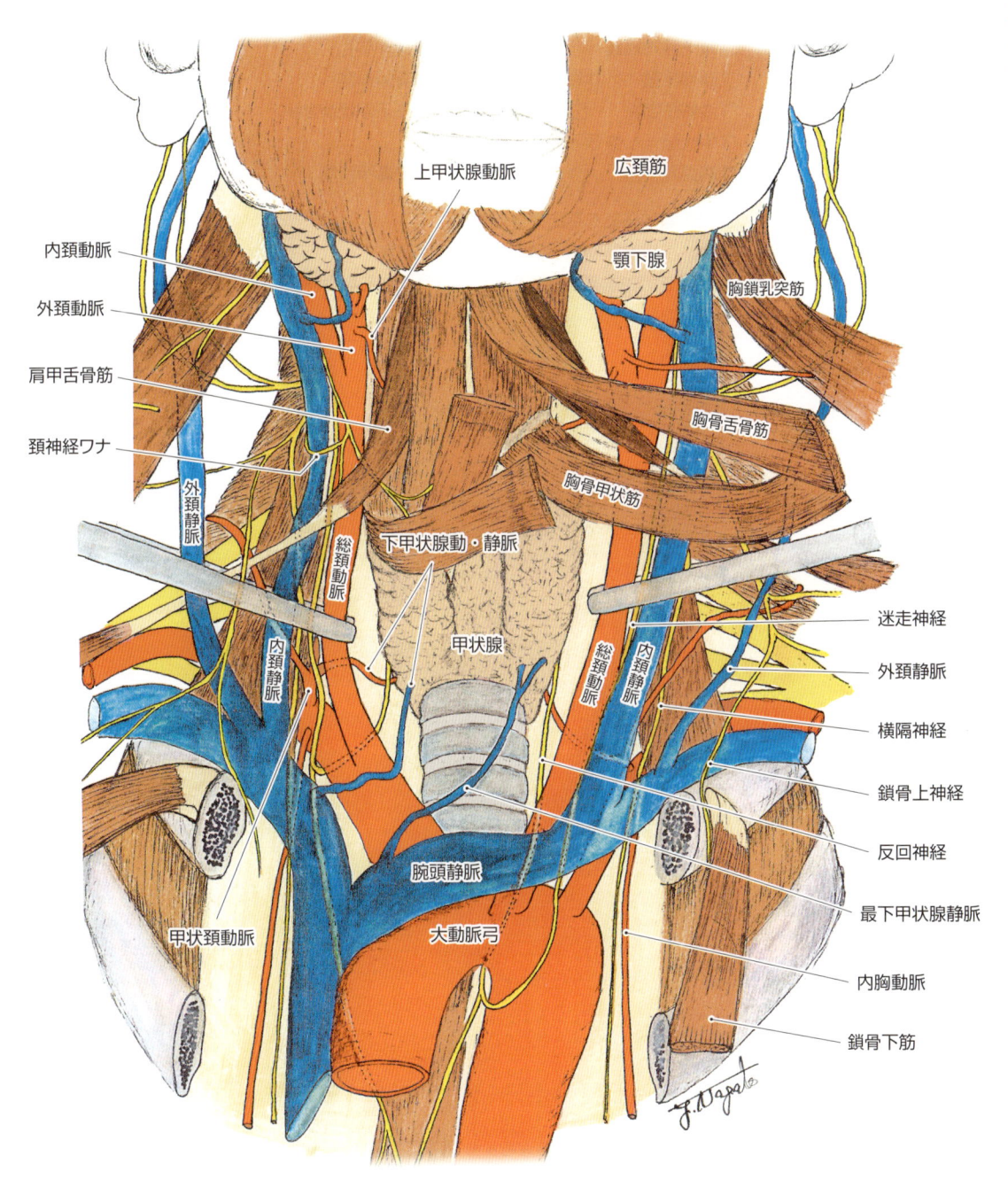

B-09　頚部の解剖（甲状腺を中心として）

表情筋の支配神経が顔面神経であり，顔面の知覚支配が三叉神経であるということが明らかになったのはリチャード・ベルの功績である。ベルは表情と表情筋についても実証を基にして研究した。また，脊髄神経と脊髄の関係について，知覚神経が脊髄の後根から入り，運動神経が前根から出る現象をマジャンディとともに発見した（ベル・マジャンディの法則）。

剖出器官
- ❏ 耳下腺神経叢　　❏ 顔面神経　　❏ 茎乳突孔
- ❏ 頚神経叢　　❏ 後耳介神経　　❏ 小後頭神経
- ❏ 浅側頭動脈　　❏ 上甲状腺動脈　　❏ 下甲状腺動脈
- ❏ 甲状腺　　❏ 顎下腺　　❏ 副神経
- ❏ 胸鎖乳突筋　　❏ 胸骨舌骨筋　　❏ 胸骨甲状筋

学習課題
- ○ 耳下腺神経叢を剖出できたか？
- ○ 上・下甲状腺動脈に併走する神経は何か？
- ○ 気管を切開する場合，注意しなければならない器官は何か？

C. 頭頚部深層の解剖

　浅層の解剖を終え，深部の構造すなわち鼻腔，副鼻腔，口腔，咽頭および喉頭を解剖する。これらは呼吸と消化に関わる器官であり，咽頭を中心に相互に連絡する（C-01）。それぞれの形態的な特徴を観察し，各器官の機能を考える。また，支配神経や血管分布を明らかにすることによって，器官相互の関連性を考える。

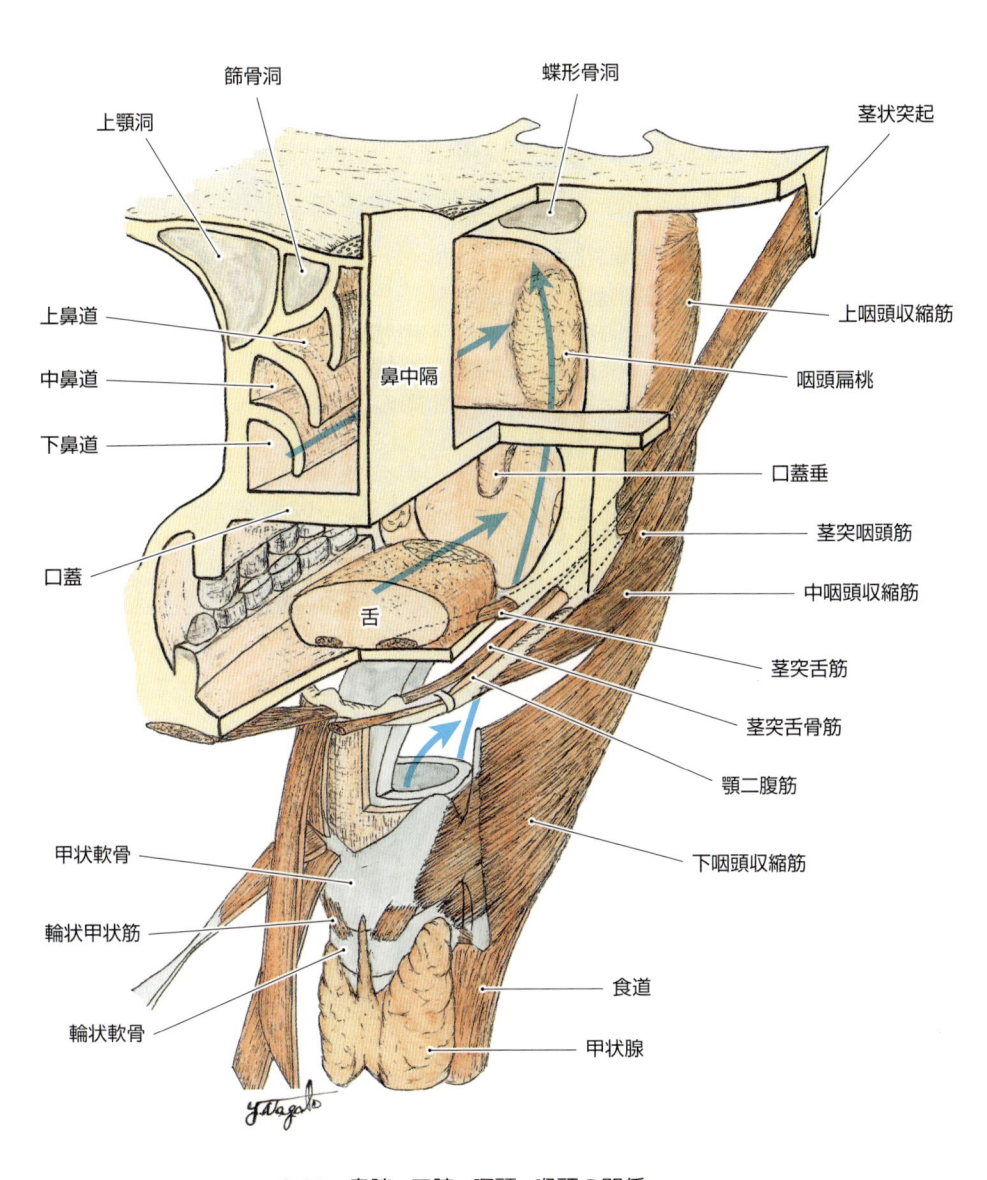

C-01　鼻腔・口腔・咽頭・喉頭の関係

1. 頭頚部の離断と咽頭後壁の解剖

　　深部の構造にアクセスするために，まず頭頚部を体幹から切り離す。頭頚部と体幹を結ぶ血管・神経などを切断した後，環椎後頭関節を離断する。

　　次に咽頭壁の解剖にとりかかり，咽頭壁を構成する筋と支配神経を明らかにする。この領域は鰓弓（咽頭弓）の下部から発生し，舌咽神経と迷走神経が支配する領域である。

1.1　頭頚部の離断

1) 体幹と頭頚部を結ぶ器官を切断する

　①切断すべき器官（下記）を確認し，切断位置を糸で結ぶ。数 mm の間隔をあけて 2 箇所で結び，その間を切断する。糸の色を変えておくとよい。

【切断すべき器官】
- 動脈 … 総頚動脈，下甲状腺動脈
- 静脈 … 内頚静脈，外頚静脈，下甲状腺静脈
- 脳神経 … 迷走神経，反回神経，副神経
- 脊髄神経 … 大耳介神経，小後頭神経，頚神経ワナ
- 交感神経幹，食道，肩甲舌骨筋

　②糸のマークが完了したら，切断する。**C-02** に主な器官の切断位置を示す。大耳介神経と小後頭神経は耳介後部と後頭部まで追跡し，末梢で切断する。副神経は僧帽筋に至る枝を切断する。頚神経ワナはその枝が舌骨下筋に進入する手前で切断する。

　③切断が完了したら，切断した器官をすでに切断してある胸鎖乳突筋・胸骨舌骨筋・胸骨甲状筋と一緒にヒモでひとまとめにして束ね，それを持ち上げる。すると，**環椎後頭関節**を支点として離断する構造が持ち上がり，咽頭の後壁と椎骨の前面の間（椎前隙）が大きく開く。

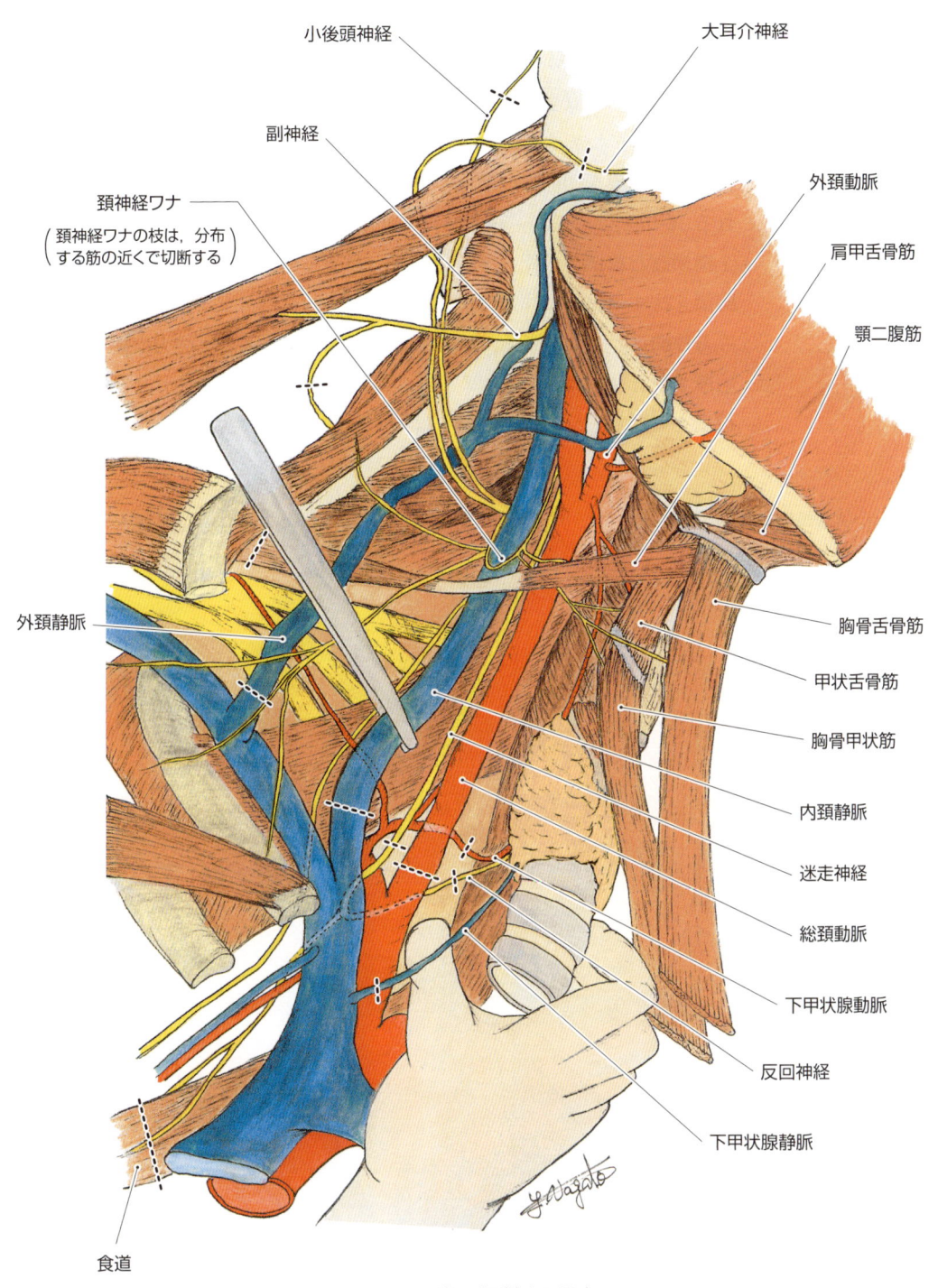

C-02　頸部で切断する器官

2) 環椎後頭関節を離断する

①遺体を伏臥位（うつぶせ）にする。そして，遺体を実習台の端に移動し，頭部を実習台の端からはみ出した状態にする。

②**大後頭直筋**，**小後頭直筋**および**上頭斜筋**の停止部（後頭骨の付着部）をメスで切断して反転する（C-03）。

③**後環椎後頭膜**を切断し，環椎の上関節窩と後頭骨の後頭顆の間にメスを入れる（C-04）。

④上関節窩と後頭顆の間をメスで広げ，関節をはずす。左右どちらか一方の関節をはずすように作業を進める。はずす側を持ち上げるとよい（C-05）。

⑤片方の関節がはずれたら，メスをさらに深く差し入れ，強力な**歯状靭帯**を切断すると頭部は大きくぐらつく。**前環椎後頭膜**など後頭骨と環椎を結ぶ構造を切断し，反対側の関節をはずすと完了である。

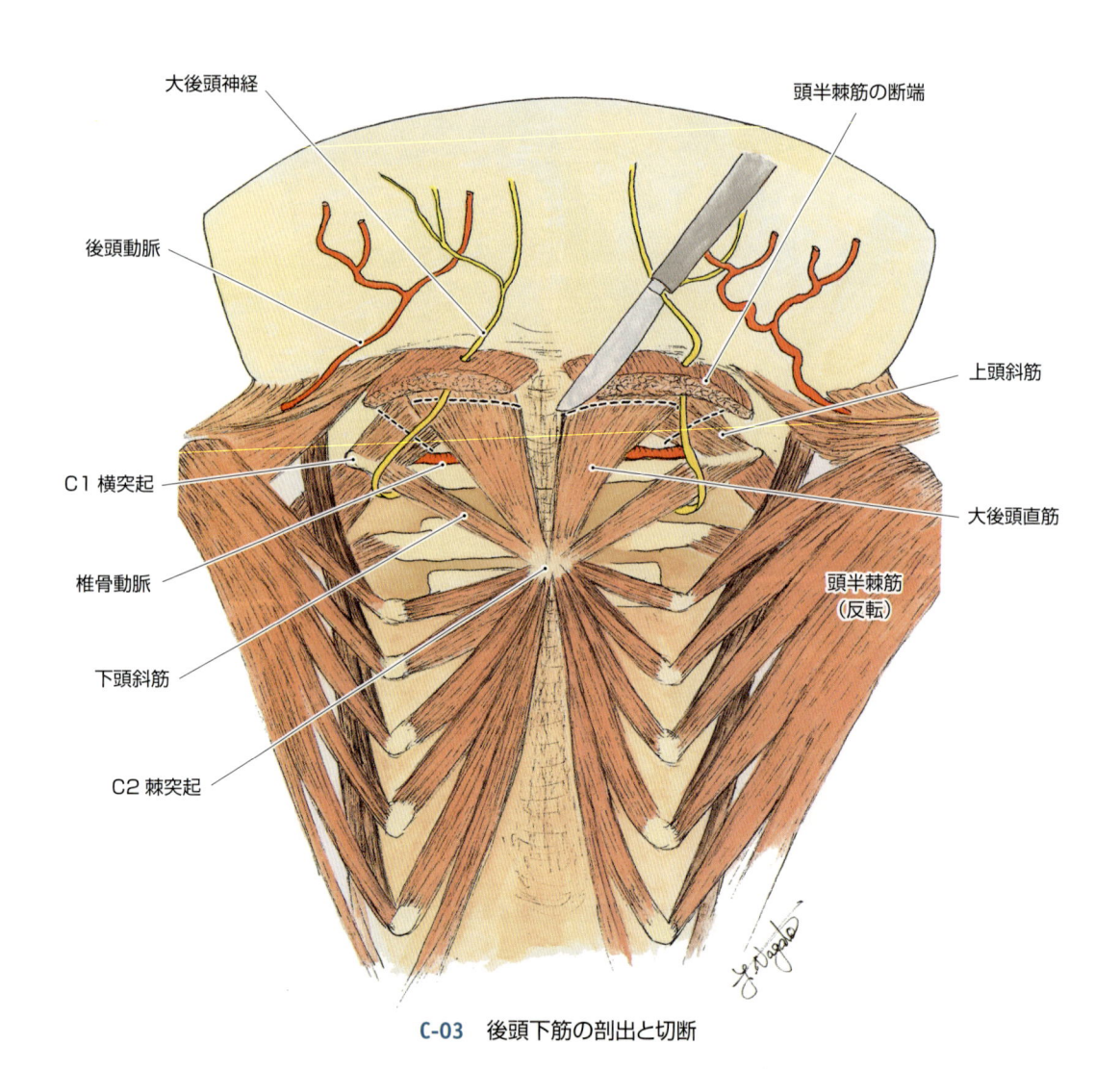

C-03 後頭下筋の剖出と切断

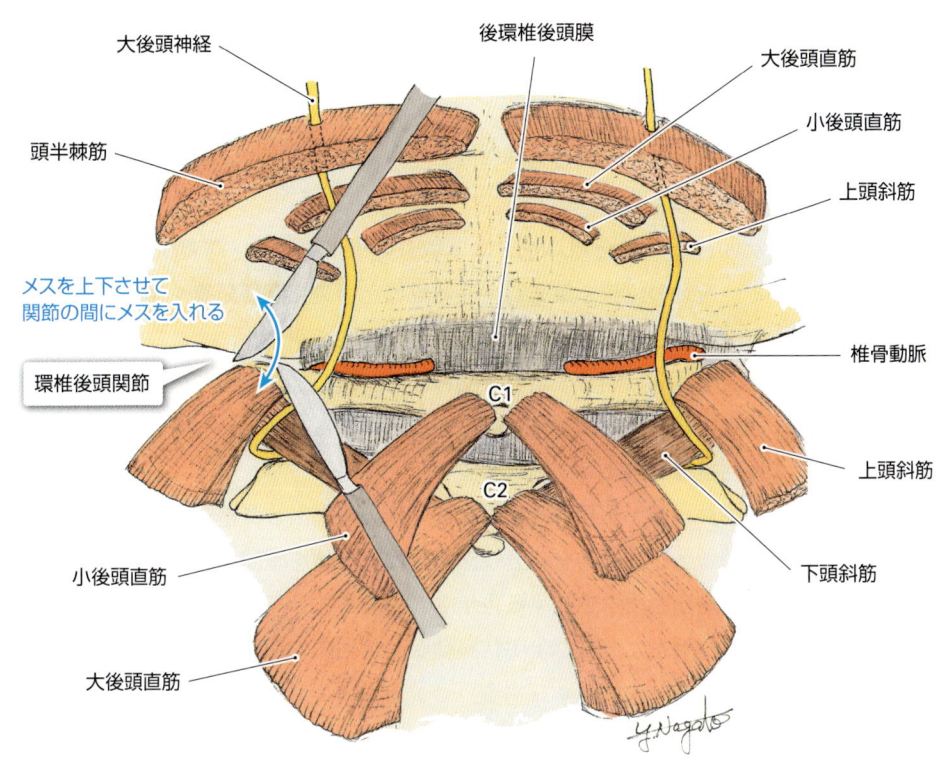

C-04 環椎後頭関節の離断（1）

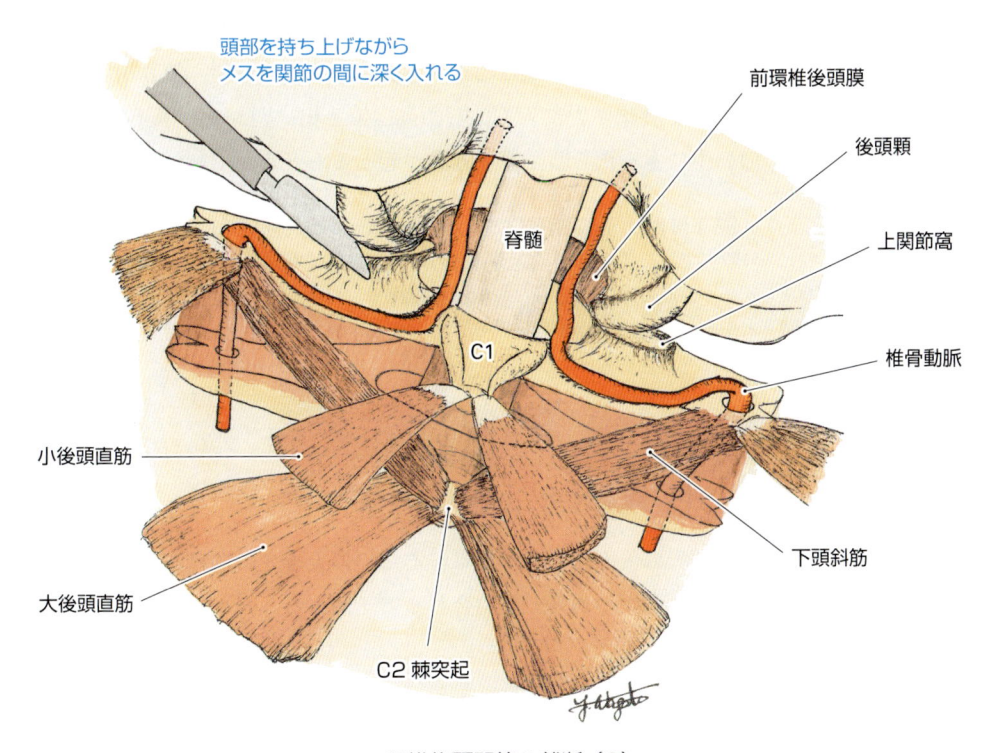

C-05 環椎後頭関節の離断（2）

1.2 咽頭後壁の解剖 C-06

咽頭壁の筋（咽頭収縮筋，咽頭挙筋）と支配神経（舌咽神経，迷走神経）を剖出する。これらの神経は，交感神経の枝とともに，咽頭の外側壁で**咽頭神経叢**を作る。

①咽頭後壁の結合組織をメスで取り除き，**上・中・下咽頭収縮筋**を剖出する。舌骨の位置を確認し，筋の境界と中央の**咽頭縫線**（ほうせん）を明瞭にする。

②側面で結合組織を取り除き，**茎突咽頭筋**を明らかにする。

③茎突咽頭筋に沿って走る**舌咽神経**を剖出し，追跡する。

④**迷走神経**と**上喉頭神経**を剖出し，追跡する。

⑤**反回神経**を剖出し，追跡する。

⑥交感神経幹，**上頚神経節**およびその枝を剖出して追跡する。

⑦外頚動脈と内頚動脈の分岐部で**頚動脈小体**を確認する。頚動脈小体は，血中の酸素濃度を感知する化学受容器である。

⑧**外頚動脈**をたどり，上甲状腺動脈，舌動脈，顔面動脈，上行咽頭動脈，後頭動脈などの枝を確認する。

◆ 嚥下（えんげ）と咽頭筋

嚥下とは，口腔内の食塊を咽頭，食道を経て胃に送り込むことであり，3段階に分ける。第1相は舌による食物の咽頭への移動，第2相は咽頭に食物が触れることによってそれを飲み下す嚥下反射，第3相は食道壁の筋の運動で食物が胃に入る。咽頭筋は第2相に関わる。嚥下反射の有無は，口の中に水をたらし，嚥下運動が起こるかどうかで判断できる。

【嚥下障害】 脳血管障害では，脳神経機能が広範囲に障害されることが多い。延髄の障害では，舌咽神経・迷走神経の障害によって咽頭や喉頭の機能が低下し，誤嚥のリスクが高くなる。さらに顔面神経麻痺や三叉神経麻痺などが加わると，口唇の閉鎖不全や口腔内の食物が残ったりする。大脳半球が障害されると，失語症や全身の運動麻痺などが加わる。

1.3 上皮小体の観察 C-06

甲状腺の後面に付着する米粒ぐらいの大きさの器官を識別する。通常は上下に2個ずつあり，左右合わせて4個ある。

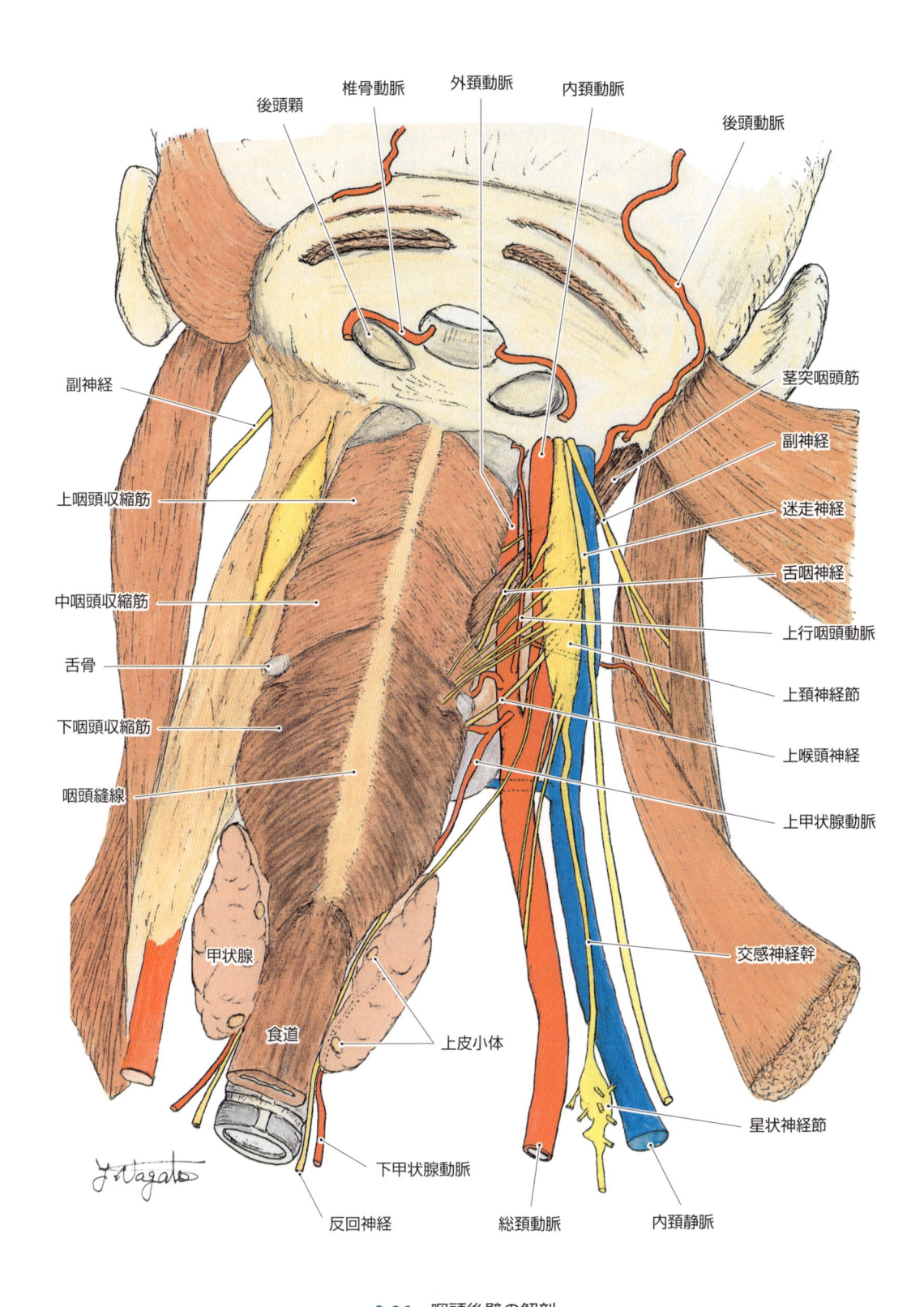

C-06 咽頭後壁の解剖

剖出器官	☐ 上・中・下咽頭収縮筋　　☐ 咽頭縫線　　☐ 茎突咽頭筋
	☐ 舌咽神経　　☐ 迷走神経とその枝（☐ 上喉頭神経　☐ 反回神経）
	☐ 交感神経幹　　☐ 上・中・下頸神経節　　☐ 咽頭神経叢
	外頸動脈の枝　☐ 上甲状腺動脈　　☐ 舌動脈　　☐ 顔面動脈　　☐ 上行咽頭動脈
	☐ 後頭動脈
	☐ 下甲状腺動脈（甲状頸動脈の枝）　　☐ 頸動脈小体　　☐ 上皮小体
学習課題	○ 咽頭壁を構成する筋とその支配神経を剖出できたか？
	○ 嚥下反射に関わる筋はどれか？
	○ 頸動脈小体，上皮小体の機能について説明しなさい。

2. 咽頭と喉頭の解剖

　　　　　咽頭の後壁を切開し，内壁の構造を観察する。その後，喉頭に接する咽頭粘膜を除去して喉頭筋を剖出する。

2.1 咽頭後壁の切開 C-07

①咽頭収縮筋と支配神経の剖出が済んだら，咽頭縫線に沿って咽頭後壁を切開する。
②咽頭は，鼻腔および口腔を介して外界に接する（**C-01**）。鼻腔との境界（**後鼻孔**），**口蓋垂**，口腔との境界（**口峡**），喉頭の入口（**喉頭蓋**）を確認する。
③喉頭蓋の両側で深い谷を確認する。**梨状陥凹**といい，魚の骨などがはまり込むことがある。
④**咽頭扁桃**，**耳管扁桃**，**舌扁桃**および**口蓋扁桃**を確認する。

◆ ワルダイエル咽頭輪

　　　　　咽頭を囲むように咽頭扁桃，耳管扁桃，舌扁桃および口蓋扁桃が配置されている。扁桃とはリンパ組織である。消化管の入口でリンパ組織を発達させ，細菌感染に対する生体防御装置として働いている。

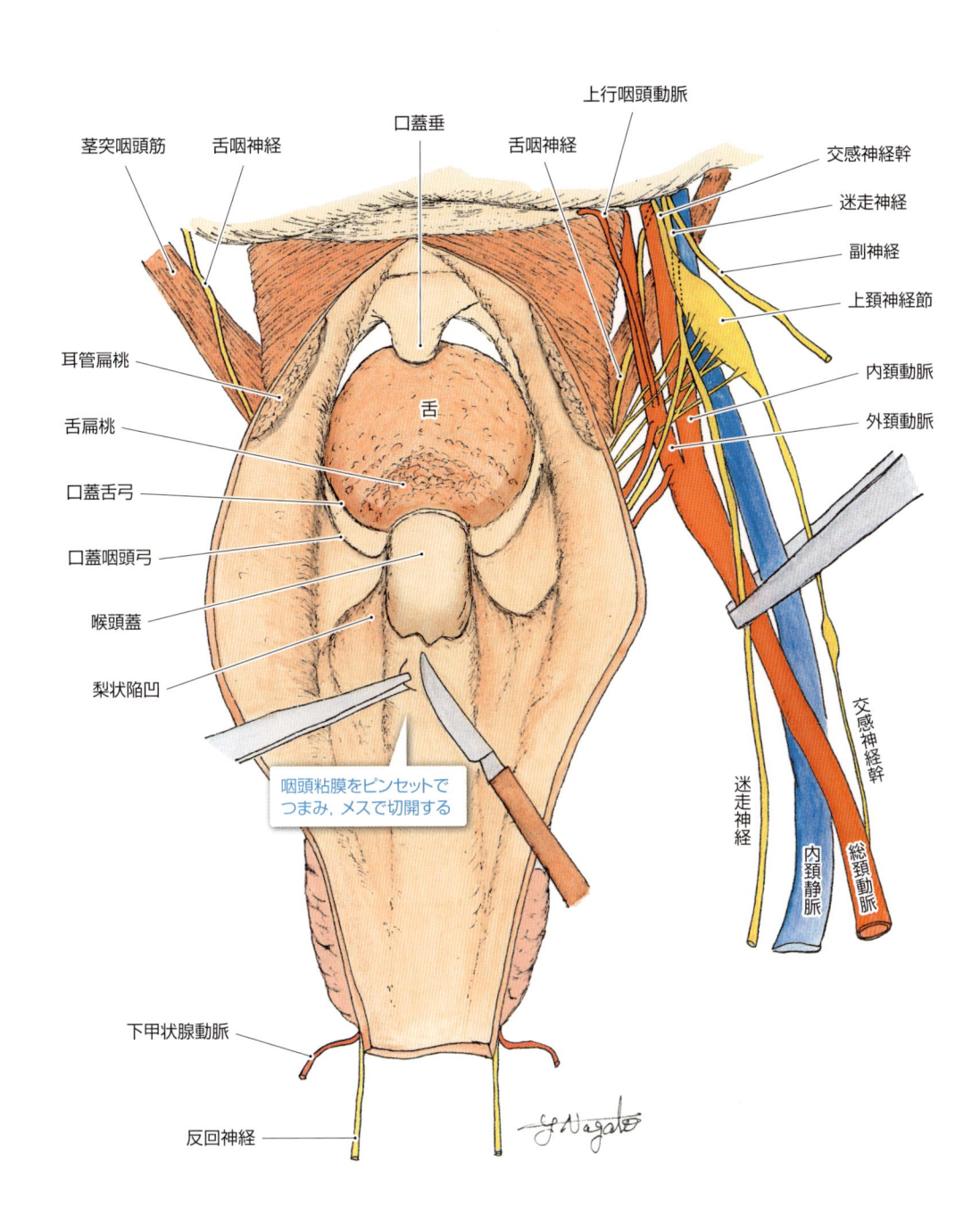

C-07　咽頭内壁の観察

2.2 喉頭の解剖；披裂筋の剖出 C-08

①喉頭蓋から喉頭をのぞき込み，喉頭のヒダ（**声帯ヒダ**）と**声門**を観察する。
②喉頭に接する咽頭粘膜をメスで除去し（**C-07**），**後輪状披裂筋**，**横披裂筋**および**斜披裂筋**を剖出する。
③さらに甲状軟骨を押し広げ，**外側輪状披裂筋**を剖出する。
④反回神経を追跡し，その終枝（**下喉頭神経**）が喉頭に入ることを確認する。
<u>反回神経は披裂筋の支配神経である。</u>

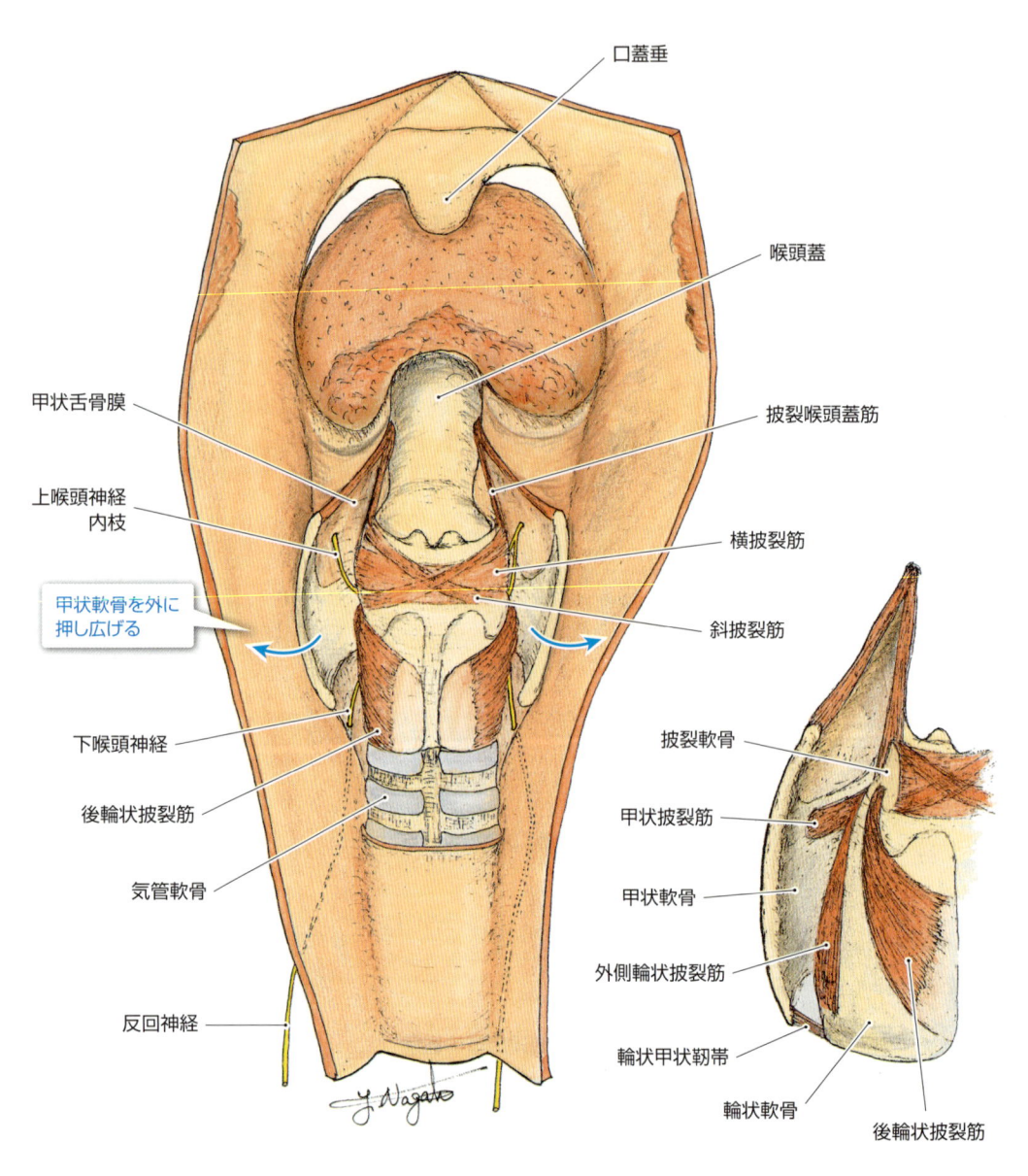

C-08 喉頭の解剖

⑤**上喉頭神経**（迷走神経の枝）が甲状舌骨膜の間から喉頭に入ることを確認する。上喉頭神経の内枝は，喉頭粘膜に分布する知覚神経である。

◆ 喉頭筋の構成 C-09

喉頭の筋は，喉頭と周囲の構造を結ぶ**外喉頭筋**（胸骨甲状筋，甲状舌骨筋）と，喉頭の軟骨を連結する**内喉頭筋**に分けられる。内喉頭筋は発声に関わり，声帯ヒダの緊張や声門裂の開閉を行う。内喉頭筋の中で，**輪状甲状筋**だけは喉頭の外側にある（C-18 参照）。他の筋は喉頭の内部にあり，披裂筋と呼ばれる。すなわち，後輪状披裂筋，外側輪状披裂筋，横・斜披裂筋，**甲状披裂筋**である。

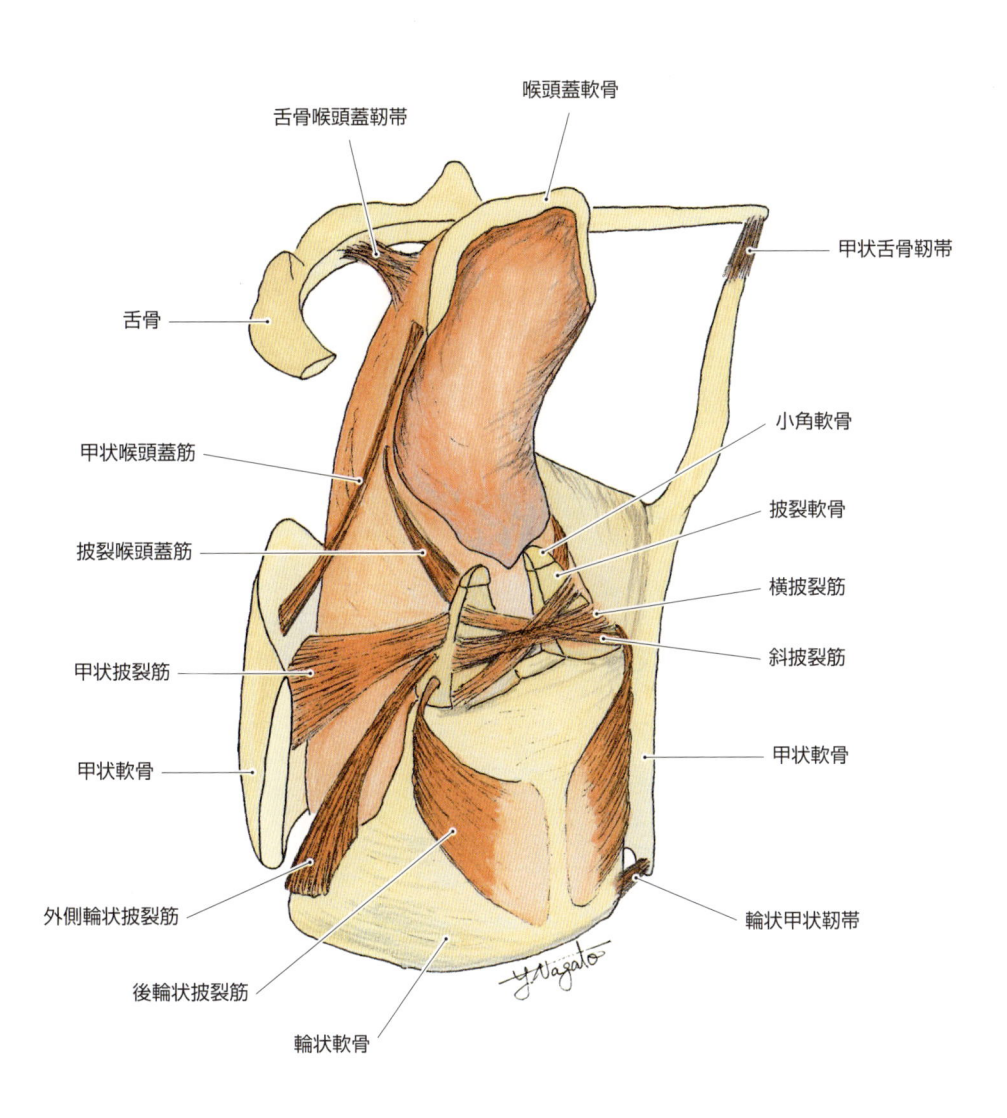

C-09　内喉頭筋の構成

◆ 披裂筋の作用 C-10

①声帯ヒダを緊張させる；輪状甲状筋
②声門を開く；後輪状披裂筋
③声門を閉じる；外側輪状披裂筋，横披裂筋，甲状披裂筋

甲状披裂筋の内側部は声帯を形づくることから**声帯筋**とも呼ばれる。また，発声に関わる喉頭の筋を臨床では前筋（輪状甲状筋），後筋（後輪状披裂筋），側筋（外側輪状披裂筋）および内筋（甲状披裂筋）と呼ぶ。

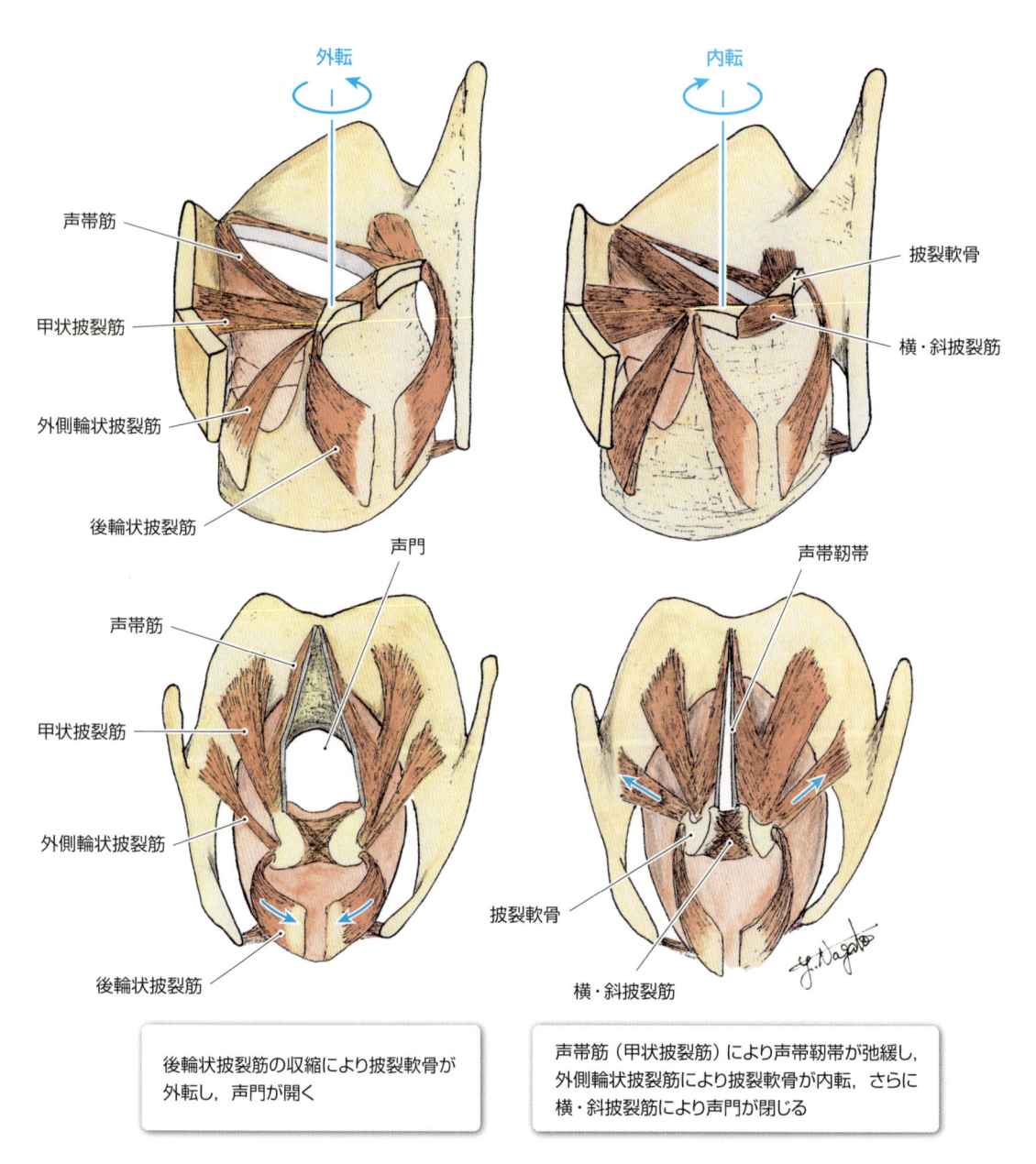

後輪状披裂筋の収縮により披裂軟骨が外転し，声門が開く

声帯筋（甲状披裂筋）により声帯靱帯が弛緩し，外側輪状披裂筋により披裂軟骨が内転，さらに横・斜披裂筋により声門が閉じる

C-10　披裂筋の作用

◆ 声帯とは

喉頭腔の中央部に2つのヒダがある（**C-17** 参照）。上を前庭ヒダ，下を声帯ヒダと呼び，左右の声帯ヒダの間を声門裂という。声門裂と声帯ヒダをあわせたものが声門である。いわゆる声帯とは，声帯ヒダの部分を意味する。喉頭は気道の一部であり，その粘膜は多列線毛上皮である。しかし，声帯ヒダだけは重層扁平上皮であり，喉頭癌の好発部位である。

【声門でつくられる音】 声門裂は喉頭の中で最も狭い場所であり，ここを空気が通過することで，声帯ヒダの振動音が発生する。この音はブザー音のようなものであるが，咽頭・舌・口腔・鼻腔などで共鳴することで音声となる。これはトランペットなどの管楽器の仕組みに例えることができる。声帯ヒダは演奏者の唇に相当し，その振動が楽器内のチューブの共鳴によって美しい音色に変わるように，咽頭・舌・口腔・鼻腔が共鳴装置として働くのである。

【赤ちゃんはなぜ泣く】 霊長類の中で生まれてすぐに「産声」をあげて泣くのはヒトだけである。他の霊長類の赤ちゃんは泣かない。大きな声で泣くと，捕食獣に食べられてしまう危険性が増すためだと考えられる。とすると，ヒトの赤ちゃんが泣くことができるのは，おそらく捕食の危険がなくなったことと関連していると思われる。産声をあげた赤ちゃんは，生後しばらくするといろいろな泣き方をする。自分の泣き声で意図を伝えるためである。これは，大脳新皮質と発声に関わる中枢との連絡が生まれたことを意味し，大脳新皮質で言語中枢が発達する基になり，さらには言語が発生する「引き金」となったと考える根拠となっている。

剖出器官
- ☐ 咽頭扁桃　☐ 耳管扁桃　☐ 舌扁桃　☐ 口蓋扁桃
- ☐ 甲状軟骨　☐ 輪状軟骨　☐ 甲状舌骨膜　☐ 喉頭蓋　☐ 梨状陥凹
- ☐ 輪状甲状筋　☐ 後輪状披裂筋　☐ 外側輪状披裂筋　☐ 横披裂筋
- ☐ 斜披裂筋　☐ 甲状披裂筋（声帯筋）
- ☐ 下喉頭神経（反回神経の枝）　☐ 上喉頭神経（迷走神経の枝）

学習課題
- ○ 扁桃の位置を確認できたか？
- ○ ワルダイエル咽頭輪の役割を説明しなさい。
- ○ 声門を開く筋，閉じる筋はどれか？
- ○ 披裂筋の支配神経は？

3. 内部構造(鼻腔・副鼻腔・咽頭・喉頭)の観察

3.1 頭頚部の正中断 C-11

内部構造を観察するため,頭頚部を正中矢状断(正中断)する。入れ歯などがあれば,あらかじめ取り除いてから切断すること。

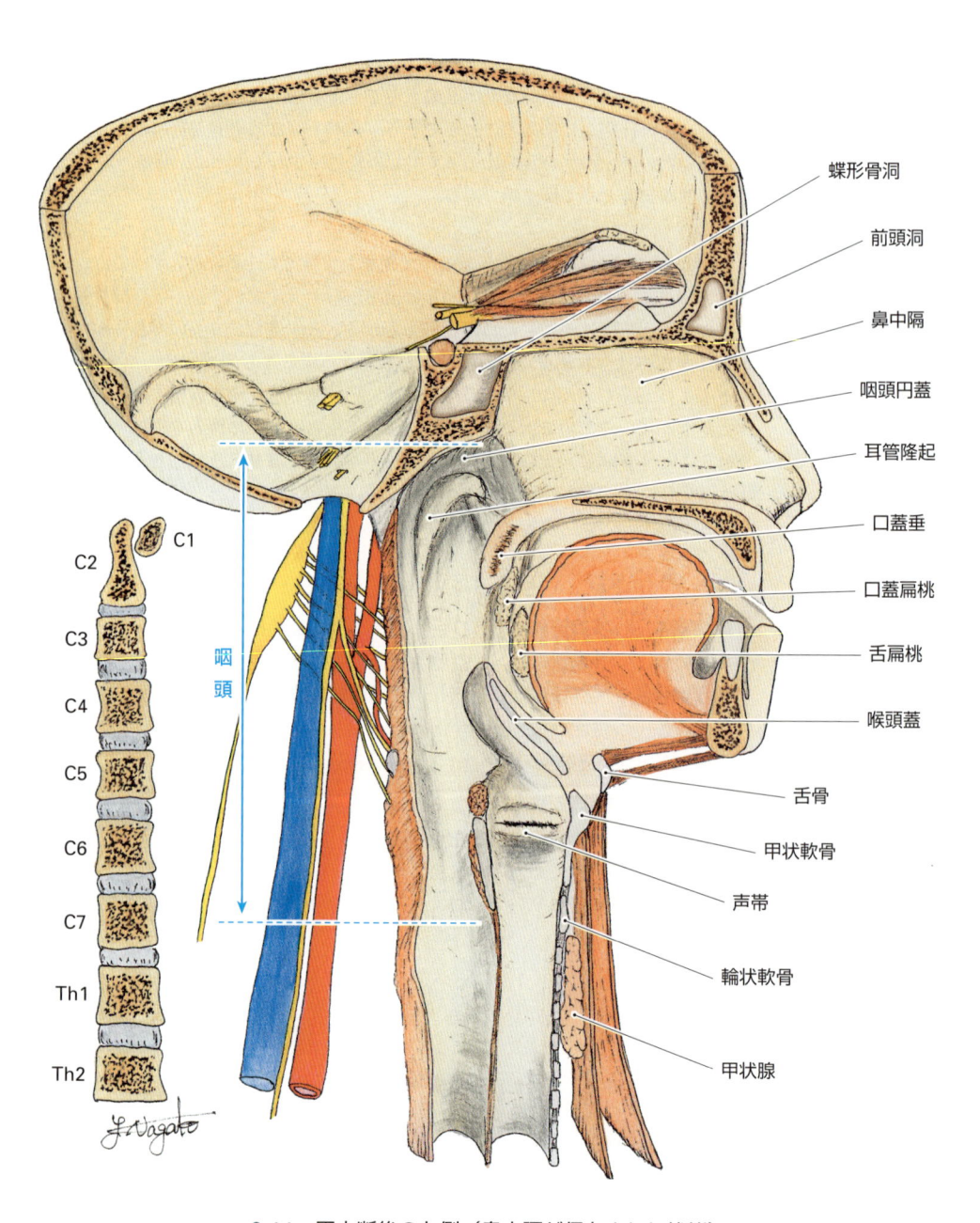

C-11 正中断後の左側(鼻中隔が保存された状態)

①咽頭，喉頭，口腔など軟部組織で構成されている部分は，メスやハサミで正中部を切断する。
②頭蓋骨は，正中線から数 mm 右側をノコギリで切断する。これは，**鼻中隔**が左側に曲がっている場合が多いため，鼻中隔を左側に残しておくための処置である。

3.2 鼻腔・副鼻腔の観察

正中断した右側で鼻腔の側壁を，左側で鼻中隔を観察する。鼻腔の壁は大気との接触面を拡大するため，側壁から凸部（鼻甲介）が突き出し，海綿状組織が発達している。また，鼻腔は後方で咽頭に連絡するほか，副鼻腔や眼窩とも連絡する。これらの特徴を理解して，剖出を進める。
①篩骨篩板に接する上部の粘膜は嗅覚に関わり，**鼻粘膜嗅部**という。この部の粘膜を注意深く剥がし，**嗅神経**を剖出する（C-12）。

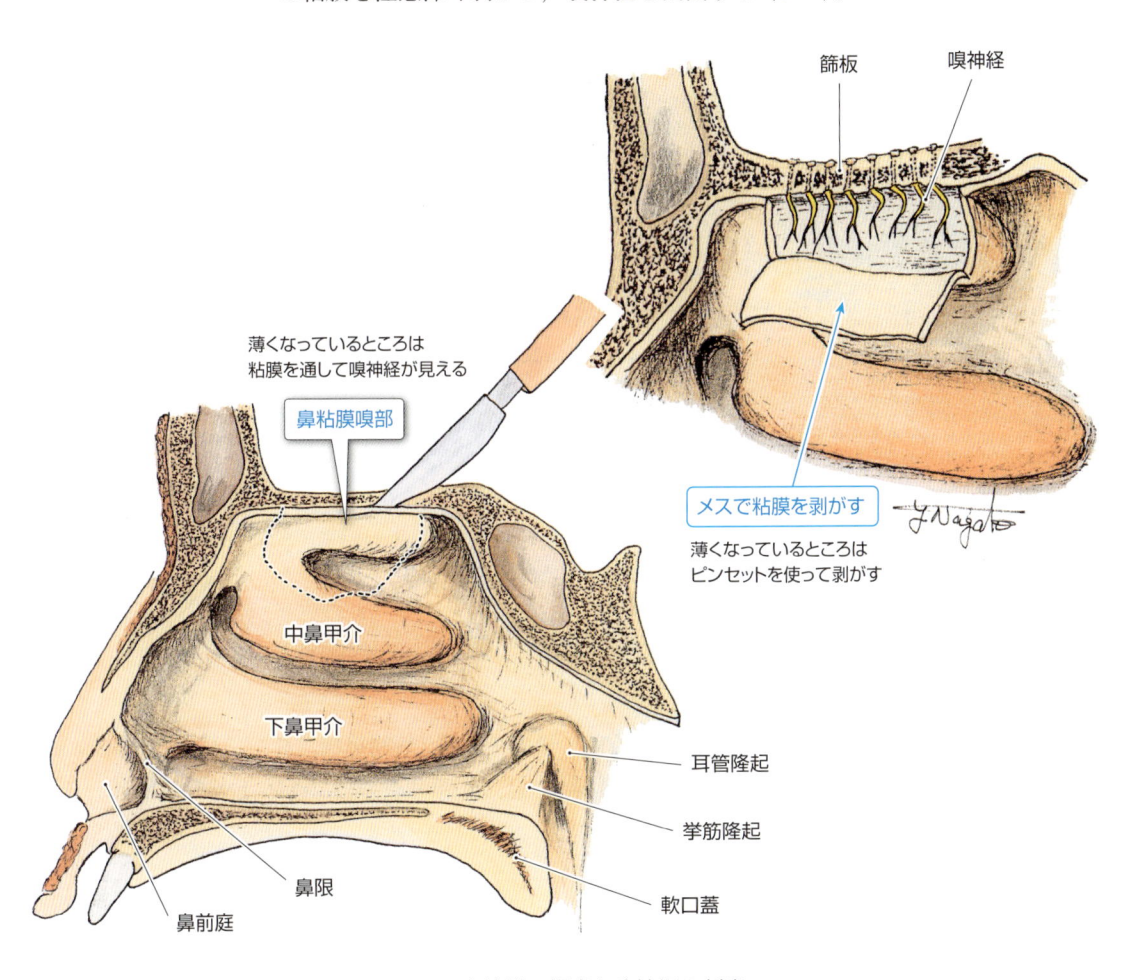

C-12 鼻粘膜の観察と嗅神経の剖出

②正中断した右側で**鼻粘膜呼吸部**を観察する。鼻粘膜呼吸部とは，嗅部を除いた鼻粘膜の大部分である。側壁から突出した凸部を**鼻甲介**（上・中・下鼻甲介）という。鼻甲介には毛細血管が豊富に含まれ，海綿状組織（鼻甲介海綿叢）となっている。ピンセットを使ってその柔軟性を確かめる。

③同様に右側で**半月裂孔**を確認する。半月裂孔は，鼻腔と副鼻腔（上顎洞，前頭洞，篩骨洞）の連絡通路である。半月裂孔は中鼻道の壁にあるので，中鼻甲介をピンセットで持ち上げると確認できる（**C-13**）。

④鼻腔と眼窩との間は**鼻涙管**で連絡する。このトンネルの開口部は下鼻道の前方，鼻孔に近い部位にあるので確認する（**C-13**）。

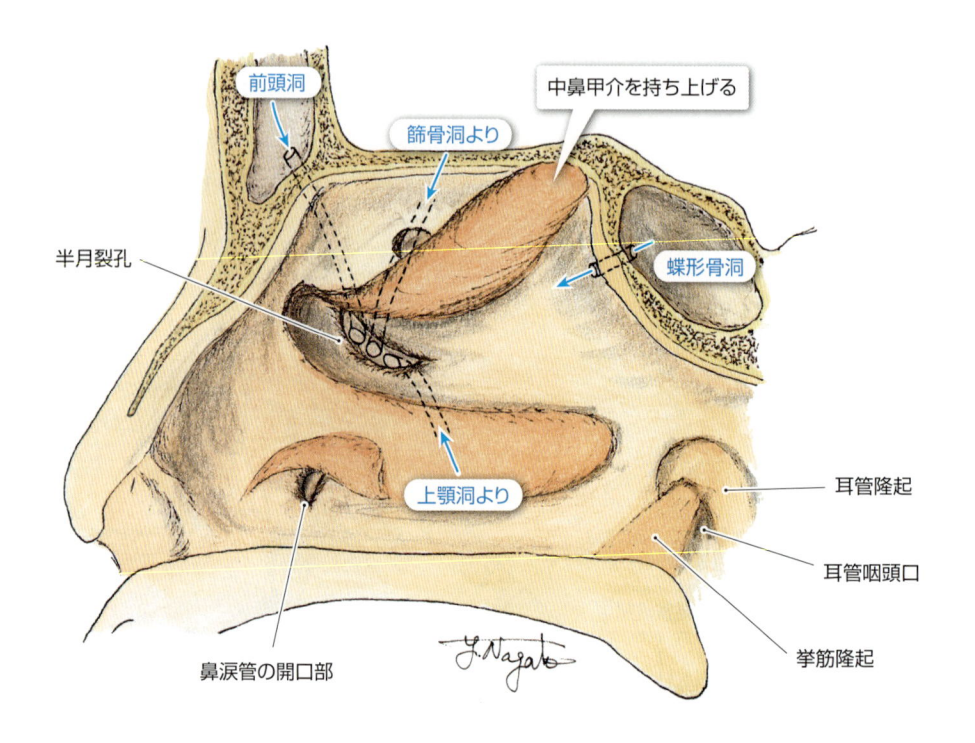

C-13 半月裂孔と鼻涙管開口部

◆ 鼻腔に分布する動脈

①眼動脈の枝である**前・後篩骨動脈**（外側鼻枝，鼻中隔枝），②顎動脈の枝である**蝶口蓋動脈**（後鼻枝），③顎動脈の枝である下行口蓋動脈から分かれた**大口蓋動脈**が鼻腔内に進入する。

【鼻出血の好発部位】　鼻粘膜は毛細血管が発達しており，その豊富な血流は大気の加温・加湿に重要であるが，鼻出血の原因ともなる。特に鼻中隔の前下部で，上述の動脈から分岐した枝が吻合して毛細血管網が形成される。ここをキーゼルバッハ部位といい，鼻出血の好発部位である。

◆ **副鼻腔の構成** C-14

　　副鼻腔とは，**上顎洞**，**前頭洞**，**篩骨洞**，**蝶形骨洞**の総称である。これらは鼻腔を囲む骨の内部にある空洞で，鼻腔と連絡があり，鼻粘膜と同様の粘膜で被われている。生理的意義として，①大気の加温・加湿を補助するほか，②音声の共鳴装置，③頭蓋骨の軽量化に役立つと考えられている。

　【蓄膿症】　蓄膿症とは上顎洞に膿が貯留した状態である。上顎洞は開口部（半月裂孔）よりも低い位置にあるため，膿が排出されにくい。

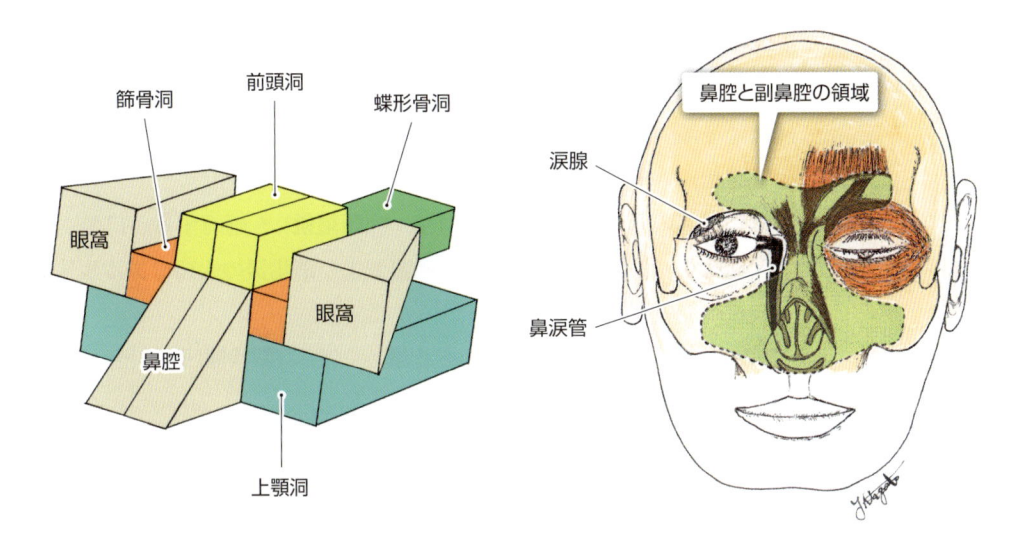

C-14　副鼻腔の構成

C-15　鼻腔と副鼻腔の領域

剖出器官	□ 鼻中隔　□ 上・中・下鼻甲介　□ 上・中・下鼻道　□ 後鼻孔
	□ 鼻粘膜嗅部　□ 嗅神経　□ 半月裂孔　□ 鼻涙管
	□ 上顎洞　□ 前頭洞　□ 篩骨洞　□ 蝶形骨洞
学習課題	○ 鼻腔と副鼻腔の位置関係を立体的に把握しよう。
	○ 鼻粘膜に毛細血管網が発達している理由は？
	○ キーゼルバッハ部位はどこにある？
	○ 半月裂孔に開口する副鼻腔にはどのようなものがあるか。

3.3 咽頭粘膜の観察 C-16

　　　鼻腔は後方で咽頭に続く。そして咽頭は，口腔，食道，喉頭および中耳に連絡する。つまり，咽頭という大きな洞窟を介して頭頸部の中空性器官（消化器，呼吸器，聴覚器）が連絡し，これらの表面を被う粘膜は連続している。このことを念頭において咽頭粘膜の構造を観察する。

① 正中断した右側を中心に観察する。
② 鼻腔との境界部（**後鼻孔**），口腔との境界部（**口峡**ᶜᵒᵘᵏʸᵒᵘ），喉頭との境界部（**喉頭口**）を確認する。
③ 咽頭の鼻部・口部・喉頭部を区別する。3部の境界は口蓋垂と喉頭蓋である。
④ 咽頭鼻部の側壁で耳管の開口部（**耳管咽頭口**）を確認する。周囲の隆起（**耳管隆起**）は耳管軟骨による。
⑤ 咽頭鼻部のリンパ組織（**耳管扁桃，咽頭扁桃**）を確認する。口腔内にある**口蓋扁桃，舌扁桃**とともに，呼吸器および消化器の入口にある生体防御機構としての役割を理解する。
⑥ 咽頭喉頭部で喉頭蓋の両側にある深いくぼみ（**梨状陥凹**ʳⁱ）を再度確認する。

◆ 耳管咽頭口

　　　中耳は胎生期の咽頭壁が陥没してつくられる（耳管鼓室陥凹；第Ⅴ章B参照）。そのため咽頭と中耳は，生後も耳管でつながっている。その入口が耳管咽頭口である。<u>咽頭の粘膜は耳管を経て中耳まで連続しているので</u>，咽頭の炎症が波及して中耳炎を起こすことがある。

　　　耳管には鼓膜の外と内の気圧，つまり外耳道と中耳の気圧を平衡にする働きがある。外気圧が変化すると，咽頭から耳管を経て大気を中耳に送り込み，平衡状態をつくるのである。

剖出器官	❑ 咽頭（鼻部・口部・喉頭部）　❑ 後鼻孔　❑ 口峡　❑ 喉頭口 ❑ 耳管咽頭口　❑ 耳管隆起　❑ 耳管扁桃　❑ 咽頭扁桃 ❑ 口蓋扁桃　❑ 舌扁桃　❑ 口蓋咽頭弓　❑ 口蓋舌弓　❑ 梨状陥凹
学習課題	○ 耳管咽頭口が開閉することを確認する。 ○ 耳管の生理的意義は何か？

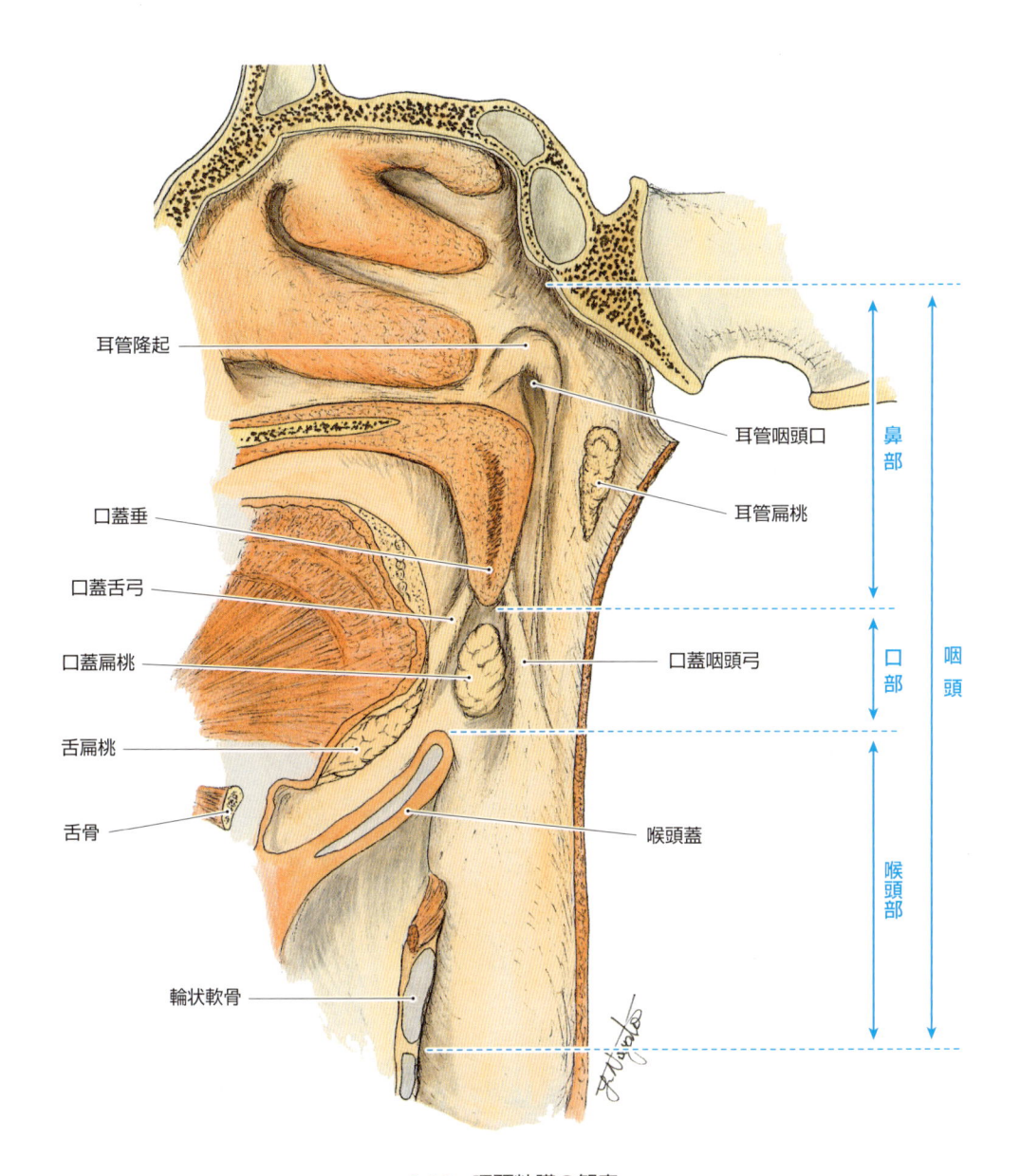

C-16 咽頭粘膜の観察

◆ 喉頭の生体観察

　　喉頭は第4〜6頸椎の高さにあり，前面は楯のような**甲状軟骨**と**輪状軟骨**でガードされる。甲状軟骨の中央部は思春期以降，男性で突出し喉頭隆起（アダムの食べたリンゴがここに引っかかったという神話から「アダムのリンゴ」と呼ばれる）を形成する。これが声変わりの原因となる。輪状軟骨は喉頭の下部にあたり，第6頸椎の高さに相当する。

3.4 喉頭の観察

1) 喉頭腔の観察 C-17

正中断した状態で喉頭腔（喉頭口から輪状軟骨の下縁まで）を観察する。
①喉頭口を確認し，その周囲が喉頭蓋，披裂喉頭蓋ヒダ，披裂間ヒダで囲まれることを理解する。
②喉頭蓋と舌根の間の陥凹（**喉頭蓋谷**）を観察する。
③喉頭腔で前後に走る2つのヒダ（**前庭ヒダ，声帯ヒダ**）を観察する。2つのヒダの間の陥凹部を**喉頭室**という。左右の声帯ヒダの間が**声門裂**である。
④喉頭腔の上部（**喉頭前庭**；喉頭口から前庭ヒダまで），中部（前庭ヒダから声帯ヒダまで），下部（**声門下腔**；声帯ヒダから輪状軟骨下縁まで）を区別する。
⑤上喉頭神経の内枝と下喉頭神経を追跡する（**C-08**）。

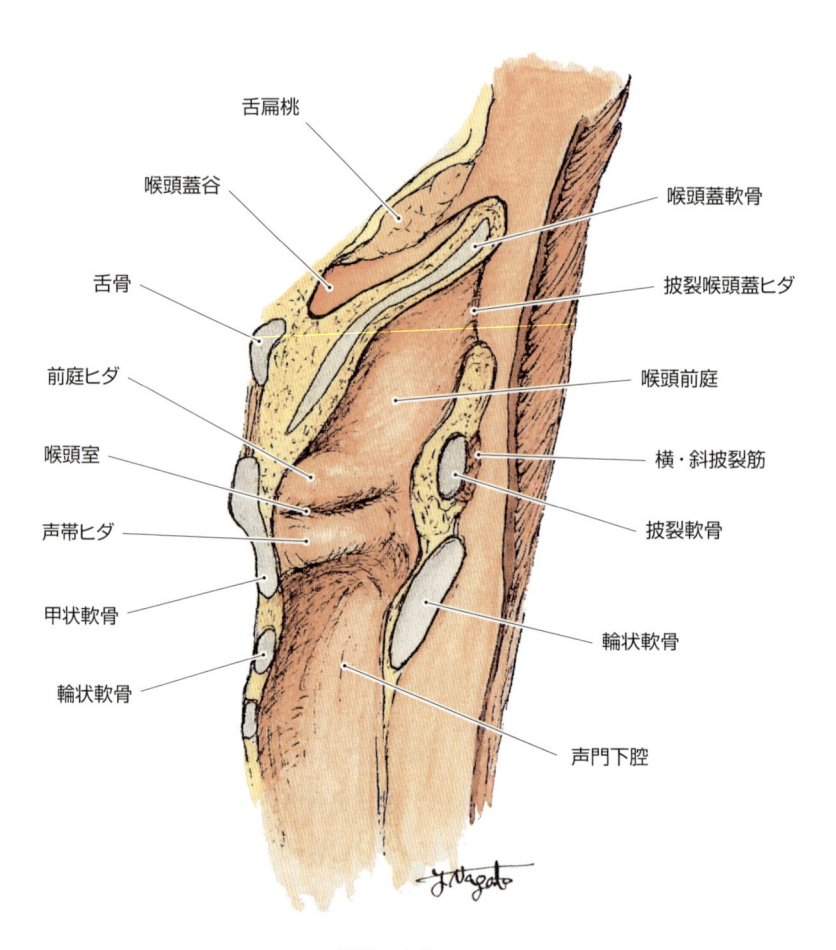

C-17 喉頭の内景

2) 喉頭筋と喉頭軟骨の観察 C-18

①輪状甲状筋とその支配神経を剖出する。**輪状甲状筋**は輪状軟骨前面と甲状軟骨を結び，甲状軟骨を前方に引き下げ，声帯ヒダを緊張させる。支配神経は上喉頭神経の外枝である。

②後輪状披裂筋，外側輪状披裂筋，甲状披裂筋，声帯筋，横・斜披裂筋を観察する（C-09・10）。

③甲状軟骨，輪状軟骨，喉頭蓋軟骨，披裂軟骨の位置を確認する。

◆ 喉頭の神経支配

喉頭の軟骨や筋は，第4および第6咽頭弓から発生する。これらの咽頭弓の支配神経は迷走神経である。第4咽頭弓と関連した構造は**上喉頭神経**で支配され，第6咽頭弓と関連した構造は反回神経（**下喉頭神経**）で支配される。実際には，声門より頭側の粘膜は上喉頭神経内枝で支配され，声門より尾側の粘膜は下喉頭神経で支配される。また，輪状甲状筋は上喉頭神経外枝が支配し，披裂筋は下喉頭神経が支配する。

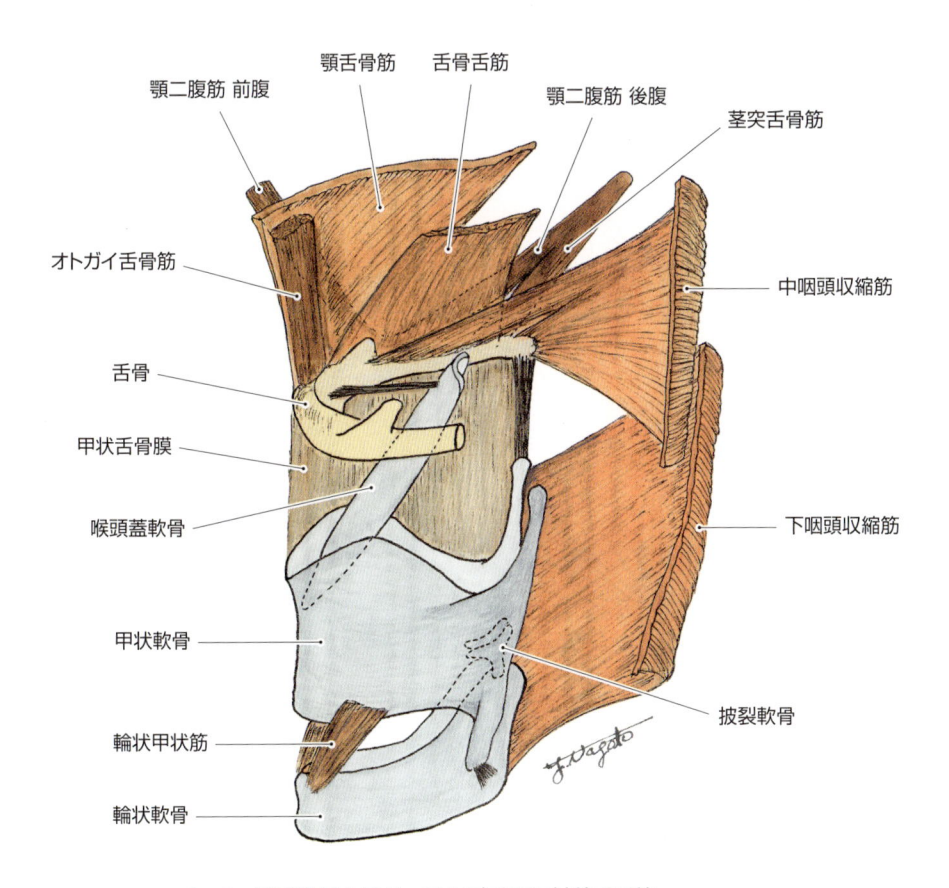

C-18 喉頭軟骨と舌骨，および舌骨に付着する筋

剖出器官	❏ 前庭ヒダ ❏ 声帯ヒダ ❏ 声門裂 ❏ 喉頭前庭 ❏ 声門下腔
	❏ 甲状軟骨 ❏ 輪状軟骨 ❏ 披裂軟骨 ❏ 喉頭蓋軟骨
	❏ 上喉頭神経（内枝・外枝） ❏ 下喉頭神経
学習課題	○ いわゆる「声帯」とは解剖学的にはどこのことか？
	○ 喉頭前庭と声門下腔では神経支配はどう違うか？
	○ 反回神経麻痺で嗄声（しゃがれ声）になるのはなぜか？

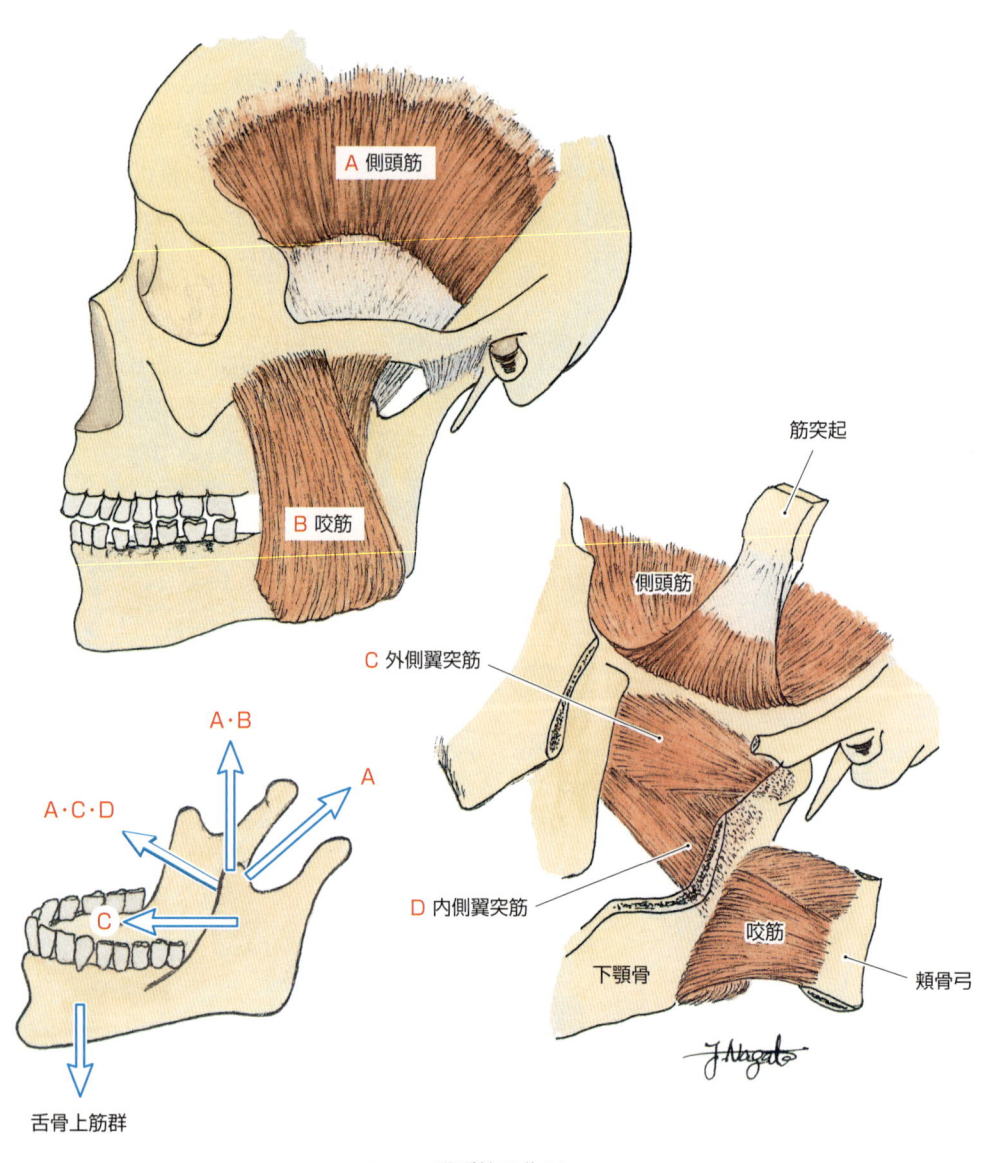

C-19　咀嚼筋の作用

4. 咀嚼筋の剖出と側頭下窩の解剖

　　咀嚼筋を剖出し，その形態的特徴から咀嚼運動を理解する．次に，側頭下窩において下顎神経と顎動脈を追跡する．これらの枝の剖出には下顎骨の除去も伴うので，慎重に進めなければならない．

◆ 咀嚼筋の作用 C-19

　咀嚼筋は，顎関節に働き下顎骨を動かす筋群である．
　挙上：側頭筋と咬筋が作用する．
　前進：外側翼突筋が主動筋である．
　後退：側頭筋の後方筋束が作用する．
　側方移動：片側で前進，反対側で後退運動を行う．内側・外側翼突筋，側頭筋が関わる．
　下制：外側翼突筋による前進運動と，舌骨上筋群の収縮による．

　【関節円板】 顎関節は滑膜性関節であり，関節腔は関節円板で上下に分割される．関節円板は外側翼突筋腱や下顎頭に付着する．そのため，下顎骨が前後に移動する際には，関節円板が連動して移動する．

◆ 側頭下窩とは C-20

　頬骨弓の内下方の空間を側頭下窩といい，内側・外側翼突筋が存在する．**下顎神経**（三叉神経の第3枝）は卵円孔から側頭下窩に出て分岐し，咀嚼筋，舌および下顎歯に分布する．また，**顎動脈**（外頚動脈の枝）は後方から側頭下窩に進入し，枝を分岐しながら前方に進む．この動脈は鼻腔，口腔，脳硬膜などに血液を供給する重要な血管である．

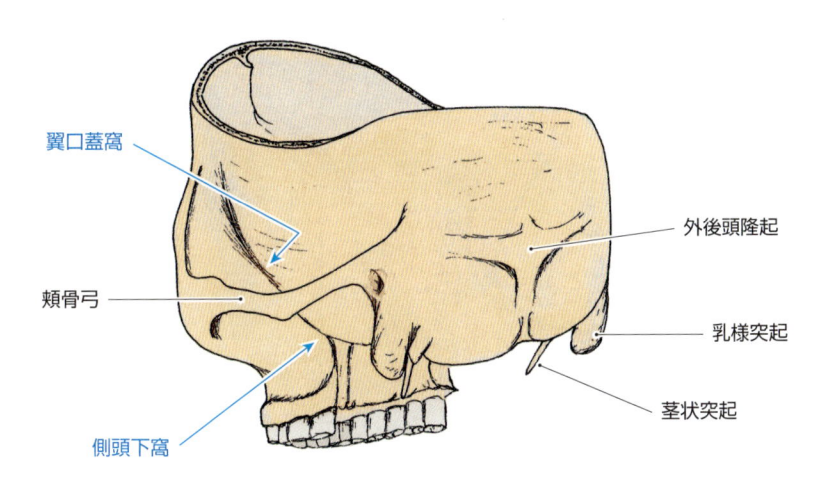

C-20　側頭下窩の位置

4.1 咀嚼筋とその支配神経の剖出

1）側頭筋膜の除去，咬筋の剖出と頬骨弓の切断 C-21

①頬骨弓のまわりの軟部組織を取り除く。

②眼輪筋の外側部を反転し，頬骨弓の近位部を露出する。

③**側頭筋膜**をメスで切開し，取り除く。側頭筋の筋束を明らかにする。

④頬骨枝，頬筋枝など顔面神経の枝を末梢部で切断する（頬骨弓の切断に際して障害になるため）。同様の理由で，**大・小頬骨筋**を起始部の近くで切断する。

⑤咬筋筋膜を除去し，**咬筋**の筋束を明らかにする。

⑥咬筋の起始部を確認し，その前縁と後縁で頬骨弓を切断する。

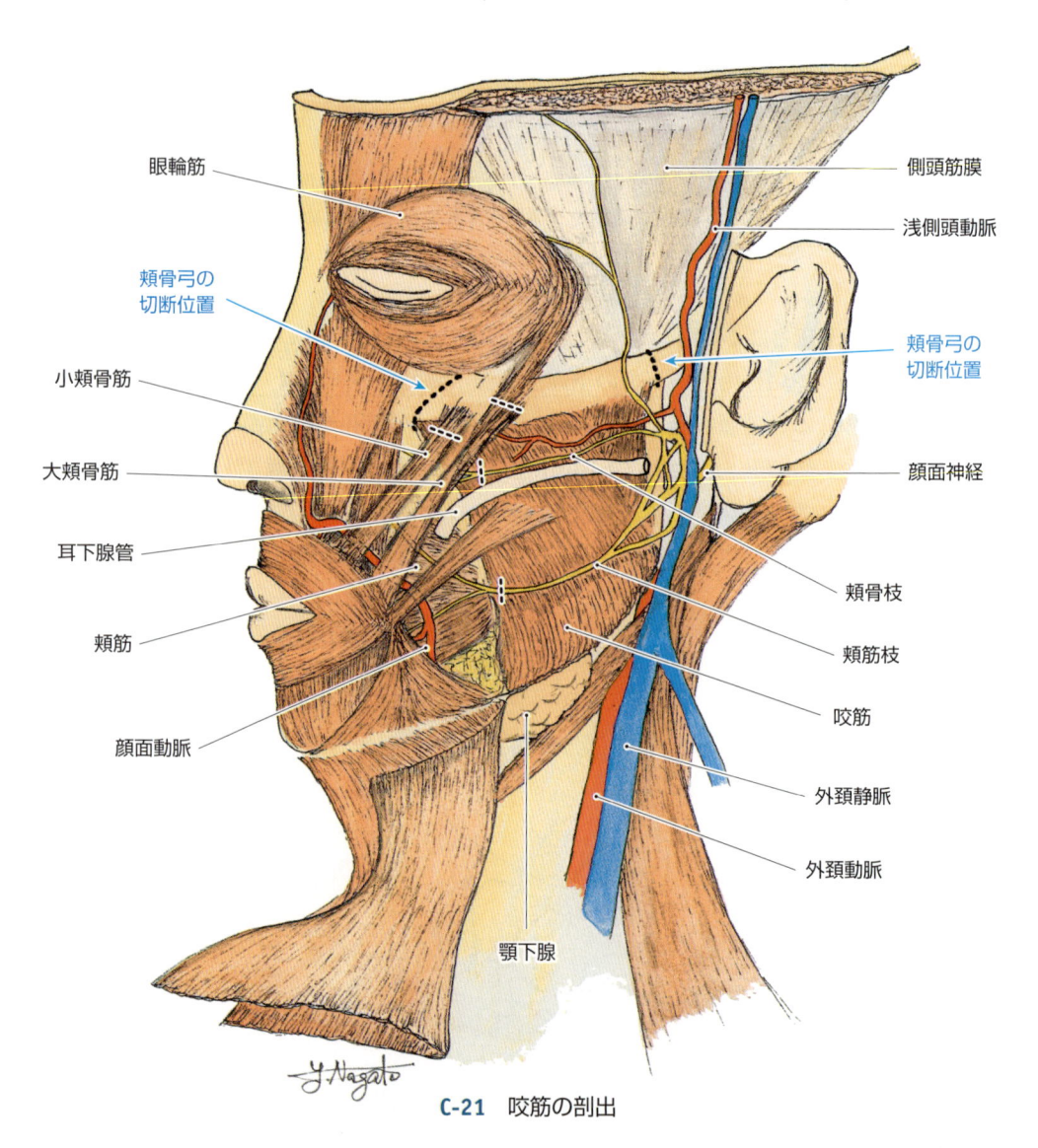

C-21 咬筋の剖出

2) 側頭筋と咬筋神経の剖出 C-22

①咬筋の筋束をゆっくり反転しながら，筋の裏側に付着する軟部組織を取り除く。

②咬筋を後方に反転するようにして，**咬筋神経**（下顎神経の枝）と**咬筋動脈**（顎動脈の枝）を剖出する。これらを確認したら，周囲の結合組織を除去する。

③これらの神経と動脈を確保しつつ筋膜を除去し，筋束に入るまで追跡する。神経を切らないように咬筋を反転する。

④残っている側頭筋膜と頬脂肪体を除去し，**側頭筋**の停止部（下顎骨の**筋突起**）を明らかにする。

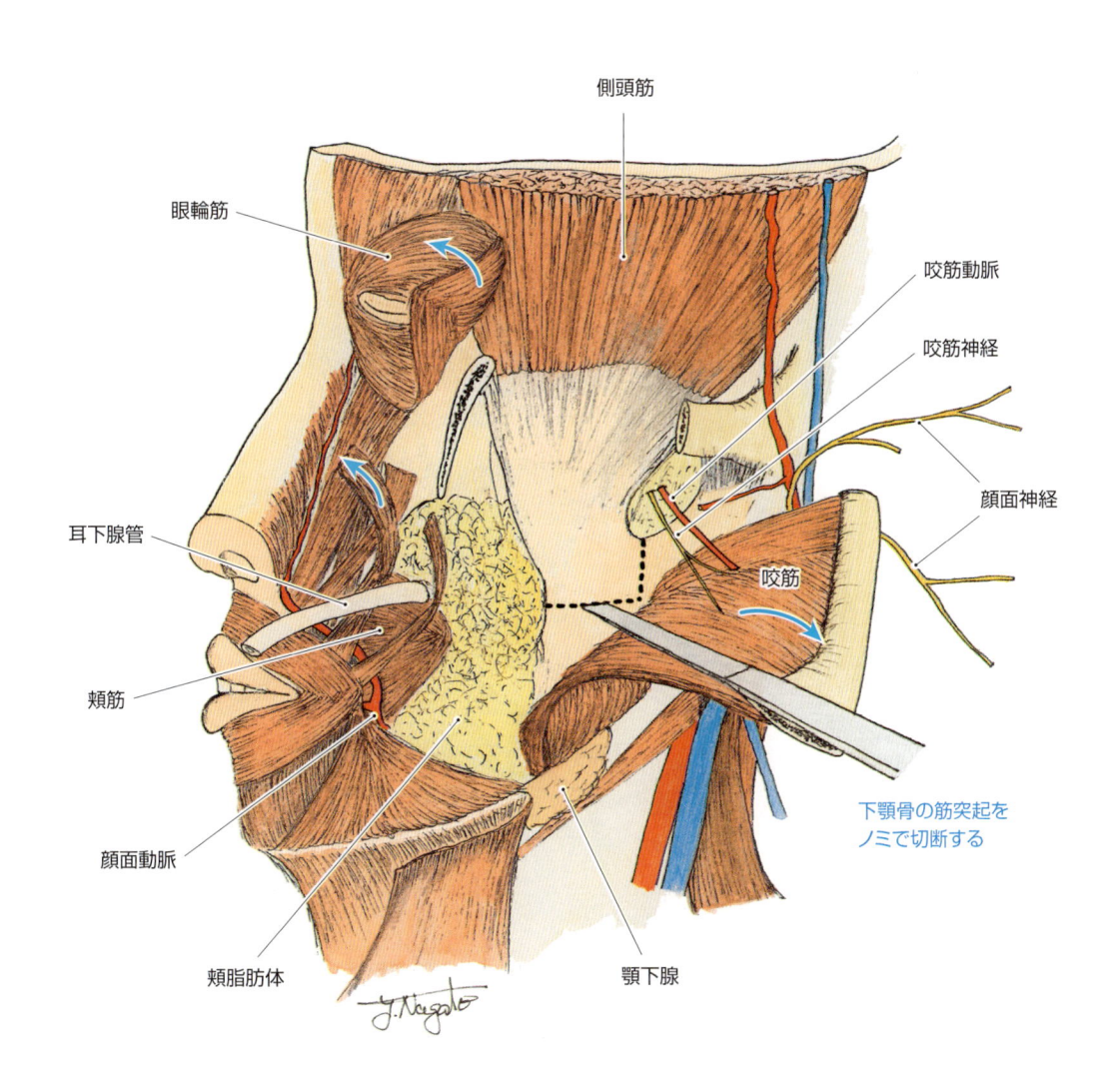

C-22 側頭筋の剖出

3) 側頭筋の反転，翼突筋と顎動脈の剖出 C-23
   ①ノミを使って，**筋突起**を下顎骨から切り離す (**C-22**)。
   ②側頭筋を反転し，筋束を挙上する。
   ③脂肪組織，筋膜，静脈叢 (**翼突筋静脈叢**) などを取り除き，**外側翼突筋**と**内側翼突筋**，**顎動脈**を剖出する。
   ④顎動脈を末梢側に追跡し，**頬動脈**や**深側頭動脈**を剖出する。

4.2 下顎神経と顎動脈の剖出 C-24

①ノミを使って，**関節突起**を下顎骨から切り離す (**C-23**)。

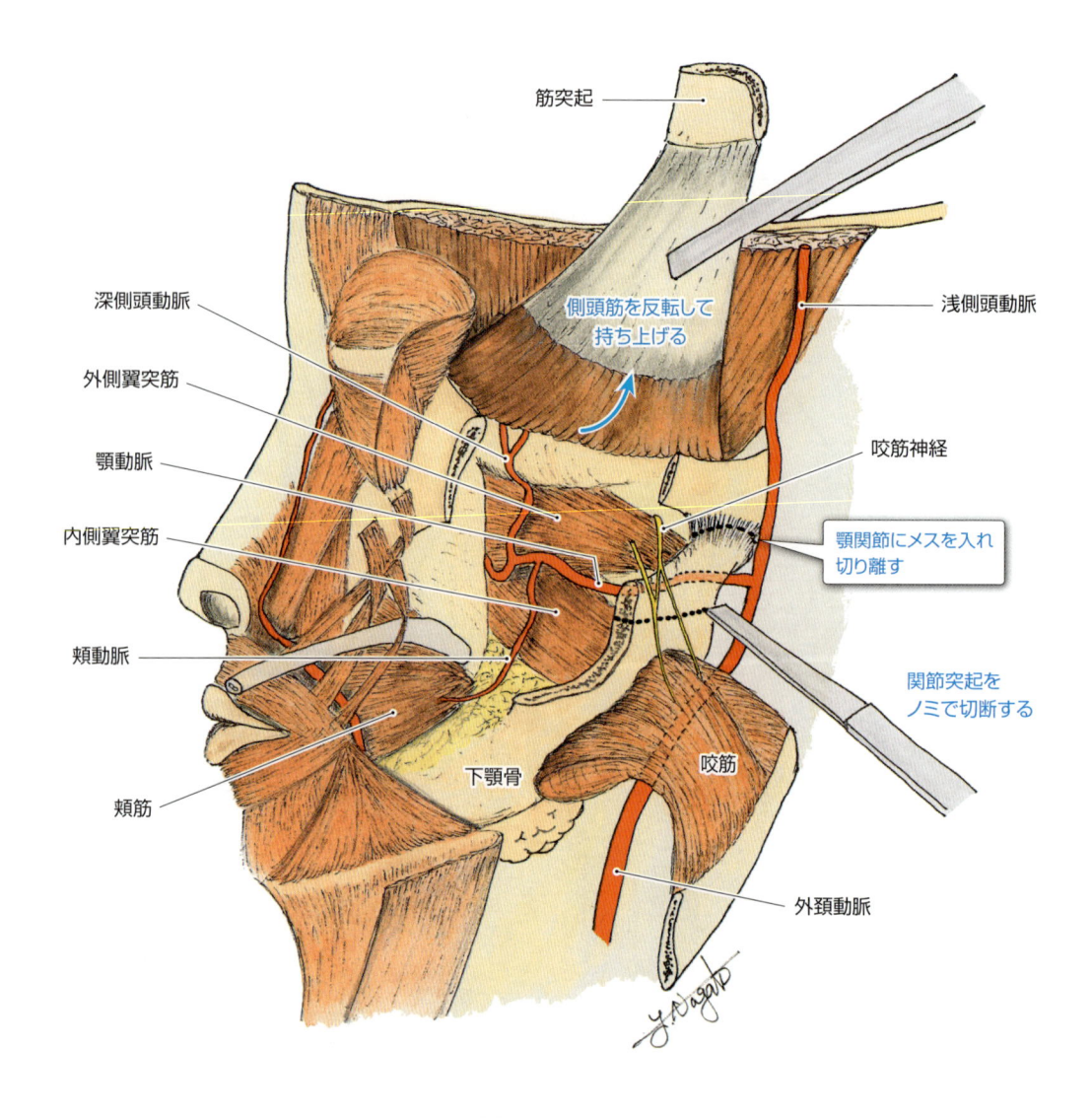

C-23 翼突筋と顎動脈の剖出

②顎関節にメスを入れ，関節包を破り，関節円板を除去する．周囲の結合組織や翼突筋の筋束を取り除き，関節突起を除去する．

③外側翼突筋の筋束をメスとピンセットで取り除く．

④下顎骨後縁で外頚動脈を確認する．周囲の結合組織を除去し，**顎動脈**の分岐部を明らかにする．

⑤顎動脈を追跡し，その枝を剖出していく．

⑥**舌神経**と**下歯槽神経**を確認する．

⑦これらを中枢側に追跡し，**下顎神経**から分岐する位置を確認する．

⑧さらに末梢側に追跡し，分岐する枝を剖出する．

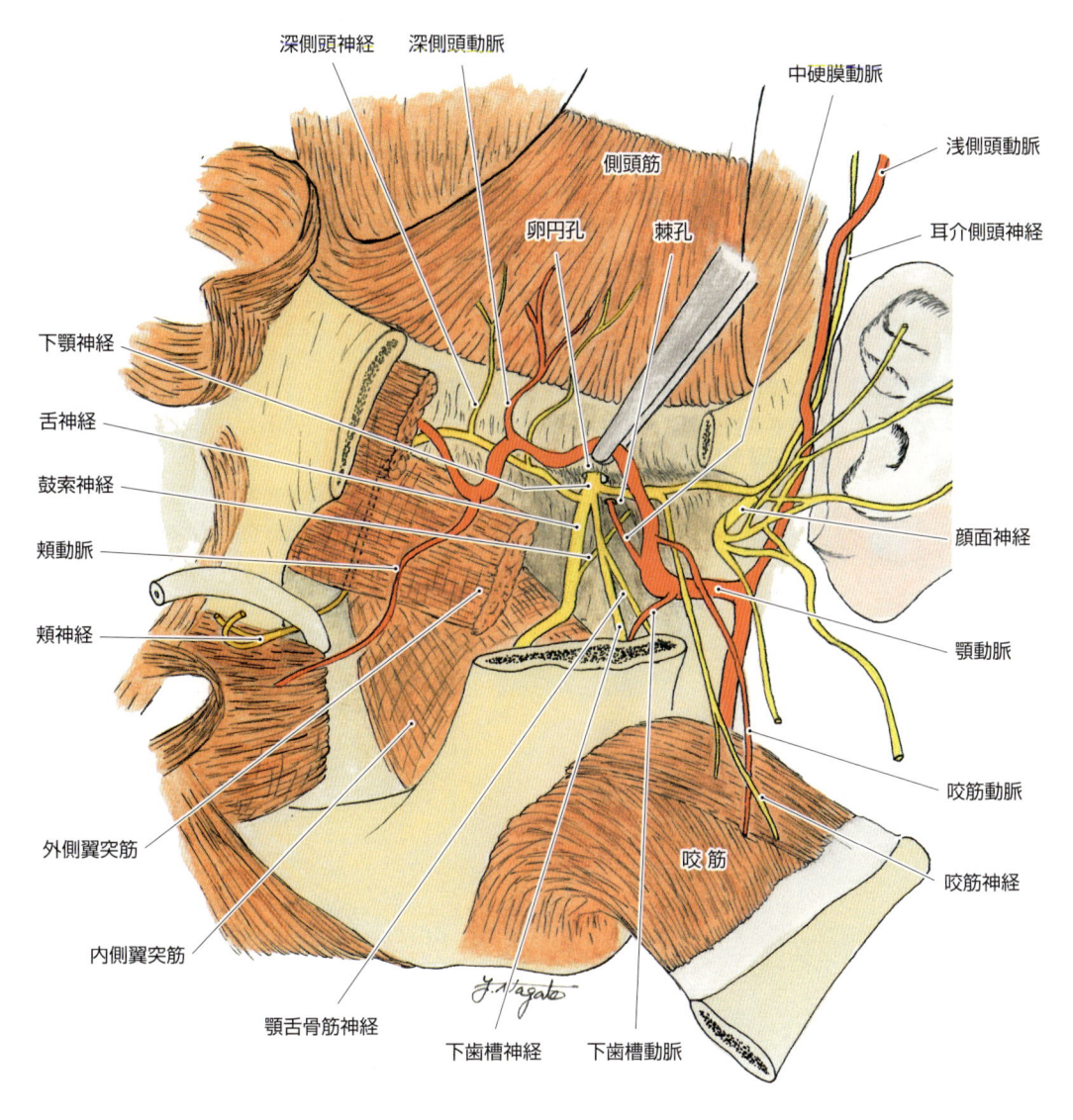

C-24　下顎神経と顎動脈の枝

4.3 鼓索神経の剖出 C-24

　鼓索神経は顔面神経の枝で，舌神経に合流し，舌からの味覚線維と顎下腺・舌下腺の分泌を促進する副交感性線維を含む。舌神経に比べかなり細いため，剖出には細心の注意が必要である。

①舌神経を確認する。

②舌神経を中枢側に追跡し，注意深く神経をピンセットで持ち上げる。

③慎重に結合組織の除去を続け，卵円孔の手前で斜め後方から舌神経に合流する細い神経線維を確認する。

剖出器官
- □側頭筋膜　□咬筋筋膜　□頬骨弓　□頬脂肪体　□顎関節と関節円板

咀嚼筋
- □側頭筋　□咬筋　□外側翼突筋　□内側翼突筋

顎動脈の枝
- □中硬膜動脈　□下歯槽動脈　□咬筋動脈　□頬動脈
- □深側頭動脈　□眼窩下動脈　□蝶口蓋動脈

下顎神経の枝
- □舌神経　□下歯槽神経　□顎舌骨筋神経　□頬神経
- □耳介側頭神経　□咬筋神経　□深側頭神経

顔面神経の枝
- □鼓索神経

学習課題
- ○骨格標本で側頭下窩と卵円孔の位置を確認する。
- ○顎関節の運動と咀嚼筋の作用についてまとめる。下顎骨が前後に移動することに注意しよう。
- ○剖出できなかったものも含めて，顎動脈の枝とその分布域を整理しよう。
- ○下顎神経を運動枝と知覚枝に分け，それぞれの名称と分布をまとめよう。

5. 口腔の解剖

口腔内の構造（粘膜，唾液腺，筋肉など）を明らかにし，消化管の入口としての役割を考察する。

5.1 舌の観察と解剖 C-25

①舌の背面を**舌背**，先端を**舌尖**，根部を**舌根**という。
②舌背の表面にみられる小さな突起（**舌乳頭**）を観察する。糸状乳頭，茸状乳頭，葉状乳頭，有郭乳頭の4種類がある。
③舌根部で舌扁桃を確認する。
④内舌筋（**上縦舌筋，下縦舌筋，横舌筋，垂直舌筋**）を観察する。
⑤外舌筋（**口蓋舌筋，茎突舌筋，オトガイ舌筋，舌骨舌筋**）を剖出する。

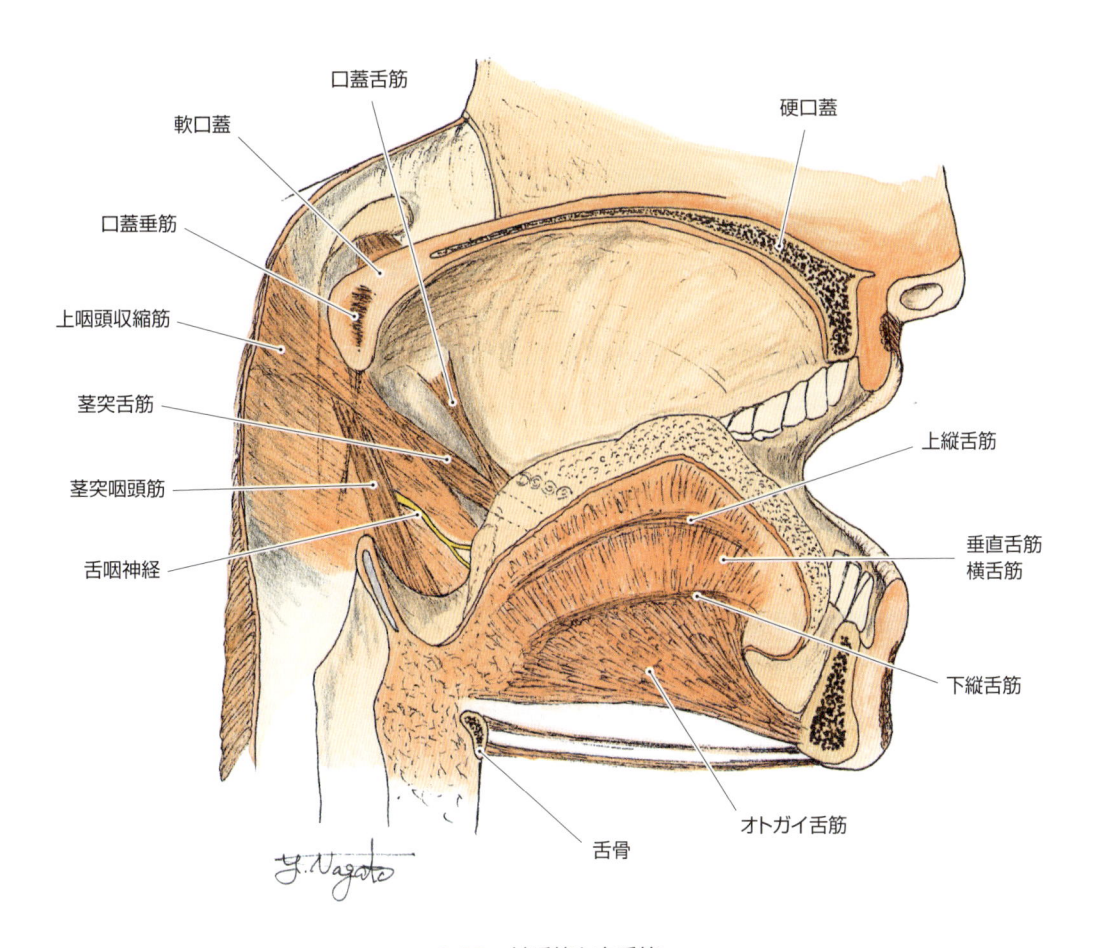

C-25 外舌筋と内舌筋

【エラから舌への進化】 四足動物では鰓が退化し，鰓弓に関わる筋は別の目的に使われるようになった。そして，舌を動かして食物を取り込むために舌筋が発達した。舌の内部にあって舌の形を変える筋を**内舌筋**といい，骨と舌を結び舌の位置を変える筋を**外舌筋**という。これらの筋のほとんどは，舌下神経支配である。

◆ 味覚の受容器と伝導路

味覚の受容器は**味蕾**といい，舌の有郭乳頭・葉状乳頭・茸状乳頭に存在する（糸状乳頭にはない）。軟口蓋や喉頭蓋にも少数認められる。味蕾には化学受容細胞が存在し，化学物質によって刺激されると活動電位を発生する。この刺激は，味蕾に接する感覚性ニューロンによって中枢に伝えられる。その経路は部位によって異なり，舌の前2/3では顔面神経，舌の後1/3では舌咽神経，喉頭蓋などでは迷走神経を経由する。

5.2 口蓋の観察と解剖 C-26

口腔の天井を口蓋という。前方は上顎骨と口蓋骨からなる**硬口蓋**，後方は筋からなる**軟口蓋**である。

①**口蓋垂**を確認する。

②**口蓋舌弓**と**口蓋咽頭弓**を確認する。これらは粘膜のヒダで，粘膜下を同名の筋が走る。

③扁桃窩（口蓋舌弓と口蓋咽頭弓の間のくぼみ）で**口蓋扁桃**を確認する。

④軟口蓋を構成する口蓋の筋を剖出する。

　口蓋帆挙筋：耳管咽頭口の粘膜（挙筋隆起）を除去して剖出する。

　口蓋帆張筋：口蓋帆挙筋の深部で観察する。

　口蓋垂筋：口蓋垂の断面で観察する。

　口蓋舌筋：口蓋舌弓の粘膜を除去して剖出する。

　口蓋咽頭筋：口蓋咽頭弓の粘膜を除去して剖出する。

◆ 口腔の神経支配

口蓋筋のうち，口蓋帆挙筋は下顎神経（三叉神経第3枝）の支配を受け，その他の筋は咽頭神経叢（舌咽神経と迷走神経）の支配を受ける。口蓋の粘膜には大口蓋神経と小口蓋神経が分布する（上顎神経の枝）。口腔底の粘膜には舌神経，頬の粘膜には頬神経が分布する（下顎神経の枝）。

◆ 唾液の役割

　　　　唾液は口腔粘膜にとって必要不可欠であるとともに（口の中が乾いたときの不快感を考えてみよ），食物の消化にとっても大切である。つまり，食物を唾液の水分で柔らかくし，消化酵素（アミラーゼ）で炭水化物を加水分解する。さらに，リゾチームやペルオキシダーゼなどによる抗菌作用や，口腔内の洗浄作用もある。

　　　　唾液の分泌は自律神経によって支配される。副交感神経の刺激では漿液性の唾液が分泌され，食事がスムースになる。イライラしたり興奮したりすると口が乾く。これは交感神経の刺激によって唾液の分泌が抑制された結果である。

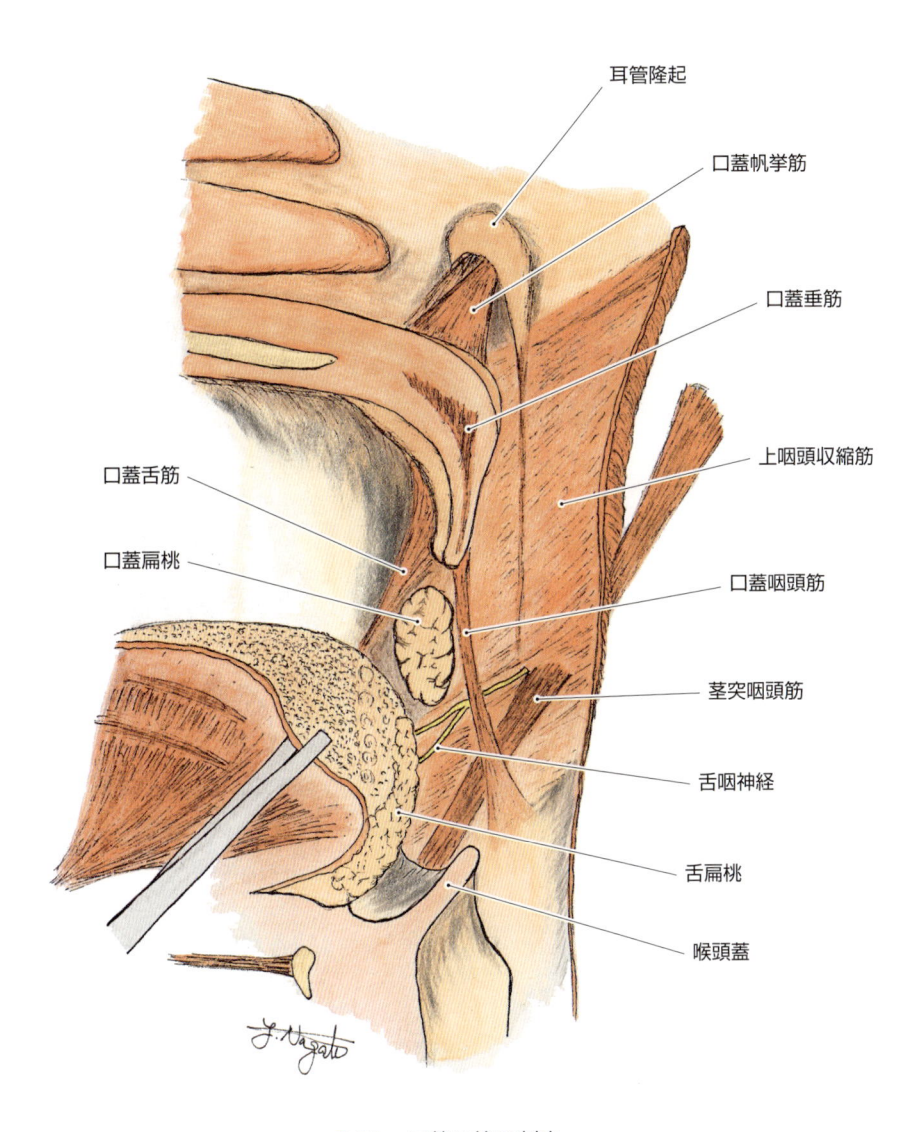

C-26　口蓋の筋の剖出

5.3 唾液腺の解剖 C-27・28

①口腔底の正中部で**舌小帯**（口腔底と舌尖を結ぶヒダ）を確認する。その両側にある口腔底の高まりを**舌下小丘**という。

②口腔底の粘膜を除去し，**顎舌骨筋**と**舌骨舌筋**を剖出する。

③舌を側方に移動させ，これらの筋の間から**舌下神経**と**舌神経**を剖出する。

④**舌下腺**，**顎下腺**およびそれらの導管を剖出する。大舌下腺管と顎下腺管（ワルトン管）を追跡し，舌下小丘に開口することを確かめる。

⑤頬粘膜で**耳下腺乳頭**を探す。これは上顎第2大臼歯付近の頬粘膜にある小さな突起で，耳下腺管（ステノ管）が口腔内に開口する部分である。耳下腺管をピンセットで引っ張り，位置を確認するとよい。

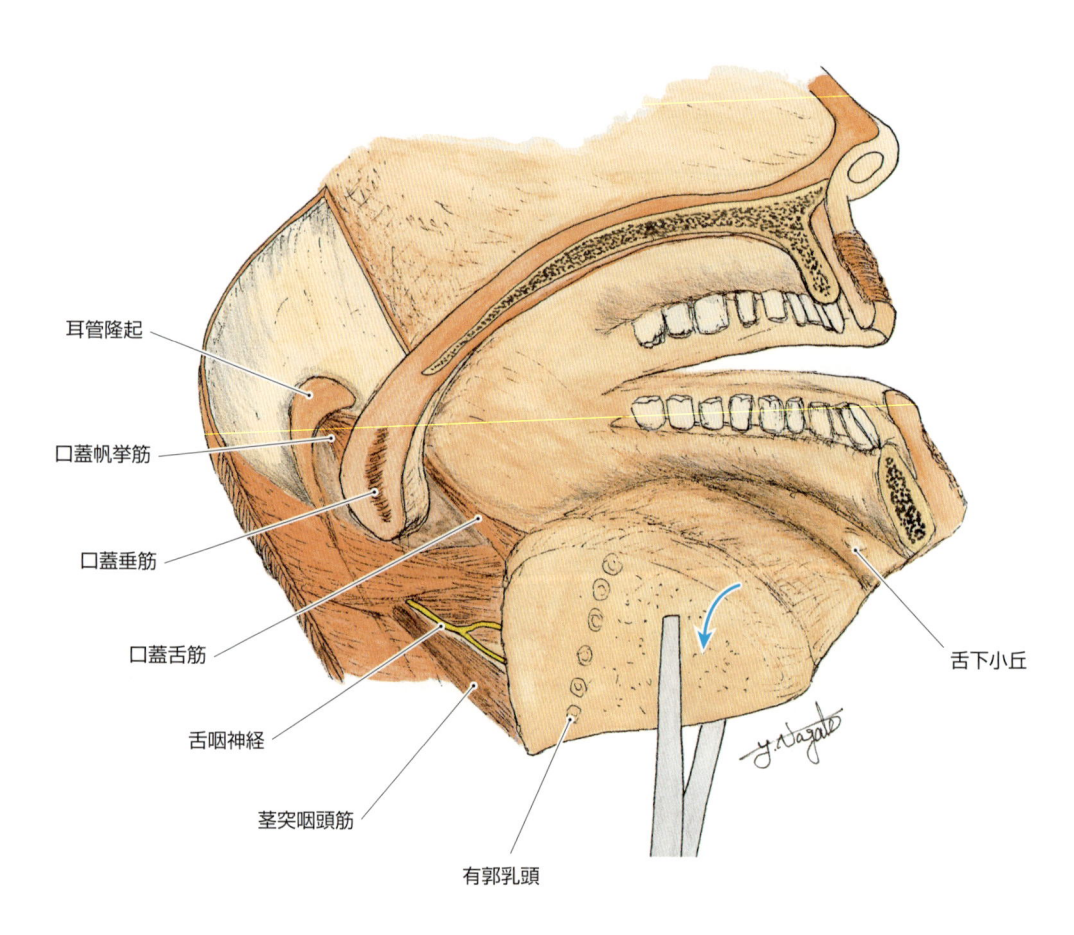

C-27 口腔底の観察

剖出器官	外舌筋	□茎突舌筋	□口蓋舌筋	□オトガイ舌筋	□舌骨舌筋
	内舌筋	□上縦舌筋	□下縦舌筋	□横舌筋	□垂直舌筋
	□口蓋筋	□口蓋帆挙筋	□口蓋帆張筋	□口蓋垂筋	□口蓋咽頭筋
	□舌乳頭	□口蓋垂	□口蓋咽頭弓	□口蓋舌弓	□口蓋扁桃
	□舌神経	□舌咽神経	□舌下神経		
	□顎下腺	□舌下腺	□舌下小丘	□耳下腺乳頭	

学習課題
○ 味覚の伝導に関わる神経を挙げなさい。
○ 軟口蓋を構成する筋をすべて剖出できたか？
○ 舌下腺および顎下腺の位置と，導管の開口部位を確認したか？
○ 耳下腺乳頭とは何か？　それはどこにある？

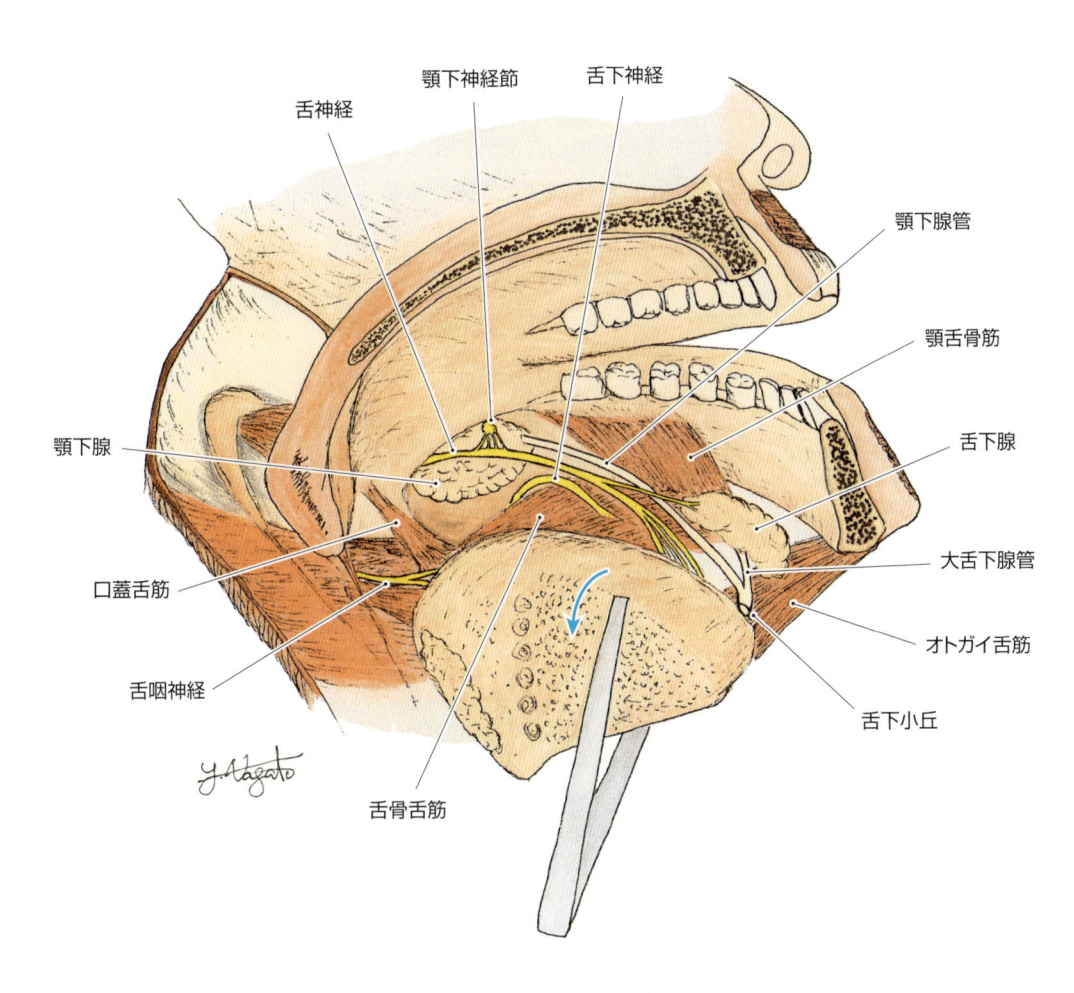

C-28　唾液腺の解剖

D. 副交感神経節の剖出

　脳神経の中には副交感性の神経線維を含む神経が4対ある。動眼神経，顔面神経，舌咽神経および迷走神経である。これらの副交感神経の標的器官は，①**動眼神経**➡眼球内の虹彩と毛様体，②**顔面神経**➡顎下腺・舌下腺と涙腺，③**舌咽神経**➡耳下腺である。④**迷走神経**は頭頸部から下行して，胸腹部内臓を支配する。

　自律神経系の形態的な特徴として「神経節」がある。つまり，脳や脊髄を出たニューロンは，標的器官に至る途中で必ずシナプスを形成し，そこでニューロンが代わるのである。副交感神経は，標的器官の近くの神経節でシナプスを形成する。脳幹から神経節までの神経線維を**節前線維**，神経節から各器官までの神経線維を**節後線維**という。（胸腹部内臓の解剖で観察したように，交感神経幹にも交感神経節があり，ここでシナプスを形成する）

　ここでは**毛様体神経節，翼口蓋神経節**および**顎下神経節**を剖出する。いずれの神経節もきわめて小さく，剖出には細心の注意を要する。なかでも翼口蓋神経節の剖出には高度な技術が求められる。

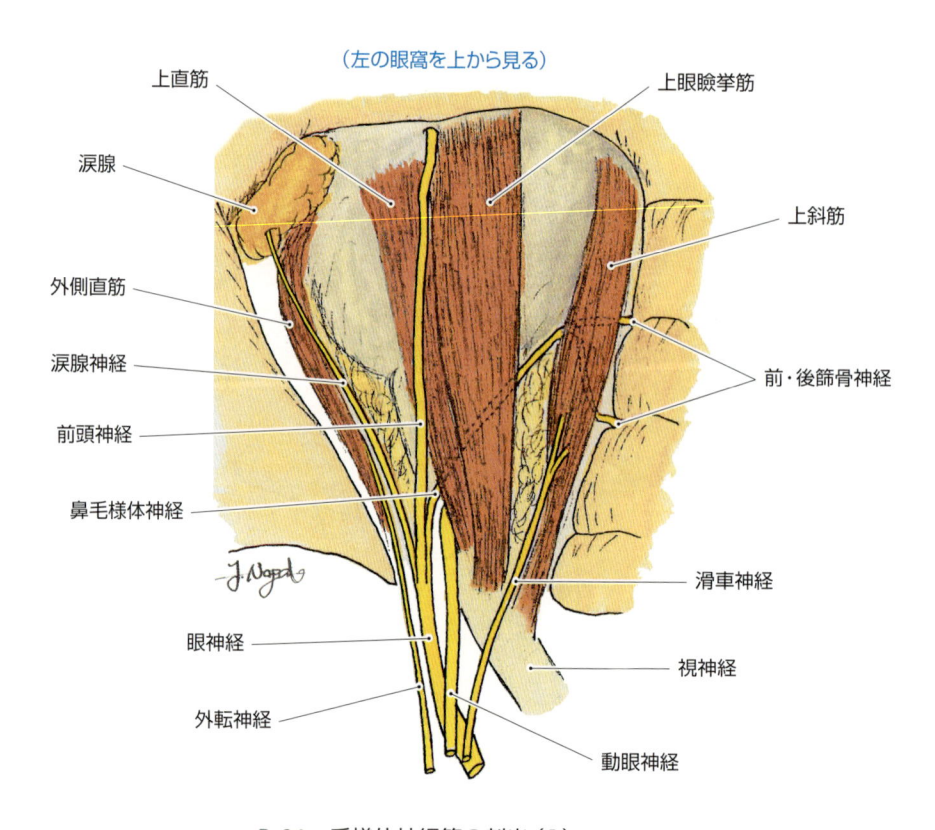

D-01 毛様体神経節の剖出（1）

1. 毛様体神経節の剖出 D-01・02・03

動眼神経に含まれる副交感神経線維がつくる神経節。節後線維は瞳孔括約筋と毛様体筋に分布する。神経節から出る短毛様体神経には，副交感性の線維のほかに，知覚性と交感性の線維も含まれる。

1.1 眼球の摘出

正中断した頭蓋の，鼻中隔が残っているほう（左側）を用いる。
①眼窩の前縁の骨に沿ってメスを入れ，上眼瞼，下眼瞼を切り離す。
②内眼角と外眼角で**内側眼瞼靱帯**，**外側眼瞼靱帯**を切断する。
③**動眼神経**，**滑車神経**，**外転神経**および**眼神経**を確認する。
④前篩骨神経・動脈，後篩骨神経・動脈を篩骨篩板付近で切断する。
⑤眼窩の前方で**前頭神経**（眼神経の枝）を切断する。
⑥上斜筋を末梢側に追跡し，**滑車**（線維軟骨でできている）を眼窩壁から切り離す。
⑦総腱輪付近で視神経を持ち上げ，涙腺，外眼筋，神経，血管（眼動脈など）および眼窩脂肪体とともに眼球を摘出する。

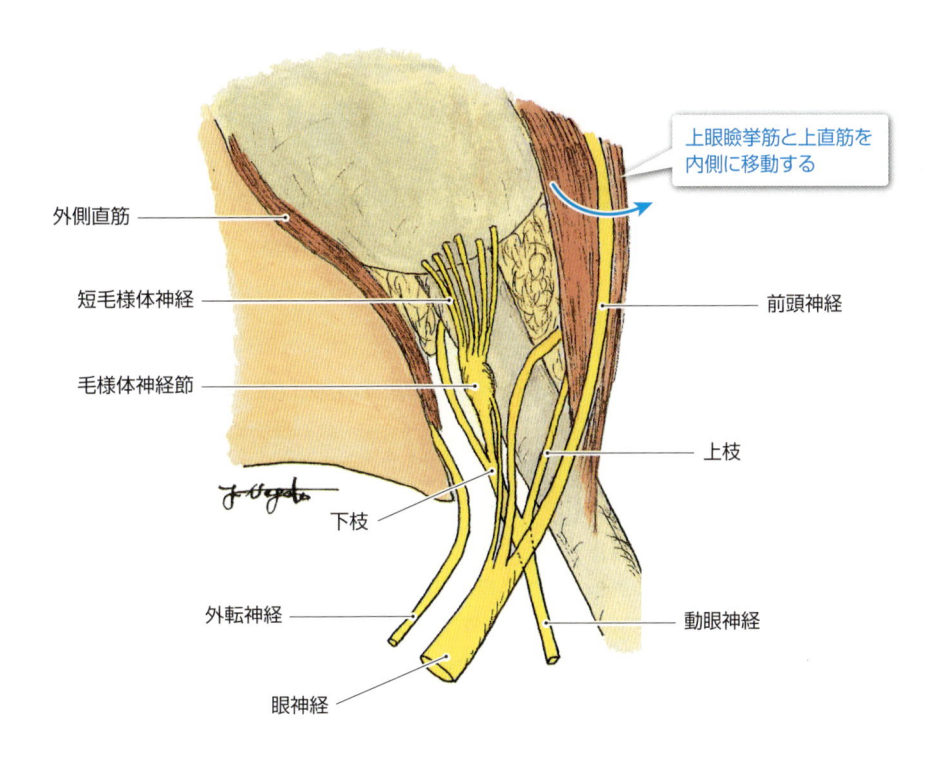

D-02 毛様体神経節の剖出（2）

1.2 毛様体神経節の剖出

①眼窩脂肪体を慎重に取り除きながら，**動眼神経**を中枢側から追跡する。
②動眼神経の**上枝**と**下枝**を確認する。
③総腱輪付近で外側直筋をピンセットで持ち上げ，視神経との間を広げる。
④総腱輪よりやや末梢側で，視神経の外側を被う脂肪を慎重に取り除く。
⑤視神経の外側を注意深く観察し，長径2mmほどの塊（**毛様体神経節**）を明らかにする。そこから末梢側に細い神経線維（**短毛様体神経**）が眼球に向かって出ていることを確認する。
⑥残った脂肪体を取り除いて，下斜筋，内側直筋，下直筋を剖出する。

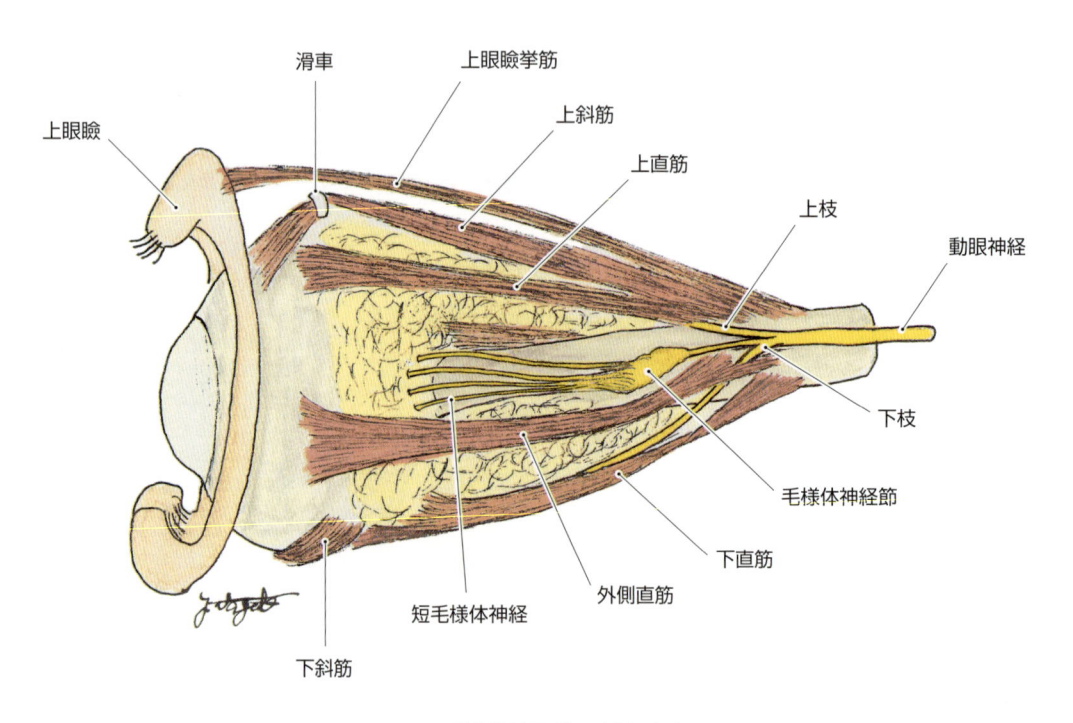

D-03 毛様体神経節の剖出（3）

剖出器官	□ 動眼神経（上枝・下枝）　□ 毛様体神経節　□ 短毛様体神経 □ 滑車神経　□ 外転神経 □ 眼神経（□ 前・後篩骨神経　□ 前頭神経　□ 鼻毛様体神経）　□ 視神経
学習課題	○ 動眼神経のほかに，毛様体神経節に関わる神経は何か？ ○ 毛様体神経節に入る副交感神経は，視機能においてどんな働きをしているか？

2. 翼口蓋神経節の剖出

顔面神経に含まれる副交感神経線維がつくる神経節。顔面神経から分岐した**大錐体神経**が**深錐体神経**と合流して**翼突管神経**となり，その末梢側に翼口蓋神経節が存在する。副交感神経の節後線維は涙腺に分布する。そのほか，大・小口蓋神経，咽頭枝，後鼻枝などがこの神経節から出る。

2.1 翼口蓋神経節の剖出 D-04

鼻中隔がない右側の頭蓋を用いる。

① 鼻腔の後方で側壁の粘膜を除去する。下鼻甲介を持ち上げ，中鼻甲介の後方 1 cm ほどを切断する。

② 露出した**口蓋骨**を注意深く観察し，縦に走る白く半透明な部分（**大・小口蓋神経**が埋もれている）を見つける。

③ 口蓋神経の走行に沿ってノミで骨壁を破壊し，神経を露出する。

④ この作業を上方まで続け，咽頭上壁（蝶形骨と接する部位）で 4～5 mm ほどの塊を剖出する。これが**翼口蓋神経節**である。

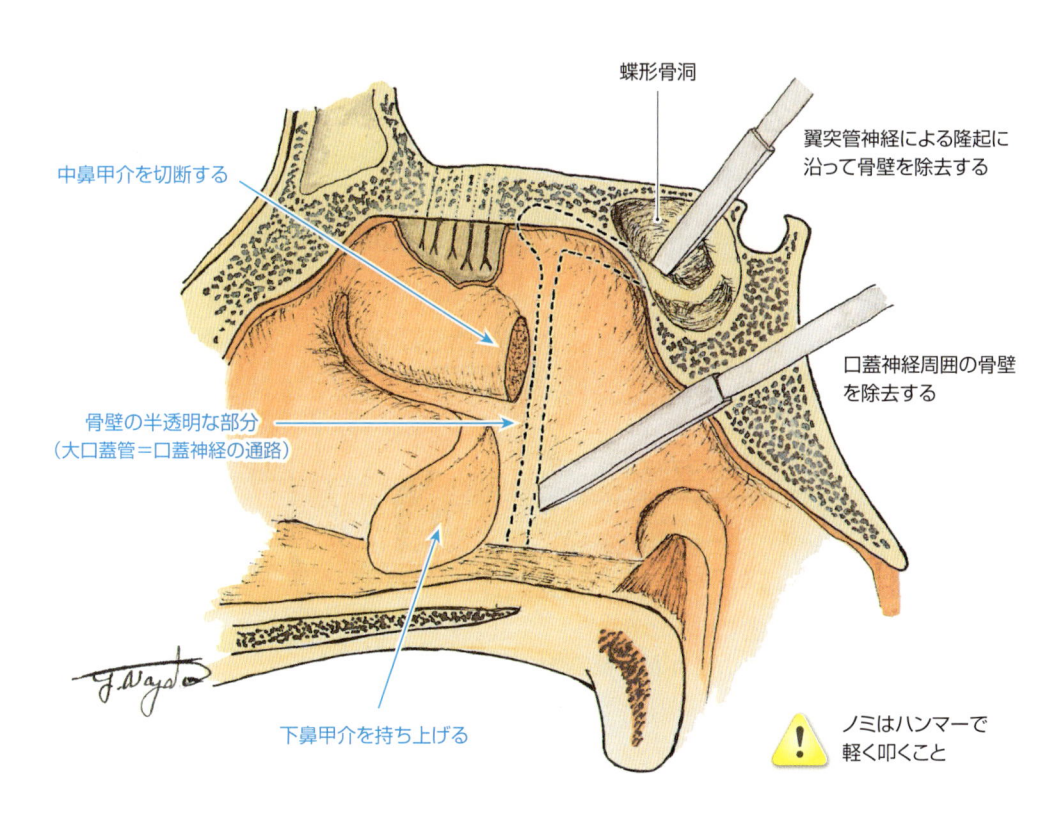

図の注記:
- 蝶形骨洞
- 翼突管神経による隆起に沿って骨壁を除去する
- 中鼻甲介を切断する
- 口蓋神経周囲の骨壁を除去する
- 骨壁の半透明な部分（大口蓋管＝口蓋神経の通路）
- 下鼻甲介を持ち上げる
- ⚠ ノミはハンマーで軽く叩くこと

D-04 翼口蓋神経節の剖出（1）

2.2 翼突管神経の剖出 D-05

①蝶形骨洞と咽頭上壁の粘膜を剥がす。
②露出した骨の中で白く不透明な部分，あるいはやや凸になっている部分を見つけ，その部分の骨壁を慎重にノミで破壊し，中にある直径1mmほどの神経線維を剖出する。
③この神経線維が翼口蓋神経節と連絡していることを確認する。

2.3 大口蓋神経の剖出 D-05

①骨格標本で**大口蓋孔**の位置を確認する。
②硬口蓋の後方で大口蓋孔付近の粘膜を剥がす（かなり厚い）。
③そこで剖出した神経が**大口蓋神経**であり，口蓋の粘膜を剥がしながらこの神経を末梢に追跡する。

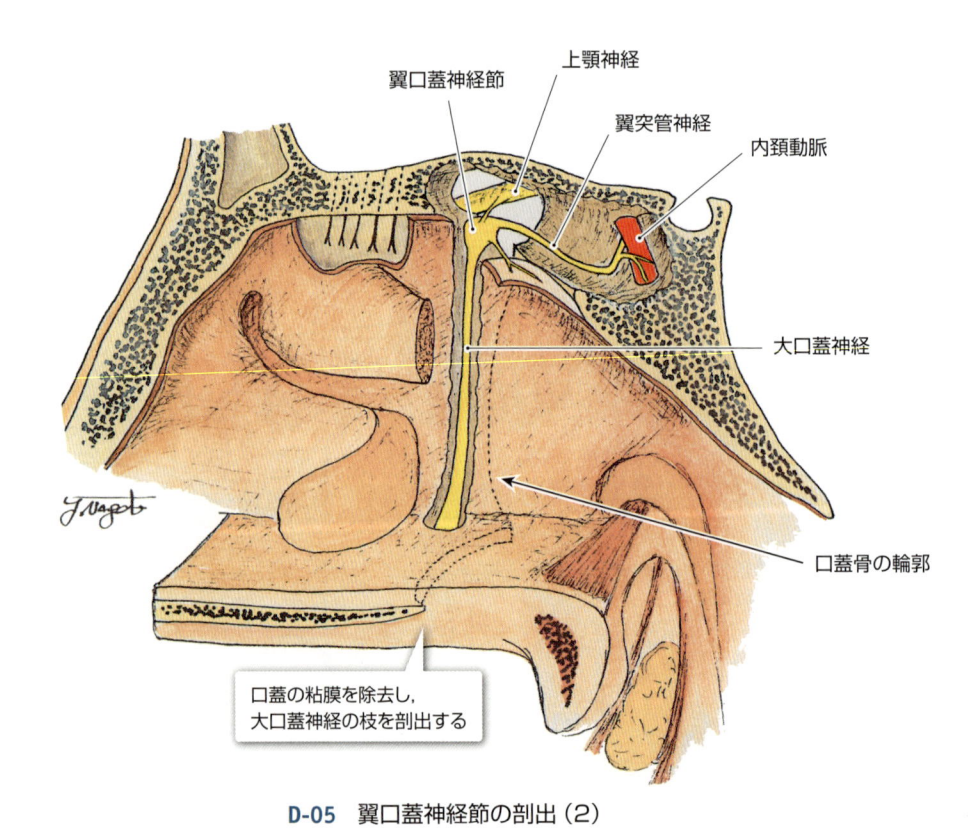

D-05　翼口蓋神経節の剖出（2）

剖出器官	□翼口蓋神経節　□翼突管神経　□大口蓋神経
学習課題	○翼口蓋神経節に入る副交感神経の役割は？

3. 顎下神経節の剖出 D-06

顔面神経の枝である**鼓索神経**に含まれる副交感神経がつくる神経節。錐体鼓室裂から出た鼓索神経は，舌神経（下顎神経の枝）と合流して舌に向かう。その途中，顎下腺付近で副交感神経線維が分かれて神経節を構成する。節後線維は顎下腺と舌下腺に分布する。

①舌神経を末梢側に追跡し，下顎骨の内側にある**顎下三角**（下顎骨と顎二腹筋で囲まれた領域）で**顎下腺**を確認する。

②顎下腺の上部を通過する**舌神経**を確認する。この付近で舌神経から分岐する細い神経線維と，その先にある 2 mm ほどの塊を確認する。

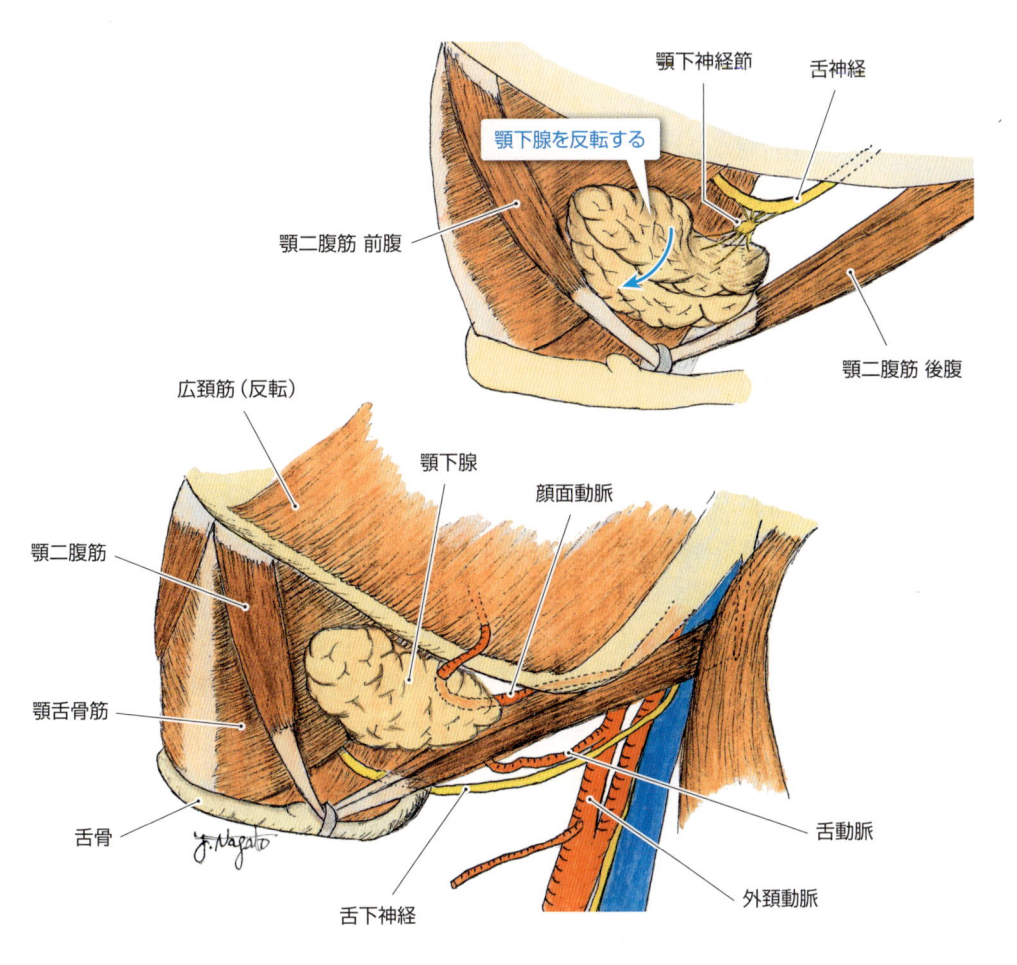

D-06 顎下神経節の剖出

剖出器官	❏ 顎下神経節　❏ 舌神経　❏ 顎下腺　❏ 顎下三角
学習課題	○ 顎下神経節に入る副交感神経の役割は？

E. 三叉神経の知覚枝

　三叉神経は，脳神経の中で最も太い。眼神経，上顎神経，下顎神経に分岐し，そのいずれにも知覚神経が含まれる（下顎神経には運動神経が加わる）。すでに剖出した枝も含め，三叉神経の知覚枝を確認し，分布領域を明らかにする（**E-01**）。

> ⚠️ 骨格標本で三叉神経の通路を確認しておく。**内頭蓋底**：三叉神経圧痕，上眼窩裂，正円孔，卵円孔。**眼窩内**：下眼窩裂，眼窩下管。**顔面頭蓋**：眼窩上孔，眼窩下孔，オトガイ孔。

1. 眼神経

①右側の頭蓋骨（眼球を含む）で上眼窩裂から眼球に入る眼神経を確認する。
②鼻毛様体神経，涙腺神経および前頭神経を確認する。
③前頭神経を末梢へ追跡し，眼窩内で**眼窩上神経**と**滑車上神経**に分岐することを確認する。
④これらを眼窩の外まで追跡し，前頭部の皮下で剖出する（表情筋を切除）。

2. 上顎神経

①左側の頭蓋骨（眼球を摘出済）で正円孔から出る**上顎神経**を確認する。
②**眼窩下神経**が翼口蓋窩から下眼窩裂を通って眼窩に入り，眼窩下管を通過することを確認する。
③この神経が眼窩下孔から出て顔面の皮下に分布することを明らかにする。
④眼窩内で眼窩下神経から分岐して外側に向かう**頬骨神経**を確認する。
⑤翼口蓋神経節の外側壁を破壊し，上顎神経から分岐してこの神経節に入る細い神経を観察する（**D-05**）。

3. 下顎神経

①側頭下窩で卵円孔から出る下顎神経を確認する。
②頬神経，耳介側頭神経，舌神経および下歯槽神経を確認する。
③**耳介側頭神経**を追跡する。この神経は，浅側頭動脈とともに側頭部の皮下に分布する。
④オトガイ孔付近の表情筋を切除し，**オトガイ神経**を剖出する。

【角膜反射】 脱脂綿で角膜に触れると，両眼は瞬時に閉じる。これは眼神経と顔面神経の連携によって起こる反射である。橋にある三叉神経主知覚核からのニューロンは，両側の顔面神経運動核に入力されている。したがって，眼神経が障害を受けていると，障害を受けている側の角膜を刺激しても両眼の瞼は閉じない。顔面神経の障害では，左右どちらの角膜を刺激しても障害側の瞼の閉じ方は弱くなる。

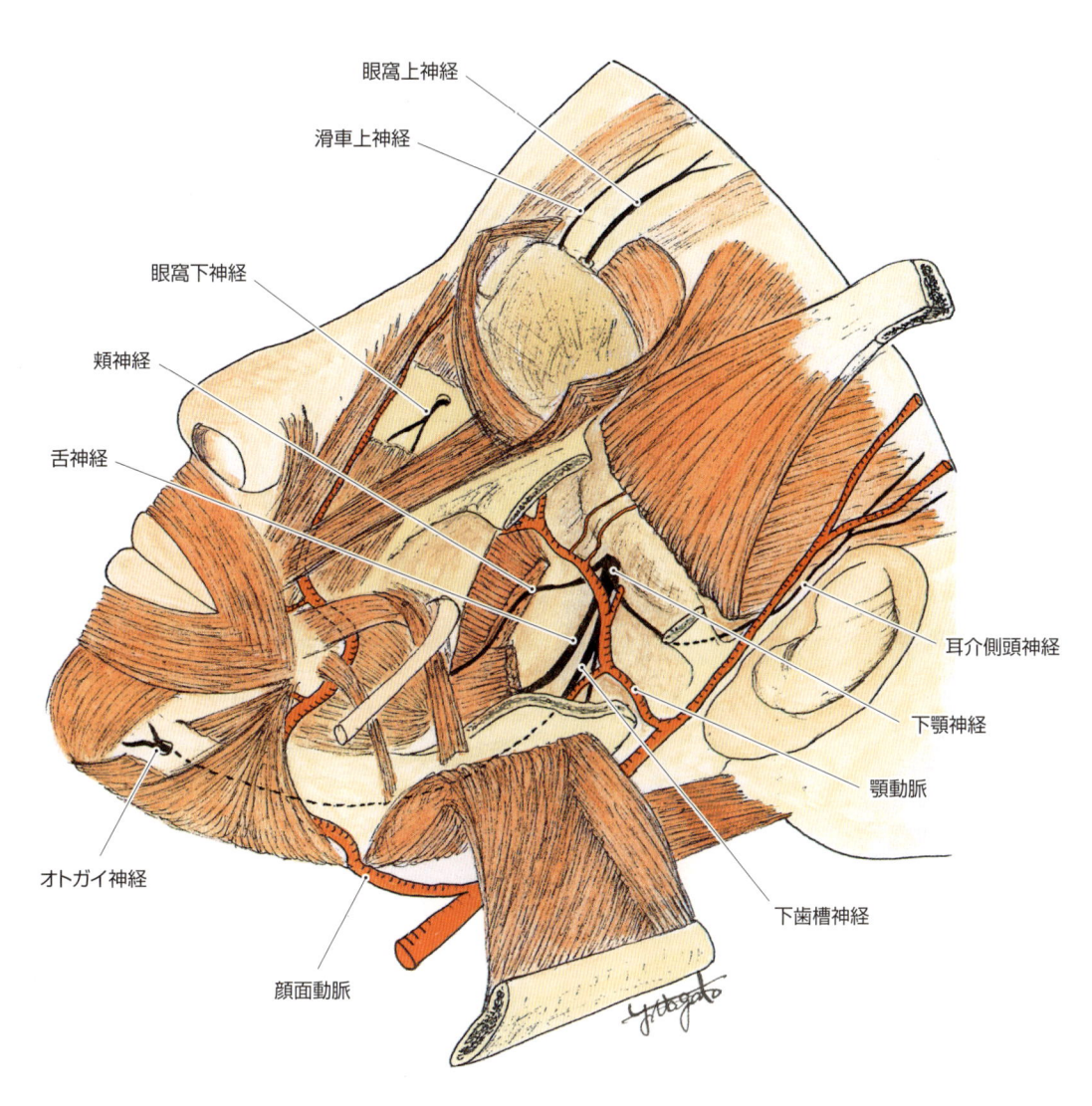

E-01 三叉神経の知覚枝

剖出器官	眼神経の枝	☐ 眼窩上神経	☐ 滑車上神経	
	上顎神経の枝	☐ 眼窩下神経	☐ 頬骨神経（頬骨顔面孔から出る）	
	下顎神経の枝	☐ 頬神経	☐ 耳介側頭神経	☐ オトガイ神経

学習課題　○ 皮膚知覚を司る三叉神経の枝とそれぞれの分布領域を図示しなさい。

F. 頭頚部の血管系 F-01・02

頭頚部に分布する動静脈を確認する。ここに示した主要な枝はすでに剖出してある。

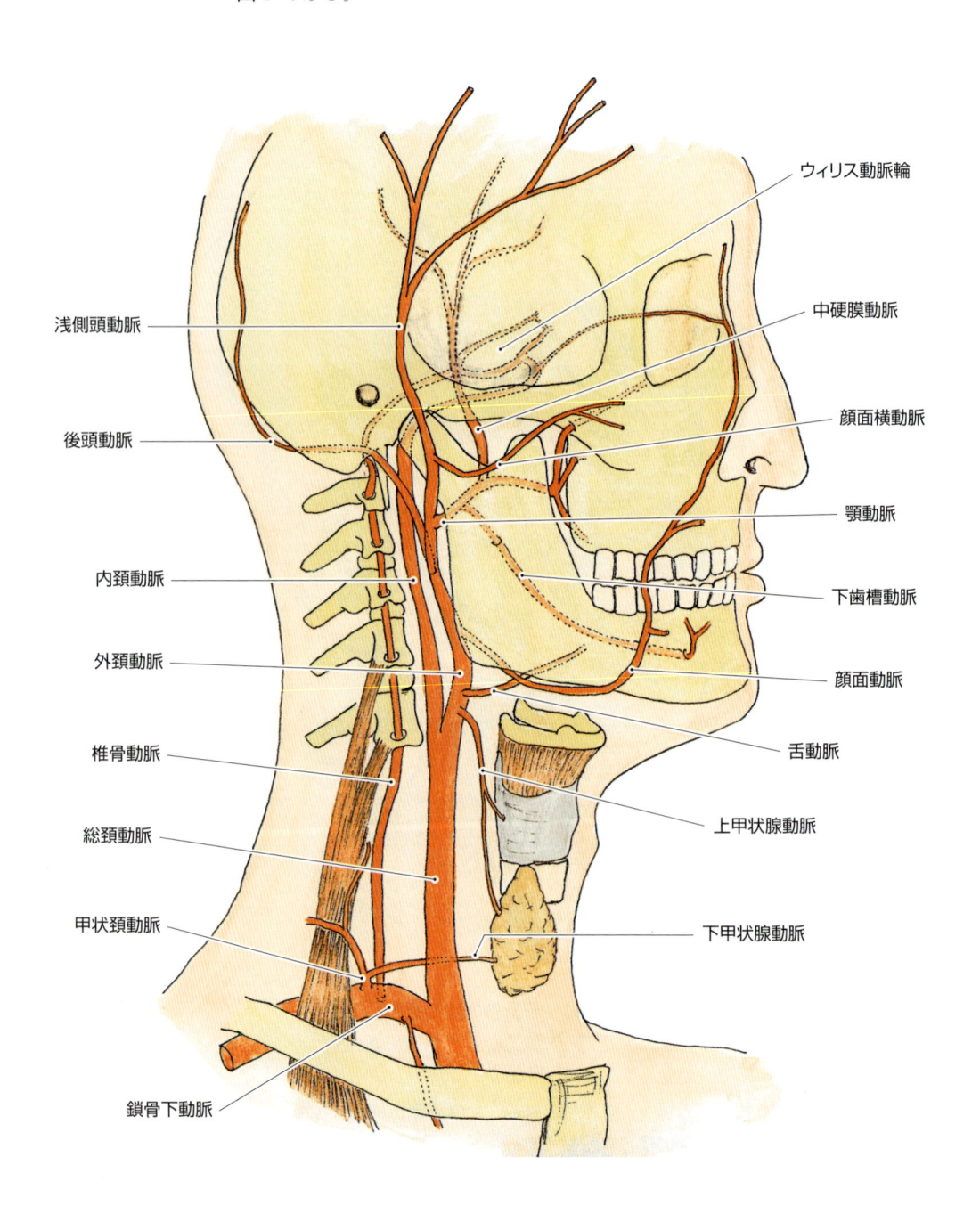

F-01　頭頚部の動脈

345

IV 頭頸部

F 頭頸部の血管系

| 学習課題 | ○ 外頸動脈とその主要な枝を図示しなさい。
○ 外頸動脈と内頸動脈の分布域を説明しなさい。
○ 脳から出る静脈血の還流ルートを説明しなさい。 |

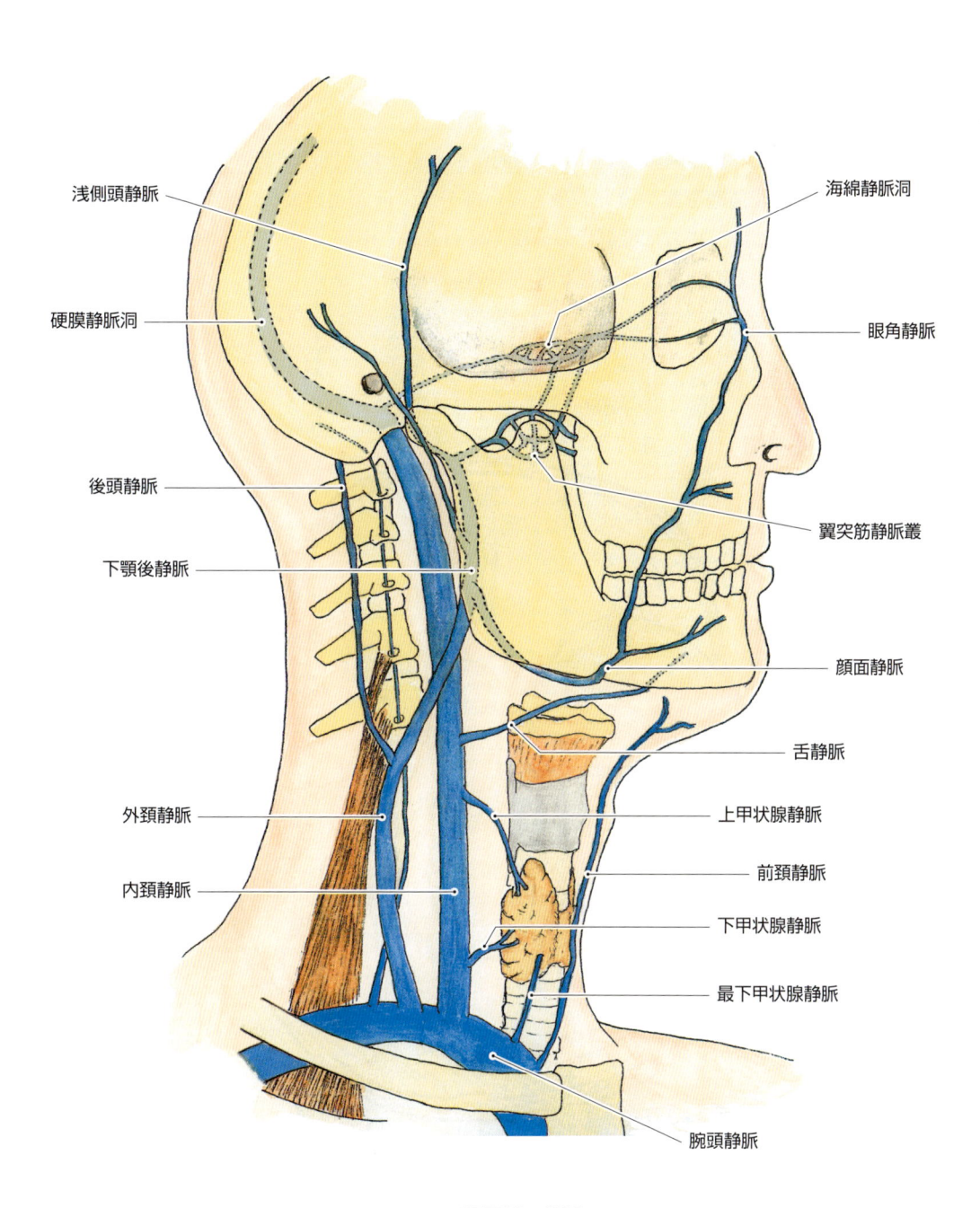

F-02　頭頸部の静脈

G. 頭蓋骨の観察

頭蓋骨は，脳を収容する容器（**脳頭蓋**）と顔面の骨格（**顔面頭蓋**）に分ける。脳頭蓋は丸いドーム状で，ドームの天井を**頭蓋冠**，床を**頭蓋底**という。ここでは骨格標本を観察し，脳頭蓋と顔面頭蓋の構成を理解する。

1. 内頭蓋底 G-01

頭蓋底の内面。脳の底面に接するため，凹凸が著しい。

①**前頭蓋窩**：前方の最も高い部分で，前頭葉が接し，眼窩の天井を構成する。後方は蝶形骨の大翼で終わる。正中部に骨の突起（**鶏冠**）があり，左右の**篩板**には小さな穴（嗅神経の通路）があいている。

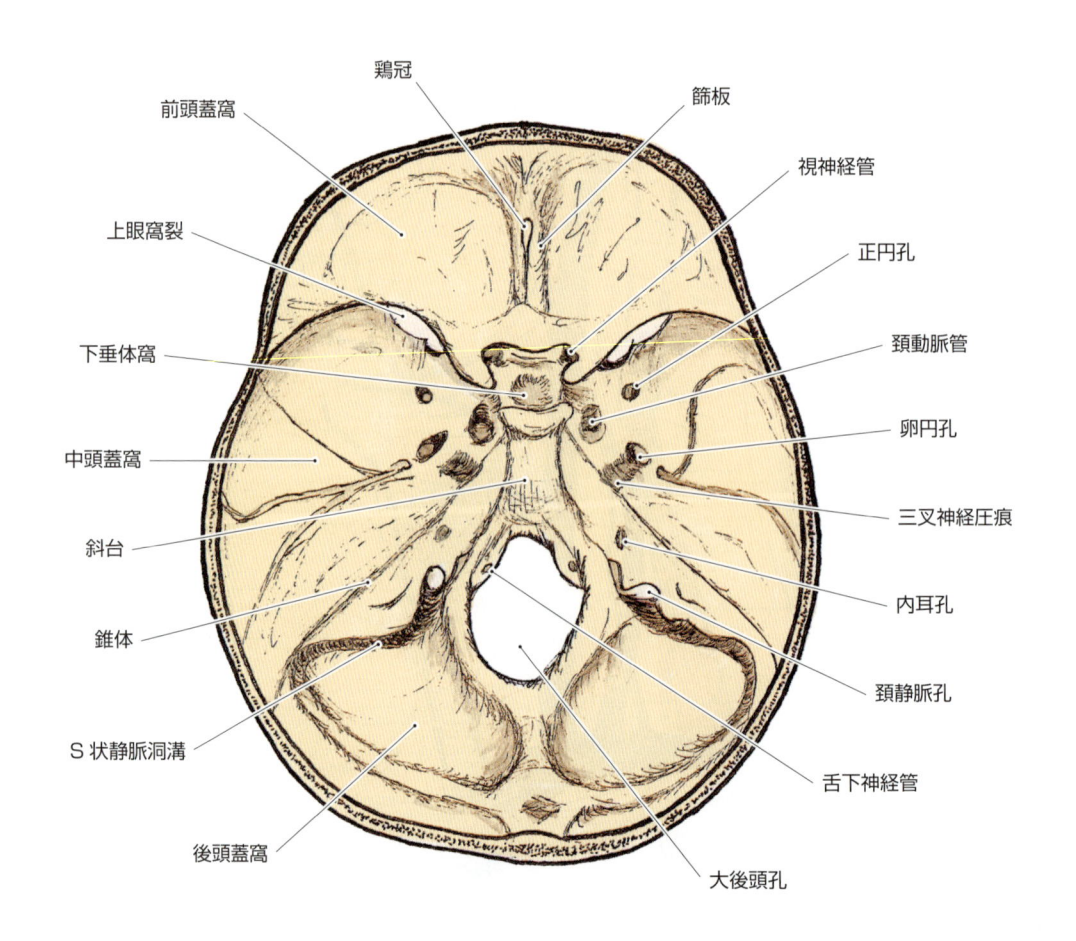

G-01　内頭蓋底

②**中頭蓋窩**：側頭葉が収まる。前方は蝶形骨大翼，後方は錐体で囲まれ，正中部の下垂体窩で左右に分割される。下垂体窩の前方には視神経が通る**視神経管**，三叉神経の枝の通路である**上眼窩裂・正円孔・卵円孔**，内頚動脈などの通路となる**頚動脈管**，中硬膜動脈が通る**棘孔**が存在する。

③**下垂体窩と斜台**：左右の中頭蓋窩の間にある隆起部分。下垂体窩は「鞍」のような形で，下垂体を収める。「滑り台」の部分が斜台で，脳幹が接し大後頭孔へと続く。

④**錐体**：側頭骨で構成され，内部に内耳・中耳を含む。中頭蓋窩と後頭蓋窩の境界となる。前壁（中頭蓋窩側）には**三叉神経圧痕**という凹みがあり，後壁（後頭蓋窩側）には顔面神経と内耳神経の通路である**内耳孔**がある。

⑤**後頭蓋窩**：後方の最も低くなった部分で，小脳を収める。中央に丸い大きな**大後頭孔**があり，脊髄と椎骨動脈が通る。左右の側壁には，硬膜静脈洞による溝（横静脈洞溝，S状静脈洞溝）が刻まれ，**頚静脈孔**に続く。

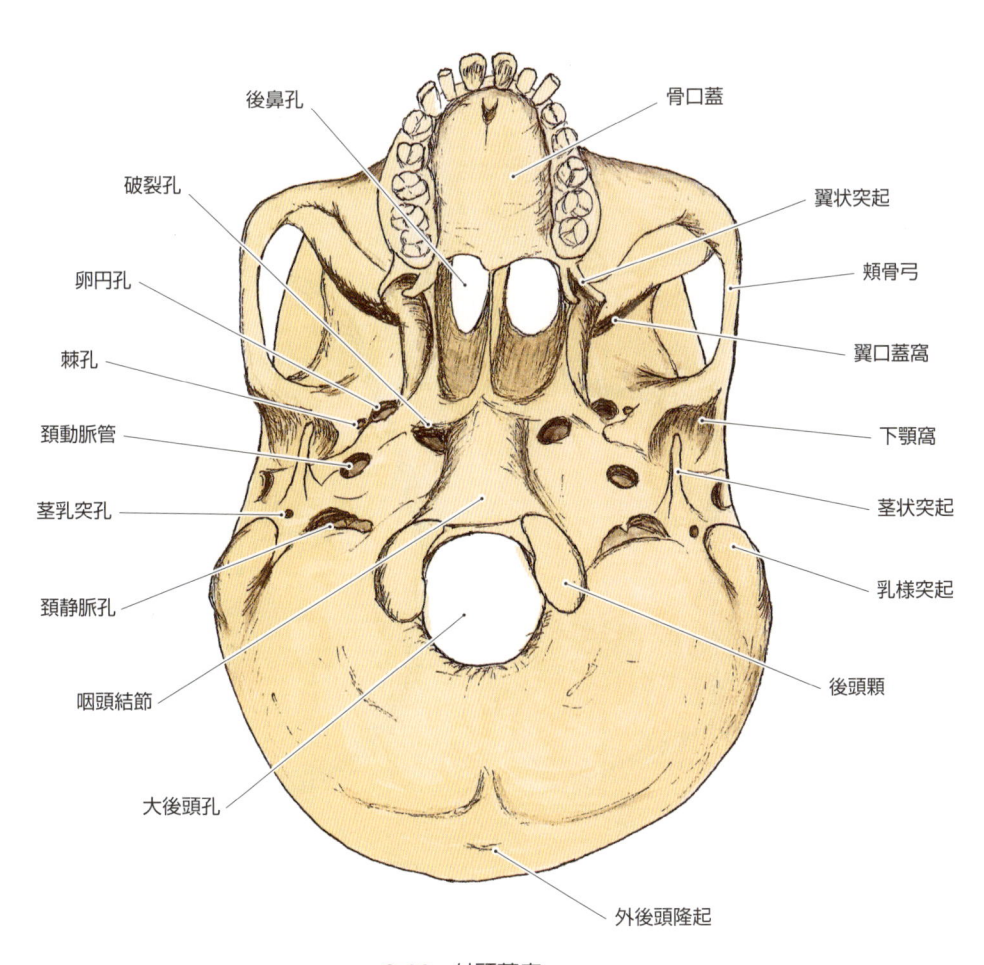

G-02　外頭蓋底

2. 外頭蓋底 G-02

舌骨と下顎骨を除いた頭蓋骨の底面。上顎骨の歯槽弓から**骨口蓋**に続く。骨口蓋の後方には**後鼻孔**が開く。後鼻孔の外側には**翼状突起**(内側翼突筋が付着する)があり、さらに外側の頬骨弓との間には大きな空間(**側頭下窩**)がある。

側頭下窩の前方、厚い壁を作る上顎骨との間の狭くて深いクレバスが**翼口蓋窩**である。側頭下窩の後方には、下顎骨と顎関節をつくるための凹み(**下顎窩**)があり、さらのその後方には棒状の突起(**茎状突起**)と丸い隆起(**乳様突起**)がある。

後鼻孔と大後頭孔との間にある**咽頭結節**は、咽頭の上壁となる。その両側には、卵円孔(下顎神経)、棘孔(中硬膜動脈)、**頸動脈管**(内頸動脈)、頸静脈孔(内頸静脈、舌咽・迷走・副神経)、**茎乳突孔**(顔面神経)、**破裂孔**などが開く。

大後頭孔から後方の**外後頭隆起**、**上項線**までの曲面は、背部の筋の付着部となる。

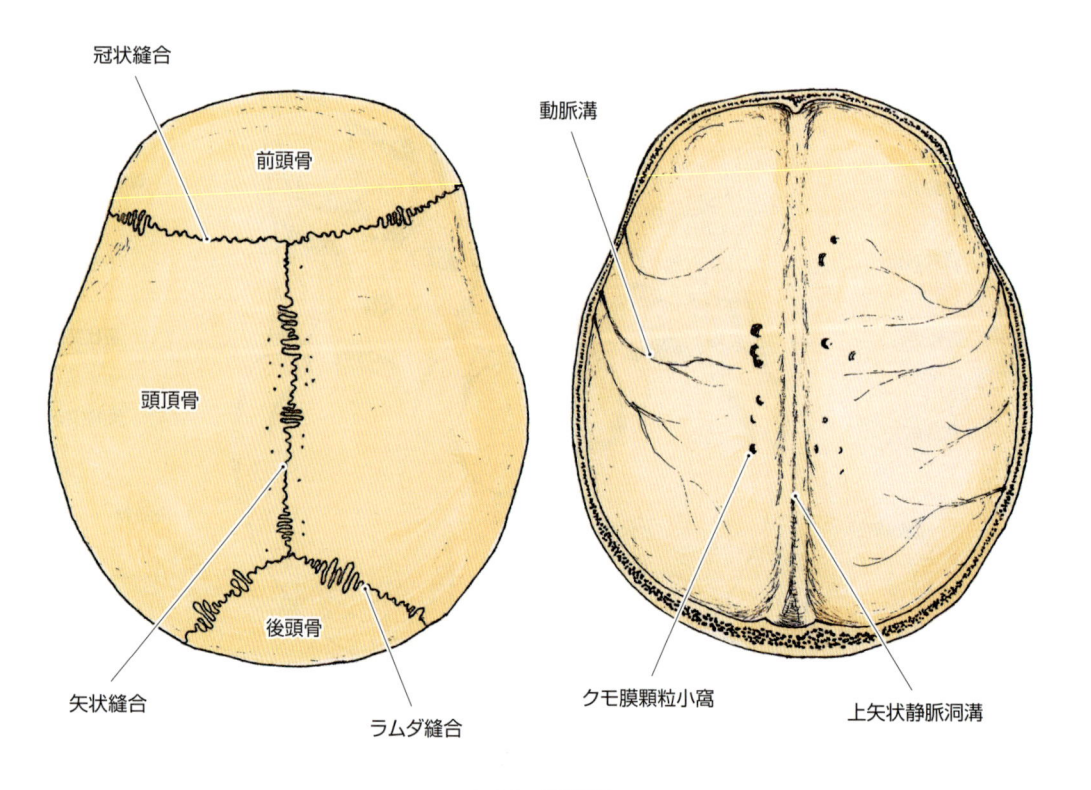

G-03　頭蓋冠

3. 頭蓋冠 G-03

脳頭蓋のドームの天井部分。前頭骨，頭頂骨および後頭骨が**縫合**で結合する。内面では，正中部に上矢状静脈洞による溝（**上矢状静脈洞溝**）とクモ膜顆粒によるくぼみ（**クモ膜顆粒小窩**），側面には中硬膜動脈による溝（**動脈溝**）がある。

4. 顔面頭蓋 G-04

顔面の骨格となる部分。眼窩，鼻腔，口腔を形成する。内部に含気骨による空洞（副鼻腔）を含む。

①**眼窩**：前方で広く後方で狭くなった漏斗状の空間。入口を**眼窩口**という。その上縁と下縁には小さな孔（**眼窩上孔，眼窩下孔**）があり，三叉神経の知覚枝がここから皮下に出る。眼窩下孔は眼窩下管に続き，さらにその奥の**下眼窩裂**へと向かう。眼窩口の内側壁には，鼻腔に続く**鼻涙管**の開口部がある。眼窩の最奥部は，**視神経管，上眼窩裂**という2つの孔で内頭蓋底と連絡している。

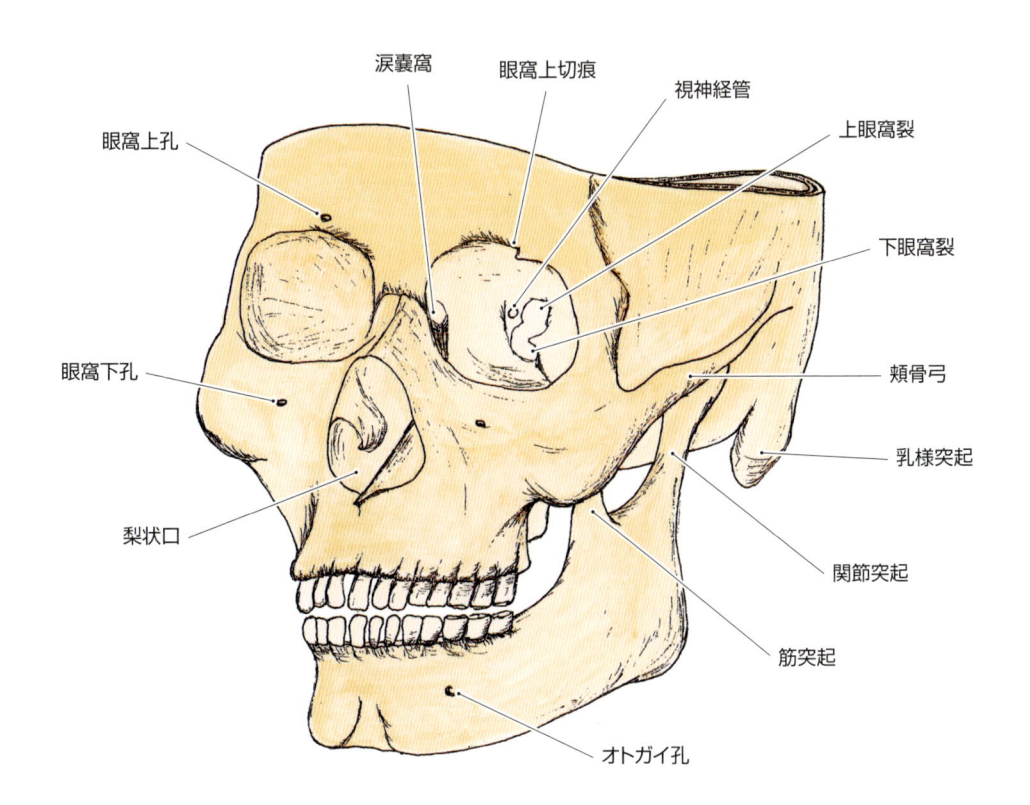

G-04　顔面頭蓋

②**鼻腔**：顔面の中心に位置する空間。篩骨と鋤骨からなる**鼻中隔**が左右に隔てる。側壁に棚状の突起が3つある（**上・中・下鼻甲介**）。半月裂孔で副鼻腔と，鼻涙管で眼窩と，篩板で頭蓋腔と連絡する（**C-13**参照）。後方は後鼻孔で咽頭に続く。

③**副鼻腔**：含気骨による空洞。上顎洞，篩骨洞，前頭洞，蝶形骨洞がある。

④**口腔**：側頭骨と下顎骨が関節（顎関節）することでできる空間。上壁は上顎骨と口蓋骨からなる**骨口蓋**である。

学習課題　○内頭蓋底で脳神経が出入りする穴を示し，そこを通過する脳神経の名称を言えるか？

H. 脳神経のまとめ

　脳から出る末梢神経，つまり脳神経は 12 対ある。その中で脳幹（延髄，橋，中脳）の神経核に出入りする 10 対の脳神経は，頭頸部の皮膚や粘膜，特殊感覚器官，骨格筋および平滑筋に分布する。嗅神経と視神経を除いたこれらの脳神経が，真の末梢神経である（嗅神経と視神経は脳の一部といえる）。

1. 脳神経核の分化

　脳神経を理解するには，基点となる脳神経核の理解が大切である。脳神経核は，脊髄神経核とともに，脳が形成される過程で発生する。その際，神経管の腹側（**基板**）に運動性の神経核（体性・内臓性），背側（**翼板**）に知覚性の神経核（体性・内臓性）が形成される点で共通する（**H-01**）。

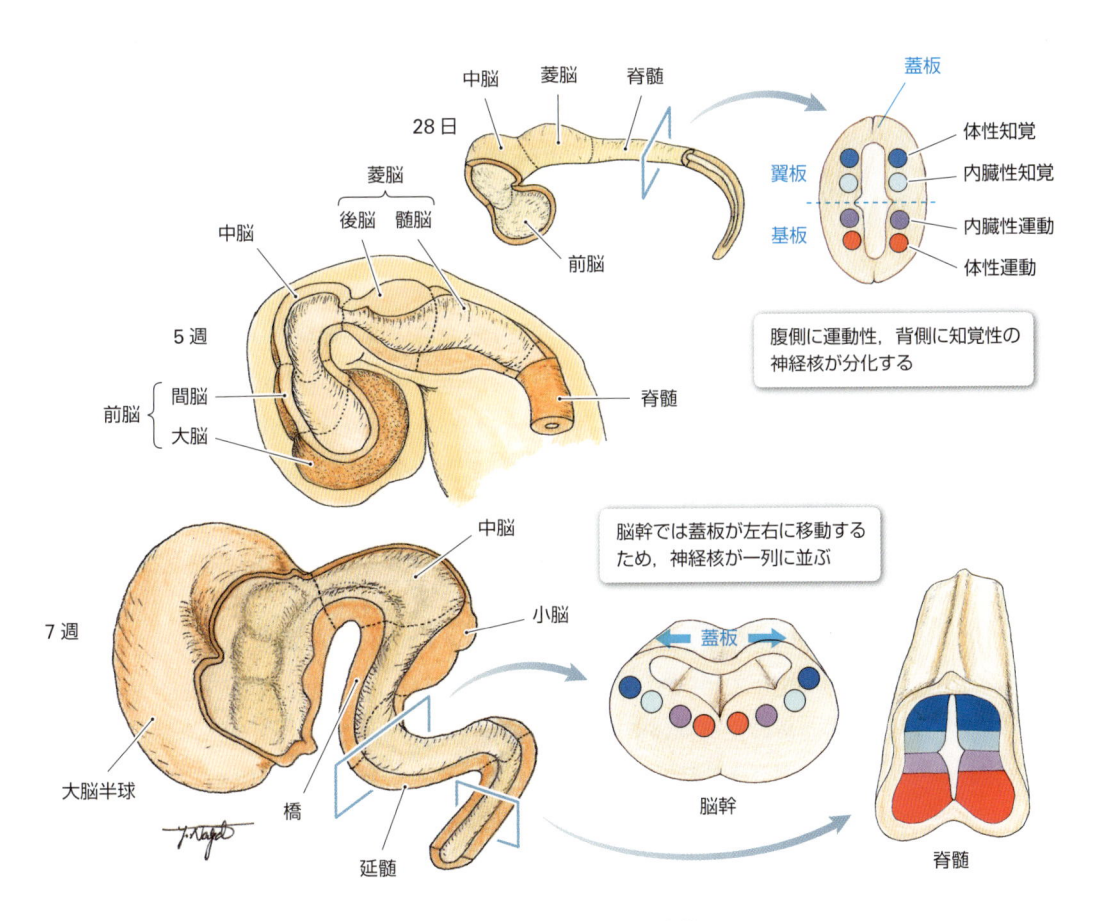

H-01　神経核の分化と移動

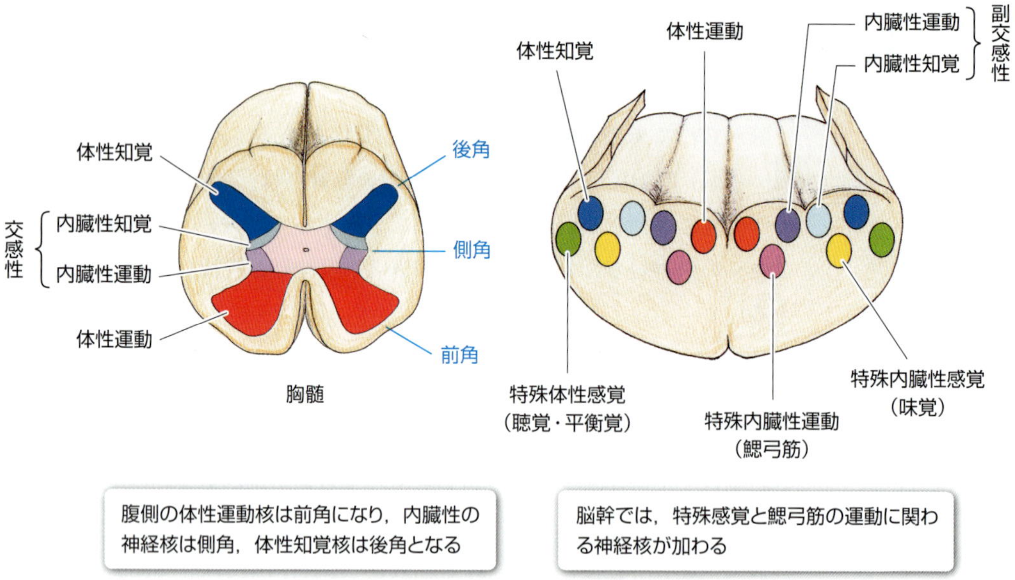
体性知覚
交感性
内臓性知覚
内臓性運動
体性運動
後角
側角
前角
胸髄
体性知覚
体性運動
内臓性運動
内臓性知覚
副交感性
特殊体性感覚
（聴覚・平衡覚）
特殊内臓性運動
（鰓弓筋）
特殊内臓性感覚
（味覚）
腹側の体性運動核は前角になり，内臓性の神経核は側角，体性知覚核は後角となる
脳幹では，特殊感覚と鰓弓筋の運動に関わる神経核が加わる

H-02　脊髄（胸髄）と脳幹における神経核の構成

骨格筋や皮膚知覚のための末梢神経が**体性神経系**であり，内臓性運動と内臓性知覚のための末梢神経が**自律神経系**である。つまり，全身の構造は体性と内臓性に分割され，それぞれに入力系（知覚性）と出力系（運動性）の神経支配を受ける。

管状の構造を保ったまま分化する脊髄では，神経核は発生初期の位置関係を継承するが，脳幹では背側の**蓋板**が左右に広がった扇形となるため，知覚性の神経核が外側に移動し，運動性の神経核が内側に移る（**H-02**）。

さらに，脳幹では頭部の機能に欠かせない運動性と知覚性の神経核が分化する。つまり，**鰓弓**（さい）から発生した筋を支配するための神経核（**特殊内臓性運動**），味覚のための神経核（**特殊内臓性感覚**），および聴覚と平衡覚のための神経核（**特殊体性感覚**）である。

鰓弓からは5種類の筋が発生し，それぞれに対応した支配神経と神経核が分化する（**H-03**）。また内臓性の神経核は，主として血管運動を調節するための交感神経系と，内臓機能を調節するための副交感神経系に分化し，副交感神経系の神経核は脳幹と仙髄に移動する（**H-04**）。こうして脳幹における神経核の基本的な配置が決まる（**H-05**）。そして，それぞれの神経核が分化する（**H-06**）。

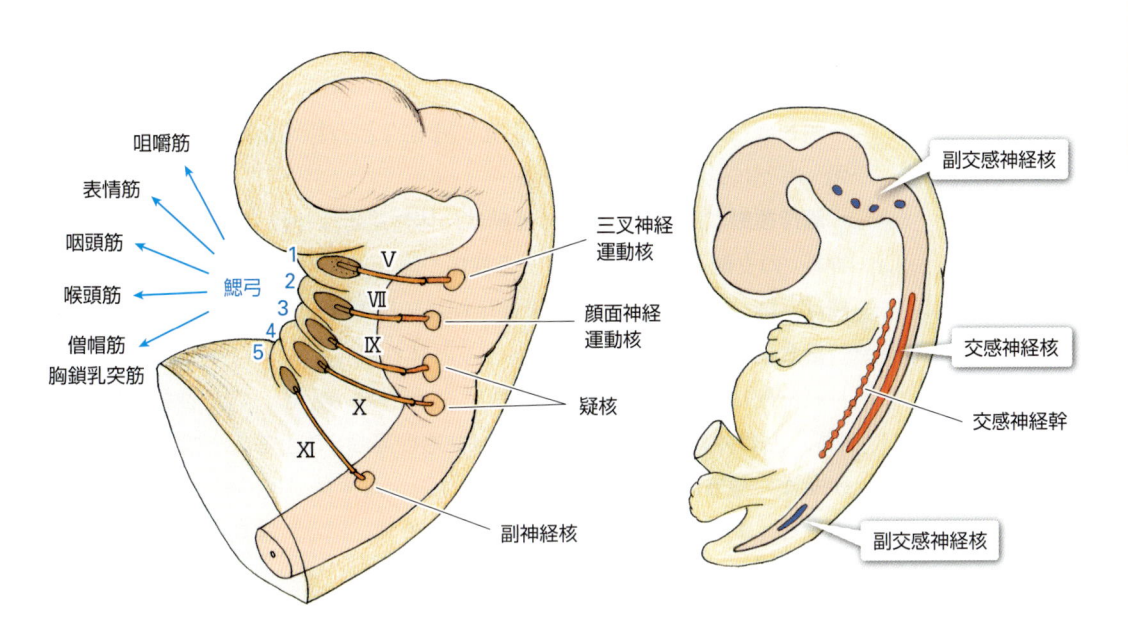

353　IV 頭頚部　H 脳神経のまとめ

H-03 鰓弓筋と支配神経

咀嚼筋
表情筋
咽頭筋
喉頭筋
僧帽筋
胸鎖乳突筋

鰓弓 1 2 3 4 5

V 三叉神経運動核
VII 顔面神経運動核
IX
X 疑核
XI 副神経核

H-04 自律神経核

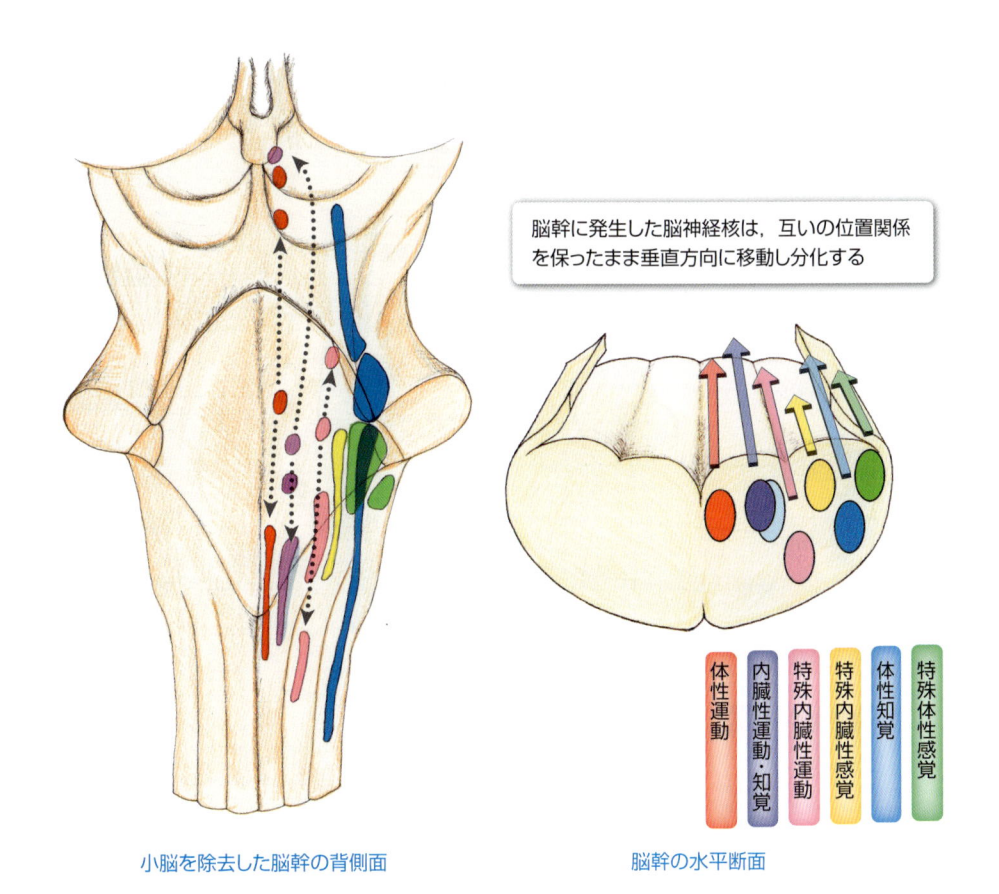

副交感神経核
交感神経核
交感神経幹
副交感神経核

H-05 脳幹における脳神経核の配置

脳幹に発生した脳神経核は，互いの位置関係を保ったまま垂直方向に移動し分化する

小脳を除去した脳幹の背側面　　脳幹の水平断面

体性運動／内臓性運動・知覚／特殊内臓性運動／特殊内臓性感覚／体性知覚／特殊体性感覚

2. 脳神経の分布 H-07

　頭頚部特有の機能として，視覚や聴覚などの特殊感覚と，口腔から咽頭・喉頭に続く摂食運動がある。

　眼球運動に関わる外眼筋の運動は，体性運動性神経（動眼・滑車・外転神経）の支配を受ける。一方，毛様体や瞳孔，涙の分泌といった**平滑筋機能**は，副交感神経（動眼神経と顔面神経に含まれる）で支配される。

　摂食運動は，鰓弓から分化した筋と体性筋（舌筋）の共同作業である。神経支配は，顔面神経（唇の運動），三叉神経（咀嚼），舌下神経（舌の運動），舌咽神経（嚥下），迷走神経（食道の運動）による。一方，消化に欠かせない**唾液の分泌**は副交感性であり，顔面神経（顎下腺，舌下腺）と舌咽神経（耳下腺）による。同時にこれらの神経には，**味覚**を伝導する神経も含まれる。

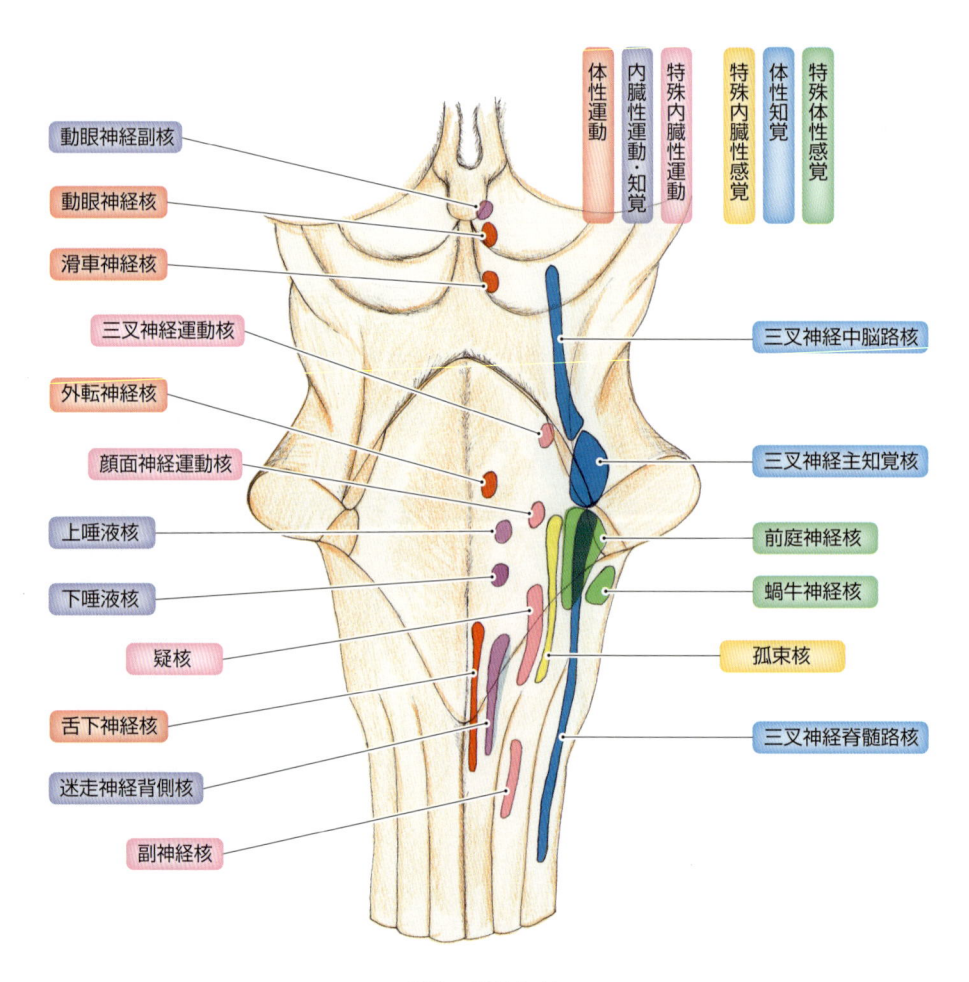

H-06　脳幹の脳神経核

喉頭筋（鰓弓筋から分化）は迷走神経の支配を受ける．さらに，迷走神経には副交感性神経が含まれる．これにより自律神経系の機能の中で内臓性運動・知覚は迷走神経が担う．

　頚部の筋群は，鰓弓筋から体性筋へと移行する．このため，**舌骨上筋群**が三叉神経（顎舌骨筋，顎二腹筋前腹），顔面神経（茎突舌骨筋，顎二腹筋後腹）および舌下神経（オトガイ舌骨筋）で支配されるのに対し，**舌骨下筋群**は頚神経（頚神経ワナ）の支配を受ける．また体性知覚は，三叉神経，舌咽神経および迷走神経から脊髄神経（頚神経）へと受け継がれる．

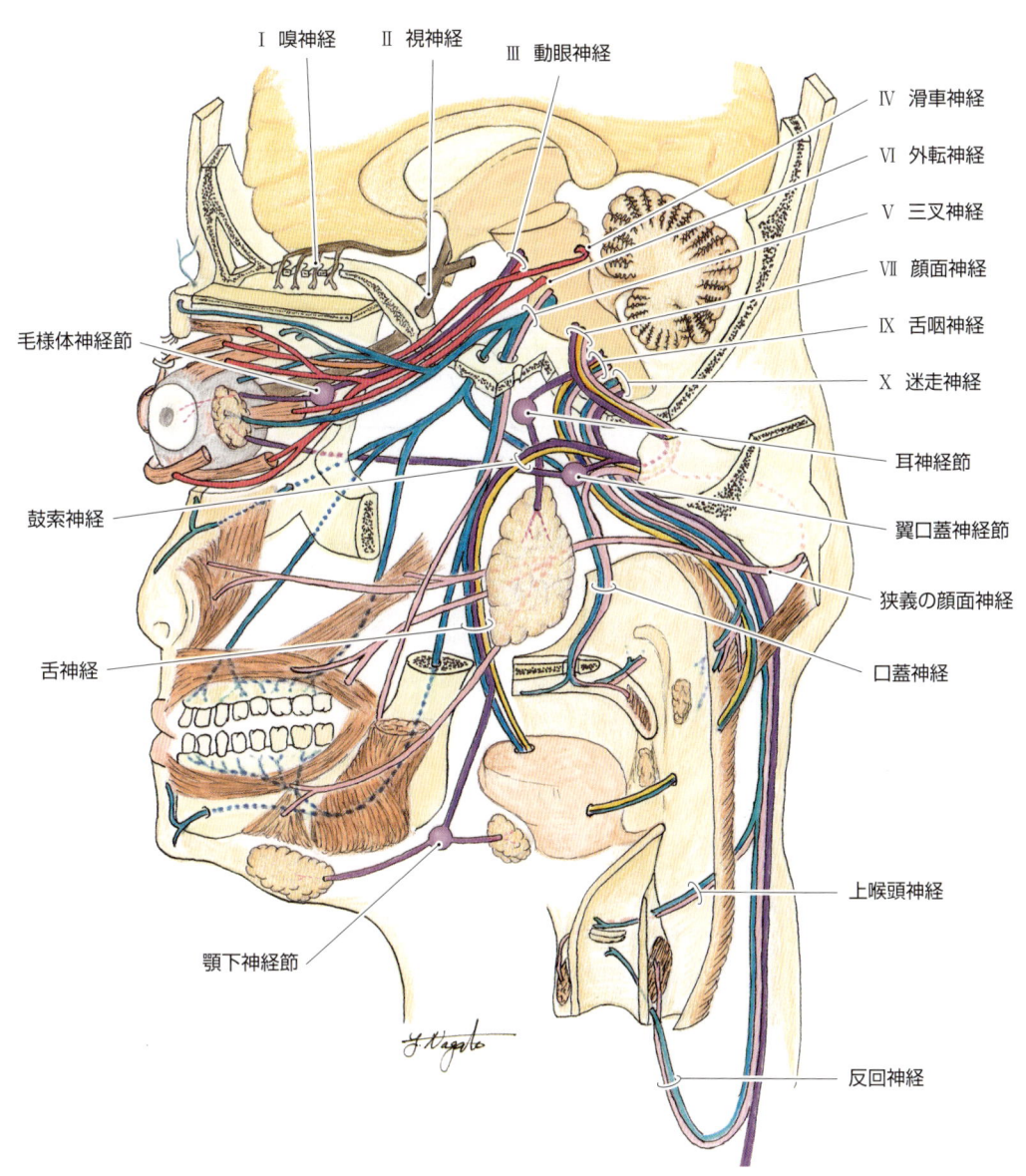

H-07　脳神経の分布（内耳神経，副神経，舌下神経は除く）

3. 脳神経の構成要素 H-08

それぞれの脳神経は，単独あるいは複数の機能を伝導する．動眼神経から舌下神経までの脳神経に含まれる成分を，下表に示した．体性神経は，**体性運動性**，**体性知覚性**，特殊体性感覚（**聴覚・平衡覚**）に分けられる．内臓性神経は，内臓性運動・知覚（**副交感性**），特殊内臓性運動（**鰓弓筋**），特殊内臓性感覚（**味覚**）に分けられる．

	体性			内臓性		
	運動性	知覚性	特殊感覚	鰓弓筋	副交感性	味覚
Ⅲ 動眼神経	○				○	
Ⅳ 滑車神経	○					
Ⅴ 三叉神経		○		○		
Ⅵ 外転神経	○					
Ⅶ 顔面神経				○	○	○
Ⅷ 内耳神経			○			
Ⅸ 舌咽神経		○		○	○	○
Ⅹ 迷走神経		○		○	○	
Ⅺ 副神経				○		
Ⅻ 舌下神経	○					

これらの成分のうち，体性知覚性，特殊体性感覚および特殊内臓性感覚神経には**感覚性神経節**があり，副交感神経には**副交感神経節**がある（**H-07**）．感覚性神経節には神経細胞体だけが存在し，そこから伸びる線維は感覚刺激の伝導にあたる．副交感神経節ではシナプスが形成され，ここでニューロンが代わる．神経節に入るニューロンを節前線維，神経節から出るニューロンを節後線維と呼ぶ（交感神経節と同じ）．

> **まとめ**
> ○ 感覚性神経節
> 　体性知覚性：三叉神経節（Ⅴ），上神経節／下神経節（Ⅸ・Ⅹ）
> 　特殊内臓性感覚（味覚）：膝神経節（Ⅶ），上神経節／下神経節（Ⅸ）
> 　特殊体性感覚：ラセン神経節（聴覚），前庭神経節（平衡覚）（Ⅷ）
>
> ○ 副交感性神経節
> 　毛様体神経節（Ⅲ），翼口蓋神経節（Ⅶ），顎下神経節（Ⅶ），耳神経節（Ⅸ），胸腹部内臓の神経節（Ⅹ）

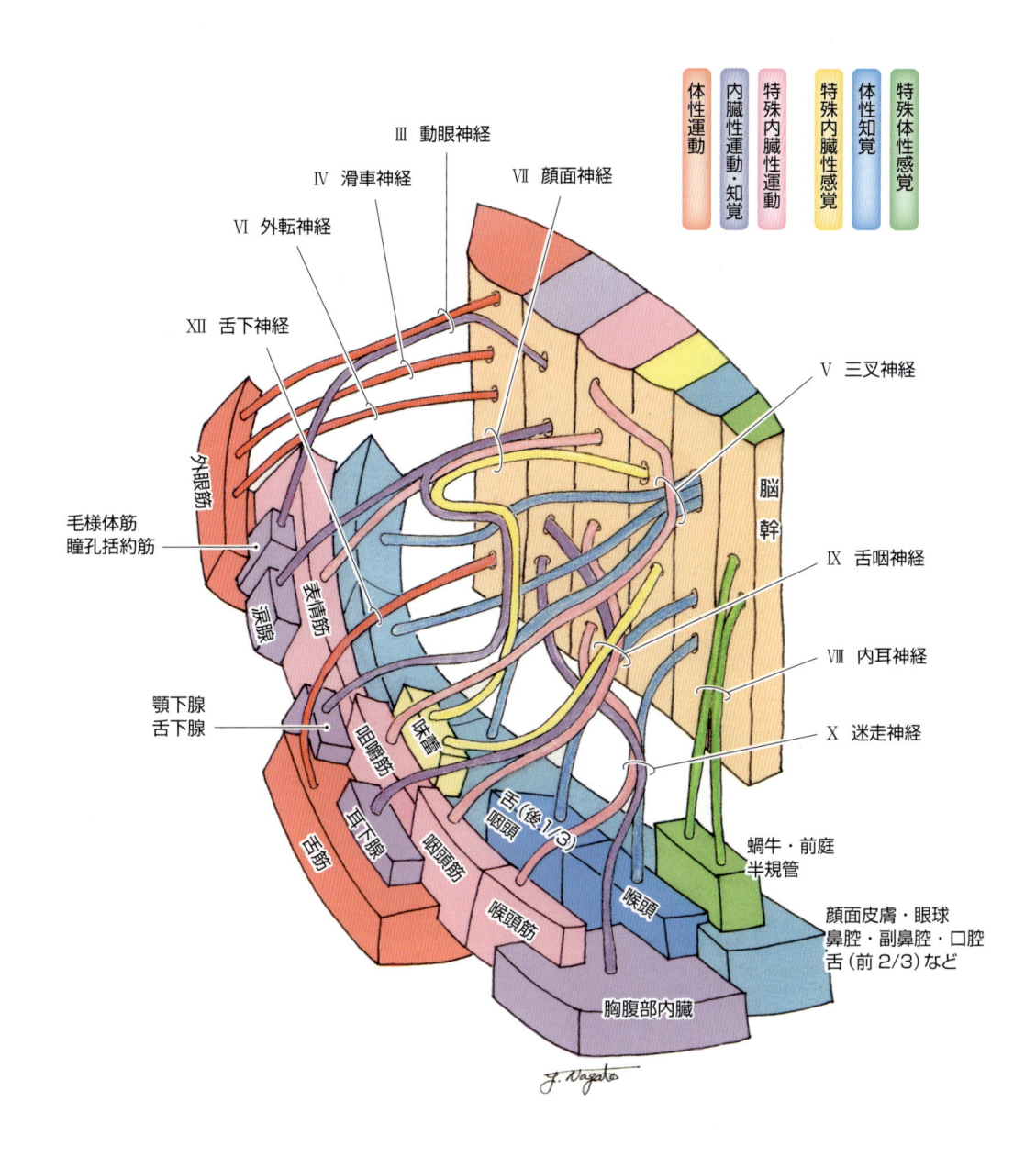

H-08 脳神経に含まれる神経要素とその支配領域

V 感覚器の解剖

A. 眼球の摘出と解剖

1. 眼瞼付近の観察　　　　　　　　　　　　360
2. 眼球とその付属物の摘出　　　　　　　　362
3. 眼球内部の観察　　　　　　　　　　　　363
　3.1 眼球の切断　　　　　　　　　　　　363
　3.2 眼球線維膜（角膜・強膜）の観察　　365
　3.3 毛様体・虹彩・瞳孔の観察　　　　　366
　3.4 眼球血管膜（脈絡膜）と網膜の観察　368

B. 平衡聴覚器の解剖

1. 側頭骨の切り出し　　　　　　　　　　　371
2. 外耳の観察　　　　　　　　　　　　　　372
3. 内耳道底の解剖　　　　　　　　　　　　373
4. 中耳の解剖　　　　　　　　　　　　　　374
　4.1 鼓室蓋の除去　　　　　　　　　　　375
　4.2 鼓室の分割　　　　　　　　　　　　375
5. 内耳の解剖　　　　　　　　　　　　　　378

A. 眼球の摘出と解剖

眼球を切断して内部構造を観察する。眼球を包む3種類の被膜（**線維膜**，**血管膜**，**網膜**），光量を調節するための**虹彩**，レンズの働きをする**水晶体**，水晶体の厚さを変えることによって遠近調節をする**毛様体**，眼球内の圧力を保つための**眼房水**とその循環に関わる構造などを見ていく。これらの構造が視覚にどのように関わっているか理解しよう。

1. 眼瞼付近の観察 A-01・02

①右の眼窩を正面から観察し，上眼瞼と下眼瞼，内眼角と外眼角を確認する。

②内眼角で少し広くなったところを**涙湖**という。その中心部にある隆起（**涙丘**）を確認する。さらに涙丘の上下で涙乳頭を確認する。その先端に涙小管の開口部（**涙点**）がある。

③眼瞼の裏側を被う**眼瞼結膜**を観察する。上眼瞼の眼瞼結膜の下方には水平に走る溝（**瞼板下溝**）が存在する。ここには異物が入りやすい。

④上眼瞼で眼瞼結膜を上方に追跡し，眼球との境界部（**上結膜円蓋**）を確認する。眼瞼結膜はここで**眼球結膜**に移行する。下眼瞼でも同様である。

⑤内眼角付近で**結膜半月ヒダ**を確認する。これは上下の結膜円蓋をつなぐヒダである。

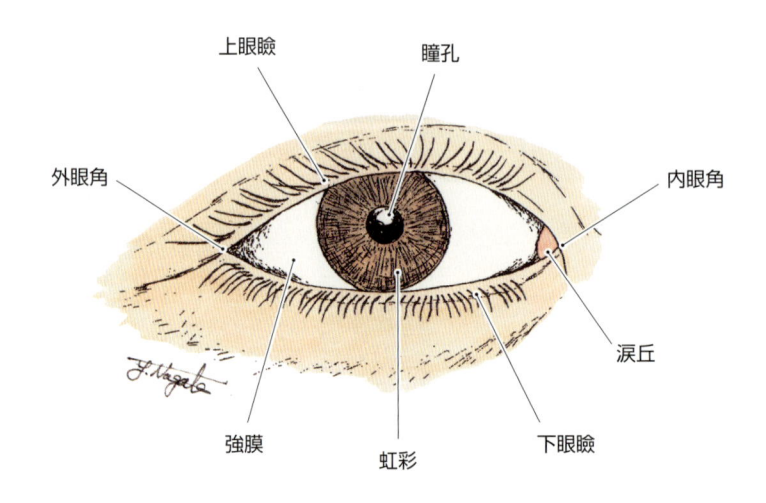

A-01 眼瞼の観察

A-02 結膜の観察

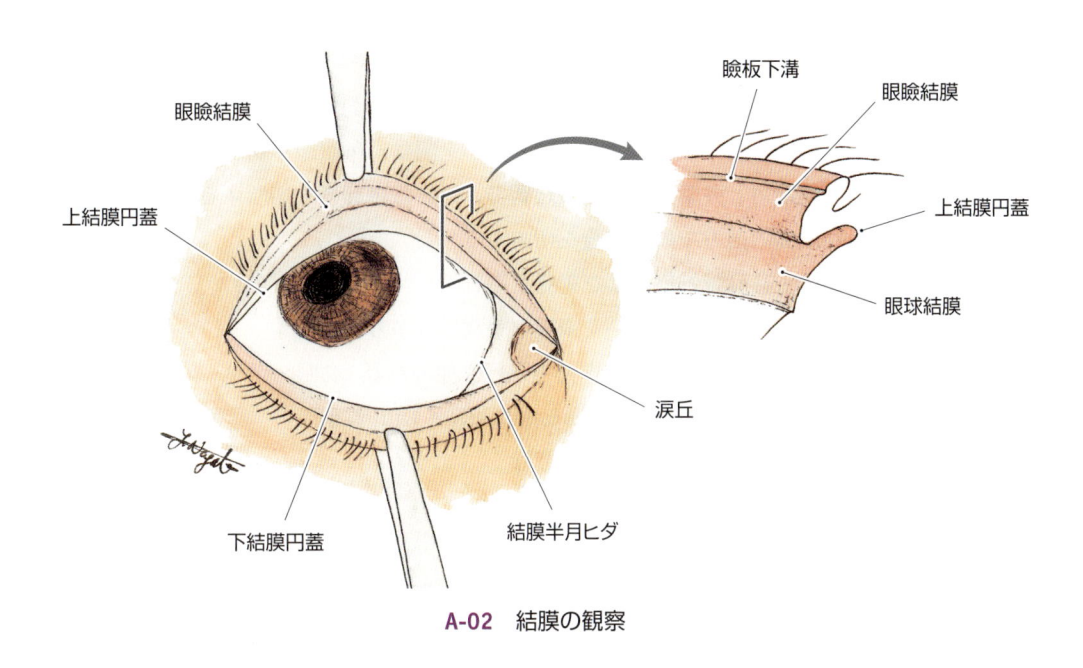

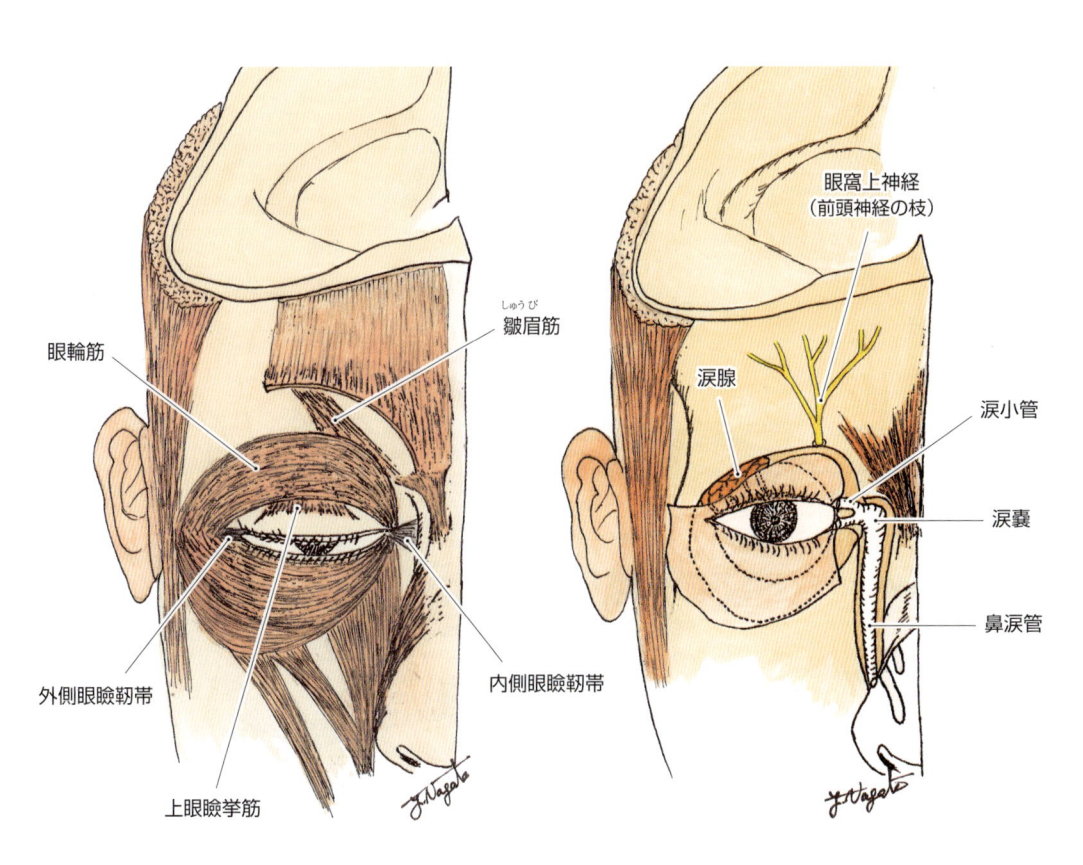

A-03 眼瞼とその周囲の解剖

2. 眼球とその付属物の摘出 A-04

　　　ここでは右の眼球を摘出する（左の眼球は頭頸部の解剖で摘出済）。
①眼窩の前縁に沿ってメスを入れ，上眼瞼，下眼瞼を切り離す。
②内眼角と外眼角で**内側眼瞼靱帯**，**外側眼瞼靱帯**を切断する（**A-03**）。
③眼窩の前方で**前頭神経**を切断する。
④前・後篩骨神経および動脈を篩骨篩板付近で切断する。
⑤上斜筋を固定している**滑車**を眼窩の壁から切り離す。
⑥総腱輪付近で視神経を持ち上げ，他の神経（動眼・滑車・外転神経，眼神経など）や血管，涙腺とともに眼球を摘出する。
⑦眼球周囲の脂肪組織を取り除く。

◆ 眼球の外観

　　　摘出された眼球は，体表から想像するよりもはるかに大きく，重量は約7.4g，容積は約7.2mℓである。前端にあたる角膜の中央を**前極**，眼球の後面の中央を**後極**という。両極を結ぶ線を外眼球軸と呼び，視軸と同じである。眼球が最も大きく膨らんでいる部位の円周を**赤道**と呼び，これに直交する線を**経線**という。

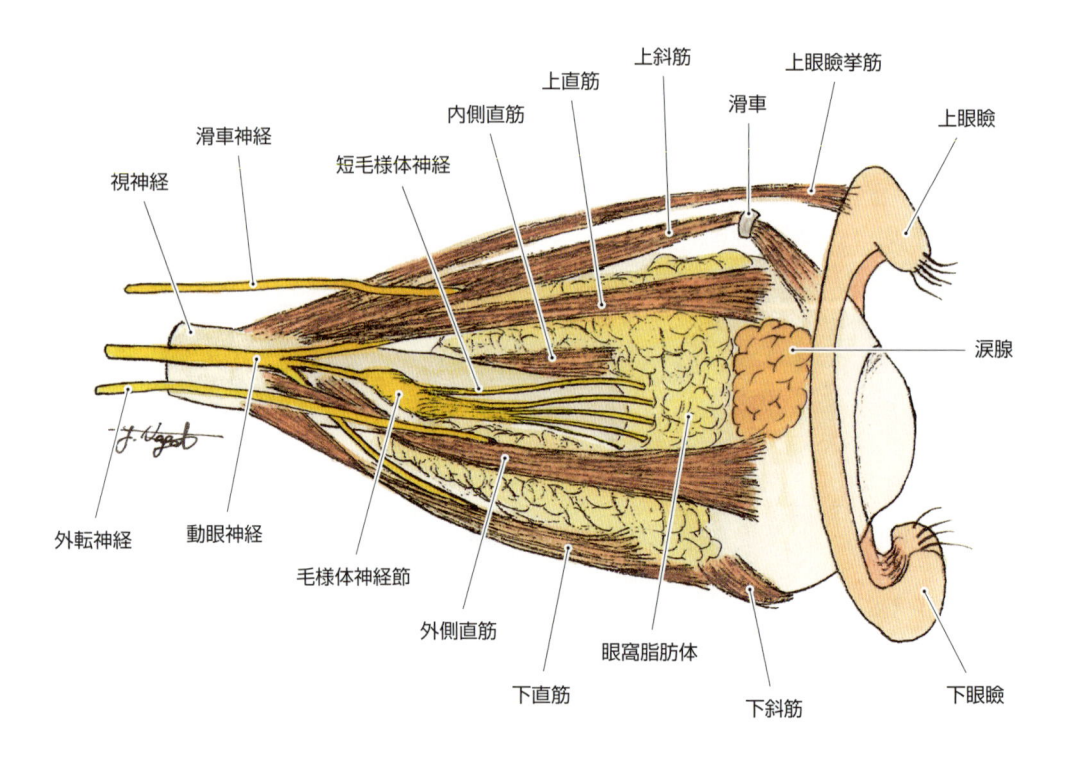

A-04　右の眼球と付属物

3. 眼球内部の観察

摘出した左右の眼球を用い，眼球を包む3種類の被膜（線維膜，血管膜，網膜）と内部構造を観察する。

3.1 眼球の切断 A-05

①眼瞼を結膜円蓋部で眼球から取り除く。
②涙腺を除去する。オリエンテーションのために眼筋は残しておく。
③左右いずれかの眼球を，経線（眼球の前極と後極を結んだ線）に沿って切断する。水晶体も同時に切断する。
④もう片方の眼球を赤道面で切断し，眼球を前極と後極に分割する。
⑤ゼリー状の**硝子体**をピンセットで取り除く。

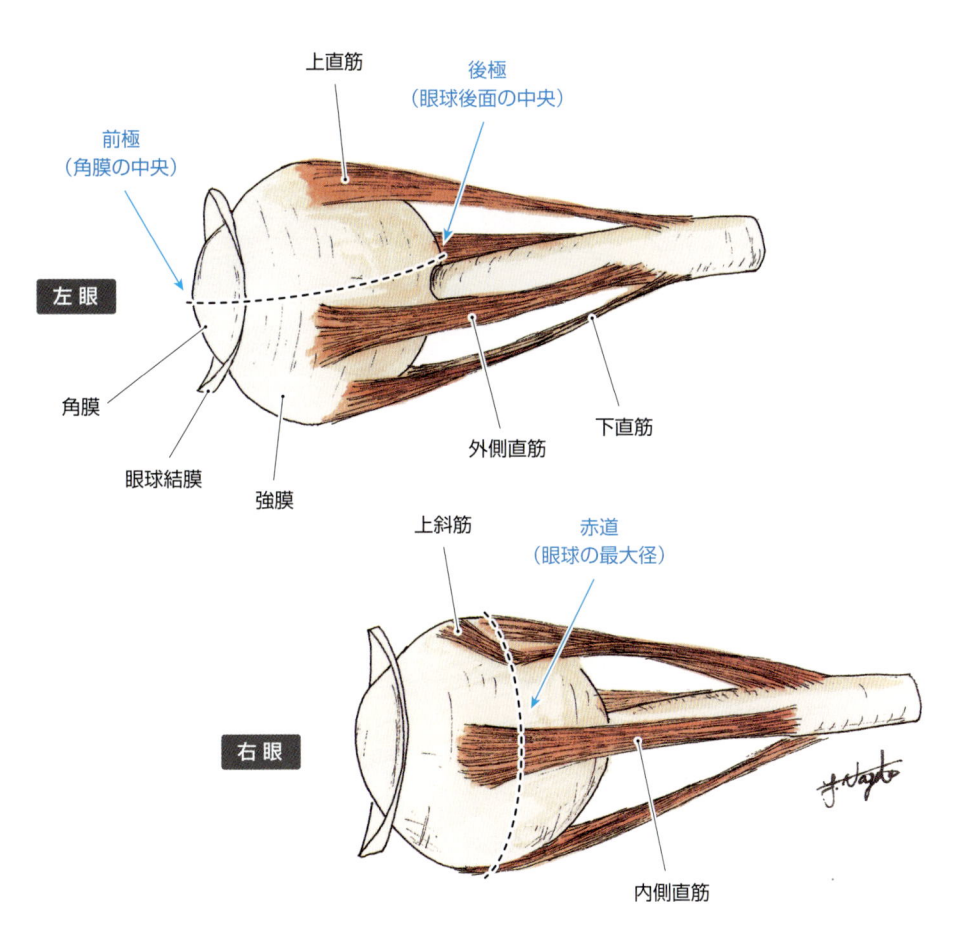

A-05　眼球の切断線

◆ 眼球の内部構造 A-06

　光は瞳孔から眼球内部に入り，水晶体で屈折した後，網膜上に投影される。虹彩はカメラの絞りに相当し，瞳孔の大きさを変化させる。

　眼球の壁は3層の膜で構成されている。外層から線維膜，血管膜，網膜である。線維膜はコラーゲン線維からなる強靭な膜で，前方部分は眼球結膜と癒着して透明な**角膜**を構成し，残りの部分は**強膜**となる。血管膜の大部分は**脈絡膜**となって強膜を裏打ちし，眼球の前部では肥厚して毛様体や虹彩を形づくる。脈絡膜の内面には**網膜**が密着する。最内層の網膜神経層には光を受容するニューロンがあり，大脳皮質と同様の層状構造が認められる。

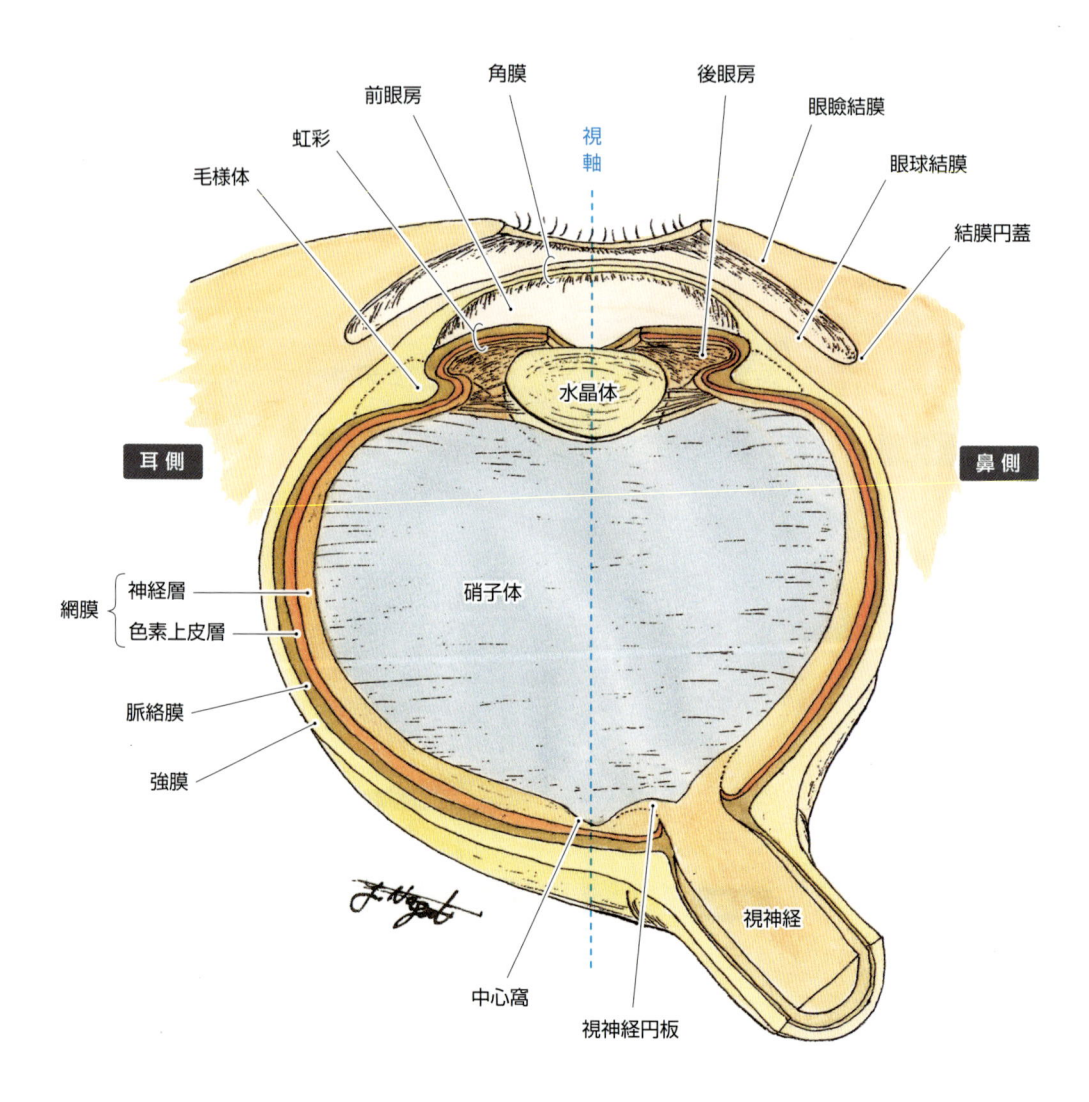

A-06　経線で切断された左の眼球

3.2 眼球線維膜(角膜・強膜)の観察 A-07

①角膜と強膜を観察する。眼球前面(1/6)の透明な部分が**角膜**であり，それ以外(5/6)の白色部分が**強膜**である。
②角膜と強膜の接合部(**角膜縁**)を同定する。
③角膜強膜接合部よりやや後方に**強膜静脈洞**が存在する。この静脈洞は角膜の周囲を輪状に取り囲み，**シュレム管**とも呼ばれる。

◆ 隅角とは

　　　角膜が虹彩根部と接する部位を，虹彩角膜角(臨床では**隅角**)という。ここには虹彩角膜角隙(**フォンタナ腔**)と呼ばれる網目状の空隙が認められる。この空隙は前眼房と強膜静脈洞の間を結び，眼房水の吸収経路になっている。

【角膜反射】　角膜には，三叉神経の枝である眼神経から分岐した長毛様体神経が分布する。神経線維は上皮細胞の間に入り，自由終末となる。この感覚は非常に鋭敏であり，脱脂綿の先を細くしたものなどで角膜に触れると反射的に瞼が閉じる。

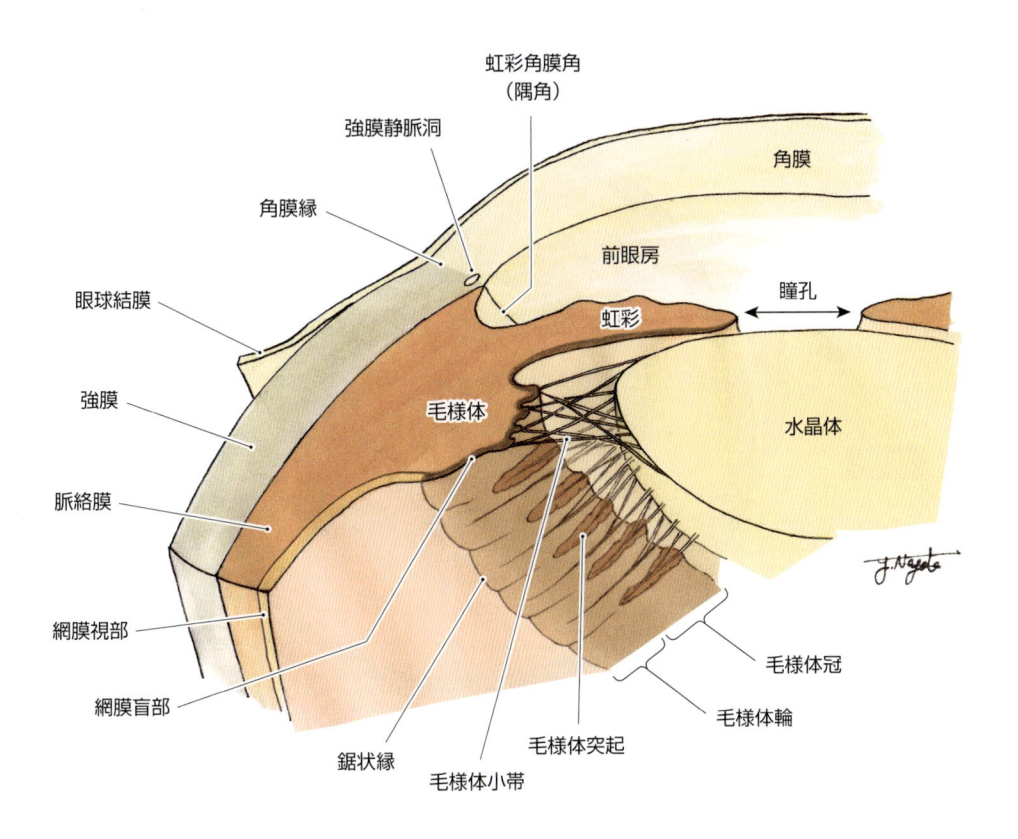

A-07　前眼部の断面

3.3 毛様体・虹彩・瞳孔の観察 A-08・09

①眼球の前部で血管膜が肥厚した部分を**毛様体**，それに続く突起を**虹彩**という。虹彩によって囲まれる空間が**瞳孔**である。

②毛様体を後方から観察し，**毛様体突起，毛様体輪**を確認する。

③毛様体と脈絡膜との境界はギザギザになっており**鋸状縁**という。鋸状縁は網膜盲部と網膜視部との境界でもある。

④水晶体を軽く持ち上げ，毛様体との間に張っている細い線維（**毛様体小帯**）を確認する。

【瞳孔反射】　副交感神経の刺激によって瞳孔括約筋が収縮するため瞳孔は縮小（縮瞳）し，交感神経の刺激では瞳孔散大筋の働きによって拡大（散瞳）する。したがって，動眼神経の障害では散瞳が，交感神経の障害では縮瞳が認められる。

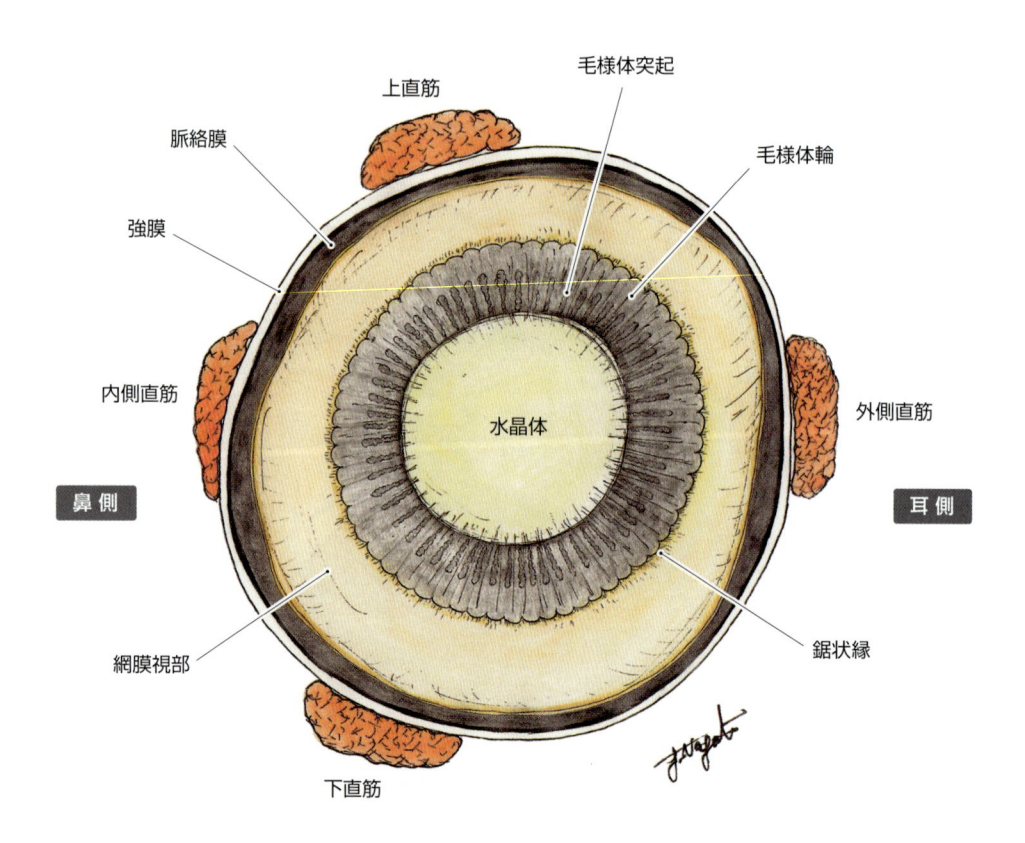

A-08　赤道面で切断された右の眼球（前極を後方から見る）

◆ 眼房と眼房水

　　角膜，水晶体および毛様体で囲まれた空間を眼房といい，虹彩によって**前眼房**と**後眼房**に仕切られる。眼房の中は一定量の眼房水で満たされている。眼房水はリンパ様の体液であり，毛様体上皮（毛様体突起にある）から分泌され，隅角から強膜静脈洞を経て血液中に吸収される。この分泌量と吸収量のバランスによって，眼球の内圧（眼圧）が一定に保たれる。

◆ 水晶体と調節調節

　　水晶体は透明な凸レンズであり，レンズの厚さを調節することによって網膜上に鮮明な像が結ばれる。この遠近調節は，**毛様体筋**の働きである。毛様体筋が収縮すると毛様体突起が突出して毛様体小帯が弛緩する。これによって水晶体は厚くなる。逆に，毛様体筋が弛緩すると毛様体突起が後退するため毛様体小帯が引っ張られる。これによって水晶体が薄くなる。

【緑内障と白内障】　眼房水の循環障害によって眼圧が上昇すると，視神経が圧迫される。これによる視覚障害を緑内障という。また，水晶体の混濁による視覚障害を白内障という。

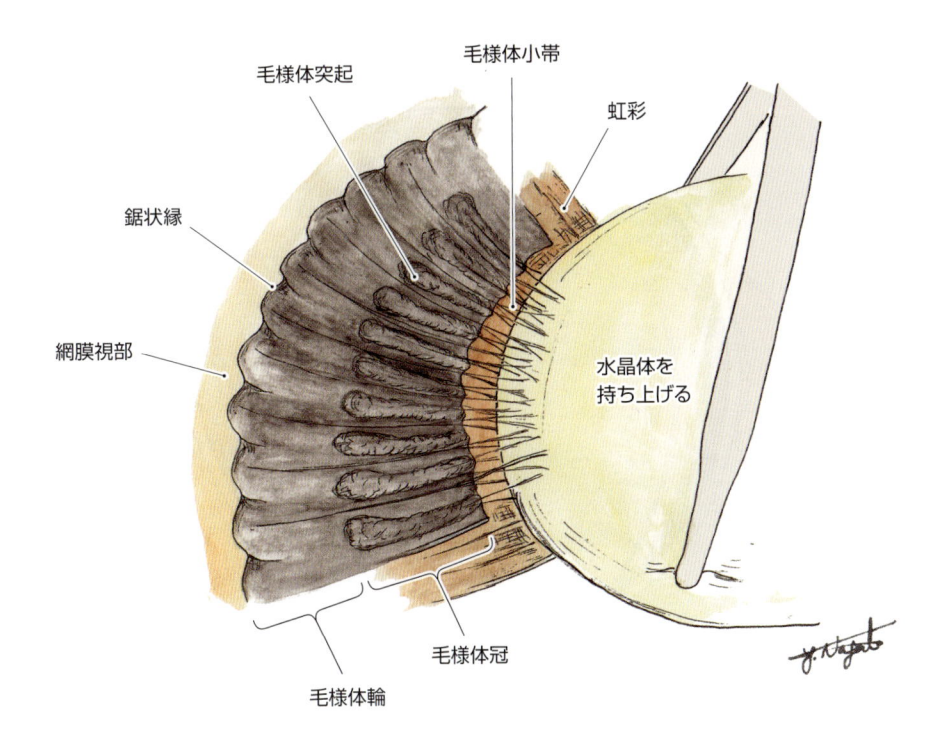

A-09　毛様体の観察

3.4 眼球血管膜(脈絡膜)と網膜の観察 A-10

①強膜の内面にある**脈絡膜**を観察する。脈絡膜は色素を多量に含んでいるため黒く，眼球内を「暗室」にする。

②**網膜**は半透明の薄い膜（網膜神経層）と色素上皮層からなるが，この2層の間に接着装置はない。したがって，色素上皮層を脈絡膜に残した状態で剥離することができる（網膜剥離の原因）。

③眼球の後極で視神経の進入部（**視神経円板**），そこから外側に数mm離れたところにある凹み（**中心窩**）とそれを囲む円形の構造（**黄斑**）を確認する。黄斑は明瞭にものを見ることができる部位であり，中心窩の視力は最も優れている。

◆ 網膜視部と網膜盲部

毛様体と虹彩後部を被う網膜は色素上皮層のみで，神経細胞はない。この部の網膜は光を感じることはできず，網膜盲部という（A-07）。網膜視部との境界が鋸状縁である。

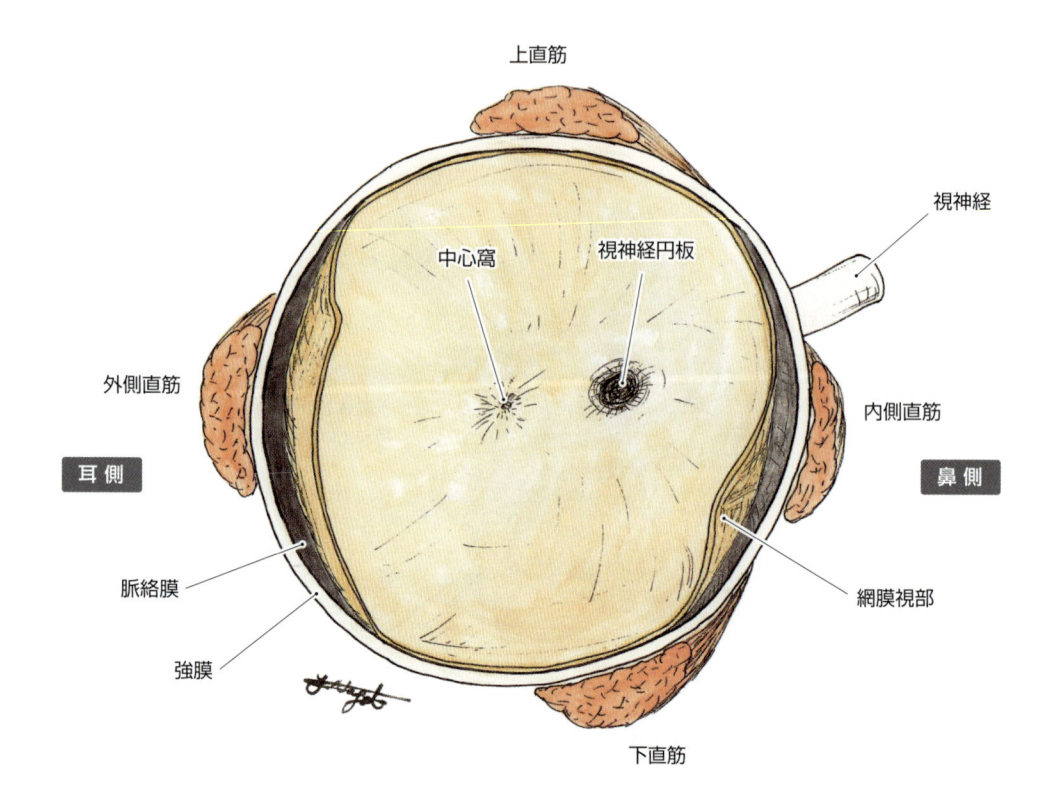

A-10 赤道面で切断された右の眼球（後極を前方から見る）

◆ 眼球の発生 A-11

水晶体は，外皮から分化した外胚葉性の器官である。眼球を構成する3層の膜は，脳の構成要素から派生する。線維膜は脳硬膜に，血管膜は脳クモ膜に相当する膜であり，中胚葉性である。これに対し，網膜は外胚葉性であり，外層の色素上皮層と内層の神経層からなる二重膜であるが，発生の過程で癒着して1枚の膜になる。神経層は脳層とも呼ばれ，脳の延長であり，光受容のための神経細胞が分布する。

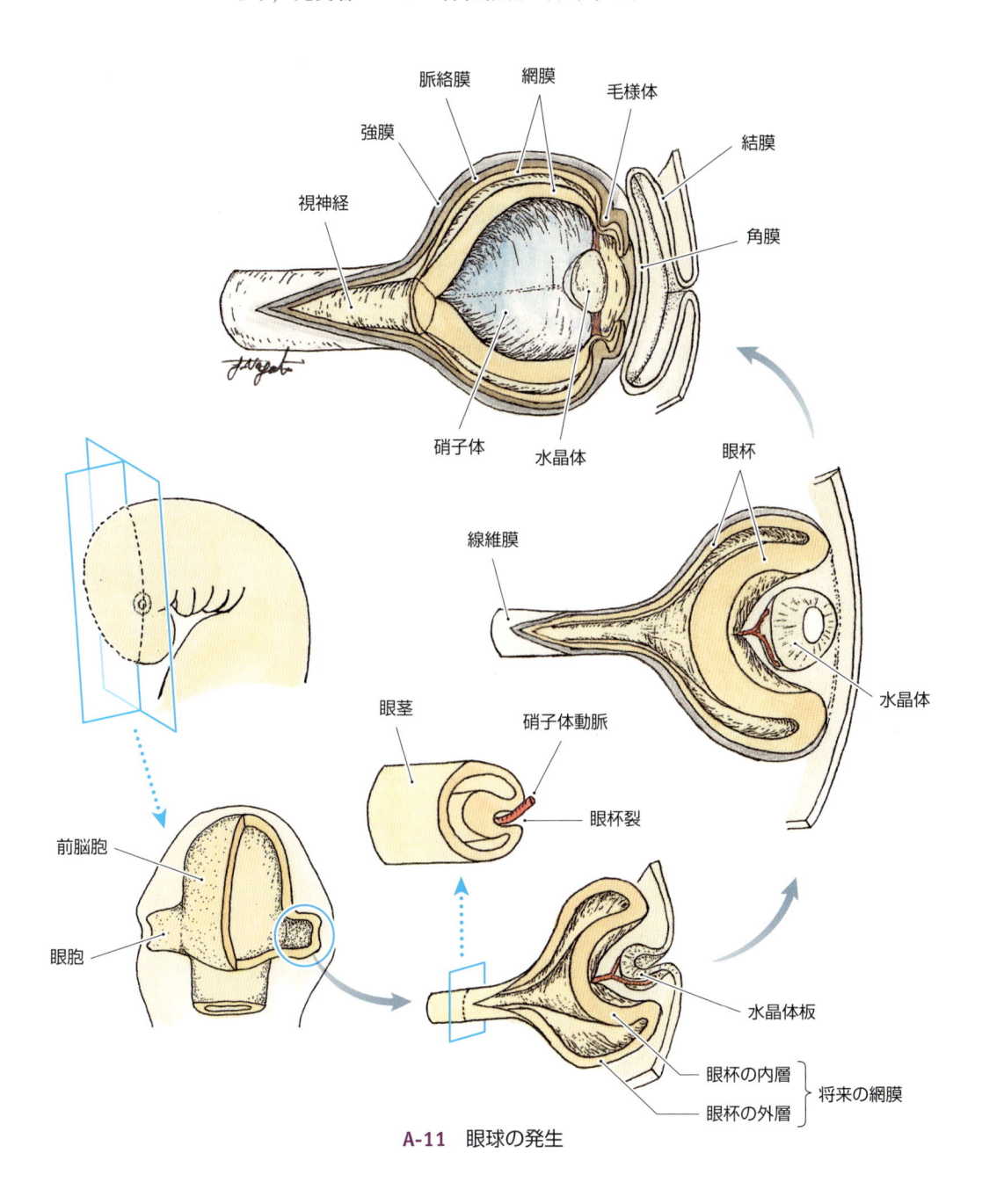

A-11 眼球の発生

【視覚の進化】　進化の歴史を遡ると，明暗だけを感じる（明暗視）眼点から出発し，次に光の方向を受容し（方向視），そして物体の動きを認識できるようになり（運動視），さらに形態を捕捉できる形態視になった。そして，眼球が顔面の正面に並ぶことで立体視が可能になるともに，色覚も備え，ヒトの視覚が完成した。

剖出器官

- 眼瞼　　□ 眼裂　　□ 外眼角　　□ 内眼角
- 涙丘　　□ 涙湖　　□ 涙乳頭　　□ 涙点
- 眼瞼結膜　□ 結膜円蓋　□ 結膜半月ヒダ　□ 眼球結膜
- 角膜　　□ 角膜縁　　□ 虹彩角膜角（隅角）
- 強膜　　□ 強膜静脈洞（シュレム管）
- 水晶体　□ 硝子体　□ 虹彩　□ 瞳孔　□ 前眼房　□ 後眼房
- 毛様体　□ 毛様体突起　□ 毛様体輪　□ 毛様体小帯　□ 鋸状縁
- 脈絡膜　□ 網膜　□ 視神経円板　□ 黄斑　□ 中心窩

学習課題

- 眼球を包む3層の膜の名称と，それぞれの機能を説明しなさい。
- 角膜と強膜の違いは何か？
- 眼房水はどこで分泌され，どこへ吸収されるか？
- 水晶体を支持し，遠近調節に関わる構造は？
- 鋸状縁の意味を説明しなさい。
- 網膜で最も視覚が鋭敏な部位はどこか。また，盲点はどこにあるか。

B. 平衡聴覚器の解剖

　聴覚器は，大気の振動を伝導する**外耳**，振動を増幅する**中耳**，増幅された振動を信号に変換する**内耳**からなる。内耳には平衡感覚器も含まれる。これは脊椎動物の歴史において，初期の水中生活では平衡感覚器が発達し，その後の陸上生活で聴覚器が発達したためである。

　中耳と内耳は側頭骨の中に存在する。そこで，側頭骨を頭蓋から分離した上で，中耳が存在する部位の骨壁を除去して中耳を明らかにする。ついで内耳の部位を切断し，聴覚器（蝸牛(かぎゅう)）と平衡感覚器（前庭，半規管）を観察する。

1. 側頭骨の切り出し

①外頭蓋底で側頭骨に付着する筋肉，血管などをメスで切断する。
②耳介が付着している状態で側頭骨をノコギリで切断する（**B-01**）。

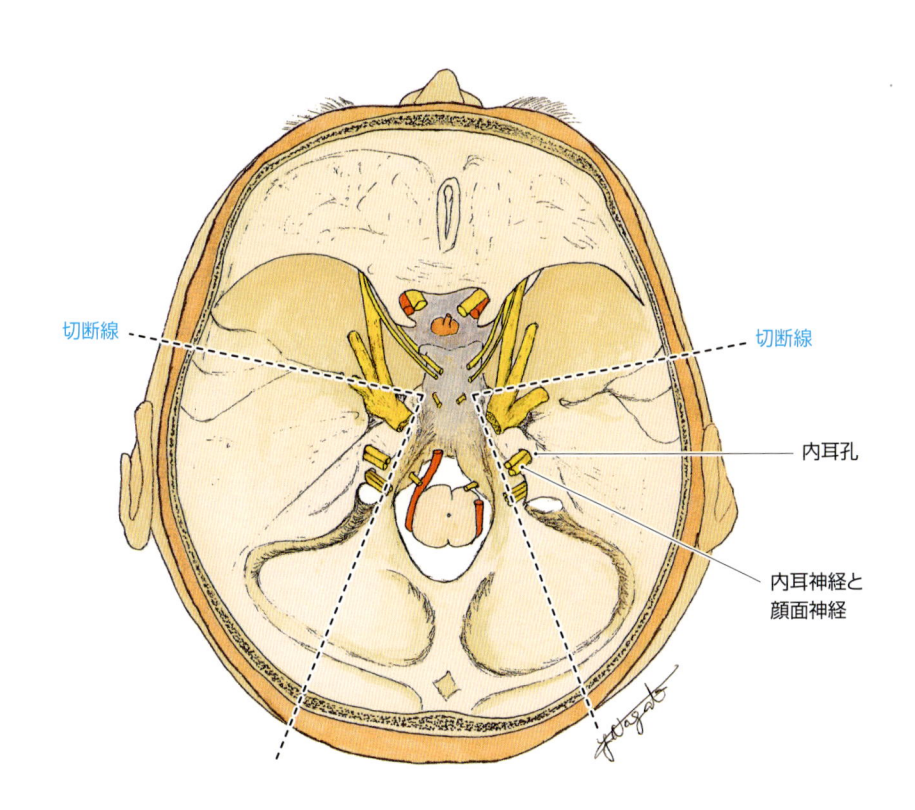

B-01　側頭骨の切り出し

2. 外耳の観察

2.1 耳介の観察 B-02

　　耳介には軟骨がある。これは，発生初期の第1鰓溝周囲にある6個の結節から発生し，**耳珠**，**耳輪脚**，**耳輪**，**対輪脚**，**対輪**，**対珠**に相当する。また，耳輪の後部上縁に耳介結節（ダーウィン結節）が認められる。耳介の下部は軟骨がない。ここが耳垂（耳たぶ）である。

①耳珠，耳輪脚，耳輪，対輪脚，対輪，対珠および耳垂を確認する。
②余裕があれば**耳介筋**を確かめてみる。耳介内にある固有の耳介筋と，頭蓋骨と耳介との間の筋がある。いずれも発達は悪く，はっきり確認できることは少ない。この筋はすべて顔面神経支配である。

　【耳介血腫】　耳介軟骨は弾性軟骨であり，弾力性に富む。軟骨の上を被う皮膚は，特に耳介の前面では皮下脂肪が少なく皮膚が密着する。そのため打撲などで軟骨膜に出血が起こり，耳介血腫を生じる。出血が繰り返されると耳介が変形する。また，皮膚も薄く血管も少ないので，寒冷にさらされると凍傷を生じやすい。

　【ダーウィン結節】　ヒトの耳介は，他の哺乳類に比べて退縮したと考えられている。その証拠が，耳輪の後部上縁にある耳介結節である。これは，哺乳類の耳介の先端にある耳介尖の痕跡だと考えられている。

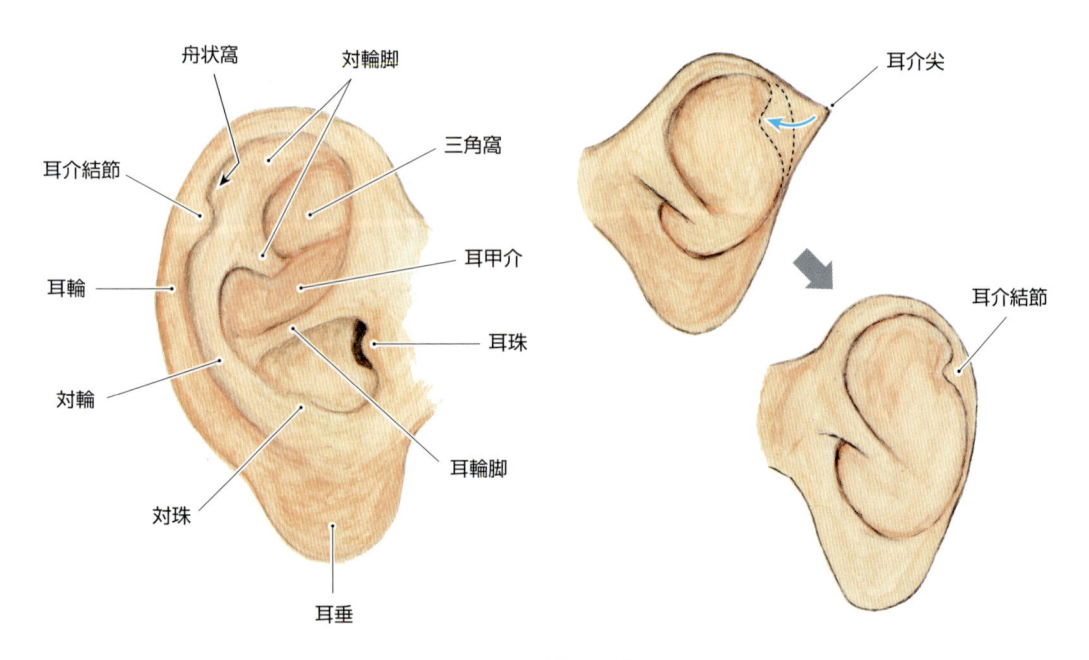

B-02 耳介の観察

2.2 外耳道の観察

外耳道は外耳孔から鼓膜までのトンネルである。外側 1/3 は耳介軟骨に続く外耳道軟骨でつくられる**軟骨性外耳道**，内側 2/3 は側頭骨で構成される**骨性外耳道**である。このトンネル内を空気の振動が伝わるとき，言葉の周波数 (2,500 〜 4,000 Hz) に共振し，3 倍に増幅される。

外耳道の皮膚には毛包腺や耳道腺がある。これらの分泌物は，剥がれた上皮と混ざり合って耳垢となる。

①耳介を切断して取り除く。
②外耳道の軟骨部分を取り除く。外耳道に詰まっている耳垢を注意深く取り除いて，鼓膜を観察する。

3. 内耳道底の解剖 B-03

①内耳道は後外側の方向に走る。そこで内耳孔の後外側を削りながら顔面神経と内耳神経を取り除いて，内耳道の終点（**内耳道底**）を観察する。
②内耳道底で**顔面神経野**（顔面神経管の内口；外口は茎乳突孔），**上前庭野**，**下前庭野**，**蝸牛野**，**単孔**を確認し，そこを通過する神経を調べる。

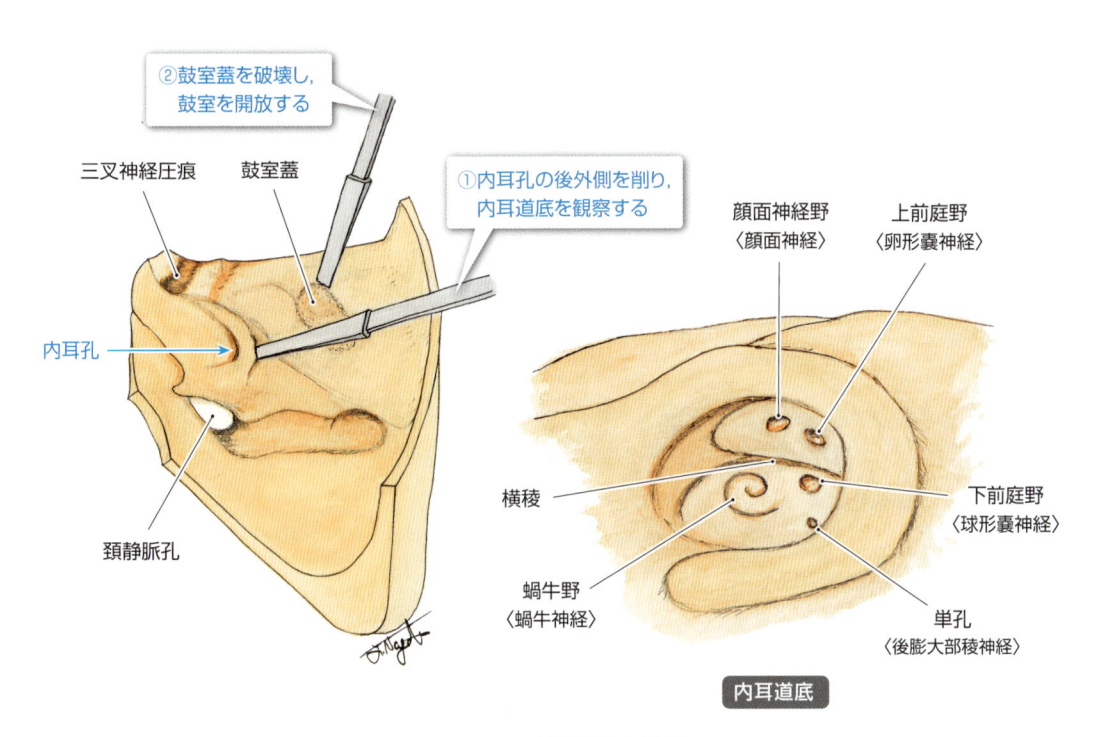

B-03　内耳道底の解剖

【小脳橋角部腫瘍】 内耳神経や顔面神経は橋下部の外側部から出て内耳孔に入る。ここは橋と小脳が接している部位であり，小脳橋角部と呼ばれる。この部位に発生する腫瘍は小脳橋角部腫瘍と呼ばれ，聴神経腫の頻度が高い。この場合，前庭神経の障害によってめまいや前庭機能障害が起こり，ついで蝸牛神経への圧迫によって耳鳴りが出現し難聴に至るが，同時に末梢性の顔面神経障害も発生する。これは，顔面神経が内耳神経と一緒に内耳道を通るために発生する症状である。

4. 中耳の解剖

中耳は，鼓膜，鼓室，耳小骨，耳管などからなる。

◆ 鼓室の壁 B-04

外耳道の延長線上で，側頭骨の弓状隆起と鱗部（りん）との中間の位置で，骨壁（**鼓室蓋**）の下に空間が広がる。これが鼓室である。周囲を囲む壁は，前後・外内・上下の6面である。前は頚動脈壁，後ろは乳突壁，外側は**鼓膜壁**，内側は迷路壁，上は室蓋壁，下は頚静脈壁という。

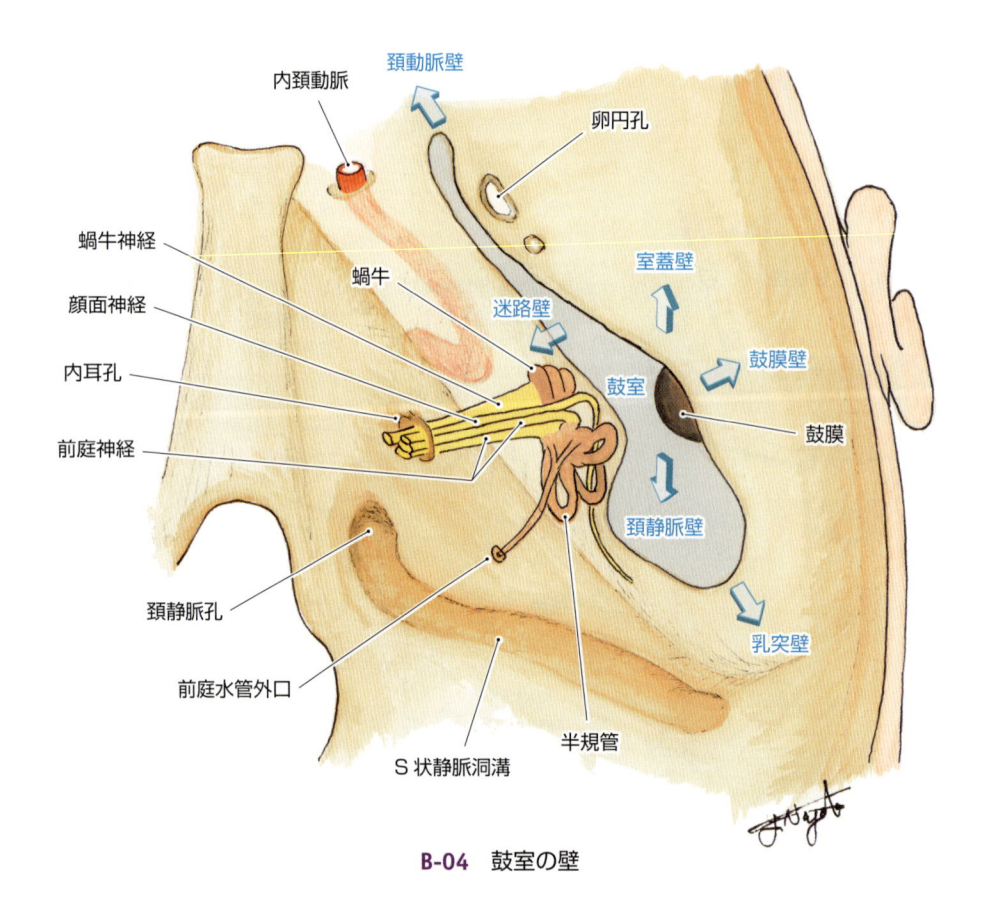

B-04 鼓室の壁

4.1 鼓室蓋の除去

①鼓室蓋をノミで破壊し（**B-03**），鼓室を観察する。
②鼓室の中で耳小骨を確認する。最初に球形の**ツチ骨頭**を見つける。その後，鼓室の上壁を少しずつノミで破壊し，骨片を取り除きながら**キヌタ骨**，**アブミ骨**および**鼓膜**を確認する（**B-05**）。

4.2 鼓室の分割

①鼓室を外側壁（鼓膜側）と内側壁（内耳側）に分割する。まず，キヌタ骨とアブミ骨の関節をはずし，**鼓膜張筋**の腱を切断する。次に，キヌタ骨とアブミ骨の間で，鼓膜面に平行に周囲の骨壁をノコギリ（薄刃）で切断する。
②外側壁で鼓膜，ツチ骨，キヌタ骨，**鼓索神経**を確認する（**B-06**）。
③内側壁でアブミ骨，**前庭窓**，**蝸牛窓**，**岬角**，**顔面神経管**，**乳突蜂巣**を確認する（**B-07**）。

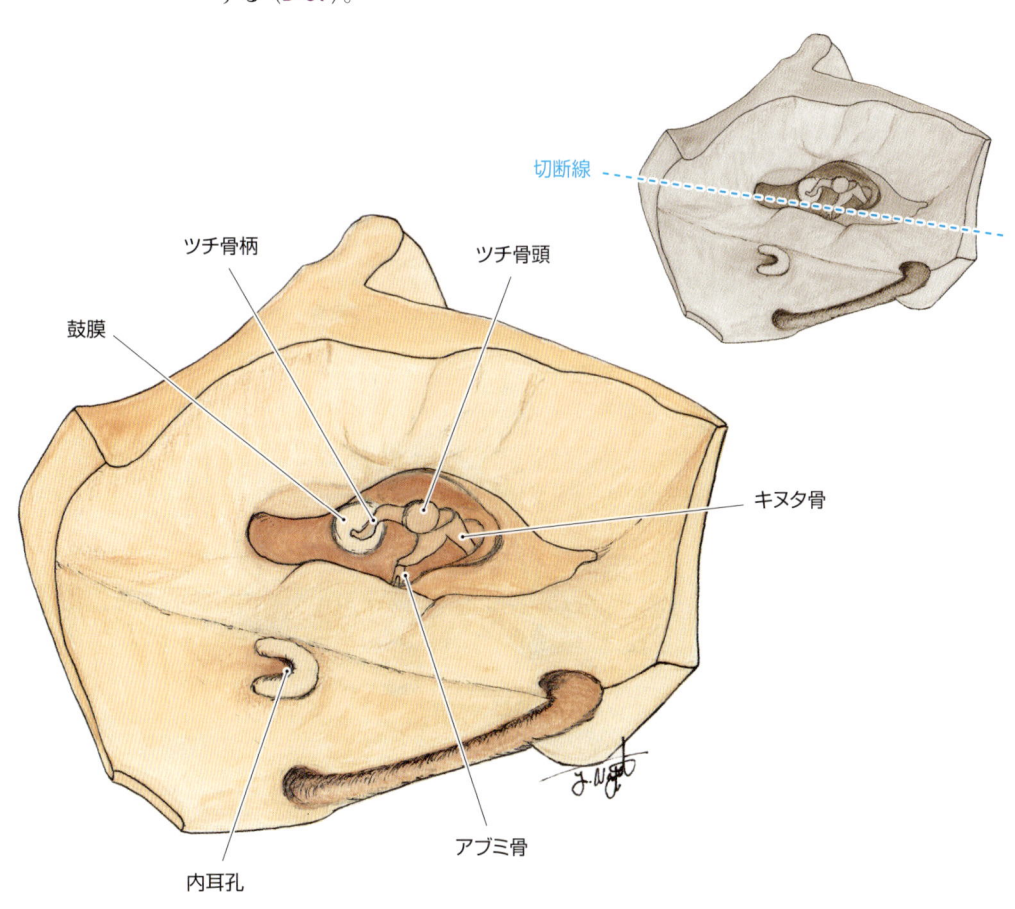

B-05　鼓室の観察

B-06 鼓室の外側壁

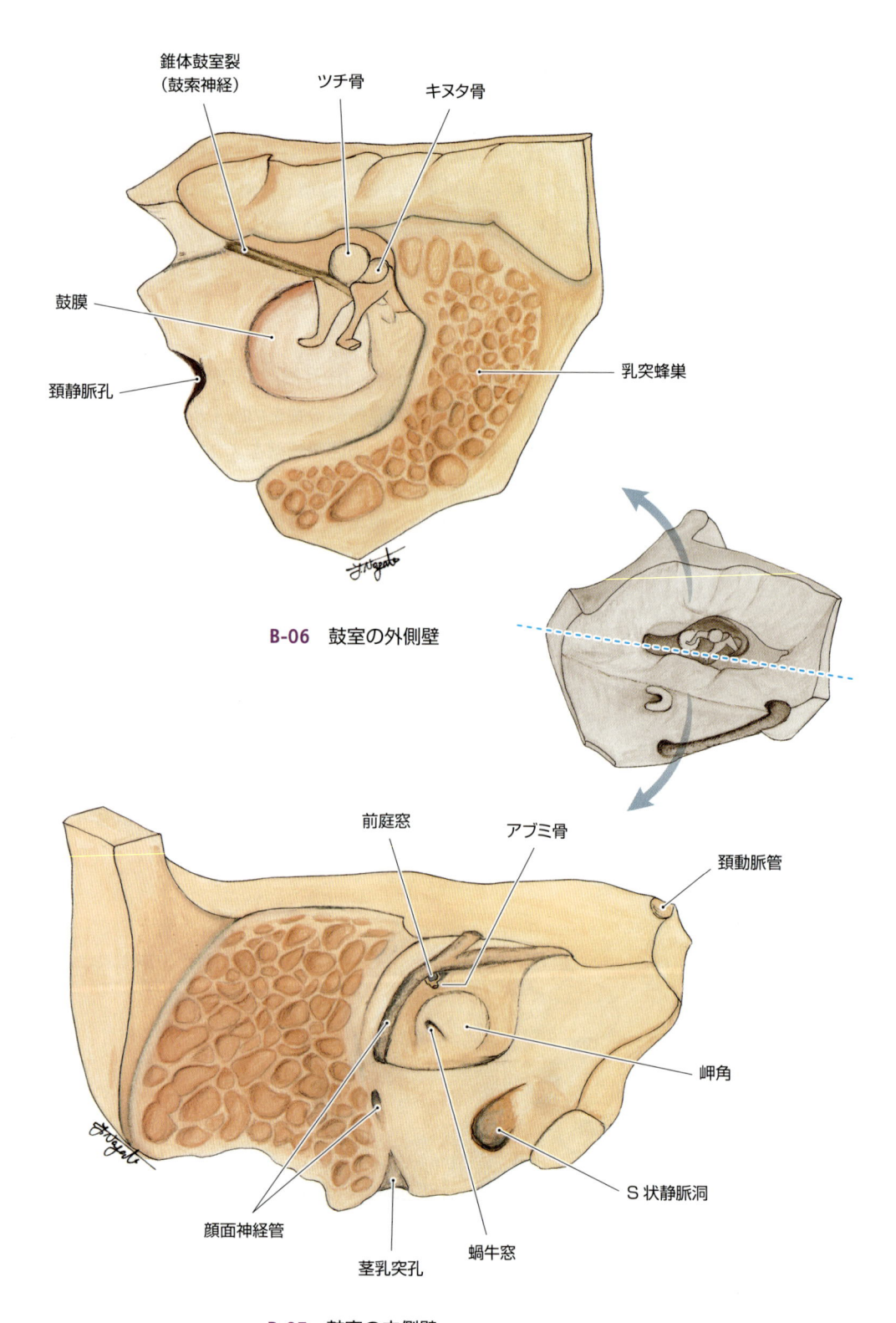

B-07 鼓室の内側壁

◆ 鼓室と鼓膜の発生 B-08

鼓膜は，外耳道と鼓室の間の隔壁である。外耳道は鰓弓裂から形成され，鼓室は咽頭から伸びた耳管の先端が膨らんでつくられる。外耳道側と鼓室側それぞれにある2枚の膜が密着して鼓膜となる。

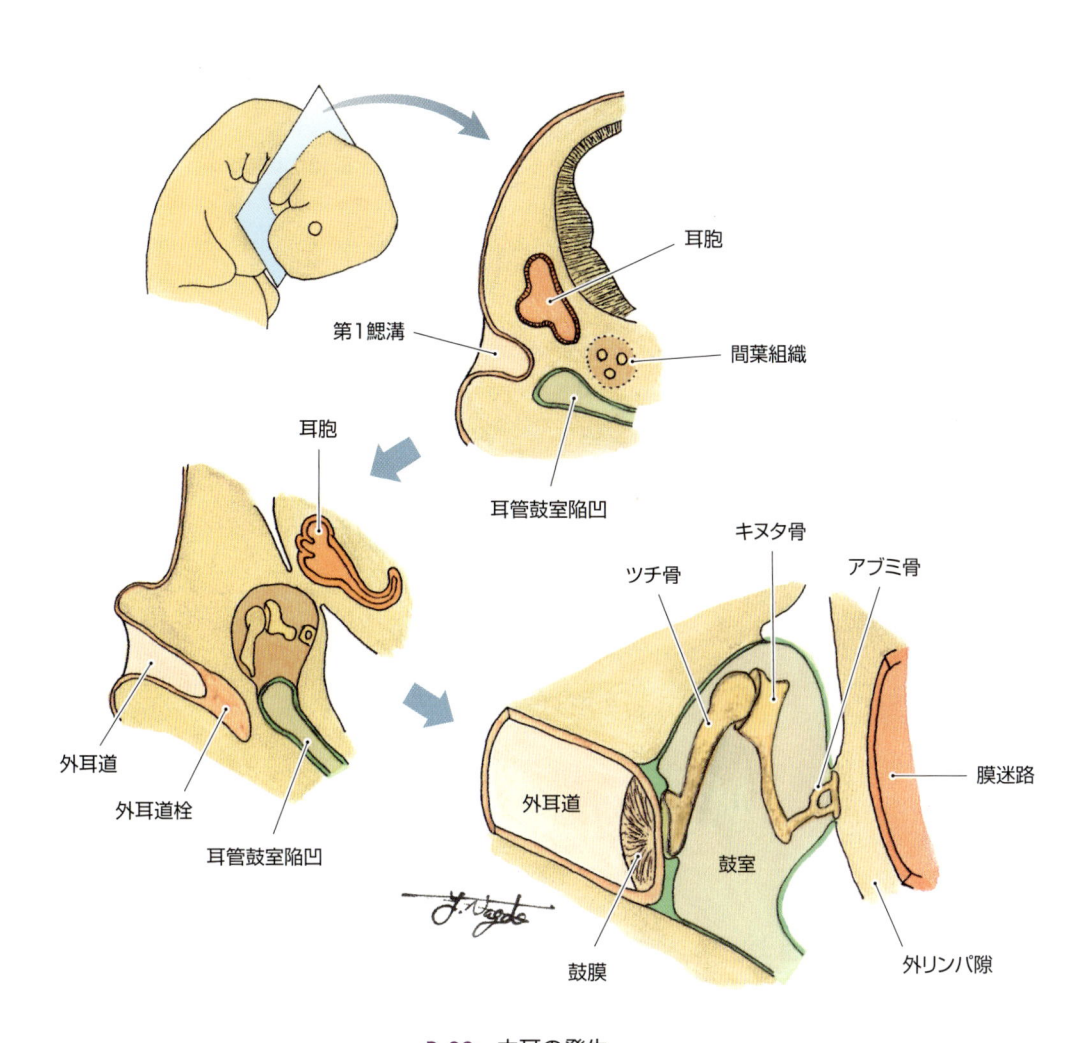

B-08 中耳の発生

【耳小骨の進化】 耳小骨は下顎骨の一部が音の増幅装置に転用され，咽頭壁から発生した鼓室の中におさまった骨である。魚類では，水中の振動はウキブクロから内耳に伝えられ，耳小骨は発達していない。陸上生活をする両生類や爬虫類では鼓膜が露出し，空気の振動は耳小柱（アブミ骨）によって伝導される。鳥類や哺乳類になって外耳道が形成され，鼓膜は頭蓋の中に入り，耳小骨の連結も完成する。これらはすべて音を増幅するための適応であると考えられる。ヒトでは，振動は耳小骨のテコ比によって30％増幅され，さらに鼓膜と前庭窓（アブミ骨底）の面積比によって17倍に増幅される。

5. 内耳の解剖

先に分割した鼓室の内側壁（迷路壁）を2箇所で切断し（**B-09**），**蝸牛**と**半規管**を観察する。

①まず，蝸牛野と岬角を結ぶ線に沿って錐体上縁を切断する。蝸牛のうずまきが横断され，切断面に**前庭階**と**鼓室階**が現れる（**B-10**）。

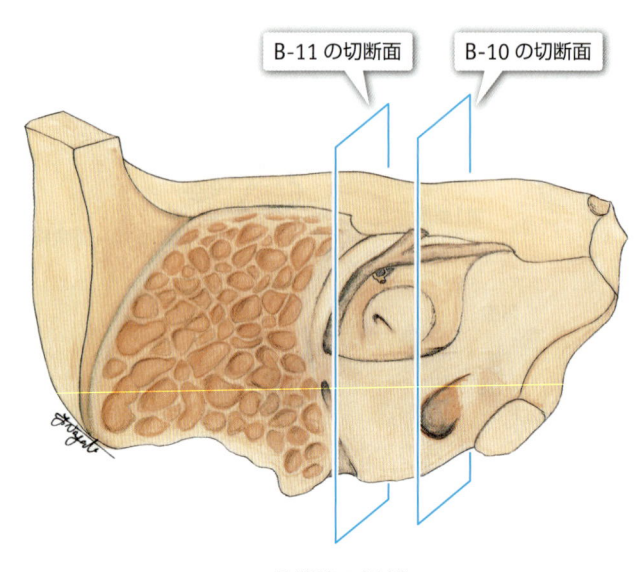

B-09 骨迷路の解剖

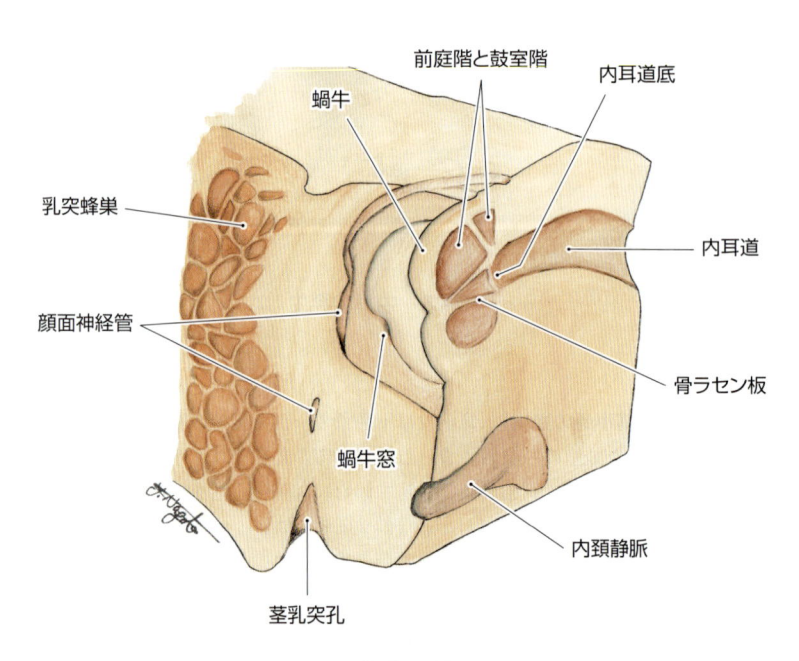

B-10 蝸牛の断面

②次に，錐体上縁で弓状隆起の部分を切断する．切断面で骨半規管の断面（穴）を探す．それぞれにビニールひもを通し，**前半規管，外側半規管，後半規管**を区別する．前庭窓から少し離れた位置で切断すると，外側半規管と後半規管が確認できる（**B-11a**）．また，前庭窓に近い位置で切断すると，前半規管が現れる（**B-11b**）．

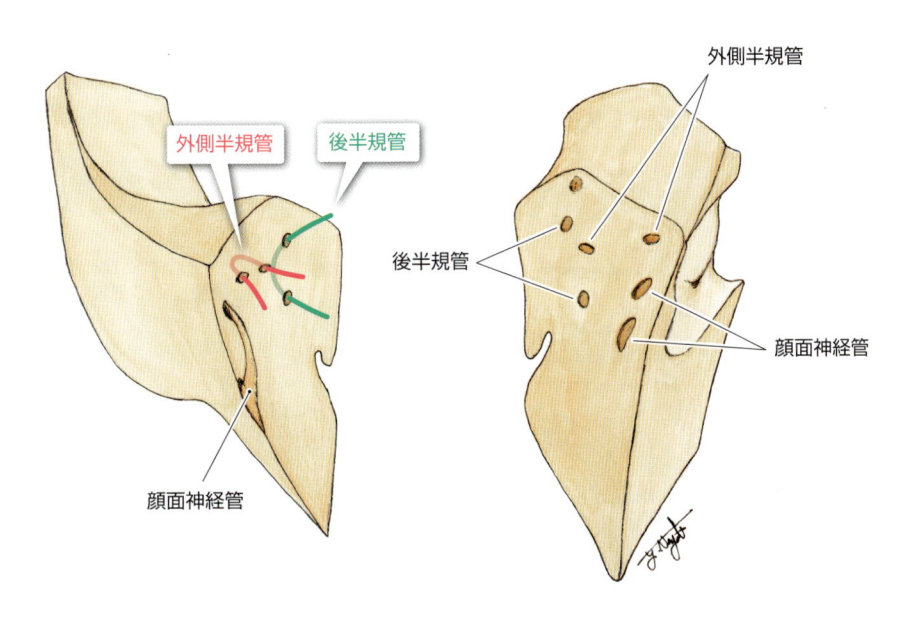

B-11a　骨半規管の断面（前庭窓から少し離れた位置で切断）

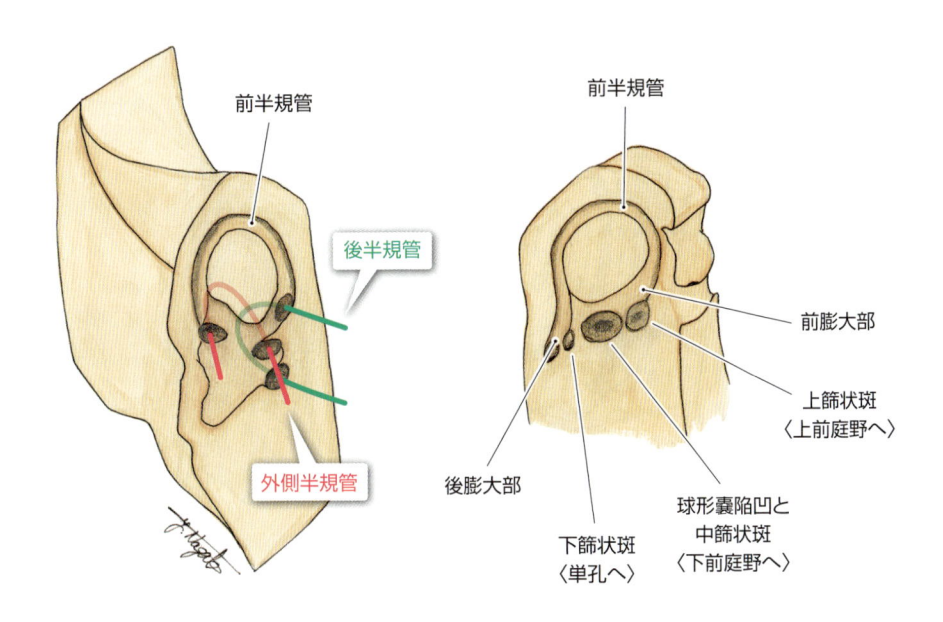

B-11b　骨半規管の断面（前庭窓に近い位置で切断）

◆ 骨迷路と膜迷路 B-12

　内耳は，骨のトンネルの中に，薄い膜でできたチューブが入り込むことによって作られる。骨のトンネルを**骨迷路**，上皮細胞からなる膜のチューブを**膜迷路**という。骨迷路は内耳の骨格部分であり，前庭，骨半規管，蝸牛に分けられる。膜迷路は，前庭に対応した部分で**卵形嚢**と**球形嚢**をつくり，骨半規管では**膜半規管**，蝸牛では**蝸牛管**となる。

　膜迷路と骨迷路はそれぞれ体液で満たされ，内リンパ，外リンパと呼ばれる。内リンパは前庭水管によって硬膜下腔に続き，外リンパは蝸牛小管によってクモ膜下腔に続く。

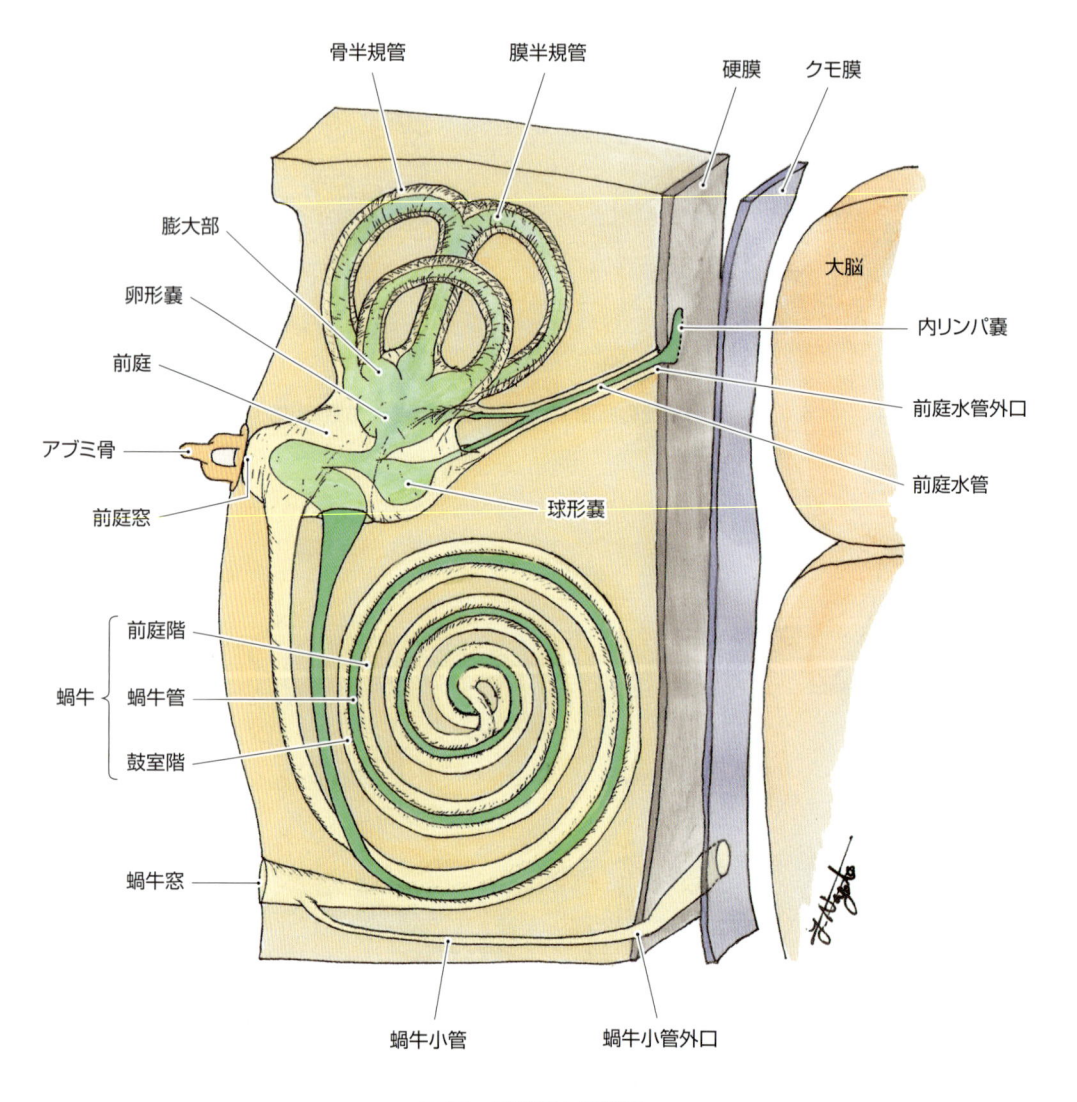

B-12　骨迷路と膜迷路

◆ 聴覚の受容器 B-13

聴覚の受容器は，蝸牛管（膜迷路）の底面にある**コルチ器**である。ここに存在する感覚細胞（**有毛細胞**）は感覚毛を持ち，感覚毛への機械的刺激が電気信号に変換され，聴神経によって伝導される。2種類の有毛細胞があり，外有毛細胞は基底膜の動く距離と速度（振動の大きさ）に反応し，内有毛細胞は基底膜の振動の速さ（周波数）に感受性が高いことが知られている。数の上では外有毛細胞のほうが約4倍と多いが，大脳の聴覚中枢へ向かうニューロンは内有毛細胞のほうが多い（19倍）。

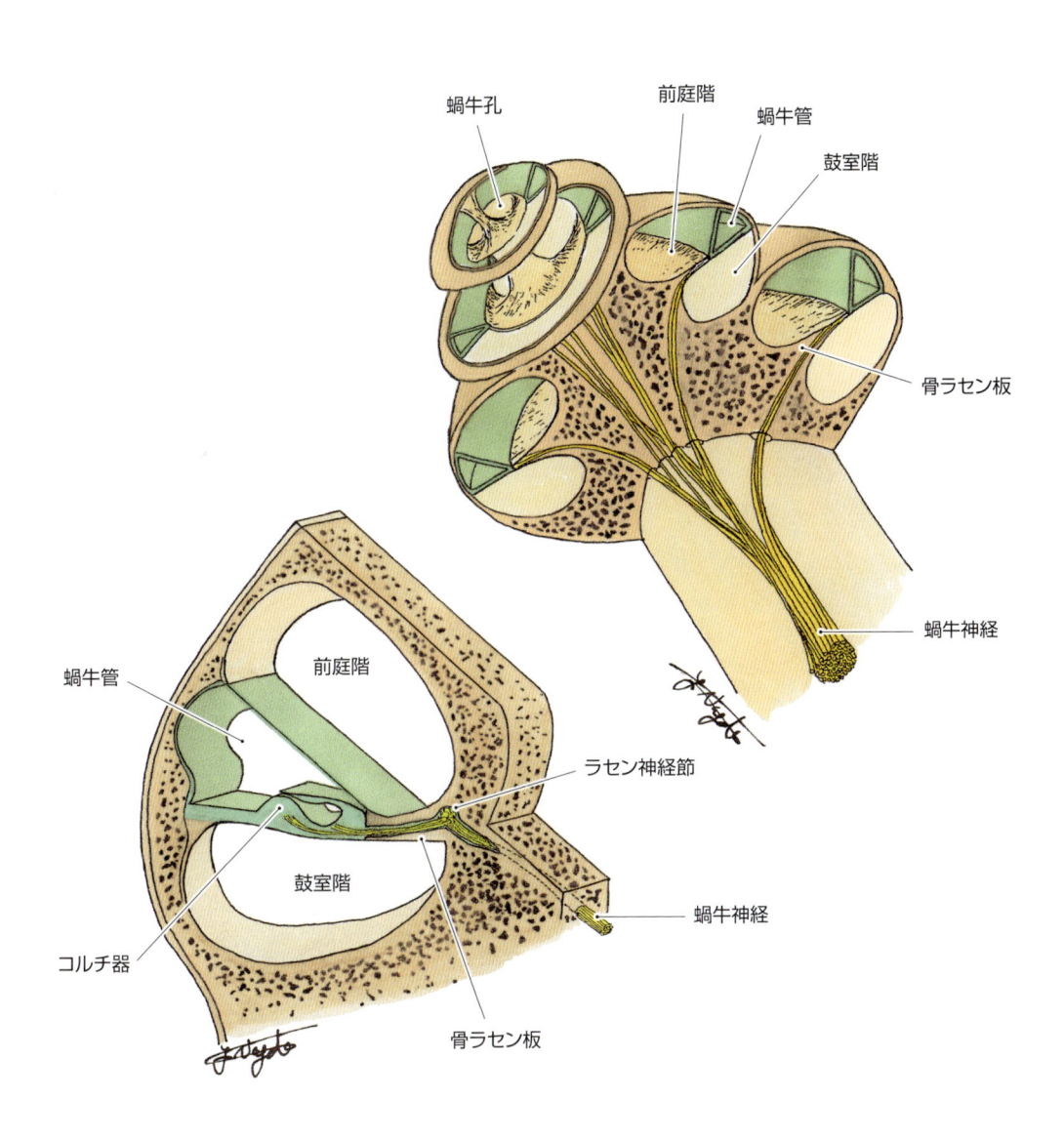

B-13　蝸牛の断面

【骨伝導】 音は，外耳道内における空気の振動だけでなく，頭蓋骨を伝わる振動（骨伝導）としても受容されている。骨伝導では，振動は外耳と中耳を経ないで直接内耳に伝わる。このため，耳小骨までの伝導障害による難聴と，内耳の障害による難聴を鑑別することができる。前者を伝音性難聴といい，後者を感音性難聴という。

◆ 平衡覚の受容器 B-14・15

平衡覚の受容器も膜迷路に存在する。卵形嚢と球形嚢には感覚上皮細胞（有毛細胞）が存在する。有毛細胞の上部は平衡砂膜で被われ，その上に**平衡砂**が載っている。平衡砂の位置は，頭の傾きや直線的な加速度によって変化する。この変化が感覚毛によって感知される。

膜半規管では**膨大部稜**に有毛細胞が存在し，回転運動によって生じた内リンパの流動が感覚毛に伝えられる。三半規管の配置（前・後・外側）は三次元空間に対応しており，回転加速度を感知する。

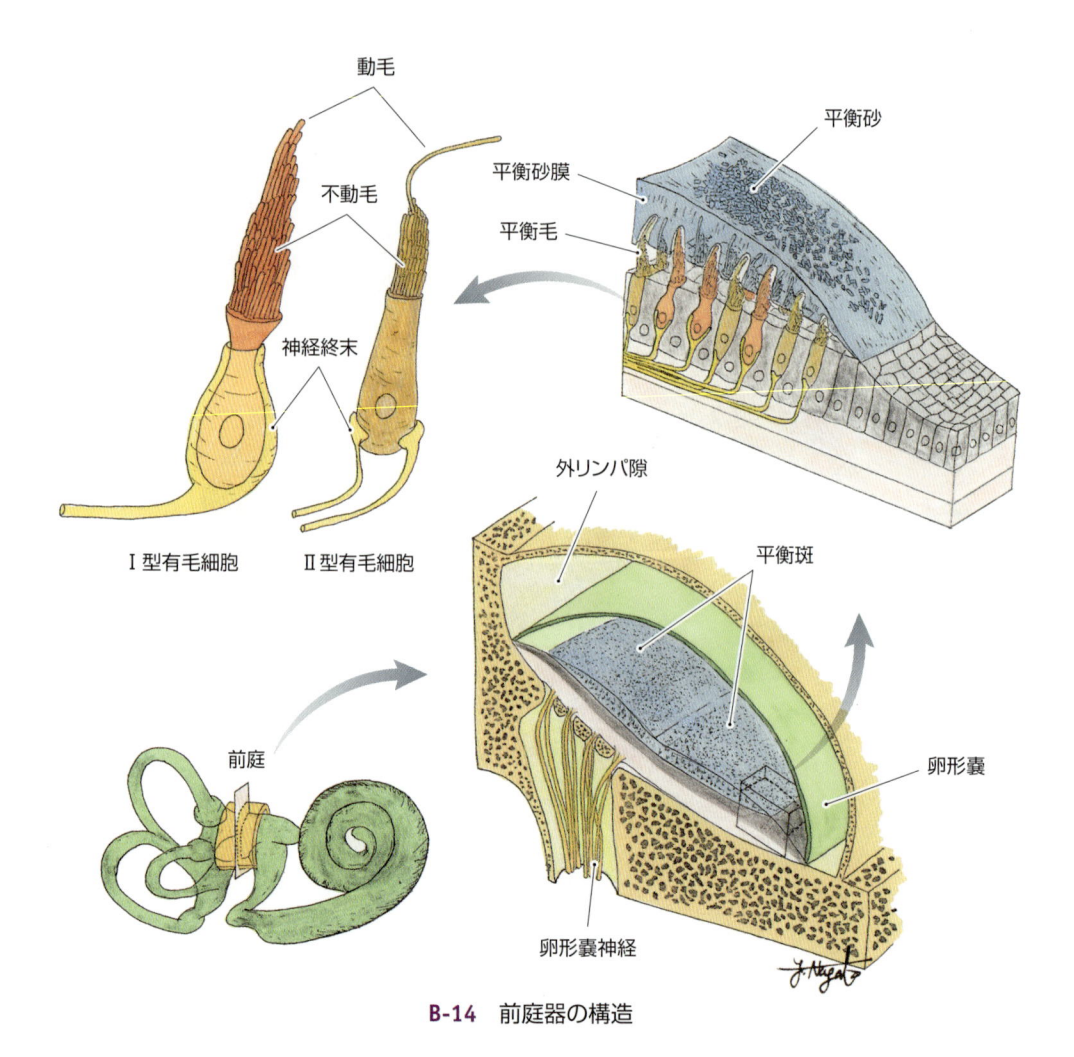

B-14 前庭器の構造

剖出器官	中耳	□ 鼓膜　□ 耳小骨（ツチ骨・キヌタ骨・アブミ骨）　□ 耳管鼓室口
		□ 乳突洞・乳突蜂巣　□ 岬角　□ 前庭窓　□ 蝸牛窓　□ 鼓索神経
	内耳	□ 内耳道底　□ 蝸牛野　□ 前庭野（上・下）　□ 顔面神経野
		□ 内耳神経　□ 顔面神経　□ 蝸牛　□ 半規管（前・外側・後）
		□ 前庭

学習課題
- 鼓室はどこにあるか？　鼓室を囲む6面の壁を説明しなさい。
- 耳小骨とこれを支持する筋を挙げなさい。
- 中耳と咽頭を結ぶ管は何か？
- 中耳の内側壁（迷路壁）にはどのような構造が存在するか？
- 内耳道底の孔とそこを通過する神経を挙げなさい。
- 三半規管の配置にはどんな意味があるか？
- 音の伝導と増幅に関わる構造を説明しなさい。

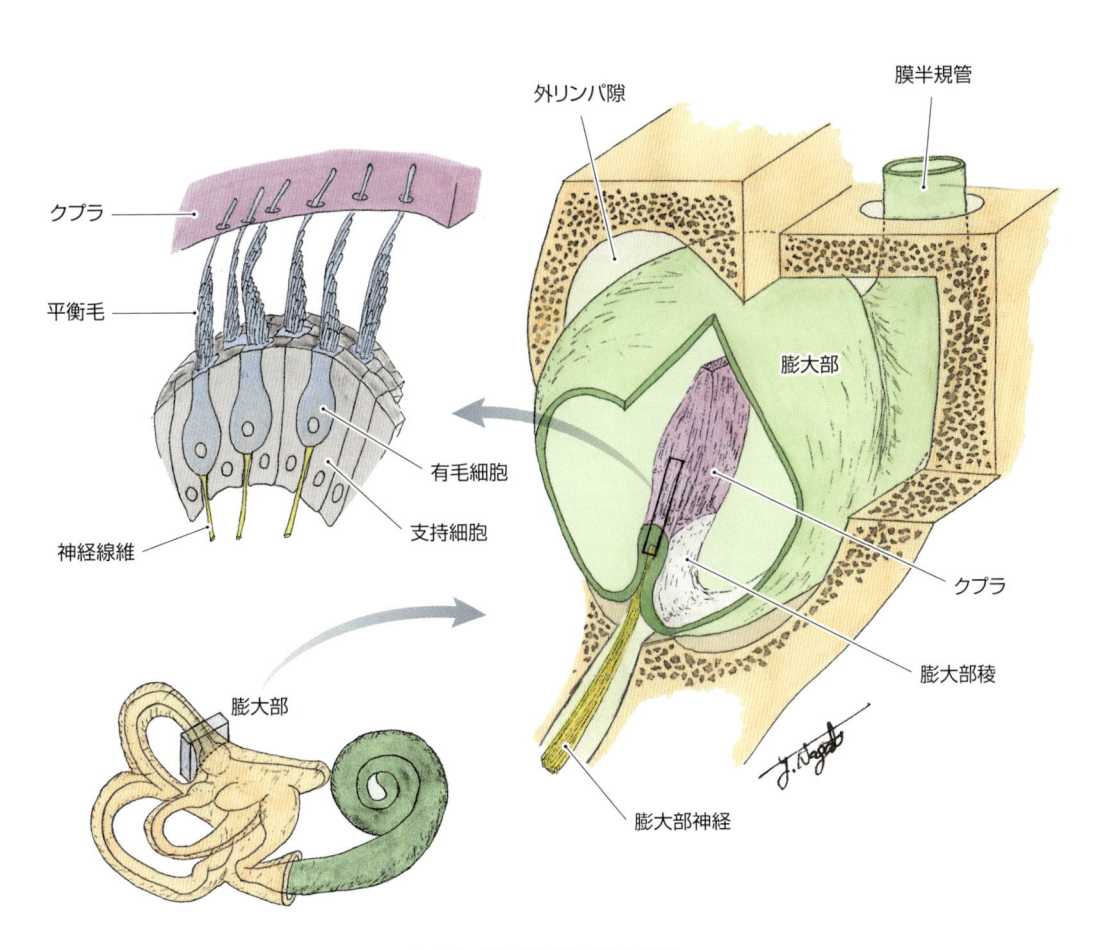

B-15　半規管膨大部の構造

ア

アキレス腱　88
アブミ骨　375
アルコック管　108
鞍背　282

イ

胃　219
胃結腸間膜　219
胃小窩　218
胃体　219
胃底　219
胃脾間膜　196, 219, 268
陰茎海綿体　255
陰茎背神経　251
陰茎背動脈　251
陰嚢　249
陰部神経　104, 107, 252, 263, 266
陰部神経管　106, 108
陰部大腿神経　240
　　――陰部枝　107, 250
　　――大腿枝　240
咽頭　320
咽頭結節　348
咽頭収縮筋　308
咽頭神経叢　308
咽頭扁桃　310, 320
咽頭縫線　308

ウ

ウィリス動脈輪　279, 344
ウィンスロー孔　196
右胃静脈　207
右胃大網動脈　219
右胃動脈　219
右冠状動脈　177
右脚（横隔膜の）　230
右結腸動脈　203
右鎖骨下リンパ本幹　228
右心室　176
右心房　176
右葉（甲状腺の）　300
右リンパ本幹　228
烏口肩峰靱帯　123
烏口鎖骨靱帯　123, 124
烏口上腕靱帯　123, 124
烏口突起　49, 123
烏口腕筋　50, 123

運搬角　128

エ

S状結腸　199
S状結腸間膜　200
S状結腸動脈　204
S状静脈洞　278
S状静脈洞溝　347
会陰　103
会陰腱中心　104
栄養血管　2, 161
腋窩　34
腋窩陥凹　126
腋窩神経　41, 58
腋窩動脈　43
腋窩リンパ節　28, 228
遠位指節間関節　137
円回内筋　64
円錐靱帯　123, 124
嚥下　308

オ

オトガイ孔　349
オトガイ神経　342
オトガイ舌筋　331
オトガイ舌骨筋　323
横隔胸膜　187
横隔神経　41, 169, 172, 230
横隔膜　230
横隔面（肺の）　189
横行結腸　199
横行結腸間膜　272
横静脈洞　278
横舌筋　331
横足弓　98
横足根関節　155
横突間筋　113
横突棘筋　114
横披裂筋　312, 313
黄斑　368

カ

カントリー線　220
下咽頭収縮筋　308
下横隔動脈　230
下下腹神経叢　239, 262
下外側上腕皮神経　57
下顎縁枝（顔面神経の）　292
下顎窩　348

下顎神経　325, 329, 342
下眼窩裂　283, 349
下眼静脈　289
下頚心臓枝　186
下後鋸筋　12
下行結腸　199
下行膝動脈　76
下甲状腺動脈　42, 43
下喉頭神経　312, 322, 323
下矢状静脈洞　278
下歯槽神経　329
下縦舌筋　331
下唇下制筋　292
下伸筋支帯　78
下神経幹　37
下心臓神経　186
下膵十二指腸動脈　214
下垂体　278
下垂体窩　347
下前庭野　373
下双子筋　138
下腿骨間膜　152
下腿三頭筋　88
下大静脈　176, 216, 235
下大静脈弁　178
下腸間膜静脈　205
下腸間膜動脈　204
下腸間膜動脈神経叢　239
下直腸神経　106
下直腸動脈　263
下殿神経　266
下殿動脈　245, 247, 265
下殿皮神経　81
下頭斜筋　112
下鼻甲介　350
下副腎動脈　234
下膀胱動脈　244, 247
下葉（肺の）　191
蝸牛　378
蝸牛管　380
蝸牛神経　374, 381
蝸牛窓　375
蝸牛野　373
可動範囲　118
鵞足　86, 145, 146
回外位　45
回結腸動脈　203
回旋筋　113, 114
回旋筋腱板　60, 122, 125
回旋枝（左冠状動脈の）　181
回腸　199
回腸動脈　203
回内位　45
回盲部　199, 210
回盲弁　210

灰白交通枝　227, 232
解剖学的かぎタバコ入れ　55
海綿静脈洞　281, 345
外陰部　99
外陰部動脈　106
外果　157
外眼筋　283
外頸静脈　18, 301, 345
外頸動脈　300, 308, 344
外喉頭筋　313
外後頭隆起　6, 348
外肛門括約筋　104
外子宮口　260
外耳　371
外耳道　373
外精筋膜　249, 257
外舌筋　332
外側腋窩隙　58
外側顆　149
外側下膝動脈　147
外側眼瞼靭帯　337, 362
外側弓状靭帯　231
外側胸筋神経　28
外側胸動脈　43
外側広筋　73
外側臍ヒダ　197
外側膝蓋支帯　145
外側上顆（上腕骨の）　54, 129
外側上顆（大腿骨の）　146
外側上膝動脈　147
外側神経束　37
外側仙骨動脈　247
外側前腕皮神経　45
外側足底神経　94
外側足底動脈　96
外側側副靭帯（膝関節の）　146
外側側副靭帯（肘関節の）　131
外側大腿回旋動脈　76
外側大腿皮神経　240
外側直筋　287
外側半規管　379
外側半月　149
外側皮枝　8, 10, 24
外側腓腹皮神経　87
外側翼突筋　328
外側輪状披裂筋　312, 313
外腸骨動脈　247
外転神経　281, 287, 337
外頭蓋底　347
外反　93
外腹斜筋　12, 30, 32
外閉鎖筋　141
外肋間筋　163
蓋板　352
角膜　364, 365

──反射　343, 365
角膜縁　365
顎下三角　20, 341
顎下神経節　341
顎下腺　300, 334, 341
顎舌骨筋　23, 334
顎動脈　325, 328, 329
顎二腹筋　23, 341
滑液　119
滑車　337, 362
滑車上神経　342
滑車神経　285, 337
滑膜　119
肝胃間膜　217
肝円索　197
肝鎌状間膜　195, 197, 217
肝管　218
肝冠状間膜　217
肝区域　220
肝十二指腸間膜　196, 217
肝静脈　207
肝腎ヒダ　217
感覚性神経節　356
寛骨臼　138
寛骨臼横靭帯　143
寛骨臼窩　143
冠状溝　177
冠状静脈　177
冠状静脈洞　177
冠状静脈弁　178
冠状動脈　177
関節円板　121, 325
関節窩　122
関節上結節　126
関節上腕靭帯　123, 124
関節唇　126, 138
関節突起（下顎骨の）　328, 349
関節内靭帯　121
関節半月　121, 149
関節包　119
関節包外靭帯　121
関節包靭帯　121, 142
関節包内靭帯　121
関連痛　201
環椎後頭関節　306
環椎後頭膜　306
貫通動脈　76
間膜　161, 268
眼窩　349
眼窩下管　283
眼窩下孔　283, 349
眼窩下神経　342
眼窩口　349
眼窩脂肪体　285
眼窩上孔　283, 349

眼窩上神経　285, 342
眼角静脈　345
眼球　362
──運動　288
──の発生　369
眼球結膜　360
眼筋　288
眼瞼結膜　360
眼神経　281, 286, 337, 342
眼動脈　286, 289
眼房　367
眼房水　367
眼輪筋　292
顔面横動脈　293
顔面神経　292, 336
──下顎縁枝　293
──頬筋枝　293
──頬骨枝　293
──頸枝　293
──側頭枝　293
──麻痺　298
顔面神経管　375
顔面神経野　373
顔面頭蓋　349
顔面動脈　293

キ

キーゼルバッハ部位　318
キヌタ骨　375
気管　169
気管気管支リンパ節　192
気管支　192
気管支縦隔リンパ本幹　228
気管支動脈　190
気管支肺リンパ節　192
起始　11
奇静脈　224, 234
球海綿体筋　104
球形囊　380
弓状靭帯　230
弓状線　31, 115
嗅神経　317
嗅部（鼻粘膜の）　317
距骨　154
距骨下関節　152
距骨滑車　152
距腿関節　152, 157
鋸状縁　366
胸管　224, 229
胸筋筋膜　27
胸筋枝（胸肩峰動脈の）　28
胸筋神経　39
胸肩峰動脈　43

胸骨角　16
胸骨甲状筋　22, 166, 305
胸骨舌骨筋　22, 166, 305
胸骨体　16
胸骨柄　16
胸鎖関節　35, 122
胸鎖乳突筋　19, 35
胸最長筋　112
胸神経節　227, 232
胸腺　168, 170
胸大動脈　225
胸背神経　41
胸背動脈　43
胸半棘筋　112
胸腹壁静脈　24
胸膜　169, 187
胸膜液　187
胸膜腔　187
　　　──穿刺　165
胸腰筋膜　12, 114
頬筋　292
頬筋枝（顔面神経の）　292
頬骨枝（顔面神経の）　292
頬骨顔面孔　283
頬骨神経　342
頬脂肪体　294
頬動脈　328
峡部（甲状腺の）　300
強膜　364, 365
強膜静脈洞　365
棘下筋　58, 60, 122
棘間筋　113
棘筋　113, 114
棘孔　278, 347
棘上筋　60, 122
近位指節間関節　137
筋枝　10
筋突起（下顎骨の）　327, 328, 349
筋皮神経　39, 49
筋膜　11
筋裂孔　75

ク

クプラ　383
クモ膜顆粒　277
クモ膜顆粒小窩　349
区域気管支　192
空腸　199
空腸動脈　203
隅角　365
屈筋支帯（手の）　61, 65
屈筋支帯（足の）　92

ケ

ゲロタ筋膜　237
頚横静脈　12
頚横神経　17, 300
頚横動脈　12, 43
頚窩　20
頚胸神経節　227
頚最長筋　112
頚枝（顔面神経の）　292
頚静脈孔　280, 347
頚神経　12
頚神経叢　21, 299
頚神経ワナ　22
　　　──下根　22
　　　──上根　22
頚動脈管　347, 348
頚動脈三角　20
頚動脈鞘　23
頚動脈小体　308
頚半棘筋　111
頚板状筋　111
頚リンパ本幹　228
鶏冠　346
脛骨神経　84, 85
脛骨粗面　148
脛腓靭帯結合　152
茎状突起　348
茎突咽頭筋　308, 331
茎突舌筋　331
茎突舌骨筋　23, 323
茎乳突孔　296, 297, 348
血管裂孔　75
結合組織　2
結節間溝　126
結腸間膜　198
結腸半月ヒダ　210
結腸ヒモ　199
結腸膨起　198
結膜　360
結膜円蓋　360
結膜半月ヒダ　360
楔状骨　98
月状骨　134
月状面　143
腱画　30
腱索　179
腱中心　230
腱板　58
肩関節　123
肩甲下筋　60, 122
肩甲下動脈　43
肩甲回旋動脈　43
肩甲挙筋　14

肩甲骨　59
肩甲鎖骨三角　20
肩甲上動脈　43
肩甲舌骨筋　22, 305
肩鎖関節　122
肩峰　6
瞼板下溝　360

コ

コルチ器　381
コーレス骨折　136
股関節　138
鼓索神経　330, 341, 375
鼓室　374
　　　──の発生　377
鼓室階　378
鼓室蓋　374
鼓膜　375
　　　──の発生　377
鼓膜張筋　375
固有肝動脈　213
固有掌側指神経　63
固有掌側指動脈　62
固有背筋　110
後陰唇神経　106
後陰嚢神経　106
後環椎後頭膜　306
後眼房　367
後距踵靭帯　156
後距腓靭帯　153, 156
後脛骨筋　88
後脛骨動脈　88
後脛腓靭帯　152, 153, 156
後硬膜動脈　278
後枝（脊髄神経の）　8, 10
後篩骨孔　283
後篩骨神経　287
後篩骨動脈　286, 318
後室間溝　177
後室間枝　177
後十字靭帯　149, 150
後上腕回旋動脈　58
後上腕皮神経　57
後神経束　37
後前腕皮神経　57
後大腿皮神経　266
　　　──会陰枝　107
後大脳動脈　279
後腟円蓋　261
後腸　205
後頭顆　306
後頭下三角　112
後頭下神経　112

後頭蓋窩　347
後頭動脈　8
後半規管　379
後鼻孔　310, 320
後腹膜器官　223
後輪状披裂筋　312, 313
口蓋咽頭弓　332
口蓋咽頭筋　332
口蓋骨　339
口蓋垂　310, 332
口蓋垂筋　332
口蓋舌弓　332
口蓋舌筋　331, 332
口蓋帆挙筋　332
口蓋帆張筋　332
口蓋扁桃　310, 320, 332
口角下制筋　292
口角挙筋　292
口峡　310, 320
口輪筋　292
岬角　375
交感神経　161
交感神経幹　227, 232, 239
交感神経節　227
咬筋　326
咬筋神経　327
咬筋動脈　327
広筋内転筋板　75
広頚筋　17, 292
広背筋　12, 123
項筋膜　114
硬口蓋　332
硬膜　277
　　――外出血　278
硬膜静脈洞　278
虹彩　366
甲状頚動脈　43
甲状舌骨筋　305
甲状舌骨膜　323
甲状腺　300
甲状軟骨　321, 323
甲状披裂筋　313
喉頭　312
　　――の神経支配　323
喉頭蓋　310
喉頭蓋谷　322
喉頭蓋軟骨　323
喉頭筋　313
喉頭口　320
喉頭室　322
喉頭前庭　322
喉頭軟骨　323
肛門管　262
肛門挙筋　104, 252
肛門三角　104

肛門柱　262
骨間距踵靭帯　152, 153
骨間筋（手の）　67
骨間筋（足の）　96
骨口蓋　348
骨性外耳道　373
骨伝導　382
骨盤下口　99, 103
骨盤隔膜　99, 105
骨盤腔　242
骨盤神経叢　239, 262
骨迷路　380

サ

左胃静脈　207
左胃大網動脈　219
左胃動脈　213, 219
左冠状動脈　177
左脚（横隔膜の）　230
左結腸動脈　204
左鎖骨下リンパ本幹　228
左静脈角　224, 229
左心室　176
左心房　176
左葉（甲状腺の）　300
鎖骨下筋　35
鎖骨下静脈　27, 35
鎖骨下動脈　27, 43
鎖骨上神経　17, 300
鎖骨中央線　16
坐骨海綿体筋　104, 252
坐骨結節　83
坐骨神経　84, 140, 266
　　――痛　84
坐骨大腿靭帯　142
坐骨直腸窩　105
最下甲状腺静脈　345
最長筋　113, 114
最内肋間筋　165
鰓弓　352, 356
載距突起　154
臍動脈　247
臍動脈索　244
三角間膜　197, 216, 217
三角筋　57, 123
三角筋下滑液包　124
三角筋胸筋溝　26
三角骨　135
三角靭帯　154, 156
三叉神経　342
三叉神経圧痕　347
三叉神経節　281
三尖弁　178

シ

シュレム管　365
ショパール関節　155
子宮　260
子宮円索　101, 242
子宮頚　260
子宮頚管　260
子宮広間膜　242, 261
子宮体　260
子宮腟部　261
子宮動脈　244, 247
篩骨　350
篩骨洞　319
篩板　346
示指伸筋　54
指伸筋　54
指節間関節　152
視神経　281, 362
視神経円板　368
視神経管　280, 283, 349
歯状靭帯　306
脂肪被膜　237
耳下腺　294
耳下腺管　294
耳下腺筋膜　294
耳下腺神経叢　296
耳下腺乳頭　294, 334
耳介筋　372
耳介結節　372
耳介側頭神経　342
耳管咽頭口　320
耳管扁桃　310, 320
耳管隆起　320
耳珠　372
耳小骨　375
耳輪　372
耳輪脚　372
痔核　263
自由ヒモ　211
自律神経系　160, 352
膝窩　85
膝窩筋　88, 147
膝窩静脈　85
膝窩動脈　85
膝蓋下滑膜ヒダ　149
膝蓋骨　148
膝蓋上包　141
膝蓋靭帯　148
膝関節　145
膝関節筋　148
櫛状筋　178
櫛状線　262
斜角筋隙　36

斜膝窩靭帯　147
斜台　280, 347
斜披裂筋　312, 313
斜裂　191
射精管　257
尺骨神経　39, 51, 65
　──深枝　67
尺骨神経溝　65
尺骨動脈　62
尺側手根屈筋　62
尺側手根伸筋　54
尺側皮静脈　47
手根管　62, 65
手根間関節　136
手根溝　65
手根側副靭帯　136
手根中央関節　136
手掌腱膜　61
集合リンパ管　229
舟状骨（手の）　135
舟状骨（足の）　154
縦隔　170
縦隔胸膜　187
縦足弓　98
十字靭帯　149, 150
十二指腸　208
十二指腸空腸曲　200
絨毛　210
鋤骨　350
小円筋　58, 60, 122
小角軟骨　313
小胸筋　28, 123
小頬骨筋　326
小口蓋神経　339
小後頭神経　18, 300
小後頭直筋　112, 306
小骨盤　242
小坐骨孔　108
小指外転筋（手の）　69
小指外転筋（足の）　94
小指伸筋　54
小腸　208
小転子　143
小内臓神経　227, 232
小脳鎌　277
小脳橋角部　374
小脳テント　277
小伏在静脈　87
小網　196,
　──の発生　268
小腰筋　240
小菱形筋　14
小弯　219
消化管の発生　205
踵骨　154

踵骨腱（アキレス腱）　88
踵腓靭帯　153, 156
硝子体　363
鞘状突起　251
掌側骨間筋　68
掌側靭帯　137
上咽頭収縮筋　308
上下腹神経叢　239, 262
上外側上腕皮神経　57
上顎洞　319
上顎神経　342
上眼窩裂　280, 283, 349
上眼瞼挙筋　287
上眼静脈　289
上頚神経節　308
上頚心臓枝　184, 186
上結膜円蓋　360
上後鋸筋　111
上行頚動脈　43
上行結腸　199
上行大動脈　176
上甲状腺動脈　23, 300
上項線　8, 348
上喉頭神経　308, 313, 323
　──外枝　323
　──内枝　322
上矢状静脈洞　278
上矢状静脈洞溝　349
上斜筋　285
上縦舌筋　331
上唇挙筋　292
上唇鼻翼挙筋　292
上伸筋支帯　78
上神経幹　37
上心臓神経　186
上前庭野　373
上双子筋　138
上大静脈　176
上腸間膜静脈　203
上腸間膜動脈　203
上腸間膜動脈神経叢　232, 239
上直筋　287
上直腸静脈　206
上直腸動脈　204, 244, 263
上殿神経　266
上殿動脈　245, 247, 265
上殿皮神経　8
上頭斜筋　112, 306
上橈尺関節　128
上皮小体　308
上鼻甲介　350
上副腎動脈　234
上腹壁動脈　164
上膀胱動脈　244
上葉（肺の）　191

上腕横靭帯　123
上腕筋　49, 50
上腕骨滑車　128
上腕骨小頭　128
上腕骨頭　122
上腕三頭筋　57
　──外側頭　58
　──長頭　58
　──内側頭　125
上腕上方関節　124
上腕深動脈　58
上腕動脈　49
上腕二頭筋　47, 50
　──短頭　49, 123
　──長頭　49, 123, 126
静脈角　224, 229
静脈管索　219
静脈洞交会　278
食道　185
食道静脈　207
食道裂孔　231
心圧痕　191
心外膜　174
心筋　177
心室　176
心臓神経叢　184, 186
心房　176
心膜　169
心膜横洞　175
心膜腔　174
心膜斜洞　175
深横中足靭帯　155
深会陰横筋　105
深指屈筋　62
深錐体神経　339
深鼠径輪　102
深側頭動脈　328
深腓骨神経　78, 79
伸筋支帯（手の）　52
伸筋支帯（足の）　78
神経叢　37
腎筋膜　237
腎静脈　234, 236
腎神経叢　239
腎臓　236
腎動脈　234, 236
腎傍脂肪組織　237
靭帯　121

ス

スプリング靭帯　154
膵管　218
膵臓　218

膵体　218
膵頭　218
膵尾　218
水晶体　367
水平裂　191
錐体　347
　　——鼓室裂　376
垂直舌筋　331
髄質（腎臓の）　237
髄質（副腎の）　238

セ

正円孔　280, 347
正円窓（蝸牛窓）　375
正中臍ヒダ　197
正中神経　49, 51, 65
精管　242, 250
精管動脈　106, 244, 247
精丘　255
精索　99, 100
精巣　257
　　——下降　99
精巣挙筋　100, 249, 257
精巣挙筋動脈　106
精巣鞘膜　251
精巣上体　257
精巣静脈　234
精巣導帯　258
精巣動脈　106, 234, 250
精嚢　242
星状神経節　227, 232
生殖結節　109
生殖隆起　109
声帯　315
声帯筋　314
声帯ヒダ　312, 315, 322
声門　312, 315
声門下腔　322
声門裂　315, 322
脊髄神経　2
　　——後枝　8, 10
　　——前枝　10
脊柱起立筋　113, 114
節間枝　232
節後線維　336
節前線維　336
舌咽神経　308, 336
舌下小丘　334
舌下神経　23, 334
舌下神経管　280
舌下腺　334
舌骨　323
舌骨下筋群　19, 355

舌骨上筋群　19, 355
舌骨舌筋　331, 334
舌根　331
舌小帯　334
舌神経　329, 334, 341
舌尖　331
舌乳頭　331
舌背　331
舌扁桃　310, 320
線維三角　181
線維付属　216
線維輪　181
浅会陰横筋　104, 252
浅指屈筋　62
浅掌動脈弓　62
浅鼡径輪　100, 101, 102
浅鼡径リンパ節　70
浅側頭動脈　300
浅腸骨回旋動脈　76
浅腓骨神経　70, 79
浅腹壁静脈　24
仙棘靭帯　108
仙結節靭帯　108
仙骨神経叢　266
先天性股関節脱臼　138
前腋窩線　16
前環椎後頭膜　306
前眼房　367
前鋸筋　27
前距腓靭帯　153
前脛骨筋　78
前脛骨動脈　78
前脛腓靭帯　152, 153
前頚三角　20
前頚静脈　18, 345
前硬膜動脈　278
前枝（脊髄神経の）　10
前篩骨孔　283
前篩骨神経　287
前篩骨動脈　286, 318
前室間溝　177
前室間枝　177
前斜角筋　36
前十字靭帯　149, 150
前大脳動脈　279
前腸　205
前庭階　378
前庭球　103
前庭神経　374
前庭水管　380
前庭窓　375
前庭ヒダ　315, 322
前頭蓋窩　346
前頭神経　285, 286
前頭洞　319

前半規管　379
前皮枝　24
前迷走神経幹　233
前立腺　243, 257
前立腺小室　255
前腕骨間膜　54

ソ

鼡径管　102
鼡径靭帯　100
鼡径リンパ節　228
咀嚼筋　325
総肝管　221
総肝動脈　213
総頚動脈　169
総腱輪　287
総胆管　213, 218
総腸骨動脈　247
総腓骨神経　84, 85
僧帽筋　12, 123
僧帽弁　178
臓側胸膜　187
臓側枝　160
臓側心膜　174
臓側腹膜　161, 268
足根間関節　152
足根中足関節　152
足根中足靭帯　155
足底弓　98
足底筋　89
足底腱膜　92
足底動脈弓　96
足底方形筋　94
足背静脈網　79
足背動脈　79
側頭下窩　325, 348
側頭筋　326, 327
側頭筋膜　326
側頭枝（顔面神経の）　292
側副靭帯（中手指節関節の）　137
側副路　206

タ

ダーウィン結節　372
ダグラス窩　243
多裂筋　113, 114
唾液　333
唾液腺　294
対珠　372
対輪　372
対輪脚　372

体循環　162
体性神経系　352
大円筋　123
大胸筋　26, 123
大頬骨筋　292, 326
大口蓋孔　340
大口蓋神経　339, 340
大口蓋動脈　318
大後頭孔　347
大後頭神経　8, 112
大後頭直筋　112, 306
大坐骨孔　108
大耳介神経　18, 300
大十二指腸乳頭　218
大静脈孔　231
大心臓静脈　179
大錐体神経　339
大前庭腺　103
大腿回旋動脈　76
大腿筋膜　72
大腿筋膜張筋　74
大腿骨頭　138
大腿骨頭靭帯　142
大腿三角　73
大腿四頭筋　72
　外側広筋　73
　大腿直筋　74
　中間広筋　74
　内側広筋　73
大腿静脈　73
大腿神経　73, 84, 240
大腿深動脈　76
大腿直筋　74
大腿動脈　73, 76
大腿二頭筋　83
　——短頭　83, 85
　——長頭　83, 85
大腿方形筋　138
大腿輪　75
大転子　143
大殿筋　81
大動脈弓　173
大動脈弁　180
大動脈裂孔　231
大内臓神経　227, 232
大内転筋　74
大脳鎌　277
大脳動脈輪　279
大伏在静脈　70
大網　196
　——の発生　271
大腰筋　240
大菱形筋　14
大菱形骨　135
大弯　219

第三後頭神経　113
第三腓骨筋　78
脱臼　121
短胃静脈　207
短胃動脈　219
短後毛様体動脈　289
短指屈筋　94
短指伸筋　79
短小指屈筋　69
短橈側手根伸筋　54
短内転筋　74
短腓骨筋　91
短母指外転筋　69
短母指屈筋(手の)　69
短母指屈筋(足の)　96
短母指伸筋(手の)　54
短母指伸筋(足の)　79
短毛様体神経　338
単孔　373
胆道　221
胆嚢　218
胆嚢管　218
胆嚢動脈　219, 221

チ

恥骨筋　74
恥骨結合　243
恥骨前立腺靭帯　257
恥骨大腿靭帯　142
腟　261
腟円蓋　261
中咽頭収縮筋　308
中間広筋　74
中間足背皮神経　79
中空性器官　160, 208
中結腸動脈　203
中硬膜動脈　278
中耳　371
中斜角筋　36
中心窩　368
中心臓静脈　179
中心臓神経　186
中足指節関節　152
中大脳動脈　279
中腸　205
中直腸静脈　206
中直腸動脈　245, 247, 263
中殿皮神経　81
中頭蓋窩　347
中鼻甲介　350
中副腎動脈　234
中葉(肺の)　191

肘角　128
肘関節　128
肘頭　129
虫垂　199
　——炎　201
虫垂動脈　203
虫様筋(手の)　67
虫様筋(足の)　95
聴覚　352, 356
聴覚器　381
聴診三角　6
腸間膜　198
腸間膜根　208, 273
腸脛靭帯　72
腸骨下腹神経　240
腸骨筋　267
腸骨鼡径神経　107, 240
腸骨大腿靭帯　142
腸骨稜　6
腸恥筋膜弓　75
腸腰筋　267
腸腰動脈　245, 247
腸リンパ本幹　228
腸肋筋　113, 114
長胸神経　29, 41
長後毛様体動脈　289
長指屈筋　88
長指伸筋　78
長掌筋　62
長足底靭帯　96, 154
長橈側手根伸筋　54
長内転筋　74
長腓骨筋　91
長母指外転筋　54
長母指屈筋(手の)　62
長母指屈筋(足の)　88
長母指伸筋(手の)　54
長母指伸筋(足の)　78
蝶形骨洞　319
蝶口蓋動脈　318
直静脈洞　278
直腸　262
　——の血管支配　263
直腸横ヒダ　262
直腸子宮窩　243
直腸腟中隔　262
直腸膀胱中隔　262
直腸膨大部　262

ツ

ツチ骨　375
椎骨動脈　43, 113, 278
蔓状静脈叢　250

テ

デノンビリエ筋膜　262
停止　11
底側踵舟靭帯　154
転子間線　143

ト

トライツ靭帯　200, 201
頭蓋冠　349
頭蓋底　346
頭最長筋　112
頭半棘筋　111
頭板状筋　111
橈骨手根関節　136
橈骨神経　41, 51, 60
　——深枝　52
橈骨切痕　128
橈骨頭　128
橈骨動脈　62
橈骨輪状靭帯　131
橈側手根屈筋　62
橈側皮静脈　45, 47
豆状骨　134
動眼神経　281, 287, 337
　——下枝　338
　——上枝　338
動物性器官　160
動脈管　173
動脈管索　173
動脈溝　349
瞳孔　366
　——反射　366
瞳孔括約筋　337
特殊感覚　276
特殊体性感覚　352, 356
特殊内臓性運動　352, 356
特殊内臓性感覚　352, 356

ナ

内陰部静脈　104, 252
内陰部動脈　106, 245, 247
内果　157
内胸静脈　163
内胸動脈　42, 163
内頸静脈　279, 345
内頸動脈　278, 281, 344
内喉頭筋　313
内子宮口　260
内耳　371

内耳孔　280, 347, 374
内耳神経　280, 371
内耳道底　373
内精筋膜　250, 257
内舌筋　332
内臓痛　201
内側腋窩隙　58
内側顆　149
内側下膝動脈　147
内側眼瞼靭帯　337, 362
内側弓状靭帯　231
内側胸筋神経　28
内側広筋　73
内側臍ヒダ　197
内側膝蓋支帯　145
内側上顆（上腕骨の）　64, 129
内側上顆（大腿骨の）　146
内側上膝動脈　147
内側上腕皮神経　39, 45, 48
内側神経束　37
内側前腕皮神経　39, 45, 48
内側足底神経　94
内側足底動脈　96
内側足背皮神経　79
内側側副靭帯（膝関節の）　146
内側側副靭帯（肘関節の）　130
内側大腿回旋動脈　76
内側半月　149
内側皮枝　8, 10
内側腓腹皮神経　87
内側翼突筋　328
内腸骨動脈　265
内転筋　74
内転筋管　75
内頭蓋底　280, 346
内尿道口　255
内反　93
内腹斜筋　32, 100
内閉鎖筋　108, 141, 267
内リンパ嚢　380
内肋間筋　163
軟口蓋　332
軟骨性外耳道　373

ニ

二分靭帯　153
肉様膜　249
乳頭　16
乳頭筋　179
乳突蜂巣　375
乳ビ槽　224, 229
乳房　16
乳様突起　300, 348

尿管　236, 242
　——と交叉する管　238, 248
　——膀胱移行部　256
尿管口　255
尿生殖隔膜　99, 105, 255
尿生殖三角　104
尿生殖ヒダ　109
尿道下裂　109
尿道海綿体　255
尿道括約筋　105
尿道球腺　243

ネ

捻挫　121
粘膜　208

ノ

脳硬膜　277
脳循環　279
脳神経　351
脳底静脈叢　278
脳頭蓋　346

ハ

パイエル板　210
バウヒン弁　210
ハムストリング筋　86
破裂孔　348
馬蹄腎　238
肺間膜　190
肺胸膜　187
肺区域　192
肺根　190
肺循環　162
肺小葉　191
肺静脈　183
肺神経叢　185, 189
肺尖　170
肺動脈　183
肺動脈弁　178, 180
肺門　189, 190
肺門リンパ節　192
背側距舟靭帯　153, 154
背側楔舟靭帯　154
背側骨間筋　68
背側指神経（手の）　51
背側指神経（足の）　79
排尿反射　256
排便反射　264

薄筋　83
白交通枝　227
白線　30, 31
白体　261
白内障　367
反回神経　169, 173, 184, 308, 312
　　——の左右差　174
　　——麻痺　324
半規管　378
半奇静脈　224
半棘筋　113, 114
半月　121, 149
半月ヒダ（結腸の）　210
半月ヒダ（結膜の）　360
半月弁　178
半月弁結節　180
半月裂孔　318
半腱様筋　83
半膜様筋　83
板状筋　111

ヒ

ヒューター三角　129
ヒューター線　129
ヒラメ筋　88
ヒルトンの法則　120
皮筋　17
皮質（腎臓の）　237
皮質（副腎の）　238
皮静脈　4
皮神経　4
腓骨頭　145
腓骨動脈　90
腓腹筋　85, 88
腓腹神経　87
脾静脈　214
脾臓　196
脾動脈　213, 214
披裂筋　313
披裂喉頭蓋筋　313
披裂喉頭蓋ヒダ　322
披裂軟骨　313, 323
鼻腔　350
　　——に分布する動脈　318
鼻甲介　318
鼻出血　318
鼻中隔　317, 350
鼻粘膜　317
鼻毛様体神経　286
鼻涙管　283
　　——の開口部　318
尾骨肛門靱帯　103

左胃静脈　207
左胃大網動脈　219
左胃動脈　213, 219
左冠状動脈　177
左結腸動脈　204
左鎖骨下リンパ本幹　228
左静脈角　224, 229
表情筋　292

フ

ファーター乳頭　218
フォンタナ腔　365
腹横筋　32
腹腔神経節　215
腹腔神経叢　213, 232, 239
腹腔動脈　213
腹水　274
腹大動脈　234
腹直筋　30
腹直筋鞘　30, 31
腹膜　195
　　——炎　274
　　——透析　274
腹膜腔　197
　　——の発生　268
腹膜後器官　208
腹膜後隙　223
　　——の区分　237
腹膜鞘状突起　251
腹膜垂　199
副交感神経　161, 276
副交感神経節　356
副神経　12, 22, 300
副腎　238
副腎動脈　234
副膵管　220
副鼻腔　319
伏在神経　70, 87
伏在裂孔　70
噴門　219
　　——部　216
分界線　242

ヘ

ベル麻痺　298
平滑筋　354
平衡覚　352, 356
平衡砂　382
平衡斑　382
平衡毛　383
閉鎖管　267

閉鎖孔　267
閉鎖神経　74, 84, 140, 240
閉鎖動脈　244, 247, 265
閉鎖膜　141, 143
壁側胸膜　187
壁側枝　161
壁側心膜　174
壁側腹膜　161, 268
扁桃　310

ホ

母指外転筋　94
母指対立筋　69
母指内転筋（手の）　67
母指内転筋（足の）　96
方形回内筋　67
縫工筋　72
縫合　349
膀胱　242
　　——穿刺　255
膀胱三角　255
房室弁　178
膨大部稜　382

マ

マックバーネー点　201
膜半規管　380
膜迷路　380

ミ

味覚　352, 356
　　——の伝導路　332
味蕾　332
右胃静脈　207
右胃大網動脈　219
右胃動脈　219
右冠状動脈　177
右結腸動脈　203
右鎖骨下リンパ本幹　228
右リンパ本幹　228
脈絡膜　364, 368

ム

無漿膜野　217

メ

メドゥサの頭　24
迷走神経　169, 184, 308
迷走神経幹　186, 233

モ

毛細リンパ管　229
毛様体　366
毛様体筋　367
毛様体小帯　366
毛様体神経節　337
毛様体突起　366
毛様体輪　366
盲腸　199
網嚢　196
　――の発生　271
網嚢孔　196, 271
網膜　364
　――視部　368
　――盲部　368
網膜中心動脈　289
門脈　206, 213

ユ

有鉤骨　64, 135
有頭骨　134
有毛細胞　381
幽門部　218, 219

ヨ

葉気管支　192
腰神経節　232, 239
腰神経叢　240
腰仙骨神経叢　84, 266
腰背筋膜　114
腰方形筋　240
腰リンパ本幹　228
翼口蓋窩　348
翼口蓋神経節　339
翼状突起　348
翼突管神経　340
翼突筋静脈叢　278, 345
翼板　351

ラ

ラセン神経節　381
卵円窩　179
卵円孔（心房中隔の）　179
卵円孔（蝶形骨の）　280, 347
卵円窓（前庭窓）　375
卵管　242
卵管間膜　261
卵管峡部　261
卵管采　261
卵管子宮口　260
卵管腹腔口　261
卵管漏斗　261
卵形嚢　380
卵形嚢神経　382
卵巣　261
卵巣間膜　261
卵巣静脈　234
卵巣提索　243
卵巣動脈　234
卵巣門　261

リ

リスフラン関節　155
リンパ管　229
リンパ本幹　229
梨状陥凹　310, 320
梨状筋　82, 138, 267
梨状筋下孔　82
梨状筋上孔　82
梨状口　349
立方骨　98
菱形靱帯　123, 124
緑内障　367
輪状甲状筋　313, 323
輪状軟骨　321, 323
輪状ヒダ　210
輪帯　142
鱗部（側頭骨の）　374

ル

涙丘　360
涙湖　360
涙小管　361
涙腺　286, 362

涙腺窩　283
涙腺神経　286
涙腺動脈　286
涙点　360
涙嚢　361
涙嚢窩　283

レ

レチウス腔　252

ロ

ローテーター・カフ　125
肋下神経　240
肋間静脈　165, 224
肋間上腕神経　29, 48
肋間神経　24, 165, 227
　――外側皮枝　25, 227
　――前皮枝　25, 227
肋間動脈　164, 165, 224
肋頚動脈　224
肋骨横隔洞　187
肋骨胸膜　187
肋骨縦隔洞　187
肋骨面（肺の）　189

ワ

Y靱帯　142
ワルダイエル咽頭輪　310
ワルダイエル鞘　256
ワルトン管　334
腕尺関節　128
腕神経叢　27, 37
　鎖骨下部　39
　鎖骨上部　41
腕橈関節　128
腕橈骨筋　54
腕頭静脈　169
腕頭動脈　169

解剖実習マニュアル

定価（本体 5,300 円＋税）
2009 年 11 月 1 日　第 1 版
2012 年 12 月 3 日　第 1 版 2 刷

著　者　長戸康和
発行者　梅澤俊彦
発行所　日本医事新報社　www.jmedj.co.jp
　　　　〒101-8718　東京都千代田区神田駿河台 2-9
　　　　電話 03-3292-1555（販売）・1557（編集）
　　　　振替口座 00100-3-25171

印　刷　ラン印刷社

©2009　Yasukazu Nagato　Printed in Japan
ISBN978-4-7849-3200-9

JCOPY　〈(社)出版者著作権管理機構　委託出版物〉
本書の無断複写は著作権法上での例外を除き禁じられています。複写される場合は，そのつど事前に(社)出版者著作権管理機構（電話 03-3513-6969，FAX 03-3513-6979，e-mail : info@jcopy.or.jp）の許諾を得てください。